卵巢功能不全

主　编　张　丹

副主编　胡燕军　张润驹

编　者（以姓氏笔画为序）

叶英辉　叶翠微　曲　凡　吕萍萍　朱琳玲　刘　娟

刘益枫　李静怡　吴伊青　邹立波　宋　阳　张　丹

张润驹　陈　瑶　陈希婧　郑备红　赵　炜　胡燕军

钱羽力　徐谷峰　徐矜群　涂米雪　黄　赟　廖　芸

秘　书　李静怡

人民卫生出版社

·北　京·

图书在版编目（CIP）数据

卵巢功能不全 / 张丹主编 . —北京：人民卫生出版社，2021.2
ISBN 978-7-117-31208-0

Ⅰ.①卵⋯　Ⅱ.①张⋯　Ⅲ.①卵巢疾病—功能性疾病—诊疗　Ⅳ.①R711.75

中国版本图书馆 CIP 数据核字（2021）第 027678 号

人卫智网	www.ipmph.com	医学教育、学术、考试、健康，购书智慧智能综合服务平台
人卫官网	www.pmph.com	人卫官方资讯发布平台

卵巢功能不全
Luanchao Gongneng Buquan

主　　编：张　丹
出版发行：人民卫生出版社（中继线 010-59780011）
地　　址：北京市朝阳区潘家园南里 19 号
邮　　编：100021
E - mail：pmph @ pmph.com
购书热线：010-59787592　010-59787584　010-65264830
印　　刷：北京盛通印刷股份有限公司
经　　销：新华书店
开　　本：787 × 1092　1/16　印张：19
字　　数：427 千字
版　　次：2021 年 2 月第 1 版
印　　次：2021 年 3 月第 1 次印刷
标准书号：ISBN 978-7-117-31208-0
定　　价：175.00 元

打击盗版举报电话：010-59787491　E-mail：WQ @ pmph.com
质量问题联系电话：010-59787234　E-mail：zhiliang @ pmph.com

序　一

高兴地读到张丹教授主编的《卵巢功能不全》一书。"卵巢功能不全"不算少见,而"卵巢功能不全"的专著却嫌太少。所以,此书问世,可喜可贺!

本书全面阐述了卵巢的发育、卵巢的功能、性周期的调控,以及卵巢功能障碍和功能不全的诊断、治疗与预防,勾画了卵巢的全部图景和全生命周期的漫动。

我常说:产科学是妇产科学基础,生殖内分泌学是妇产科学的内科学基础。在此,我们还可以说,卵巢或创造一个"卵巢学",是生殖内分泌学基础——企望生殖内分泌学家编撰一本这样的书。著名妇科病理学家范娜娣、著名妇科肿瘤学家顾美皎都出版过《卵巢疾病》专著。

卵巢居于女性内分泌系统的"轴心"地位,从垂体"指令"的下达,到性激素的分泌;从发育、周期调控,到卵的成熟、排放;从功能运转到老化、衰竭。其中微妙的和谐,活动的节奏,顺天应人的卵之"命运"与两性结合的人的诞生,已被科学诠释和人工导演了,但其中的问题却依然繁复不确。有遗传问题,有卵巢本身问题,有器官系统问题,有其他疾病的影响,甚至精神、心理,以及内、外环境的作用等,使得卵巢这块"圣地"成了"是非之地",特别是在"多事之秋"!

也许,这正是本书要给我们讲解和回答的内容。这里重点讲卵巢功能不全的诊断、治疗和预防,但一定会有遗传问题、组织基础及各种影响和作用因素,使我们感到丰富可读,并彰显其理论和实践意义。书中强调了"保护"意识和观念,这是值得称道的。保护器官、保护组织、保护功能、保护心理,这"四个保护"不仅限于卵巢,而是对于每个人及其器官系统和组织。生理、生育、生存、生活的功能和质量又尤为重要。这也是我阅读了此书的主要想法。

以此感谢于著者,推荐于读者,是为序。

郎景和

中国工程院院士

2020 年 12 月

序 二

北风其凉,雨雪其雰,在这个最适于沉思与沉淀的季节里,本人受邀为此书作序,甚感欣慰。生命的繁衍是人类亘古不变的主题,新生命的诞生总是让世间充满希望。然而对于有生殖障碍的人群,生儿育女这种最基本的天赋人权也很难保障,自1978年第一例试管婴儿在英国诞生以来,人类对生殖障碍的研究与突破从未止步。

多年来,生殖医学从业者以帮助患者完成生育夙愿为使命,已为世界范围内众多生殖障碍夫妇解决了重要家庭问题,然而时代的发展和社会观念的变革也给生殖医学的发展提出了新的挑战:育龄女性生育时间的推迟及生育率下降问题逐渐凸显;肿瘤治疗手段的进步使肿瘤患者的生存率大幅改善的同时,其生育需求与受损生育力之间的矛盾也日益强烈;环境因素或原因不明的卵巢储备功能下降对女性的生育能力、生殖内分泌功能和生活质量带来不良影响;卵巢功能下降女性的不良妊娠结局和子代健康引发学术界重点关注。对卵巢功能不全的精准诊断与预防既是社会发展的客观要求,也是对高龄女性、年轻卵巢功能不全患者及肿瘤患者生育权利及生活质量的有力保障。

浙江大学医学院附属妇产科医院的张丹教授长期致力于卵巢功能不全致病机制及生育力保存策略领域的临床与基础研究,此次主编的《卵巢功能不全》一书,是由生殖内分泌领域众多一线临床及实验室专家、专科精锐医师和青年研究者编撰,融合了团队的临床经验和研究工作。该书以促进女性全生命周期生殖健康与生活质量为神圣使命,以提高卵巢功能不全诊治水平、促进生殖科学的发展为追求目标,推动广大临床医师、相关科研人员、医学生和其他各领域读者拓展知识,拓宽视野,提升专业素养。本书内容涵盖卵巢发育、结构与功能,卵巢衰老的生理及病理机制,卵巢功能不全的预防与精准诊疗策略,从临床对策到实验室操作,从科普到伦理讨论,中西合璧,荟萃若干特殊病例的诊治,并整理近年国内外卵巢功能不全的最新进展及学术研究,是一部临床实用、学理并重、构思缜密、内容新颖、兼容并蓄的著作。该书不仅适合从事生殖医学的临床医生阅读,对胚胎学专家、普通妇科和妇科内分泌医师、肿瘤科医师、生殖遗传和生命科学研究者也能带来一定的提示和启发。

目前,对于卵巢功能不全的诊断和治疗仍有长足的发展空间,这本书的出版将在一定程度上为卵巢功能不全女性的早期诊断、精准诊疗和功能保护提供指导。希望这本书的出版能推动提高我国卵巢功能不全的诊治水平,给正在接受肿瘤治疗、从事高危职业的或具有潜在遗传疾病的广大中国育龄女性带去相关有益资讯,能使从业人员重视卵巢功能不全女性生育力保存,圆她们生儿育女的家庭梦想,让她们拥有自己的花样年华,为提升国家的生殖健康水平和出生人口质量而努力。

黄荷凤

中国科学院院士

2020 年 12 月

前　言

若生命如火,卵巢就似木材、如宝藏,蕴藏着神秘的基因密码和生殖力量。

一如人类生命的诞生、蓬勃到衰老,卵巢也有其独具特色的器官生命历程。卵巢之生命周期映射着女性的生殖功能萌发、繁茂与生殖衰老。卵巢银行里的卵母细胞储备,鼎盛于女性胚胎期,却随着胎儿发育和出生、青春期性腺功能初现、育龄期生殖内分泌功能发展、围绝经期卵巢功能的衰退而逐渐耗竭。临床上常见一类患者,困扰和痛苦于年纪轻轻卵巢功能却已走向衰退,或曰卵巢早衰,近称卵巢功能不全,遗传因素有之,环境因素有之,医源因素有之,已知与未知,挑战着我们的认知和诊疗。发病之后的诊断治疗已非唯一初衷,更愿可早预测、早防范,精准干预和保护,促进女性全生命周期健康。

受益于近代生殖医学前辈师长们的筚路蓝缕、以启山林,对于生殖障碍能够循证施治,为女性促进生殖健康,为千百万家庭带来新生之喜悦,为国家带来健康之未来力量,是吾等初心之源和理想之本。查阅书卷,针对生殖障碍疾病已有多种参考书可借以指导临床实践,但对于卵巢功能不全这一发病率日益增高、严重危害女性生殖健康的疾病解析尚有待更多探讨。有鉴于此,笔者与有志于此疾病相关专著编撰的诸位专家一道,结合临床实例、经验共识和指南、最新研究进展同心同力编写了本书。

本书分为四部分:第一部分主要介绍卵巢的解剖、生理基础,以及卵巢衰老和卵子老化机制。第二部分介绍卵巢功能不全的早期诊断、治疗、预防,以及对于有生育需求患者的精准助孕治疗手段。第三部分强调对卵巢功能不全患者的躯体和心理健康风险评估和干预保护。第四部分为传统中医理论对卵巢功能不全的辨证论治及临床案例汇编。卵巢功能不全的早期识别、精准诊疗和预防、心理健康风险与干预是本书的亮点。

本书的编者均为倾力工作在生殖医学临床和基础研究领域的一线资深教授、高级职称专家、博士后和博士,对于卵巢功能不全的病理、发展机制和临床诊疗颇有心得。在繁忙工作之余,总结临床经验、钻研科学研究进展,为本书编写倾注心血,尽力全面准确体现卵巢功能不全精准诊疗最新进展,使本书具有较好的可读性和实用性。本书纳入的病例,皆来自临床真实患者,患者是医者最好的老师、朋友,是同一战壕的战友,每个病例的背后都是一个个鲜活的个体和家庭,感谢我们的患者,共同推动生殖医学的发展。

虽然全体编写人员竭尽所能,但本书仍难免存在不足或错误之处。恳请广大读者不吝赐教,欢迎发送邮件至邮箱 renweifuer@pmph.com,或扫描封底二维码,关注“人卫妇产科学”,对我们的工作予以批评和指正,以期再版修订时更加完善,更好地为广大医务工作者和民众服务,为提升女性生殖健康略尽绵薄之力。

张　丹

2020 年 12 月

目 录

第一章

卵巢结构与功能

 【开篇导读】

　　卵巢是一个充满活力的器官,它在结构和功能上经历着人类组织中最富有戏剧性的时间性变化。卵泡是卵巢中最主要的内分泌和生殖单位,是不可再生的组织结构,其数量决定着生殖潜能和生育期限(图 1-1)。卵泡中的细胞以高度整合的方式相互作用,分泌甾体激素,促进生殖道准备及卵泡成熟。当卵泡完全成熟时,垂体产生排卵黄体生成素峰,并在排卵后维持黄体。尽管许多卵泡启动发育,但是只有极少(<1%)的卵泡完成从启动到排卵的全部过程。卵泡的这种消耗看起来很奢侈,但其调节机制尚不清楚。

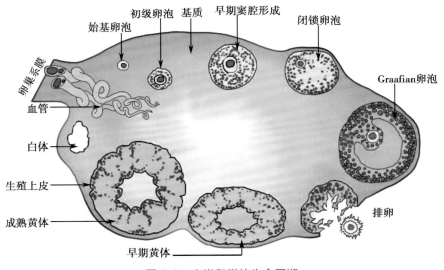

图 1-1　人类卵巢的生命周期

◤ 第一节　卵巢结构 ◢

一、卵巢形态与位置

卵巢呈扁椭圆形,位于输卵管的后下方。以卵巢系膜连接于阔韧带后叶的部位称卵巢门,卵巢血管与神经由此出入卵巢。卵巢的内侧(子宫端)以卵巢固有韧带与子宫相连,外侧(盆壁端)以卵巢悬韧带(骨盆漏斗韧带)与盆壁相连(图 1-2)。青春期之前,卵巢表面光滑;青春期开始后,卵巢开始排卵,表面逐渐凹凸不平,呈灰白色。卵巢体积随年龄不同而变异较大,生殖年龄妇女卵巢约 4cm×3cm×1cm 大小,重量约 5~6g,绝经后卵巢逐渐萎缩变小变硬。

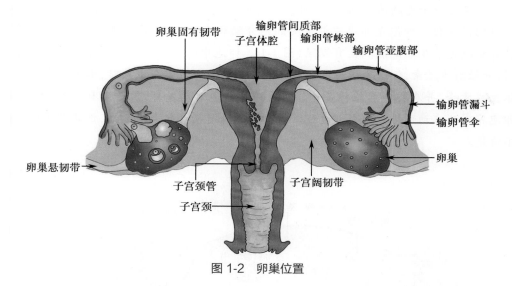

图 1-2　卵巢位置

二、卵巢解剖组织学

卵巢的表面无腹膜覆盖。卵巢表层为单层立方上皮,即生发上皮,其下为一层纤维组织,称卵巢白膜。白膜下的卵巢组织分皮质与髓质两部分:外层为皮质,其中含有数以万计的始基卵泡和发育程度不同的囊状卵泡,年龄越大,卵泡数越少,皮质层也越薄;髓质是卵巢的中心部,无卵泡,与卵巢门相连,含有疏松的结缔组织与丰富的血管与神经,并有少量平滑肌纤维与卵巢韧带相连(图 1-3)。

三、卵泡及其周围物质

(一)卵母细胞

生长的卵母细胞表达若干与受精相关和胚胎植入前发育所必需的基因,包括与透明带形成有关的基因。透明带是卵母细胞周围的细胞外基质,可保护卵泡内发育的生殖细胞、输

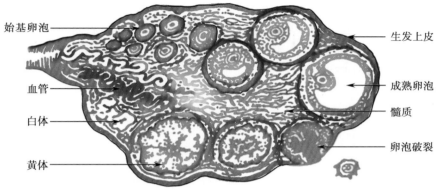

图 1-3 卵巢的结构

卵管内已排出的卵子,以及卵裂期胚胎。透明带作为最初与精子接触的部位,在卵母细胞受精之后成为屏障,防止多精子受精。卵母细胞对于卵泡功能起重要作用,卵泡存活依赖于有活性的卵母细胞存在。卵母细胞对卵泡发育的作用部分地通过卵母细胞选择性或特异性产生的因子介导,影响颗粒细胞和卵泡膜细胞的功能。

(二) 颗粒细胞

颗粒细胞被认为是起源于卵巢表面上皮样间皮或卵巢网。包绕同一个卵母细胞的颗粒细胞群为寡克隆来源,3~5 个原始细胞即可产生成熟卵泡内全部的颗粒细胞。颗粒细胞没有直接的血供,有一个相对的血 - 卵泡屏障,是从血管化的膜内层分离出来的基层,可以限制白细胞和大分子量物质的进入。颗粒细胞通过广泛的缝隙连接网络互相连接,有效地结合成一个整体的有功能的合胞体。这些特定的细胞连接对于邻近细胞之间的物质交换十分重要。此外,颗粒细胞胞质突起延伸并穿过透明带,与卵母细胞胞膜之间形成缝隙连接。缺乏血供的颗粒细胞通过颗粒细胞 - 颗粒细胞和颗粒细胞 - 卵母细胞之间的缝隙连接与邻近颗粒细胞及卵母细胞进行物质交换。

(三) 卵泡膜细胞

卵泡膜细胞(膜细胞)和基质细胞被认为是源于基质区的间充质细胞。膜 - 基质细胞是卵巢产生雄激素的主要细胞。膜层的发育需要卵母细胞产生的生长分化因子 -9(growth development factor-9,GDF-9)。膜细胞还表达 KIT 配体受体,有证据表明由颗粒细胞产生的 KIT 配体对于发育中卵泡周围的膜层形成非常重要。膜细胞与颗粒细胞通过产生角质细胞源生长因子等进行双向对话。

(四) 卵巢基质

卵巢基质包括没有明显甾体激素分泌活性的成纤维细胞。这些细胞表达雄激素受体,在雄激素作用下增殖,使基质密度增加,后者有卵巢来源雄激素过多症的特征(例如多囊卵巢综合征和雄激素引起的卵巢肿瘤)。基质细胞作为卵巢中的分隔物质,将卵泡及黄体与邻近结构从物质和生物化学上隔离。

(五) 卵巢表面上皮

卵巢表面上皮是中胚层来源的扁平立方上皮层,也被认为是卵巢间皮。在成人卵巢,表面上皮的特征是可以表达黏液基因——*MUC1*，以及有纤毛、尖微绒毛。位于基底膜的细胞覆盖着致密的结缔组织层。卵巢表面上皮能修复排卵造成的卵巢表面的缺损。在排卵过程中，覆盖在卵泡上的上皮细胞凋亡，随后经激活而被修复。

（六）卵巢白细胞和巨噬细胞

巨噬细胞是基质的主要细胞成分，存在于卵泡周围微血管附近。卵泡发育早期在卵巢中可见少量其他血白细胞，但是真正的血白细胞浸润发生在围排卵期，并与卵泡闭锁有关。卵泡期的后半期肥大细胞的数量进行性增加。

（七）卵巢神经支配

卵巢受外来和内在的神经支配。外来神经主要为交感神经和含有少量副交感神经成分的感觉神经，它们经由卵巢门血管周围丛进入卵巢。这种外来神经支配的主要功能是调节卵巢血供，也影响卵巢细胞的内分泌功能。卵巢的内在和外来神经支配，与卵巢生殖细胞及体细胞的功能是通过旁分泌和自分泌信号系统有序地交织在一起的。

第二节　卵巢内分泌功能

尽管可以检测到胆固醇侧链裂解活性和 17α- 羟化酶 $/17,20$- 碳链（裂解）酶活性，但是通常认为，与胎儿睾丸相比，胎儿卵巢甾体激素生成处于休眠状态。即使胎儿和婴儿卵巢内都存在卵泡，但它们的激素生成能力只有在青春期才变得明显。

一、卵巢性激素合成与分泌

卵巢合成与分泌的性激素主要为雌激素（estrogen，E_2）、孕激素（progesterone，P）及少量雄激素（androgen，A），均为甾体激素（steroid hormone）。卵泡膜细胞为排卵前雌激素的主要来源，黄体细胞在排卵后分泌大量的孕激素及雌激素。雄激素（睾酮）主要由卵巢门细胞产生。

（一）甾体激素基本化学结构

甾体激素属类固醇激素，其基本化学结构为环戊烷多氢菲环。由 3 个 6- 碳环和 1 个 5- 碳环组成，其中第 1 个为苯环，第 2 个为萘环，第 3 个为菲环外加环戊烷，它们是构成类固醇激素的核心结构。根据碳原子数目分为 3 组：① 21- 碳类固醇，包括孕酮，基本结构式为孕烷核；② 19- 碳类固醇，包括所有雄激素，基本结构式为雄烷核；③ 18- 碳类固醇，包括雌二醇、雌酮、雌三醇，基本结构为雌烷核。

（二）甾体激素生物合成和分泌

卵巢甾体激素的生物合成需要多种羟化酶及芳香化酶的作用，它们都属于细胞色素 P450 超基因家族。在黄体生成素（luteinizing hormone，LH）的刺激下，卵泡膜细胞内胆固醇经线粒体内细胞色素 P450 侧链裂解酶催化，形成孕烯醇酮，这是性激素合成的限速步骤。孕烯醇酮合成雄烯二酮有 $\Delta 4$ 和 $\Delta 5$ 两条途径。卵巢在排卵前以 $\Delta 5$ 途径合成雌激素，排卵后可通过 $\Delta 4$ 和 $\Delta 5$ 两条途径合成雌激素。孕酮的合成是通过 $\Delta 4$ 途径（图 1-4）。卵巢雌激素的合成是由卵泡膜细胞与颗粒细胞在卵泡刺激素（follicle stimulating hormone，FSH）

与 LH 的共同作用下完成的：LH 与卵泡膜细胞 LH 受体结合后可使胆固醇形成睾酮和雄烯二酮，后两者进入颗粒细胞内成为雌激素的前身物质；FSH 与颗粒细胞上 FSH 受体结合后激活芳香化酶，将睾酮和雄烯二酮分别转化为雌二醇和雌酮，进入血液循环和卵泡液中。这就是 1959 年 Falck 提出的雌激素合成的两细胞 - 两促性腺激素学说（图 1-5）。

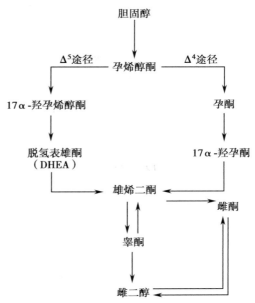

图 1-4　性激素的生物合成途径

（三）甾体激素代谢

甾体激素主要在肝内代谢。雌二醇的代谢产物为雌酮及硫酸盐、雌三醇、2- 羟雌酮等，主要经肾脏排出；部分经胆汁排入肠内可再吸收入肝，即肝肠循环。孕激素主要代谢为孕二醇，经肾脏排出体外；睾酮代谢为雄酮、原胆烷醇酮，主要以葡萄糖醛酸盐的形式经肾脏排出体外。

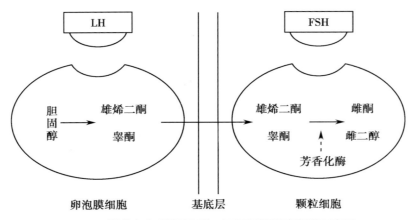

图 1-5　雌激素合成的两细胞 - 两促性腺激素学说示意图

（四）卵巢性激素分泌周期性变化

1. **雌激素**　卵泡开始发育时，只分泌少量雌激素；至月经第 7 日卵泡分泌雌激素量迅速增加，于排卵前形成高峰，排卵后稍减少。约在排卵后 1~2 日，黄体开始分泌雌激素使血液循环中雌激素又逐渐上升。约在排卵后 7~8 日黄体成熟时，形成血液循环中雌激素第二个高峰，此峰低于排卵前第一个高峰。此后，黄体萎缩，雌激素水平急剧下降，于月经期前达最低水平。

2. **孕激素**　卵泡期卵泡不分泌孕酮，排卵前成熟卵泡的颗粒细胞在 LH 排卵高峰的作用下黄素化，并开始分泌少量孕酮；排卵后黄体分泌孕酮逐渐增加，至排卵后 7~8 日黄体成熟时，分泌量达高峰，以后逐渐下降，到月经来潮时降至卵泡期水平。

3. 雄激素 女性雄激素主要来自肾上腺;卵巢也能分泌部分雄激素,包括睾酮、雄烯二酮和脱氢表雄酮。卵巢内泡膜层是合成分泌雄烯二酮的主要部位,卵巢间质细胞和门细胞主要合成与分泌睾酮。排卵前循环中雄激素升高,一方面可促进非优势卵泡闭锁,另一方面可提高性欲。

(五) 卵巢性激素作用

1. 雌激素生理作用

(1) 子宫内膜:使内膜间质和腺体增殖及修复。

(2) 子宫肌:促进子宫平滑肌细胞的增生肥大,使肌层增厚;增进血液循环,促进和维持子宫发育;增加子宫平滑肌对缩宫素的敏感性。

(3) 子宫颈:使子宫颈口松弛、扩张,子宫颈黏液分泌增加,性状变稀薄,富有弹性易拉成丝状,有利于精子通过。

(4) 输卵管:促进输卵管肌层发育和上皮的分泌活动,并可加强输卵管肌层节律性收缩的振幅。

(5) 阴道上皮:促进阴道上皮基底层细胞增生、分化、成熟及表浅上皮细胞角化,黏膜变厚,并增加细胞内糖原含量,使阴道维持酸性环境。

(6) 外生殖器:使阴唇发育、丰满、色素加深。

(7) 第二性征:使乳腺管增生,乳头、乳晕着色,促进其他第二性征的发育。

(8) 卵巢:协同促性腺激素促进卵泡发育。

(9) 下丘脑、垂体:通过对下丘脑和垂体的正负反馈调节,调控促性腺激素的分泌。

(10) 代谢作用:促进水钠潴留;促进肝脏高密度脂蛋白合成,抑制低密度脂蛋白合成,降低循环中胆固醇水平,维持血管张力,保持血流稳定;维持和促进骨基质代谢,对肠道钙的吸收、肾脏钙的重吸收及钙盐、磷盐在骨质中沉积均具有促进作用,以维持正常骨质。

2. 孕激素生理作用 孕激素通常在雌激素的作用基础上发挥作用。

(1) 子宫内膜:使增殖期子宫内膜转化为分泌期内膜,为受精卵着床及其后的胚胎发育做好准备。

(2) 子宫肌:降低子宫平滑肌对缩宫素的敏感性,从而抑制子宫收缩,有利于胚胎及胎儿宫内生长发育。

(3) 子宫颈:使子宫颈口闭合,黏液变黏稠,形成黏液栓阻塞子宫颈口,阻止精子及微生物进入。

(4) 输卵管:使输卵管上皮纤毛细胞和宫腔黏液的分泌减少,降低输卵管肌节律性收缩的振幅。

(5) 阴道上皮:加快阴道上皮细胞脱落。

(6) 乳房:促进乳腺腺泡发育。

(7) 下丘脑、垂体:孕激素在月经中期具有增强雌激素对垂体 LH 排卵峰释放的正反馈作用;在黄体期对下丘脑、垂体有负反馈作用,抑制促性腺激素分泌。

(8) 代谢作用:促进水钠排泄。

（9）体温：孕酮对体温调节中枢具有兴奋作用，可使基础体温（basal body temperature，BBT）在排卵后升高 0.3~0.5℃。临床上可以此作为判断是否排卵、排卵日期及黄体功能的标志。

（10）孕激素与雌激素的协同和拮抗作用：一方面，孕激素在雌激素作用的基础上，进一步促进女性生殖器及乳房的发育，为妊娠准备条件，两者有协同作用；另一方面，雌激素和孕激素又有拮抗作用，雌激素促进子宫内膜增生及修复，孕激素则限制子宫内膜增生，并使增生的子宫内膜转化为分泌期。其他拮抗作用表现在子宫收缩、输卵管蠕动、子宫颈黏液变化、阴道上皮细胞角化和脱落，以及水钠潴留与排泄等方面。

3. 雄激素生理作用

（1）对女性生殖系统的影响：自青春期开始，雄激素分泌增加，促进阴蒂、阴唇和阴阜的发育，促进阴毛、腋毛的生长。但雄激素过多会对雌激素产生拮抗作用，如减缓子宫及其内膜的生长和增殖，抑制阴道上皮的增生与角化。长期使用雄激素，可出现男性化的表现。雄激素还与性欲有关。

（2）对机体代谢功能的影响：雄激素能促进蛋白合成，促进肌肉生长，并刺激骨髓中红细胞的增生。在性成熟期前，促进长骨骨基质生长和钙的保留；性成熟后可使骨骺闭合，使生长停止。可促进肾远曲小管对水、钠及钙的重吸收。

（六）甾体激素作用机制

甾体激素具有脂溶性，主要通过扩散方式进入细胞内，与细胞质受体结合，形成激素-细胞质受体复合物。当激素进入细胞内与细胞质受体结合后，受体蛋白发生构型变化，与热休克蛋白解离，从而使激素-细胞质受体复合物获得进入细胞核的能力，并由细胞质转移至核内，与核内受体结合，形成激素-核受体复合物，从而引发 DNA 的转录过程，生成特异性的 mRNA，在细胞质核糖体内翻译，合成蛋白质，发挥相应的生物效应。

二、卵巢分泌的其他物质

卵巢除分泌甾体激素外，还分泌一些多肽激素、细胞因子和生长因子。

（一）多肽激素

在卵泡液中可分离到三种多肽，根据它们对 FSH 产生的影响不同，分为抑制素（inhibin）、激活素（activin）和卵泡抑制素（follistatin，FS）。它们既来源于卵巢颗粒细胞，也产生于垂体促性腺细胞，与卵巢甾体激素系统一样，构成调节垂体促性腺激素合成与分泌的激活素-抑制素-卵泡抑制素系统。

1. 抑制素　抑制素是转化生长因子-β（transforming growth factor-β，TGF-β）蛋白超家族的成员，分子量为 32kDa，由两个不同的亚单位 α（18kDa）和 β（12kDa）通过二硫键连接，β 亚单位再分为 β_A 和 β_B，形成抑制素 A（$\alpha\beta_A$）和抑制素 B（$\alpha\beta_B$）。它的主要生理作用是选择性地抑制垂体 FSH 的产生，包括 FSH 的合成和分泌；另外，它也能增强 LH 和胰岛素样生长因子（insulin-like growth factor，IGF）的作用，刺激膜细胞产生雄激素。

2. 激活素　由激活素的两个 β 亚单位组成，形成激活素 A（$\beta_A\beta_A$）、激活素 AB（$\beta_A\beta_B$）和

激活素 B（$\beta_B\beta_B$）。近年来发现激活素还有其他亚单位,如 β_C、β_D、β_E 等。激活素主要在垂体局部通过自分泌作用,增加垂体细胞的 GnRH 受体数量,提高垂体对 GnRH 的反应性,从而刺激 FSH 的产生。激活素对卵泡成熟和颗粒细胞功能有阶段性依赖作用。激活素刺激未成熟颗粒细胞增殖,并诱导其产生 FSH 受体和芳香化酶;激活素促进较成熟颗粒细胞分化。颗粒细胞来源的激活素增加 FSH 对颗粒细胞 LH 受体的诱导。在膜细胞中,激活素对抗抑制素的刺激效应,抑制 LH 刺激的雄激素合成。在人颗粒细胞,激活素抑制基础的及促性腺激素刺激的孕酮和雌激素的产生。

3. 卵泡抑制素 是高度糖基化的多肽,与抑制素和激活素的 β 亚单位具有亲和力。激活素与之结合后,失去刺激 FSH 产生的能力。卵泡抑制素的主要功能是通过自分泌 / 旁分泌作用,抑制 FSH 的产生。卵泡抑素由小窦状卵泡和排卵前卵泡产生。卵泡液中游离卵泡抑制素水平的变化与卵泡大小和成熟度一致。循环中卵泡抑制素浓度在整个月经周期中相对稳定。卵泡抑制素在转基因小鼠中的过表达导致卵泡成熟停滞在次级阶段,证实了激活素在卵泡成熟过程中重要的卵巢内作用。

4. 松弛素 松弛素是一种可能有促进内膜蜕膜化和抑制子宫肌层收缩活性作用的激素,由黄体中的大黄体细胞产生。免疫组化研究显示,从黄体早期到晚期,松弛素有一个渐进性累积的过程。松弛素循环水平在妊娠 3 个月时达到峰值,随后下降大约 20%,并在整个孕期维持该水平。

（二）细胞因子和生长因子

白细胞介素 -1、肿瘤坏死因子 -α、胰岛素样生长因子、血管内皮生长因子、表皮生长因子、成纤维细胞生长因子、转化生长因子、血小板衍生生长因子等细胞因子和生长因子通过自分泌或旁分泌形式也参与卵泡生长发育的调节。

1. 抗米勒管激素 抗米勒管激素（Müllerian inhibiting substance,MIS）是 TGF-β 超家族的一种糖蛋白二聚体成员。除了在男性性分化期间诱导米勒管分化之外,MIS 在成年女性卵巢中也有作用。MIS 由小卵泡的颗粒细胞产生,与 2 型受体结合,后者与 MIS 共表达。缺乏 MIS 的雌性小鼠表现为卵泡损耗加速,主要与 MIS 抑制始基卵泡募集进入生长池,以及诱导生长卵泡对 FSH 反应性下降有关。因此,在体外,MIS 可抑制 FSH 刺激的窦前卵泡生长。

2. 卵巢肾素 - 血管紧张素系统 有证据表明,存在内在的卵巢肾素 - 血管紧张素系统,该系统在正常周期过程有波动性变化,在月经周期中期左右达到顶峰。肾素分解血管紧张素原形成血管紧张素Ⅰ,后者又通过血管紧张素转化酶转变成血管紧张素Ⅱ,即肾素 - 血管紧张素的活性成分。血管紧张素Ⅱ型受体在卵巢中呈周期性变化。有研究者提出,排卵前卵泡液中高水平的血管紧张素Ⅱ与卵母细胞的成熟和排卵有关。还有研究指出,血管紧张素Ⅱ在调节黄体形成和黄体细胞分泌甾体激素的过程中起作用。

3. 表皮生长因子家族 表皮生长因子（epidermal growth factor,EGF）家族包括下列蛋白:EGF、肝素 - 结合 EGF、转化生长因子 -α（transforming growth factor-α,TGF-α）。EGF 和 TGF-α 是促性腺激素所支持的颗粒细胞分化的有力抑制物,分析证实,人卵泡液存在 TGF-α

和低水平的 EGF。

4. 白细胞介素-1 细胞因子白细胞介素 -1（interleukin-1，IL-1）主要在激活的巨噬细胞中产生和分泌。啮齿类动物卵巢中有高度的区域性细分，激素依赖的卵巢内 IL-1 系统包括配体、受体、受体拮抗物。在人卵泡液中检测到 IL-1 样物质的高活性。

5. 肿瘤坏死因子 -α 肿瘤坏死因子 -α（tumor necrosis factor-α，TNF-α）可以来源于卵巢内局部存在的激活巨噬细胞；TNF-α 也被证实存在于颗粒细胞窦层和卵泡液内；闭锁卵泡内也含有 TNF-α。人颗粒 - 黄体细胞受 FSH 刺激产生 TNF-α。TNF-α 对体外培养的颗粒细胞和黄体细胞甾体激素生成发挥剂量依赖性的抑制效应，且可能是导致黄体溶解的重要因子。

6. 胰岛素样生长因子 胰岛素样生长因子（insulin-like growth factor，IGF）是低分子量、单链多肽生长因子家族的成员，因其结构和功能与胰岛素相似而得名。IGF-1 和 IGF-2 都存在于人卵泡液中。IGF-1 可能主要来源于血浆；IGF-2 是由卵泡的膜层和增殖的血管，以及小窦状卵泡中的颗粒细胞和膜细胞产生的，在排卵前颗粒细胞中表达丰富。

7. 卵母细胞来源的因子 如 GDF-9 是 TGF-β 超家族成员，在卵母细胞中高度表达，并在灵长类动物颗粒细胞有稍低程度的表达。缺乏 GDF-9 小鼠的卵泡生长停滞在基础阶段，而卵母细胞继续生长，其速度比野生型的卵母细胞快，可进展到在正常小鼠窦卵泡中所见的高级分化阶段。然而，在颗粒细胞和卵母细胞两者之间的相互连接中有超微结构的异常；卵母细胞最终死亡，之后留下透明带的带状物；卵泡周围也不会形成膜层——提示 GDF-9 参与卵泡成分的组成或增殖。在大鼠中的研究也提示，GDF-9 刺激初级卵泡生长，这与 GDF-9 缺陷小鼠的卵泡发育停滞在初级卵泡阶段的结果一致。骨形成蛋白 -15（bone morphogenetic protein 15，BMP-15），由位于 X 染色体上的基因编码，是卵母细胞产生的 TGF-β 超家族的又一成员。BMP-15 纯合子突变和 GDF9 杂合子突变小鼠生育力严重受损，卵泡生成和卵丘细胞功能异常。

三、卵巢内分泌功能的调节

女性卵巢内分泌功能的周期性变化是其重要的生理特点，而月经是该变化的重要标志。月经周期调节是一个非常复杂的过程，主要涉及下丘脑、垂体和卵巢。下丘脑分泌促性腺激素释放激素（gonadotropin-releasing hormone，GnRH），通过调节垂体促性腺激素的分泌来调控卵巢功能。卵巢分泌的性激素对下丘脑 - 垂体又有反馈调节作用。下丘脑、垂体与卵巢之间相互调节、互相影响，形成一个完整而协调的神经内分泌系统（图 1-6），称为下丘脑 - 垂体 - 卵巢轴（hypothalamic-pituitary-ovarian axis）。除下

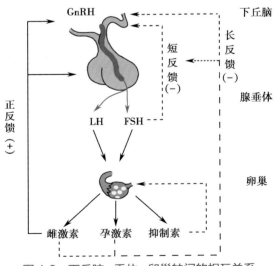

图 1-6 下丘脑 - 垂体 - 卵巢轴间的相互关系

丘脑、垂体和卵巢激素之间的相互调节外，抑制素 - 激活素 - 卵泡抑制素系统也参与下丘脑 - 垂体 - 卵巢轴对月经周期的调节。此外，下丘脑 - 垂体 - 卵巢轴的神经内分泌活动还受到大脑高级中枢的影响。

(一)卵巢分泌的雌、孕激素对下丘脑 - 垂体的反馈调节

1. **雌激素**　雌激素对下丘脑产生负反馈和正反馈两种作用。在卵泡期早期，一定水平的雌激素负反馈作用于下丘脑，抑制 GnRH 释放，并降低垂体对 GnRH 的反应性，从而实现对垂体促性腺激素脉冲式分泌的抑制。在卵泡期晚期，随着卵泡的发育成熟，当雌激素的分泌达到阈值(≥200pg/ml)并维持 48 小时以上，雌激素即可发挥正反馈作用，刺激 LH 分泌高峰。在黄体期，协同孕激素对下丘脑有负反馈作用。

2. **孕激素**　在排卵前，低水平的孕激素可增强雌激素对促性腺激素的正反馈作用。在黄体期，高水平的孕激素对促性腺激素的脉冲分泌产生负反馈抑制作用。

(二)月经周期调控过程

1. **卵泡期**　在一次月经周期的黄体萎缩后，雌、孕激素和抑制素 A 水平降至最低，对下丘脑和垂体的抑制解除，下丘脑又开始分泌 GnRH，使垂体 FSH 分泌增加，促进卵泡发育，分泌雌激素，子宫内膜发生增生期变化。随着雌激素逐渐增加，其对下丘脑的负反馈增强，抑制下丘脑 GnRH 的分泌，加之抑制素 B 的作用，使垂体 FSH 分泌减少。随着卵泡逐渐发育，接近成熟时卵泡分泌的雌激素达到 200pg/ml 以上，并持续 48 小时，即对下丘脑和垂体产生正反馈作用，形成 LH 和 FSH 峰，两者协同作用，促使成熟卵泡排卵。

2. **黄体期**　排卵后循环中 LH 和 FSH 均急剧下降，在少量 LH 和 FSH 作用下，黄体形成并逐渐发育成熟。黄体主要分泌孕激素，也分泌雌二醇，使子宫内膜发生分泌期变化。排卵后第 7~8 日循环中孕激素达到高峰，雌激素亦达到另一高峰。在大量孕激素和雌激素以及抑制素 A 的共同负反馈作用下，垂体 LH 和 FSH 分泌相应减少，黄体开始萎缩，雌、孕激素分泌减少，子宫内膜失去性激素支持，发生剥脱而月经来潮。雌、孕激素和抑制素 A 的减少解除了对下丘脑及垂体的负反馈抑制，FSH 分泌增加，卵泡开始发育，下一个月经周期重新开始，如此周而复始(图 1-7)。

月经周期主要受 HPO 的神经内分泌调控，同时也受抑制素 - 激活素 - 卵泡抑制素系统的调节，此外，其他腺体内分泌激素对月经周期也有影响。HPO 的生理活动还受大脑皮层神经中枢的调节，如外界环境、精神因素等均可影响月经周期。大脑皮层、下丘脑、垂体和卵巢任何一个环节发生障碍，都会引起卵巢功能紊乱，导致月经失调。

四、绝经后卵巢的内分泌活动

尽管缺乏卵泡，但绝经后卵巢并非是完全没有内分泌功能的器官，仍具有可变的产生雄激素的能力。已认为绝经后卵巢是睾酮的一个来源，尽管个体间在雄激素产生方面有相当大的差异(图 1-8)，这可能反映了门细胞数量或活性的可变性。绝经后妇女循环中睾酮的水平只是轻微低于绝经前妇女。切除卵巢术后血清睾酮下降大约 50%，并且绝经后妇女卵巢静脉中睾酮水平要显著高于外周血。

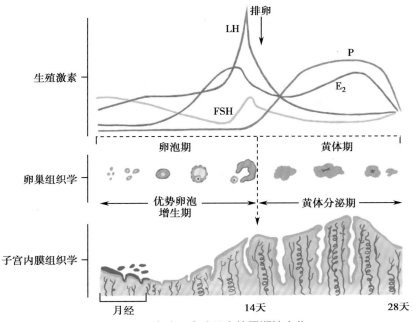

图 1-7 生殖及生殖器官的周期性变化

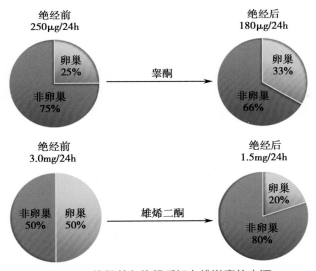

图 1-8 绝经前和绝经后妇女雄激素的来源

每天产生的雄烯二酮中,可能大约不到 20% 是来自于绝经后卵巢,而肾上腺是其主要来源。以下观察支持这一推测:

● 切除卵巢术后血清雄烯二酮下降很少。

● 血清雄烯二酮有日节律(提示主要是肾上腺来源)。

● 予地塞米松治疗后,血清雄烯二酮水平显著降低。

- 在全身给予促肾上腺皮质激素（adrenocorticotropic hormone，ACTH）而非人绒毛膜促性腺激素（human chorionic gonadotropin，HCG）后，血清雄烯二酮水平升高。
- 绝经后妇女卵巢静脉和外周血清雄烯二酮水平的差异远低于绝经前妇女。

绝经后妇女体内的雌激素几乎全部来自雄烯二酮的腺体外芳香化。卵巢切除实际上不会使绝经后妇女尿雌激素减少。然而，卵巢切除术后再进行肾上腺切除术确实可以使尿中可检测的雌激素减少。有研究发现卵巢内没有雌二醇浓度梯度。从体外研究中，研究者推测绝经后卵巢基质不能使雄激素芳香化。

用孕烯醇酮培养绝经后卵巢基质切片，能产生孕酮、脱氢表雄酮、睾酮。将从绝经后妇女卵巢门剥离下来的组织进行培养，发现了一种与绝经后卵巢基质相似的甾体激素生成模式。然而，产生甾体激素的总量远比基质多。这些结果提示，在绝经后卵巢总甾体激素产生潜能中，门细胞远比基质细胞重要。与这一观点一致的是，对绝经后卵巢的免疫组化研究发现，不到 1% 的基质细胞表达 $P450_{scc}$、3β- 羟甾脱氢酶、P450c17，这三者是雄激素生物合成中必需的甾体激素合成酶。与雄激素生物合成有关的甾体激素合成酶，在有内膜癌或内膜增生的妇女中表达最多。

还有一些证据表明，绝经后妇女卵巢雄激素的产生是促性腺激素依赖性的。给予绝经后妇女 HCG 可导致循环睾酮水平轻度升高。每日注射 HCG 可引起卵巢门细胞增生，且组织化学证据提示有甾体激素合成活性。给予 HCG，而非 ACTH，能使卵巢产生的雄激素增加，而不是雌激素增加。采用长效 GnRH 激动剂治疗绝经后妇女可导致循环睾酮水平下降，雌二醇水平下降 22%。推测血清雌二醇水平下降是由于血清睾酮水平的下降。综上所述，卵巢雄激素生物合成至少部分是促性腺激素依赖性的。

总结这些研究，提示甾体激素合成的主要部位可能是门细胞。已证实 LH 和 FSH 结合位点都存在于皮质基质及门细胞中。对于 HCG 刺激门细胞可导致 cAMP 形成和甾体生物合成增加，提示其具有对促性腺激素的反应性。

绝经后卵巢可以发生基质增生，卵巢增大，富含脂质，以及由类似膜内层细胞的黄体化细胞组成的增生性基质结节。基质增生的卵巢产生大量雄烯二酮，导致多毛和男性化。门细胞可以产生功能性肿瘤（如门细胞瘤）。这些肿瘤通常产生过剩的雄激素，导致男性化，但当有明显的外周芳香化时，也可以出现很明显的雌激素过多的症状和体征。

第三节　卵巢生殖功能

卵巢作为女性的性腺，最重要的功能就是生殖功能，主要通过周期性产生卵子并排卵而实现。

从青春期开始到绝经前，卵巢内多种结构经历着每月 1 次的周期性变化，卵巢在形态和功能上发生的这种周期性变化称为卵巢周期（ovarian cycle），具体可分为卵泡期、排卵期、黄体期 3 期（图 1-9）。

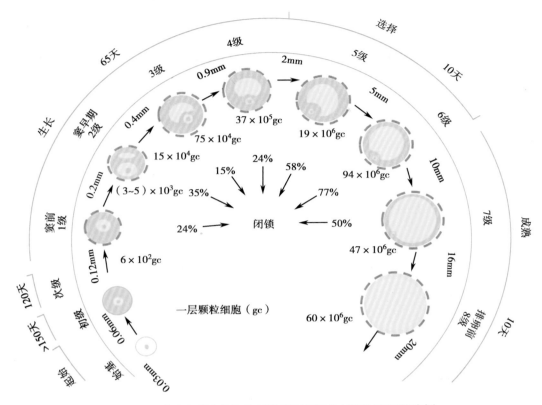

图 1-9　成人卵巢内卵泡生长发育及各级生长卵泡出现的比例

一、卵泡发育

胚胎期,卵泡即已自主发育和闭锁;从青春期开始,卵泡周而复始地不断发育、成熟,直至绝经前。

卵泡发育主要包括卵巢周期前卵泡形成与发育和卵巢周期中卵泡发育与成熟。

(一)卵巢周期前卵泡形成与发育

胚胎 6~8 周时,原始生殖细胞不断有丝分裂,细胞数增多,体积增大,称为卵原细胞(oogonium),约 60 万个。自胚胎 11~12 周开始卵原细胞进入第一次减数分裂,并停滞于前期双线期,称为初级卵母细胞(primary oocyte)。胚胎 16~20 周时生殖细胞数目达到高峰,两侧卵巢共含 600 万 ~700 万个细胞(卵原细胞占 1/3,初级卵母细胞占 2/3)。胚胎 16 周至生后 6 个月,单层梭形前颗粒细胞围绕着停留于减数分裂双线期的初级卵母细胞形成始基卵泡(primordial follicle),这是女性的基本生殖单位,也是卵细胞储备的唯一形式。胎儿期的卵泡不断闭锁,出生时约剩 200 万个,儿童期多数卵泡退化,至青春期只剩下约 30 万个。

卵泡自胚胎形成后即进入自主发育和闭锁的轨道,此过程不依赖于促性腺激素,其机制尚不清楚。

（二）卵巢周期中卵泡发育与成熟

进入青春期后，卵泡由自主发育推进至发育成熟的过程则依赖于促性腺激素的刺激。生育期每月发育一批（3~11 个）卵泡，经过募集、选择，其中一般只有一个优势卵泡可达完全成熟，并排出卵子。其余的卵泡发育到一定程度通过细胞凋亡机制而自行退化，称卵泡闭锁。女性一生中一般只有 400~500 个卵泡发育并成熟，仅占总数的 0.1% 左右。

卵泡的发育始于始基卵泡到初级卵泡的转化，始基卵泡可以在卵巢内处于休眠状态数十年。始基卵泡发育远在月经周期开始之前，从始基卵泡至形成窦前卵泡需 9 个月以上的时间（图 1-9），从窦前卵泡发育到成熟卵泡经历持续生长期（1~4 级卵泡）和指数生长期（5~8级卵泡），共需 85 天时间（图 1-10），实际上跨越了 3 个月经周期。一般卵泡生长的最后阶段正常约需 15 天左右，是月经周期的卵泡期。

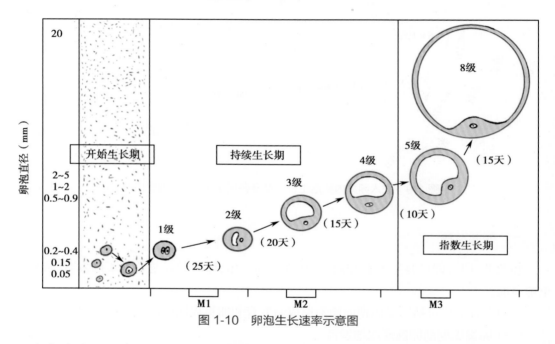

图 1-10　卵泡生长速率示意图

根据卵泡的形态、大小、生长速率和组织学特征，可将其生长过程分为以下几个阶段（图 1-11）：

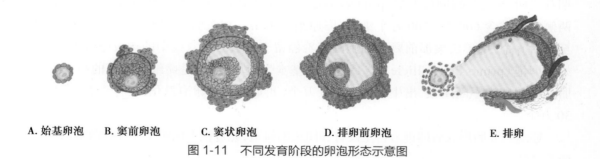

A. 始基卵泡　B. 窦前卵泡　　C. 窦状卵泡　　　D. 排卵前卵泡　　　　E. 排卵

图 1-11　不同发育阶段的卵泡形态示意图

1. **始基卵泡**　由停留于减数分裂双线期的初级卵母细胞被单层梭形前颗粒细胞围绕而形成。

2. **窦前卵泡**（preantral follicle）　始基卵泡的梭形前颗粒细胞分化为单层立方形细胞之后成为初级卵泡。与此同时，颗粒细胞合成和分泌黏多糖，在卵子周围形成一透明环形区，称透明带（zona pellucida）。颗粒细胞的胞膜突起可穿透透明带与卵子的胞膜形成缝隙连接，这些胞膜的接触为卵子的信息传递和物质运输提供了一条通道。最后初级卵泡颗粒细胞的增殖使细胞的层数增至 6~8 层（600 个细胞以下），卵泡增大，形成次级卵泡（secondary follicle）。颗粒细胞内出现 FSH、雌激素和雄激素三种受体，具备了对上述激素的反应性。卵泡基底膜附近的梭形细胞形成两层卵泡膜，即卵泡内膜（theca interna）和卵泡外膜（theca externa）。卵泡内膜细胞出现 LH 受体，具备了合成甾体激素的能力。

3. **窦状卵泡**（antral follicle）　在雌激素和 FSH 的协同作用下，颗粒细胞间积聚的卵泡液增加，最后融合形成卵泡腔，卵泡增大直径达 500μm，称为窦状卵泡。窦状卵泡发育的后期，相当于前一卵巢周期的黄体晚期及本周期卵泡早期，血清 FSH 水平及其生物活性增高，超过一定阈值后，卵巢内有一组窦状卵泡群进入"生长发育轨道"而进一步发育，这种现象称为募集（recruitment）。FSH 使这些卵泡群的颗粒细胞继续增殖，颗粒细胞分泌更多的卵泡液，卵泡日益增大。FSH 激活了颗粒细胞的细胞色素 P450 芳香化酶，促进了 E_2 的合成和释放。E_2 又成为刺激卵泡进一步发育的动力。约在月经周期第 7 天，在被募集的发育卵泡群中，FSH 阈值最低的一个卵泡，优先发育成为优势卵泡（dominant follicle），该卵泡内雄激素含量也较低，卵泡内雄激素与雌激素的比值决定了卵泡的状态优势。卵泡生存和分泌更多的 E_2，反馈抑制了垂体 FSH 的分泌，使其他的卵泡逐渐闭锁退化，这个现象称为选择（selection）。血清及卵泡液 E_2 水平与优势卵泡的体积成正比。优势卵泡在双侧卵巢中占主宰地位，决定了该周期中卵泡期的期限。月经周期第 11~13 天，优势卵泡增大至 18mm 左右，分泌雌激素量增多，使血清雌激素量达到 300pg/ml。不仅如此，在 FSH 刺激下，颗粒细胞内又出现了 LH 受体及 PRL 受体，具备了对 LH、PRL 的反应性，此时便形成了排卵前卵泡。

4. **排卵前卵泡**（preovulatory follicle）　月经周期第 11~13 天，优势卵泡迅速增大，分泌 E_2 量增多，血清 E_2 也升高。在 FSH 的刺激下，颗粒细胞内又出现了 LH 受体及 PRL 受体，此时便为排卵前卵泡，为卵泡发育的最后阶段，称格拉夫卵泡（Graafian follicle）。卵泡液急剧增加，卵泡腔增大，卵泡体积显著增大，直径可达 18~23mm，卵泡向卵巢表面突出，其结构从外到内依次为：

（1）卵泡外膜：为致密的卵巢间质组织，与卵巢间质无明显界限。

（2）卵泡内膜：由卵巢皮质层间质细胞衍化而来，细胞呈多边形，较颗粒细胞大。此层含丰富血管。

（3）颗粒细胞：细胞呈立方形，细胞间无血管存在，营养来自外周的卵泡内膜。

（4）卵泡腔：腔内充满大量清澈的卵泡液和雌激素。

（5）卵丘：呈丘状突出于卵泡腔，卵细胞深藏其中。

（6）放射冠：直接围绕卵细胞的一层颗粒细胞，呈放射状排列。

（7）透明带：在放射冠与卵细胞之间有一层很薄的透明膜，称透明带。

二、排卵

排卵前卵泡更加明显地突出于卵巢表面，卵泡液中的各种水解酶导致卵泡和卵巢膜分解，此时由颗粒细胞分泌的少量孕酮和高水平的雌激素诱发促性腺激素（LH、FSH）大量释放入血液循环，形成峰值，在卵泡液蛋白的水解酶等酶的作用下，24~48 小时后卵泡壁的胶原层破裂，卵泡液中的前列腺素、组胺等，引起卵泡周围的肌纤维收缩，使卵母细胞及其周围的卵丘细胞，一起随卵泡液自成熟卵泡壁的破口排入腹腔，卵母细胞及包绕它的卵丘颗粒细胞一起排出的过程称为排卵（ovulation）（图 1-12）。

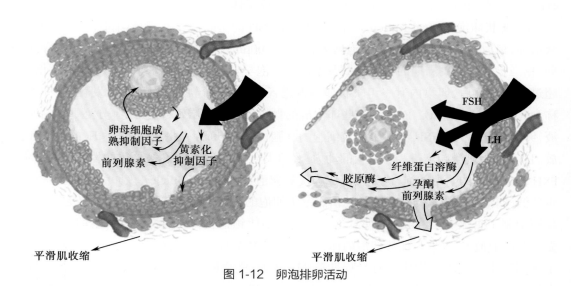

图 1-12　卵泡排卵活动

排卵过程包括卵母细胞完成第一次减数分裂和卵泡壁胶原层的分解及小孔形成后卵子的排出活动。排卵前，由于成熟卵泡分泌的雌二醇在循环中达到对下丘脑起正反馈调节作用的峰值（$E_2 \geq 200pg/ml$），促使下丘脑 GnRH 的大量释放，继而引起垂体释放促性腺激素，出现 LH/FSH 峰。LH 峰是即将排卵的可靠指标，出现于卵泡破裂前 36 小时。LH 峰使初级卵母细胞完成第一次减数分裂，排出第一极体，成熟为次级卵母细胞。在 LH 峰作用下排卵前卵泡黄素化，产生少量孕酮。LH/FSH 排卵峰与孕酮协同作用，激活卵泡液内蛋白溶酶活性，使卵泡壁隆起尖端部分的胶原消化形成小孔，称排卵孔（stigma）。排卵前卵泡液中前列腺素显著增加，排卵时达高峰。前列腺素可促进卵泡壁释放蛋白溶酶，有助于排卵。排卵时随卵细胞同时排出的还有透明带、放射冠及小部分卵丘内的颗粒细胞。排卵多发生在下次月经来潮前 14 日左右，卵子可由两侧卵巢轮流排出，也可由一侧卵巢连续排出。卵子排出后，经输卵管伞部捡拾、输卵管壁蠕动以及输卵管黏膜纤毛活动等协同作用通过输卵管，并被运送到子宫腔。

引起排卵的机制目前尚不非常明确，可能与以下因素有关：

(一)纤溶酶激活

LH/FSH 峰能刺激成熟卵泡壁的颗粒细胞生成一种丝氨酸蛋白水解酶激活因子,即纤溶酶原激活物(plasminogen activator,PA),在 PA 作用下,卵巢组织及卵泡液的纤溶酶原转变为纤溶酶(plasmin),进而激活卵泡结缔组织的胶原酶,使卵泡壁基底膜与基质的胶原酶裂解形成薄弱区,破坏卵泡壁的结构,易于形成破口。

(二)前列腺素及组胺的作用

LH 峰促使颗粒细胞生成的前列腺素(尤其是前列环素 PGI_2)增多,卵巢门及卵巢血管周围的肥大细胞生成更多的组胺,LH 峰值的出现可以诱导肥大细胞脱颗粒。两者使卵泡壁血管扩张,毛细血管通透性增高,引起急性炎性反应,在排卵前卵泡的破口尖处聚集,使卵泡壁破口形成。

(三)平滑肌纤维收缩

卵巢皮质区基质内及卵泡外膜层的平滑肌纤维在前列腺素、正肾上腺素能、胆碱能神经的刺激下收缩,促使卵泡破裂及卵丘的排出。

三、黄体形成与退化

排卵后卵泡液流出,卵泡腔内压下降,卵泡壁塌陷,形成许多皱襞,细胞结构重新排列,卵泡壁的卵泡颗粒细胞和卵泡内膜细胞向内侵入,周围由结缔组织的卵泡外膜包围。间质中毛细血管破裂,血液流入腔内凝成血块而形成血体,卵泡壁破口封闭修复后血被吸收,共同形成黄体(corpus luteum)。卵泡颗粒细胞和卵泡内膜细胞在 LH 排卵峰的作用下进一步黄素化,分别形成颗粒细胞黄体细胞(大黄体细胞)及卵泡膜黄体细胞(小黄体细胞)。两种黄体细胞内都含有胡萝卜素,该色素含量多寡决定黄体颜色的深浅。黄体细胞的直径由原来的 $12\sim14\mu m$ 增大到 $35\sim50\mu m$。同时在血管内皮生长因子(vascular endothelial growth factor,VEGF)作用下颗粒细胞血管化,基底膜外的毛细血管、成纤维细胞、淋巴管迅速增生,并伸入黄体,在黄体细胞间形成不完全的间隔。排卵后 7~8 日(相当于月经周期第 22 日左右)黄体体积和功能达到高峰,直径 1~2cm,外观黄色,成为成熟黄体,突起于卵巢的表面,孕激素的分泌也达顶峰。正常黄体功能的建立需要理想的排卵前卵泡发育,特别是 FSH 刺激,以及一定水平的持续性 LH 维持。此外,两种黄体细胞对 LH 的反应性、毛细血管增殖状况也能影响黄体功能。

黄体的功能主要是利用来自血液循环的低密度脂蛋白胆固醇,生成和分泌 P 及 E_2,使已有雌激素准备的增殖期子宫内膜转变为分泌期,为接受孕卵着床及维持早期胚胎发育做准备。颗粒黄体细胞(大黄体细胞)分泌 P 较多,具有 $PGF_{2\alpha}$ 受体及芳香化酶活性,还能分泌松弛素、催产素及 E_2;卵泡膜黄体细胞(小黄体细胞)对 LH 的敏感性高,能分泌雄激素。

若排出的卵子受精,则黄体在胚胎滋养细胞分泌的 HCG 作用下增大,转变为妊娠黄体,至妊娠 3 个月末才退化。此后胎盘形成并分泌甾体激素维持妊娠。

若排出的卵子未受精,垂体的促性腺激素进一步下降,黄体在排卵后 9~10 日开始退化,细胞呈脂肪变性,黄体消退,卵巢中又有新的卵泡发育,开始新的周期。一般黄体的寿命是

14天 ±2天。黄体退化时黄体细胞逐渐萎缩变小,前一周期的黄体经过8~10周后,周围的结缔组织及成纤维细胞侵入黄体,黄体细胞逐渐被吸收,组织纤维化,外观色白,称白体 (corpus albicans)。黄体衰退后激素分泌功能减退,有关人类黄体退化的机制尚未完全明确,可能与其分泌的雌激素溶黄体作用有关,其作用由卵巢局部前列腺素和内皮素 -I 介导,并最终导致黄体细胞凋亡。

四、促性腺激素与卵巢生殖功能

(一) 促卵泡激素

在次级窦前卵泡发育到窦状卵泡的过程中,FSH 是必需的。FSH 还是窦状卵泡的存活因子,在缺乏局部因子增强卵泡对 FSH 的敏感性或放大 FSH 的效应时,FSH 的撤出会触发程序化的细胞死亡。在孕酮、雌二醇、抑制素 A 水平低落的黄体晚期,FSH 水平的增加使新的月经周期开始,启动卵泡成熟过程。窦前卵泡需要一个 FSH 阈值浓度以维持生长,而在黄体晚期 FSH 浓度可达到这一阈值水平。值得注意的是,该阈值可能与增加 10%~30% 的 FSH 值有交叉,提示颗粒细胞对 FSH 有高度敏感性。在缺乏 LH 的情况下,FSH 可以诱导卵泡生长至排卵前大小,至少 17mm。尽管在这些情况下雌二醇合成严重受损,但是抑制素合成可被诱导,这反映了颗粒细胞对 FSH 的正常反应。

FSH 促进颗粒细胞分裂,但可能是通过间接机制来实现的。体细胞或卵母细胞产生的生长因子介导这种作用。FSH 的主要作用是诱导颗粒细胞内的芳香化酶产生。因此,即使提供了可芳香化的雄激素前体,未接触 FSH 的颗粒细胞也很少或者不产生雌激素。FSH 还可诱导细胞色素 P450 还原酶的表达,后者转运电荷给芳香化酶——1 型 17β- 羟甾脱氢酶,这个雌激素的 17β- 羟甾脱氢酶可将雌酮还原成雌二醇。

由于发现了人 FSH-β 亚基和 FSH 受体基因的突变,人类已借助这些基因靶向缺失的小鼠,证明了 FSH 在卵泡发育中的重要性。FSH 受体纯合突变女性具有促性腺激素分泌过多、性腺功能不足的特征,伴第二性征发育的缺如或低下,以及高 FSH 和 LH 水平。具有这些突变的人类卵巢表型,与敲除 FSH 受体和 FSH-β 亚基小鼠的卵巢表型明显一致。若缺乏功能性 FSH-β 亚基或 FSH 受体,卵巢小,卵泡发育一般不会超过窦前阶段。通过基因敲除小鼠模型可以反映人类 FSH 受体突变的基因型 - 表型的关系,这些模型中,FSH 受体的单倍剂量不足加速了卵母细胞的丢失,导致生育力过早衰退。

(二) 黄体生成素

在卵巢周期的卵泡阶段,LH 刺激膜细胞合成甾体激素,为颗粒细胞芳香化提供雄激素底物。LH 并非卵泡生长所必需的,因为当 LH 缺乏或被药物方法(例如 GnRH 激动剂或拮抗剂)明显抑制时,外源性纯化 FSH 可以启动卵泡生长至排卵前阶段。

在正常月经周期中,FSH 诱导 LH 受体在排卵前颗粒细胞上出现,使 LH 能在卵泡成熟的终末阶段代替 FSH 的功能。这些受体也使颗粒细胞能对 LH 峰起反应,激发减数分裂重新开始、排卵以及随后颗粒细胞和膜细胞的黄体化。只有当 LH 达到阈浓度才会触发后面的事件,在此之前则不会发生。值得注意的是,颗粒细胞对 FSH 的反应表现为腺苷酸环化酶的活化,但是不能诱发排卵和黄体化程序中的基因或事件。卵泡成熟过程中,需要某种水平的 LH 刺激膜细胞产生雄激素及其与 FSH 的协同作用,高水平 LH 可能促进过早黄体化,以及可能使未达 Graafian 阶段的卵泡闭锁,基于这些现象产生了卵泡成熟需要"LH 窗"的观点。该观点在诱导排卵方面具有药理学和临床意义。能够刺激优势卵泡成熟的 LH 水平使较小卵泡的生长延缓,并抑制芳香化酶活性。这种作用产生了一个理论的可能性:即使用 LH 或 HCG 促进卵泡在终末阶段成熟,使多卵泡发育减少到最低程度。此外,排卵后 LH 对于黄体功能的维持是必需的。

LH 受体基因敲除小鼠发育卵泡周围的膜细胞层相对正常,然而,其卵泡发育在窦状卵泡早期停滞,没有排卵或黄体化的征象。该表型与在 LH 受体基因纯合失活突变妇女中所见相似。受影响妇女的临床表型有:第一和第二性征正常,闭经,循环中 FSH、LH 水平升高。卵巢中从始基到窦状发育阶段的卵泡均有发育良好的膜层细胞,但是没有排卵前卵泡或黄体。该表型支持以下观点,即 LH 对于卵泡正常产生雌激素、排卵和黄体化是必需的,但是并非形成膜层所必需的。

(三) 催乳素

催乳素是啮齿类动物的一种重要催乳激素。尽管催乳素受体在人类卵巢内存在,但当在生理浓度范围内时,这种激素对灵长类动物卵巢功能的作用很小。体外试验表明,高浓度的催乳素能抑制人黄素化颗粒细胞产生孕激素;与催乳素水平过高导致的生育障碍相比,这是催乳素的一个次要作用。

【小结】

卵巢作为女性的性腺,主要功能为分泌女性激素和提供成熟的卵子。卵巢除分泌甾体激素外,还分泌一些多肽激素、细胞因子和生长因子。女性卵巢内分泌功能的周期性变化是其重要的生理特点,主要涉及下丘脑 - 垂体 - 卵巢轴调节,此外,抑制素 - 激活素 - 卵泡抑制素系统、大脑高级中枢的调控也参与其中。卵巢的生殖功能,主要通过周期性产生卵子并排卵而实现。卵巢周期可分为卵泡期、排卵期和黄体期。对卵巢结构和功能的深入认识有助于我们探究卵巢衰老的内在机制。

(张 丹 刘益枫)

参考文献

1. 丰有吉,沈铿. 妇产科学. 北京:人民卫生出版社,2010.
2. Merkow LP. Ultrastructure of an interstitial (hilar) cell tumor of the ovary. Obstet Gynecol, 1971, 37: 845-859.
3. 王世阆. 卵巢疾病. 北京:人民卫生出版社,2003.
4. 范娜娣. 卵巢临床与病理. 天津:天津科学技术出版社,1993.
5. 石一复,郝敏. 卵巢疾病. 北京:人民军医出版社,2014.

6. 曹云霞. 人类生育力保存. 北京：人民卫生出版社, 2015.

7. 姚泰. 生理学. 北京；人民卫生出版社, 2005.

8. Clement PB. Histology of the ovary. Am J Surg Pathol, 1987, 11 (4): 277.

9. Baker TG, Franchi LL. The fine structure of oogonia and oocytes in human ovaries. J Cell SCI, 1967, 2: 213.

10. Jahara S, Christenson LK, Wang CY, et al. Stromal cells of the human postmenopausal ovary display a distinctive biochemical and molecular phenotype. J Clin Endocrinol Metab, 2003, 88: 484-492.

11. Parr EL. Histological examination of the rat ovarian follicle wall prior to ovulation. Biol Reprod, 1974, 11: 483-503.

12. Shinohara H, Nakatani T, Monsawa S, et al. Mast cells in the ovarian bursa of the golden hamser. Biol Reprod, 1974, 11: 483-503.

13. Nakamura Y, Smith M, Kristina A, et al. Increased number of mast cells in the dominant follicle of the cow: Relationship amony luteal, stromal, and hilar regions. Biol Reprod, 1987, 37: 546-549.

14. Owman C, Rosembren E, Sjoberg NO. Adrenergic innervation of the human female reproductive organs. A histological and chemical investigation. Obstet Gynecol, 1967, 30: 763-773.

15. Moshin S, Pennefather JN. The sympathetic innervation of the mammalian ovary, a review of pharmacological and histological studies. Clin Exp Pharmacol Physiol, 1979, 6: 335.

16. Neilson D. The innervation of the ovary. Obstet Gynecol Surv, 1970, 25: 889.

17. Durlinger AL, Kramer P, Karels B, et al. Control of primordial follicle recruitment by anti-Mullerian hormone in the mouse ovary. Endocrinology, 1999, 140: 5789-5796.

18. Durling AL, Visser JA, Themmen AP. Regulation of ovarian function: The role of anti-Mullerian hormone. Reproduction, 2002, 124: 601-609.

19. Chun Sy, Billig H, Tilly JL, et al. Gonadotropin suppression of apoptosis in cultured preovulatory follicle: Mediatory role of endogenous insulin-like growth factor I. Endocrinology, 1994, 135: 1845-1854.

20. Chun Sy, Eisenhauer KM, Minaml S, et al. hormonal regulation of apoptosis in early antral follicles: Follicle-stimulating hormone as a major survival factor. Endocrinology, 1996, 137: 1447-1456.

21. Automaki K, Luccna JI, Pakrinen P, et al. Mutation in the follicle-stimulating hormone receptor gene causes hereditary hypergonadotropic ovarian failure. Cell, 1995, 82: 959-968.

22. Choi D, Rohan RM, Rosenfeld RG, et al. Activin-attenuated expression of transcripts encoding granulosa cell-derived insulin-like growth factor binding proteins 4 and 5 in the rat: A putative antiatretic effect. Biol Reprod, 1997, 56: 508-515.

23. Danilovich N, Javeshghani D, Xing W, et al. Endocrine alterations and signaling changes associated with declining ovarian function and advanced biological aging in follicle-stimulating hormone receptor haploin-sufficient mice. Biol Reprod, 2002, 67: 370-378.

24. Themmen APN, Huhtaniemi IT. Mutations of gonadotropins and gonadotropin receptors: elucidating the physiology and pathophysiology of pituitary-gonadal function. Endocr Rev, 2002, 67: 370-378.

25. Shoham Z. The clinical therapeutic window for luteinizing hormone in controlled ovarian stimulation. Fertil Steril, 2002, 77: 1170-1177.

26. Filicori M, Cognini GE, Tabarelli C, et al. Stimulation and growth of antral ovarian follicles by selective LH activity administration in women. J Clin Endocrinol Metab, 2002, 87: 1156-1161.

27. Richards JS, Russell DL, Ochsner S, et al. Ovulation: New dimensions and new regulators of the inflammatory-like response. Annu Rev Physiol, 2002, 64: 69-92.

28. Richardson DW, Goldsmith LJ, Pohl CR, et al. The role of prolactin in the regulation of the primate corpus luteum. J Clin Endocrinol Metab, 1985, 60: 501-504.

29. Knight PG, Glister C. Potential local regulatory functions of inhibins, activins and follistatin in the ovary. Reproduction, 2001, 121: 503-512.

30. de Kretser DM, Hedger MP, Loverland KL, et al. Inhibins, activins and follistatin in reprudction. Hum Reprod Update, 2002, 8: 529-541.

31. Bathgate RAD, Samuel CS, Burazon TCD, et al. Relaxin: New peptides, receptors, and novel actions. Trends Endocrinol Metab, 2003, 14: 207-213.

32. Nilssson EE, Skinner MK. Growth and differentiation factor-9 stimulates progression of early primary but not primordial rat ovarian follicle development. Biol Reprod, 2002, 67: 1018-1024.

33. Wang HS, Chard T. IGFs and IGF-binding r=proteins in the regulation of human ovarian and endometrial function. J Endocrinol, 1999, 161: 1-13.

34. Giudice LC. Insulin-like growth factor family in Graafian follicle development and function. J Soc Gynecol Investig, 2001, 8 (1): 26-29.

35. Eden JA, Jones J, Carter GD, et al. Follicular fluid concentrations of insulin-like growth factor 1, epidermal growth factor, transforming growth factor-alpha and sex steroids in volume-matched normal and polycystic human follicles. Clin Endocrinol, 1990, 32: 395-405.

36. Monget F, Bondy C. Importance of the IGF system in early folliculogenesis. Mol Cell Endocrinol, 2000, 163: 89-93.

37. Josso N, di Clemente N, Gouedard L. Anti-Mullerian hormone and its receptors. Mol Cell Endocrinol, 2001, 179: 25-32.

38. McGee EA, Smith R, Spears N, et al. Mullerian inhibitory substance induces growth of rat preantral ovarian follicles. Biol Reprod, 2000, 64: 293-298.

39. Nemeth G. The basis and evidence of a role for the ovarian renin-angiotensin system in health and disease. J Soc Gynecol Investig, 1994, 1: 118-127.

40. Schauster KH, Nielsen AH, Winther H, et al. Localization of the renin-angiotensin II receptor expression. Biol Reprod, 2001, 65: 1672-1680.

41. Bennett RA, Osathanondh R, Yeh J. Immunohistochemical localization of transforming growth facor-alpha, epidermal growth factor (EGF), and EGF receptor in the human fetal ovary. J Clin Endocrinol Metab, 1996, 81: 3073-3076.

42. Adashi EY. The potential role of interleukin-1 in the ovulatory process: An evolving hypothesis. Mol Cell Endocrinol, 1998, 140: 77-81.

43. Kol S, Ruutiainen, Altman K, Scherzer WJ, et al. The rat intraovarian interleukin (II)-1 system: Cellular localization, cyclic variation and hormonal regulation of IL-1 and of the type I and type II IL-1 receptors. Mol Cell Endocrinol, 1999, 149: 115-128.

44. Grodin JM, Sntern PK, MacDonald PC. Source of estrogen production in postmenopausal women. J Clin Endocrinol Metab, 1973, 36: 207-214.

45. Dennefors BL, Janson PO, Knulson F, et al. Steroid production and responsiveness to gonadotropin in isolated stromal tissue of human postmenopausal ovaries. Am J Obstet Gynecol, 1980, 136: 997-1002.

46. Lobo RA. Androgens in postmenopausal women: Production, possible role, and replacement options. Obstet Gynecol Surv, 2001, 56: 361-376.

47. Judd HL, Lucas W, Yen SS. Effect of oophorectomy on circulating testosterone and androstenedione levels in patients with endometrial cancer. Am J Obstet Gynecol, 1074, 118: 793-798.

48. Longcope C. Metabolic clearance and blood production rates of estrogens in postmenopausal women. Am J Obstet Gynecol, 1971, 111: 778-781.

49. Mattingly RF, Huang WY. Steroidogenesis of the menopausal and postmenopausal ovary. Am J Obstet Gynecol, 1971, 111: 778-781.

50. Ngamani M, Urban RJ. Expression of messenger ribonucleic acid encoding steroidogenic enzymes in post-menopausal ovaries. J Soc Gynecol Investig, 2003, 10: 37-40.

51. Vermeulen A. The Hormonal activity of the postmenopausal ovary. J Clin Endocrinol Metab, 1976, 42: 247-253.

52. Greenblatt RB, Colle ML, Mahesh VB. Ovarian and adrenal steroid production in the postmenopausal woman. Obstet Gynecol, 1976, 47: 383-387.

53. Nakano R. Binding sites for gonadotropins in human postmenopausal ovaries. Obstet Gynecol, 1989, 73: 196-200.

54. Braithwaite S, Erkman-Balis B, Avila TD. Postmenopausal virilization due to ovarian stromal hyperthecosis. J Clin Endocrinol Metab, 1978, 46: 295-300.

55. Sternberg WH. The morphology, androgenic function, hyperplasia, and tumors of the human ovarian hilus cells. Am J Pathol, 1947, 25: 493.

第二章

卵巢发育与生殖生理

 【开篇导读】

　　本章描述了卵巢从未分化的性腺组织到形成卵泡，产生成熟卵子的过程。卵巢是一个动态变化的器官，一直在结构和功能方面经历着变化。哺乳动物的卵巢发生学包括性别未分化的性腺原基分化为卵巢、女性生殖细胞减数分裂的启动和一系列相关事件、卵泡结构包围卵子、形成具有受精能力卵子等。

▼ 第一节　胎儿性腺发育 ◢

一、原始的起源和迁移

　　性腺形成的经典假说认为，原始生殖细胞（primordial germ cell，PGC）首先出现在卵黄囊近端顶胚层部位，在后肠内经较长距迁移到达 16 体节附近，即生殖腺发育部位。后 PGC 离开后肠，向中肾腹侧的生殖腺移动。即 PGC 首先由后肠引导，然后由其他机制引导到性腺原基。后肠对 PGC 运动的重要性体现在 sox17-null 后肠缺陷小鼠中，PGC 在后肠内固定不能迁移。

　　澳大利亚学者 Freeman 则提出上述 PGC 的长距迁移可能并不成立，鉴于人类卵黄囊近端部随胚胎折叠在妊娠第 5 周发育成为后肠的一部分，PGC 很可能是通过被动转位到达生殖腺原基。

　　BMP4 和 BMP8 等特异信号分子可调控 PGC 标记蛋白 Stella、Blimp1 等的表达，对 PGC 形成至关重要。此外，RNA 结合蛋白 Lin28 在 PGC 分化中也有重要作用，参与了 PGC 的形成、迁移过程；Prdm14-klf2 复合体可促进 PGC 形成过程中的表观修饰构建；Steel 编码 Kit 配体或干细胞因子（stem cell receptor，SCF）、Kit 则参与了 PGC 的迁移和存活。SCF 可通过调控酪氨酸激酶样蛋白 Ror2 在质膜的非对称分布实现诱导 PGC 定向迁移。还有研究称视黄酸（retinoic acid）可抗 PGC 凋亡、促其增殖。其他基因如 ZFX（编码一种锌指蛋白）在 PGC 增殖和 / 或生存中也发挥重要作用。

尽管迄今为止已有不少相关研究,但 PGC 由后肠迁移至生殖嵴的具体路径及机制尚未完全阐明,可能依赖于 PGC 与其周围间质细胞之间的相互吸引、排除作用。现有研究明确了部分生殖细胞特异标记物及其周围组织的化学引诱分子,它们可能参与诱导 PGC 向生殖嵴迁移。还有研究表明,妊娠 29 天至 7 周间,胚胎 PGC 由背侧后肠系膜迁移到生殖嵴的路径和自主神经纤维走行路径一致。研究通过超微结构及 cKIT 和 OCT4 等免疫组化标志物,定义神经纤维和 PGC。研究还发现性腺内神经纤维与迁移 PGC 仍保持接触。在妊娠第 27 天的猪胚胎中,生殖嵴内也可见来自神经嵴细胞的神经元细胞。综上,在人胚胎、胎儿发现的神经 - 生殖细胞作用可能对 PGC 迁移有重要意义,甚至可影响性腺内生殖细胞分化行为。

PGC 到达性腺原基后,卵巢即与中肾密切联系并开始发育。在体腔上皮尚未成熟上皮基底膜仍缺乏时,PGC 迁移至中肾腹侧间质,此为性腺发育的第一个表征。在人类胚胎,第一批 PGC 约于妊娠 30 天开始进入了该区域,并在未来几周内持续迁入。然而,PGC 到达性腺的具体时间仍不明确。理论上只要性腺外存在 PGC,它们就会持续向发育中的卵巢迁移。但鉴于新生儿卵巢中仅有极少量的 PGC 或卵原细胞,一周岁以后几乎不可见 PGC,上述 PGC 迁移很可能在胎儿时期即停止。在胚胎的睾丸中,绝大多数生殖细胞于妊娠 6~7 周或性别分化后即定位于睾丸索内。性分化后不太可能有更多的生殖细胞再穿透睾丸索的基底膜进入发育中的睾丸。此外,不论男女,在妊娠第 7 周胚胎背侧肠系膜外仍可见少量 PGC,这些细胞会否迁入性腺,或被清除,或滞留原位尚未阐明。

二、性腺组织的体细胞

性腺发育中的体细胞成分来源于中肾间质及中肾上皮细胞,还有部分来源于邻近的体腔上皮。在发育的早期,体腔上皮因缺乏基膜,实际上仅为"伪上皮"。

根据物种的不同,上皮与其下组织之间的上皮基膜在此后不同时期才形成。是以 PGC 迁移至此时,形态学上体腔间质尚未完全分化,中肾组织也在其中并未分割开来。伴随间质细胞、PGC 共同存在的还有神经细胞、血管组织、血细胞,虽然常被忽视,但它们均是发育中卵巢的重要组成成分。

性腺中 PGC 的数量随着更多 PGC 的迁入,以及迁入中肾后的有丝分裂而增加,随着 PGC 数量增加生殖嵴也日渐成熟。发育中性腺内 PGC 的增殖行为受多种因素调控,如神经肽(垂体腺苷酸活化酶激活肽)等。

随着生殖嵴的进一步发育,中肾也不断退化为中肾管和 / 或鲍曼腔(Bowman's capsules),中肾上皮来源的体细胞开始侵入生殖嵴。这些细胞在迁移到生殖腺的过程中将经历上皮 - 间质转化,到达生殖嵴后再次转化为上皮样细胞并分化形成卵巢网,后者则与未来发育的颗粒细胞有关。

中肾与性腺发育之间的联系及其对于性腺形成的重要意义已被广泛认可。在男性,来源于中肾的睾丸网与睾丸索之间的联系早已得到学界公认;但在女性,卵巢发育早期形成的卵巢网同未来形成的具有内分泌功能的颗粒细胞之间的关联,尚未得到广泛认同。

三、性腺的形成与性别决定

最初形成的性腺无雌、雄之分，可分化形成睾丸或卵巢。原始生殖细胞到达生殖嵴之后开始性腺的分化，未分化的性腺在一些基因的作用下，进入了不同的发育路径，最终形成睾丸或卵巢，这个过程即性别决定。

1966 年，研究者发现了 Y 染色体短臂上的睾丸决定因子（testis determining factor，TDF）。1987 年，美国科学家 Page 等进一步研究发现人 Y 染色体短臂的假常染色体区（pseudoautosomal boudary）含有一个 Y 连锁锌指蛋白（Y linked zinc-finger containing protein，ZFY）基因。1990 年，Sinclair 等在 Y 染色体短臂上找到了一个足以引起雄性化的更小片段，命名为 Y 染色体性别决定区（sex determining region of y chromosome，SRY），编码包括能与 DNA 结合的高迁移率族蛋白（high mobility group，HMG）的蛋白质。*SRY* 基因的 HMG 盒在哺乳动物间具有高度的同源性，SRY 能通过 HMG 盒与特异的 DNA 序列结合，这种结合是 SRY 打开雄性发育通路的关键，如果结合能力减弱，就可能导致 XY 个体性逆转为雌性。在小鼠胚胎，受精后 10.5~12.5 天 SRY 基因就在 XY 型胚胎的支持细胞前体细胞中表达，直到生殖嵴分化完成。SRY 的表达激活了大量的信号通路，从而引起雄性特异的细胞增殖、细胞迁移，以及微管形成；导致性腺体积迅速增大，向雌性发育的通路或被抑制，或未被激活而发育为雄性。间充质细胞从中肾向性腺的迁移促进了精索的形成，如果这种迁移被阻滞，精索就不能正常形成。成年睾丸中，SRY 的表达依赖于生殖细胞中的 Y 染色体。XX 雄性小鼠因生殖细胞缺少 Y 染色体，其睾丸中并不表达 SRY。因此，SRY 在胚胎阶段和成年睾丸中具有不同的功能。

SRY 的鉴定是通过人类的性转变确定的，但仅有约 20% 的性转变患者具有 *SRY* 突变，提示在性别决定过程中，还有其他因素。如 *SOX9*，人类 *SOX9* 失活时有 75% 的患者为 XY 女性性别，表明该基因在性别决定中具有重要作用。对小鼠的研究发现 SOX9 的表达在 SRY 表达后迅速开始，在受精后第 11.5 天的雄鼠生殖嵴中有明显的表达上调，而在雌性中则明显下降。通过转基因技术使小鼠胎儿性腺的 SOX9 持续表达，将导致雌性向雄性的性逆转。人 XY 型胎儿的 *SOX9* 即使只有一个拷贝发生突变，使其表达量低于正常水平，也会导致性别决定异常。此外，还有抗米勒管激素（anti-Müllerian hormone，AMH），也称为米勒管抑制物（Müllerian inhibiting substance，MIS）。它由睾丸支持细胞产生，可使雄性体内的副中肾管退化，阻止其发育成雌性生殖器官。敲除小鼠 AMH 或其 Ⅱ 型受体基因后，雄鼠发育成假两性体有完全的雄性生殖道，同样也有子宫和输卵管。这种雄鼠能产生正常的精子，但存在的雌性生殖器官阻断了交配过程中精子进入雌性生殖道，睾丸间质细胞增生，将导致雄性动物中因雌性生殖器官分化而引发的隐睾症和不育症。威尔姆斯瘤抑制基因 1（Wilms tumor suppressor 1，WT-1）的突变或缺失，也并伴随性逆转及性腺发育异常等。*WT-1* 敲除可导致小鼠受精后第 14 天生殖嵴不能正常的增厚。在小鼠和人的正常胚胎中，*WT-1* 在性腺未分化期的生殖嵴中的表达早于 *SRY* 基因的表达，提示 *WT-1* 基因的产物可能参与调节 *SRY* 的表达。此外还有甾类生成因子（steroido genic factor 1，SF-1）、*CBX2*、*POD1* 等重要基因都参与了雄性生殖嵴发育。

上述基因参与了雄性性别决定,在雌性,也有相应的一系列基因促进雌性性别决定。如人类 Xp21 的 *DAX1* 基因,是一种卵巢发育基因。研究发现当 X 染色体上 2 个拷贝的 *DAX1* 均表达时,即使个体具有 *SRY* 基因,也会发生 XY 个体雄性到雌性的性逆转。在正在发育的小鼠性腺中,*DAX1* 首先在未分化的雌雄生殖嵴体细胞中表达,后随着睾丸索的出现,在个雄性中表达降低,而在卵巢发育时 *DAX1* 基因的表达则不变,即表现出性别二态性。进一步研究发现 DAX1 首先通过破坏 WT-1 的功能遏制 SRY 的表达,进而通过核受体共抑制物来抑制 SF-1 的转录激活功能,协同作用阻止具有双向分化潜能的生殖嵴向雄性分化。

此外,*RSPO1* 基因突变可导致完全性 46,XX 男性或 XX 真两性畸形。*RSPO* 基因在性腺形成时呈特异性的表达。小鼠研究发现受精后第 10.5~11.5 天,雌雄性腺中 RSPO1 表达量一致,随后 XX 性腺中表达量明显增多,到第 14.5 天,XX 性腺中的表达量高于 XY 性腺 5 倍,可见 RSPO1 在性腺分化的关键时期有重要作用。RSPO1 作为 WNT 配体可通过与卷曲蛋白(frizzled,FZD)家族特异受体等结合,启动胞内的 β-catenin 聚集,阻止其降解,促进其入核,并与 T 细胞因子(T cell factor,TCF)、淋巴增强因子(lymphoid enhancer factor,LEF)等共同激活下游基因转录,诱发卵巢形成。WNT4 是 WNT 信号分子家族的一员,人类 XY 性别反转的机制可能与 1p31-35 基因区的重复表达有关,其中即包含 *WNT4* 基因,WNT4 的过量表达会激活 DAX-1 表达从而导致形成 XY 女性。RSPO1/WNT4 共同参与 WNT 信号通路的调节,从而抑制生殖嵴向睾丸的分化和发育,促进生殖嵴向卵巢的分化。性别决定是一个复杂的过程,由许多基因参与,除了主要的性别决定基因 *SRY* 及上述所列的基因外,还有新的基因正不断被发现。它们形成的复杂调控网络调节着生殖腺的形成和发育,为雌、雄配子的发育成熟提供合适的环境。

第二节 始基卵泡发生与发育

卵泡是卵巢的基本结构和功能单位,由位于中间的卵母细胞及围绕在其周围的颗粒细胞和膜细胞组成。始基卵泡是卵泡发育的起点,始基卵泡的形成是卵巢中体细胞(随后的颗粒细胞)侵入生殖细胞合胞体,包绕单个停留在减数第一次分裂双线期的卵母细胞,从而形成卵泡的过程。始基卵泡的形成过程中有多种细胞及小分子的参与和相互作用。在人类,始基卵泡在女性胚胎妊娠早期就开始生成,直到出生后。总体而言,始基卵泡有三种不同的命运,即保持静止、凋亡闭锁及生长发育。

卵泡发育(follicles development)是指始基卵泡被激活,进入生长状态,依次形成初级卵泡、次级卵泡再到三级卵泡,并最终成熟的过程。并且这个过程受到包括生长因子等在内的多种小分子的调控,通过不同的信号通路,维持卵泡池的稳定及发育。

一、始基卵泡的生长过程

哺乳动物卵巢由生殖细胞和多种体细胞组成,其中,卵泡(follicles)是卵巢的基本结构和功能单位。卵泡由一个处于不同发育阶段的卵母细胞以及围绕着卵母细胞的体细胞构成，后者主要包括颗粒细胞（granulosa cells，GCs）和膜细胞（theca cells，TCs）。在卵泡中，卵母细胞及其周围的颗粒细胞和膜细胞相互作用，并在适当的外来分子的作用下共同维持卵泡的持续存在与生长发育。卵母细胞的存在可以预防卵泡的黄素化，也可影响颗粒细胞及膜细胞的包括甾体类激素在内的多种因子的生成并诱发细胞的增殖分化。反过来，颗粒细胞和膜细胞也可以接受外界及卵母细胞的信息，通过自分泌和旁分泌等作用维持卵母细胞的形态功能，以及促进其生长。

随着对卵泡生长发育的不断深入研究，目前多根据卵泡的大小，将其分为始基卵泡（primordial follicles）、中间卵泡（intermediary follicles）、初级卵泡（primary follicles）、次级卵泡（secondary follicles）、三级卵泡（tertiary follicles）及成熟卵泡（mature follicles）。而根据卵泡中是否有卵泡腔（antrum），又可将卵泡分为窦前卵泡（preantrum follicles）和窦卵泡（antrum follicles），前者包括始基卵泡到次级卵泡的过程，后者则包括三级卵泡与成熟卵泡。经典研究认为，窦前卵泡的生长阶段是非促性腺激素依赖性的，窦卵泡的生长发育直至排卵过程依赖促性腺激素的作用（图 2-1）。

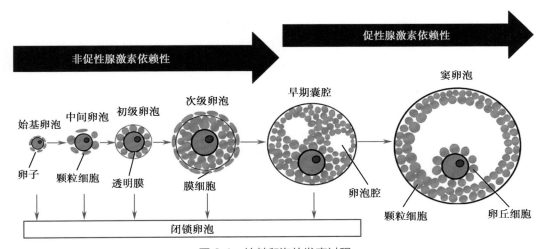

图 2-1 始基卵泡的发育过程

始基卵泡也称原始卵泡，包括一个停留在减数第一次分裂前期双线期的卵母细胞和包绕着它的单层扁平的颗粒细胞。在人类，始基卵泡在女性胚胎妊娠 15~22 周开始形成直至出生后。而在啮齿动物中，始基卵泡的发生主要在出生后的前几天，兔出生后十天左右。始基卵泡体积小、数目多，女性胎儿出生时，卵巢中始基卵泡的数量大约有 $1 \times 10^6 \sim 2 \times 10^6$，大部分位于卵巢浅层皮质。

始基卵泡直径约 20~35μm，没有明显的种间差异。停留在双线期的卵母细胞位于卵泡的中央，呈圆形，细胞核大而圆，核仁明显，染色质较细且着色浅，胞质呈嗜酸性。

此阶段围绕在卵母细胞周围的颗粒细胞称为始基卵泡颗粒细胞（primordial follicle granulose cells，pfGCs），也称前颗粒细胞（pregranulosa cells，pGCs）。始基卵泡颗粒细胞较小，呈扁平状,与其周围的结缔组织之间有薄层的基膜。不同物种始基卵泡里,围绕着初级卵母细胞的颗粒细胞数目有较大差异,如啮齿动物约 10 个、绵羊约 28 个、人类约 13 个。前颗粒细胞来源于卵巢表面的上皮样间皮,同一个卵泡周围的颗粒细胞群为寡克隆来源。颗粒细胞无直接血供,从而形成一个相对的血 - 卵泡屏障(blood follicle barrier),可以限制细胞及大分子物质进入卵泡中。颗粒细胞在卵泡的生长过程中对卵母细胞具有支持、营养和一定的调节作用。而反过来,颗粒细胞自身的增殖与分化也受到卵母细胞及多种小分子的调控,包括促性腺激素、生长因子(如表皮生长因子、胰岛素样生长因子)等,在颗粒细胞的表面也发现了对应的受体。值得一提的是,在发育到窦卵泡之前,颗粒细胞的功能被认为是非促性腺激素依赖性的,其增殖分化主要依赖于生长因子。卵泡发育至窦卵泡时期,颗粒细胞开始在 FSH 的作用下分泌雌激素,至排卵前阶段,颗粒细胞则获得在 LH 作用下分泌孕激素的能力。

卵母细胞和周围的颗粒细胞相互交流与作用、共同生长和成熟,形成功能有序的整体单位。在卵泡中,颗粒细胞之间、颗粒细胞与卵母细胞之间,存在大量的缝隙连接(gap junction),这些缝隙连接的存在便于卵泡中细胞之间的小分子物质交换(如葡萄糖、氨基酸等)和信息传递,对卵泡的形成、生长、闭锁,以及卵母细胞减数分裂的停滞与启动等具有重要意义。缝隙连接由连接蛋白(connexin)组成,哺乳动物卵泡中最重要的是连接蛋白 -37(Cx-37)和连接蛋白 -43(Cx-43)两种。其中 Cx-37 主要存在于卵母细胞中,Cx-43 主要存在于颗粒细胞中,因此颗粒细胞之间的交流依靠的是同源的连接蛋白复合体,而颗粒细胞与卵母细胞之间的则是异源的。研究发现在 *Cx-37* 基因敲除的小鼠中,卵泡发育在窦前期停滞,卵母细胞发育停滞,无法恢复减数分裂。而 *Cx-43* 基因缺失或抑制的小鼠则表现为卵母细胞数目减少,颗粒细胞增殖障碍,以及受孕能力的减弱。颗粒细胞间的缝隙连接受促性腺激素的影响,FSH 在促进颗粒细胞增殖的同时也会促进 *Cx-43* 的表达,排卵前的 LH 则抑制 *Cx-43*,导致颗粒细胞之间、颗粒细胞与卵母细胞之间的连接网络解体,有助于排卵的发生。

二、始基卵泡生成后的三种不同命运

始基卵泡生成之后,总体有三种不同的命运,分别是:

1. 终身保持静止状态,不生长也不被募集与选择,其意义是维持始基卵泡池的稳定及女性的卵巢储备能力。

2. 在女性胚胎期及生长发育过程中,直接由静止期的卵泡进入凋亡过程及闭锁状态,这类卵泡的存在促进了女性生殖能力的老化。

3. 仅有非常小的一部分始基卵泡被多种生长因子及激素类物质激活,进入生长状态,生长为初级卵泡、次级卵泡,甚至有可能被募集、选择与优势化而完成排卵的过程。始基卵泡的这三种命运转归,保持静止、凋亡闭锁及继续发育之间的平衡对于卵巢功能及女性生殖能力的维持具有至关重要的意义。

三、活化发育的调节机制

(一) 神经、内分泌及局部调节因子的介绍

雌性哺乳动物的每个月经周期都会有一批始基卵泡被激活并开始生长,然而相对整个始基卵泡池,被激活的卵泡只是很小一部分。始基卵泡被激活的过程是通过神经 - 内分泌作用,以及卵母细胞和颗粒细胞的自分泌及旁分泌作用实现的,该过程受多种因素的调控,包括神经因子、内分泌因子(促性腺激素等)及卵巢局部的小分子(类固醇激素、生长因子和细胞因子等)。

1. **神经源性因子** 卵巢中最先启动生长的卵泡往往是位于卵巢皮质并且紧邻卵巢门处的始基卵泡,有学者通过动物实验发现,卵巢门处有丰富的血管与神经末梢,此处的始基卵泡可以优先接触到大量的神经递质,如血管活性肠肽(vasoactive intestinal peptides,VIP),可以通过诱导颗粒细胞内 cAMP 的大量生成,后者增强 *KitL* 相关基因的转录,使颗粒细胞分泌大量的 KitL 与位于卵母细胞表面的 c-kit 受体结合,激活卵母细胞,从而启动静止期始基卵泡的生长。除血管活性肠肽外,还有大量的神经递质及神经营养因子被证明对于激活始基卵泡的生长有一定的作用,包括神经生长因子(nerve growth factor,NGF)、脑源性神经营养因子(brain-derived neurotrophic factor,BDNF)、神经营养素 -4(neutrophin-4)等,既可以促进神经纤维在卵巢内的生长,其本身也具有一定的激活始基卵泡的作用。有学者将新生雌性小鼠的交感神经切除,发现其卵泡发育不良及甾体类激素分泌下降。因此,有理由认为,多种神经源性的营养因子及神经递质在始基卵泡启动生长的过程中发挥作用。而具体的作用机制还有待进一步的探究。

2. **生长因子** 卵巢中存在着多种生长因子(growth factor,GF),在卵巢多种生理过程中发挥作用。生长因子是由不同细胞分泌的小分子多肽,大多全身各处都有分布,也有部分生长因子由卵泡分泌。对始基卵泡生长发育有作用的生长因子主要包括表皮生长因子类(epidermal growth factor,EGF)、转化生长因子超家族(transforming growth factor,TGF)、胰岛素样生长因子(insulin-like growth factor,IGF)、生长激素(growth hormone,GH)、成纤维细胞生长因子 2(fibroblast growth factor 2,FGF2)、角化细胞生长因子(keratinocyte growth factor,KGF)等。研究发现在始基卵泡发育的过程中,颗粒细胞生长的启动先于卵母细胞本身,因此认为颗粒细胞的生长和分化对于始基卵泡的激活起到关键的作用。

3. **Kit Ligand/c-kit** Kit Ligand(KitL)是第一个被发现的可促进卵泡生长与发育的生长因子,在卵泡的多个过程中起重要作用,包括原始生殖细胞的生成、始基卵泡的激活、卵母细胞的生长、颗粒细胞增殖分化及防止卵泡闭锁等过程。KitL 由颗粒细胞合成,通常有 KitL1 与 KitL2 两种形式,前者通常为可溶型,后者多为膜结合型,两者作用相似。KitL 可与位于卵母细胞表面的受体 c-kit 结合而发挥作用,c-kit 属于酪氨酸激酶受体。卵巢组织培养的实验表明,向培养液中加入 KitL 后,始基卵泡被激活进入生长的比率明显高于对照组,而加入 c-kit 抗体以后,又有大量始基卵泡停滞在静止阶段,被激活的数量下降,说明 KitL 与 c-kit 的结合可以有效地促进始基卵泡的生长。此外,有学者已经证明 KitL 与 c-kit 是通过

激活酪氨酸激酶受体下游的蛋白激酶 C 及 MEK 通路实现的。

EGF 可由卵巢自身分泌,可以使静止期始基卵泡的颗粒细胞表达 PCNA,促进其增殖和分化,进一步可促进启动始基卵泡的生长和分泌类固醇激素。因此,EGF 被认为是可以调节卵泡生长的重要分子。

IGF 家族包括 IGF 蛋白及 6 种 IGF 结合蛋白(IGF-binding protein,IGFBP)。IGF 的作用受其结合蛋白的调控,研究证实这 6 种 IGFBP 中有 5 种在人的卵巢中有表达。IGF-Ⅰ 由颗粒细胞或卵巢外的体细胞分泌。在 *IGF-I* 基因敲除的小鼠卵巢中,卵泡在窦前阶段停滞发育。但是学者认为 IGF-Ⅰ 在卵泡形成与早期发育的过程中的重要性不如 IGF-Ⅱ。IGF-Ⅱ mRNA 被发现在所有发育阶段卵泡的卵母细胞中高表达。并且不同于 IGF-Ⅰ,女性的卵泡膜细胞及颗粒细胞均可表达 IGF-Ⅱ。始基卵泡及窦前卵泡中的卵母细胞表面存在 IGF 的 Ⅰ型和 Ⅱ 型受体,可与两类 IGF 结合,通过不同的信号转导途径,激活抗凋亡基因,促进颗粒细胞的增殖和卵母细胞的生长,启动卵泡的生长。IGFBP 在初级卵泡和次级卵泡中大量表达,而在窦前卵泡及排卵前卵泡中则显著减少。IGFBP 也可与 IGF 结合,介导抑制信号,可抑制 IGF 的生物活性,因此认为 IGFBP 在早期卵泡的生长中主要起到减慢生长速率、维持卵泡池稳定的作用。

TGF-β 超家族是一组功能不同、结构相关的分泌性异二聚体蛋白。由 33 个基因所编码,包括 TGF-β、骨形态发生蛋白(bone morphogenetic proteins,BMPs)和激活素 / 抑制素(activins/inhibins)三大类。广泛存在于体内各种组织器官中,在机体生长发育、物质代谢等多方面具有重要作用。TGF-β 超家族中的各个成员在功能上可由一定的重复及协同,互相之间也有调节的作用。与始基卵泡生长发育相关的 TGF-β 超家族成员包括 GDF-9、BMP15、抑制素、激活素及抗米勒管激素等。

GDF-9 和 BMP-15 被认为是 TGF-β 超家族中对卵泡发育影响最大的因子之一,两者在结构与功能上都十分相似。GDF-9 和 BMP-15 均由卵泡中的卵母细胞在卵泡发育的整个过程中分泌,可以调节颗粒细胞的功能(如调节甾体类激素的分泌)、启动始基卵泡的生长并促进卵泡在不同阶段的发育以及最终的成熟,甚至在排卵、受精及黄素化过程中有着不可替代的作用。GDF-9 是第一个被发现的调剂卵泡中多种关键分子作用的卵母细胞特异性分子,通过旁分泌的方式对早期卵泡的激活与生长发挥作用。在 *GDF-9* 基因缺失的小鼠模型中,始基卵泡的生成无异常,但卵泡停滞在早期发育的各个阶段,并且颗粒细胞的增殖及随后卵泡膜细胞的生成受到明显的影响。在利用 GDF-9 对新生小鼠处理后,始基卵泡相比对照组大量减少,初级卵泡和次级卵泡增多,都说明 GDF-9 对始基卵泡生长的激活有作用,并可进一步影响随后卵泡的募集。BMP-15 又称 GDF-9β,可与 GDF-9 协同作用于颗粒细胞,促进后者的增殖分化,并可以刺激 *KITL* 基因的表达,共同对卵泡的生长及发育起到调剂的作用。实验证明,*BMP-15* 基因敲除的小鼠出现排卵及受精障碍,并认为 BMP-15 在初级卵泡向次级卵泡发育的过程中有较为关键的作用。研究表明,GDF-9 和 BMP-15 均可与位于颗粒细胞表面的骨形成蛋白受体 -Ⅰ、Ⅱ 作用,通过 TGF-β 经典的 Smad 信号通路而发挥作用。

抗米勒管激素（AMH），由次级卵泡、窦前卵泡和窦卵泡的颗粒细胞产生，在始基卵泡中没有表达，但可以对始基卵泡向初级卵泡的转化过程起到抑制的作用，是目前唯一一种对早期卵泡激活与生长进行负调节的分子。AMH 敲除小鼠始基卵泡的形成与对照组无明显差异，但出生后大量始基卵泡迅速启动生长，成年鼠的卵巢内甚至看不到静止期的始基卵泡。此外，AMH 可以负向调节哺乳动物卵巢中芳香化酶的活性，抑制雌激素的合成。AMH 是实现卵泡之间相互调节的重要分子，生长期卵泡通过 AMH 对静止期卵泡进行负反馈调节，对卵泡池平衡的维持，以及随后优势卵泡的选择与成熟具有重要意义。

白血病抑制因子（leukemia inhibitory factor，LIF）主要由始基卵泡、初级卵泡颗粒细胞及所有腔前卵泡的卵母细胞分泌，可与特异性糖蛋白 130 受体结合，通过 JAK-STAT 通路来调节体内多种组织细胞的生长、分化与凋亡。在卵泡的生长阶段，卵泡液中 LIF 含量相对其他时期最高。体内与体外实验均发现 LIF 可以在早期促进始基卵泡向初级卵泡的生长，并可以诱导 KitL 的表达，推测 LIF 是通过间接作用调节卵泡生长的。另外，有研究认为胰岛素的存在可以增强 LIF 在始基卵泡生长过程中的促进作用，具体机制还有待进一步研究。

碱性成纤维生长因子（basic fibroblast growth factor，bFGF）定位于哺乳动物始基卵泡及初级卵泡，主要在早期促进卵泡的生长。在人类，bFGF 主要由卵母细胞合成分泌，通过旁分泌作用与颗粒细胞、膜细胞表面的受体结合，参与卵泡生长中多个过程的调控，包括调节颗粒细胞的有丝分裂、甾体类激素的合成等。实验发现 bFGF 具有与 KitL 相似的作用，可大幅减少静止期的始基卵泡，增加生长中卵泡的比率，因此被认为是激活始基卵泡生长的分子之一，与 KitL 具有协同作用。

角化细胞生长因子（keratinocyte growth factor，KGF）属于成纤维细胞生长因子的一种（FGF7），由卵巢中的早期卵泡周围部分间质细胞（即早期被募集的前体膜细胞）以及窦卵泡的膜细胞合成，是一种 28kDa 的有丝分裂原，其受体为 FGF 受体的一种。KGF 可与早期卵泡中在生长中的颗粒细胞相互作用，促进后者的增殖，并可以显著促进始基卵泡向初级卵泡的生长。

（二）涉及的通路介绍

静止期始基卵泡的激活包括始基卵泡颗粒细胞的增殖分化及静止的卵母细胞进入生长状态，颗粒细胞数目增多，形态由扁平状变为立方状。而卵母细胞不仅是体积的改变，多数研究认为其本身也对卵泡整体启动生长的过程有关键作用。以下介绍始基卵泡激活过程中卵母细胞内的调节通路。

1. PI3K 信号通路　PI3K 信号通路是目前为止关于始基卵泡激活过程中研究最多的信号通路。其主要过程是 PI3K-PTEN-AKT，最终底物是叉头蛋白 O3（FOXO3）。PTEN 是 PI3K 的负反馈调节因子，可以抑制此通路的活性，*Pten* 缺失的小鼠卵泡中卵母细胞过度并持续生长。FOXO3 属于叉头转录因子超家族，是第一个被发现的 PI3K 作用靶点，可以调节始基卵泡生长的激活。研究表明在 *Foxo3* 基因缺失的小鼠，所有静止期的卵泡均会在青春期进入生长，而 *Foxo3* 基因过表达时，卵巢储备则一直被维持在稳定状态，成年至老年鼠卵巢内依然存在大量始基卵泡,远远超过对照组。因此认为,FOXO3 是一种维持卵泡静止状态的转录因子,PI3K-PTEN-AKT-FOXO3 信号通路在调节始基卵泡激活过程中有重要意义,主要是通过负向作用、抑制激活、维持静止而实现的。

2. mTORC1 信号　mTORC1 是一种序列保守的丝氨酸/苏氨酸激酶,主要是在生长因子的作用下,调节机体多种细胞的生长和代谢过程,包括蛋白合成、核糖体生成调节等。在静止期的始基卵泡中,过表达的 mTORC1 及其下游蛋白可以促使卵泡的过度激活。而随后的研究发现,敲除 mTORC1 下游的蛋白则对始基卵泡的生长没有明显影响。目前认为 mTORC1 信号可以促进卵泡的激活,但对这一过程并不是必需的。

3. p27-CDK 系统　p27 蛋白是一种细胞周期的抑制蛋白,属于 CDK 抑制物的 Kip 家族,存在于静止的卵母细胞核中,对于维持始基卵泡的静止状态有重要意义。在对其他细胞的研究中发现,p27 蛋白也受 PI3K 信号通路的调节,在卵母细胞中也发现,p27 蛋白与 FOXO3 的表达无明显的相关性,但同时敲除 p27 和 Foxo3 基因则会导致始基卵泡大量快速的激活与生长,认为 p27-CDK 系统和 PI3K 信号通路在始基卵泡激活的调节过程中并非完全独立,具有协同作用。

4. 其他　Nobox 基因即新生卵巢 Homebox 基因(newborn ovary homebox gene,NOBOX),是最早报道的特异性表达于卵母细胞的调控始基卵泡激活的基因。随后发现在卵巢中,无论是原始生殖细胞还是静止期、生长中卵泡的卵母细胞中,都发现有 Nobox 的表达。Nobox 缺失小鼠卵泡的生成正常但生长严重受影响,并发现 Foxo3 基因的下调,被认为是 FOXO3 及 PI3K 通路的调节因子。其他研究发现,Nobox 敲除后多种卵母细胞基因的表达都受影响,包括 Gdf9、Bmp15 等。因此,Nobox 基因可以通过直接或间接的途径调节卵泡的生长。Sohlh1(spermatogenesis and oogenesis specific basic helix-loop-helix 1)为另一种生殖细胞特异性的可以调节静止卵泡激活的基因,具有上调 Nobox 基因的作用。Sohlh1 基因缺失的小鼠不能完成始基卵泡到初级卵泡的生长过程。另外,有研究发现 WT1、pRb、myc 基因等也参与了这个过程的调控。

第三节　卵子生成与卵细胞周期

一、从卵原细胞到卵母细胞

PGCs 在进入性腺嵴后继续增殖,开始细胞的分化,形成卵原细胞或精原细胞,卵原细胞进入减数分裂即形成卵母细胞,启动卵子的发生过程,形成以卵原细胞为中心围绕体细胞的结构单位。在卵细胞的前期增殖以有丝分裂形式进行,分裂得到两个相互独立的子细胞。而后经一定时间或分裂次数后,分裂得到的子细胞间将建立胞间链接。进一步的不完全分裂可能得到卵原细胞合胞体,即所谓的生殖细胞巢或生殖细胞囊,因为它们不含液腔,"生殖细胞囊"这一称谓可能不甚准确,称其为生殖细胞群、生殖细胞巢或生殖细胞合胞体可能更为恰当。这种分裂的机制尚未阐明,但其可能对未来卵细胞发育有一定意义。

二、卵母细胞的减数分裂

随着卵细胞的进一步发育,结束有丝分裂而进入减数分裂进程,此时它们被称为卵母细胞。控制减数分裂开始的机制尚未明确。减数分裂从胚胎发育早期即启动,开始时间根据物种不同有所差异。第一次减数分裂的前期比较复杂,很多减数分裂特有的事件都发生在这一时期。这一阶段通常称为前期 I(prophase I)。在高等生物,这一时期可持续数周、数月,甚至数十年。在低等生物,其持续时间仍较有丝分裂长。在这漫长的过程中,同源染色体要完成相互识别、配对、联会和遗传物质的重组等减数分裂的关键事件。此外,大量的 RNA 和蛋白质也要在这一阶段合成。根据细胞的形态学,可将前期I划分为细线期、偶线期、粗线期、双线期和终变期五个不同时期。

细线期(leptotene stage)也称凝集期(condensation stage),即前期 I 的初始阶段,首先发生染色质凝集,染色质纤维折叠、螺旋化,变粗变短。在显微镜下可以见其细纤维样染色质结构。同时在细纤维样染色质上出现一系列大小不同的颗粒状结构,称为染色粒(chromomere),其作用尚不清楚。此时期染色体的端粒在细线期结束时通过接触斑与核膜相连,而染色质的其他部分延伸到核质中,同时联会复合体的侧轴开始形成。

染色质进一步凝集进入偶线期(zygotene stage),同源染色体(homologous chromosome)开始相互识别、配对,并在部分配对的区段发生联会(synapsis),所以偶线期又称配对期(paring stage)。配对从同源染色体的多个接触点开始,进而向拉链一样迅速扩展到整条染色体所有的同源片段,并在同源染色体之间开始形成联会复合体。配对的同源染色体称为二价体(bivalent)。而此时染色体的端粒附着于核膜上,而染色体质伸向核内形成花束状结构,所以偶线期也被称为花束期(bouquet stage)。迄今为止关于同源染色体识别、配对的过程和机制尚不十分清楚。一般认为,同源染色体的相互识别是其配对的前提和基础,有助于同源染色体的识别和配对。

当同源染色体配对完成,即进入粗线期(pachytone stage),这一时期持续时间较长,染色体进一步浓缩变粗,并与核膜继续保持接触。联会复合体组装完成,同源染色体紧密结合,并在同源染色体的非姐妹染色单体之间的同源区段进行遗传物质的交换和重组,产生新的遗传组合,并在联会复合体的梯状结构中出现重组结(recombination nodule)。在许多动物的卵母细胞发育过程中,粗线期还要发生 rDNA 扩增。编码 rDNA 的 DNA 片段从染色体上释放出来,形成环状的染色体外 DNA,游离于核质中,以便进行大量复制,这些 rDNA 将参与形成附加的核仁,进行转录。

紧密配对的同源染色体开始分开,至双线期结束时为双线期(diplotene stage),此期同源染色体仅在非姊妹染色单体之间发生重组的部位有连接,这些连接被称为交叉(chiasma)。一般认为交叉是粗线期交换发生的细胞形态学证据,其数目取决于物种类型及染色体长度,如人类平均每对同源染色体的交叉数为 2~3 个,较长的染色体如 1、2、3 号染色体最多可以有 5 个交叉,较短的如 20、21、22 号染色体基本只有 1 个交叉,通常在每个染色体的臂上至少有 1 个交叉。另外,联会复合体开始解聚并逐渐消失,染色质去凝集而形成多个核仁并进行活跃的 RNA 合成,此期在人类中持续时间较长,可达数十年之久。

终变期(diakinasis)也称再凝集期(recondensation stage),是前期 I 的最后一个阶段,此期染色质又被包装压缩成染色体。双线期结束时,染色体变成紧密凝集状态,大多数核仁消失,RNA 转录停止,四分体均匀地分布在核中。同时,交叉向染色体臂的端部移行,此过程被称为交叉端化(terminalization)。到终变期末,同源染色体只靠交叉结合在一起,姐妹染色单体通过着丝粒连接在一起。前期结束之时,中心粒已经加倍,中心体分开向未来的纺锤体两极移动。核被膜破裂和中心体分开向未来的纺锤体两极移动。核被膜破裂和消失标志前期 I 的结束。

三、减数分裂的重组交换

第一次减数分裂前期的晚偶线期和粗线期,同源染色体配对形成联会复合体的同时还发生了同源染色体的交换重组。

联会复合体是同源染色体之间在减数分裂前期联会时所形成的一种临时性结构。它是一种梯状结构,两侧为侧轴,主要成分为 DNA 和蛋白质,典型的蛋白质包括 SYCP2(synaptonemal complex protein 2)和 SYCP3,两侧轴中间为中央轴,由横向排列的蛋白质纤维组成,其主要蛋白质成分为 SYCP1。SYCP2 和 SYCP3 在 C 端均具有卷曲螺旋结构域可以与 DNA 结合。它们在细线期开始表达并组装成联会复合体的侧轴,直到双线期联会复合体解体时逐渐消失,因此,它们常被用做联会复合体的标志物。中央轴主要由 SYCP1 蛋白组成,它在侧轴和中央轴成分之间搭建一座桥梁。经典学说认为联会复合体除将每对同源染色体结合在一起外,还能促使特定部位的 DNA 进行遗传重组。但也有研究表明,同源染色体间的遗传重组并不需要完整的联会复合体。丧失联会复合体组装功能的裂殖酵母突变株同样能进行同源染色体间的遗传物质互换。

联会是偶线期时同源染色体侧面紧密相贴排列的现象;重组则是指同源染色体间遗传物质发生交换的过程。联会的起始一般在同源染色体配对的特定部位发生,联会和配对是紧密相连的过程。而配对、联会和重组的关系在不同的物种间存在差异。在酵母和小鼠中,同源染色体的配对、联会需要 DNA 双链断裂(double strand breaks,DSB)的产生。DSB 产生于细线期,一般每个细胞产生多达数百个 DSB。只有这些 DSB 得到完全修复,减数分裂才能正常进行。减数分裂前期 DSB 的修复主要以同源染色体的非姐妹染色单体为模板通过同源重组(homologous recombination,HR)进行,其中绝大部分 DSB 的修复不产生遗传物质的交换,只有个别修复会导致遗传重组和交换的发生。DSB 的修复还可促进同源染色体的精确配对和联会。

四、减数分裂染色体的分离

减数分裂时,卵母细胞(2n)的染色体复制一次,经两次分裂后,形成三或四个只含单倍染色体(n)的子细胞,其中较大的称为配子。减数分裂的主要特征即染色体复制一次,而细胞分裂两次;在减数分裂 I,每条染色体的两条姐妹染色单体的着丝点都与来自于纺锤体同一极的微管相连,并作为一个整体在分裂后期移向纺锤体的同一极,进入同一个细胞,也就是两条同源染色体发生分离,分别进入次级卵母细胞和第一极体;减数分裂Ⅱ的过程与有丝分裂相似,姐妹染色体上的着丝粒分别与来自纺锤体两级的微管结合,在分裂后期彼此分离,并分别移向纺锤体的两极,分别进入卵子和第二极体。

在减数分裂Ⅰ,在染色体臂上姐妹染色单体之间的 Cohesin 蛋白复合体被解离,而着丝粒部位的 Cohesin 由于受到保护而不能被解离,从而保证同源染色体的正确分离。直到第二次减数分裂中-后期转变时着丝粒部位的 Cohesin 才被降解,从而确保姐妹染色单体正确分离。当所有的同源染色体都与纺锤体微管结合并排列在纺锤体赤道板上后,染色单体臂间的 Cohesin 就要被降解,细胞由中期向后期转变。在减数分裂Ⅰ,同源染色体通过交叉联系在一起,姐妹染色单体上的着丝粒与来自纺锤体一极的微管结合,当同源染色体正确排列在赤道板上时,后期启动,姐妹染色单体移向细胞的同一极。重要的是,只有在染色体臂上的 Cohesin 被解离,而着丝粒部位的 Cohesin 则是在减数分裂Ⅱ中后期转变时才被解离。因此,分步分别从着丝粒部位解离 Cohesin 对于减数分裂Ⅰ同源染色体的分离,以及减数分裂Ⅱ姐妹染色单体的分离都至关重要。在减数分裂Ⅱ,姐妹染色单体之间着丝粒部位的 Cohesin 降解是在中后期转变时进行的,Cohesin 被降解后,姐妹染色单体才能分别移向纺锤体的两极。Cohesin 的两次分步降解是减数分裂染色体正确分离的重要分子基础。总之,Cohesin 蛋白复合体的分步降解机制是减数分裂得以进行的重要物质保障,其异常可能会导致非整倍体配子的产生。

此外,减数分裂纺锤体装配检验点(spindle assembly checkpoint,SAC)是保证染色体正确分离的另一重要机制。它监控着纺锤体微管与着丝点之间的连接,并且促使有丝分裂中姐妹染色单体或减数分裂中同源染色体间张力的形成。当所有的染色体与来自纺锤体两极的微管正确连接并排列在赤道板上时,SAC 才能失活,从而解除对细胞由分裂中期进入后期的抑制。SAC 是细胞进化出的一套高效的监督机制,它可以通过延迟细胞分裂中-后期的转变,以给细胞更多的时间,直到所有的染色体被微管捕捉,并正确排列在纺锤体赤道板上,在有丝分裂或减数分裂Ⅱ的姐妹染色单体和减数分裂Ⅰ的同源染色体着丝点(kinetochore)间形成合适的张力。所有的检验点蛋白相互作用形成一个复杂的检验系统。一旦某个蛋白不能行使功能,SAC 就不能发挥正常的作用,染色体分离就会受到影响,导致非整倍体配子的产生。

▧ 第四节　优势卵泡发生与选择 ◢

始基卵泡在形成之后有三种命运:终身静止以维持始基卵泡的稳定,直接由始基卵泡进入凋亡最终闭锁,以及小部分静止卵泡进入生长。进入生长的这部分卵泡再被多种因子调节之后发育为初级卵泡、次级卵泡直至窦前卵泡。窦前卵泡(preantral follicles)由次级卵泡发育而来,直径约 0.12~0.2mm,其中已经出现了膜间质上皮细胞,此时的柱状单层颗粒细胞表面也已经开始表达 FSH 受体。

从窦前卵泡的发育直至被募集、选择,生长为成熟卵泡的过程需要经过 3 个月经周期 85 天。其中从窦前卵泡发育至直径 ≥ 2.0mm 的窦卵泡(antral follicles)需要大约 60 天,在这个过程中,颗粒细胞大量增殖,由单层变为多层,并且颗粒细胞表面的 FSH 受体也逐渐增多,对 FSH 敏感性增加,具备被募集与选择发育并排卵的能力,开始进入促性腺激素依赖性的生长阶段。

一、卵泡的募集

募集(recruitment)是指一定数量的窦前卵泡在 FSH 的作用下开始快速发育,是卵泡进入发育以后的第一次选择。

被募集后的颗粒细胞内的细胞色素 P450 芳香化酶也开始被 FSH 所激活,可以开始分泌甾体激素,主要是雌二醇(E_2),E_2 可以通过正反馈与负反馈的途径对垂体分泌 FSH 进行调控。与此同时,卵泡膜细胞形成并具有分泌雄激素的能力,也会对卵泡的募集带来影响。除此之外,募集的过程还受包括胰岛素样生长因子、抑制素、激活素等多种物质的调节。

卵泡募集的过程:随着女性青春期的到来,下丘脑 - 垂体 - 卵巢轴逐渐成熟,受下丘脑的影响,垂体开始脉冲式释放卵泡刺激素(follicular stimulating hormone,FSH)。募集过程主要依赖的是 FSH 的作用。在上一月经周期的黄体中后期,雌激素逐渐下降,解除了对垂体的负反馈抑制作用。黄体后期垂体开始恢复 FSH 的分泌。月经 1~4 天 FSH 有一个短暂的小高峰,称为"募集窗"。卵泡池中的窦前卵泡,由于 FSH 受体数量不同,对 FSH 的反应性亦不同,因此卵泡池中的卵泡在发育上具有非同步性(nonsynchronous),形成不同的卵泡簇(cohort)。当募集窗到来时,卵巢微环境中 FSH 达到一定程度,可以达到一部分受体密度相对较高的窦前卵泡的生长阈值,称为 FSH 的阈值窗(FSH threshold window)。此时,这部分具有相似受体敏感度和局部调节因子的卵泡形成的卵泡簇就会离开静止卵泡池,进入快速生长发育状态。颗粒细胞受到 FSH 的作用,开始快速增殖,由单层经有丝分裂转化为复层,同时分泌卵泡液,使卵泡中出现多个小的卵泡腔。随着卵泡的继续生长,小卵泡腔逐渐融合,形成一个大卵泡腔并将卵母细胞和大部分颗粒细胞挤到卵泡的一边,形成窦卵泡。

被募集到的卵泡簇大约包括 20~30 个卵泡,在募集窗内它们形态大小没有区别,均具有发育为成熟卵泡的潜力,体外实验证明,移除一个卵泡不会影响卵泡簇中其他卵泡的发育。募集对于排卵是必要的,然而募集后不一定有排卵的发生。

关于卵泡募集的模式目前还存在争议,除上述的目前大部分学者认可的经典募集窗模式外,还有另外几种研究较少的募集模式。

1. 连续募集理论　认为窦前卵泡进入生长轨道的过程在性周期中是持续存在的,并不是在某一特定时段内集中发生,并认为募集的过程是非性腺激素依赖性,最终能够成熟的卵泡是被 FSH 及 LH 共同且随机选择出的一个在正确的时机进入生长的卵泡。未被选中的卵泡则退化。这一理论在小鼠、猴子和羊身上有所体现。

2. 多次募集模式　与经典的"单次募集"有一定程度的相似,认为在同一性周期中会有两个甚至多个的卵泡簇在不同时期进入生长,通常是两次,分别在卵泡期和黄体期。然而,黄体期生长起来的卵泡簇相比卵泡期通常具有较少的颗粒细胞,分泌雌激素的能力较差,因此能够成熟的卵泡通常来源于卵泡期。支持该理论的研究者发现有两个募集卵泡簇的女性平均月经周期较单个卵泡簇的长,并且占绝大部分女性,少部分有三个卵泡簇启动发育的女性其月经周期则更长。随着超声技术的发展,关于卵泡的募集模式有了更灵活的探索方式,具体的在灵长类动物中的发育模式还有待进一步的研究。本文的大部分叙述针对的是经典的单次募集模式。

二、优势卵泡的选择

优势卵泡(dominant follicle)的选择与生成过程是卵泡发育中的第二次选择。在募集窗中被募集到的卵泡簇中,大约有一个卵泡会在 FSH 和雌二醇等的作用下,被选中成为优势卵泡继续发育,最终成熟并获得排卵的能力,其余卵泡则走向闭锁。卵泡一旦被募集则只有两种结果,即被选择为优势卵泡或闭锁。卵泡募集过后,绝大部分情况是选择出一枚优势卵泡,极少数情况下有两枚或多枚卵泡被优势化并成熟排卵,若受精则形成异卵多胎妊娠。

卵泡选择的过程大约在月经周期的第 5~10 天。卵泡簇被募集过后,在较高水平 FSH 的作用下开始共同生长,颗粒细胞不断通过有丝分裂而增殖。FSH 与颗粒细胞表面逐渐增多的 FSH 受体结合,激活颗粒细胞中的细胞色素 P450 芳香化酶,该酶以雄激素为底物合成雌激素。雌激素的浓度逐渐升高,当达到一定程度时,便会对垂体中 FSH 的分泌产生负反馈抑制,使 FSH 的浓度逐渐下降。另一方面,雌激素的存在会增加该卵泡 FSH 受体的敏感性,并进一步增加受体的数量。在月经周期的第 7 天左右,卵泡簇中 FSH 受体含量最丰富、颗粒细胞分裂指数最高、对 FSH 浓度要求最低的卵泡,会在 FSH 逐渐减少的环境下优先发育,开始出现卵泡的“两极分化”。研究者认为,这种“两极分化”通常在有一个优先发育的主导卵泡直径达到 10mm 时发生,一般在月经周期第 6~9 天。此时主导卵泡直径继续增大,表达更多的 FSH 受体,分泌更多的卵泡液与雌激素,进一步是 FSH 的浓度下调。而本卵泡簇中的其他卵泡,由于 FSH 受体数目小于主导卵泡,接受 FSH 刺激的阈值高,因而在 FSH 浓度下降后不能达到其 FSH 刺激的阈值,导致这些卵泡的发育受阻,最终闭锁。而主导卵泡的优势化地位在这个过程中逐渐确立,随着选择的完成,优势卵泡的直径可达到 14mm 左右,其在双侧卵巢中占绝对优势地位。由于雌激素的合成明显增多,正反馈促进颗粒细胞 FSH 受体的数量和敏感性,其生长的速度大大加快,每 24 小时直径可增加 1~2mm。

有研究发现,在卵泡期后期去除猴子的优势卵泡,会导致排卵前 LH 峰及排卵推后大约两周,认为优势卵泡在卵泡后期已经被选择出来并且严重抑制了其他卵泡的发育。推迟的两周时间用于新一批卵泡簇被募集与重新选择优势卵泡。在家畜中的许多实验也得到相似的结果。因此,卵泡的优势化并不仅仅是形态,更是在功能上的绝对优势与主导化。

三、卵泡募集与选择的调节

卵泡的募集与选择过程涉及多种激素和内分泌、旁分泌因子的调节,除了最关键的促性腺激素以外,类固醇激素、多种生长因子等也在其中起到非常重要的作用。

(一) 促性腺激素

卵泡刺激素（follicle stimulating hormone,FSH）是卵泡发育过程中的关键激素,分子量约 33 000,是由 α 和 β 亚基组成的异二聚体,为糖蛋白。FSH 由垂体前叶嗜碱性细胞合成,脉冲式释放入血,并受下丘脑和卵巢多种分子的调节。FSH 可以促进次级卵泡以后的卵泡的生长发育,在卵泡的募集与选择中有着至关重要的作用。在上一月经周期的黄体后期,黄体退化所引起的雌激素、孕激素及抑制素水平下降,解除了对垂体的抑制作用,FSH 开始升高并逐渐达到高峰,即卵泡的"募集窗"。在这个阶段,FSH 的水平比基础值高 30%~50%,足以达到部分窦前卵泡的生长阈值并完成募集。在这个过程中,FSH 与颗粒细胞表面的 FSH 受体结合,激活下游 cAMP-ERK1/2 及 p38-MAPK 信号通路,最终均可以活化磷酸激酶 A (PKA),不仅可以促进颗粒细胞的有丝分裂,也可激活细胞色素 P450 芳香化酶,从而有助于雌激素的合成。在募集的后期,被募集到的卵泡簇逐渐开始分泌雌激素,之排卵前雌激素缓慢增加,对垂体 FSH 具有负反馈抑制作用,即在募集窗过后,FSH 水平逐渐下降,选择出一个体积最大、受体最多、敏感度最高的卵泡,后者分泌大量雌激素,使循环中的 FSH 进一步减少。最终,因 FSH 浓度达不到生长阈值而使得卵泡簇中其他卵泡停止生长,逐渐闭锁,完成优势卵泡的选择。选择完成后直至排卵前,FSH 依然缓慢下降,但足以维持优势卵泡的快速生长。

由此可见,FSH 在月经周期中的大部分时间处于低水平,仅在黄体后期和卵泡早期有一个小高峰用以募集卵泡,而快速生长的窦卵泡若不能处于足够的 FSH 中则会闭锁,因而早在三十多年前就有学者利用外源性 FSH,扩大其在血中的高峰时间,从而募集到更多的卵泡,提出最早的"FSH 阈值"学说。

黄体生成素（luteinizing hormone,LH）又称促间质细胞激素（interstitial cell stimulating hormone,ICSH）,是结构与 FSH 相似的另一种由垂体前叶嗜碱性细胞分泌的促性腺激素。LH 分子量约 30 000,也是由 α 和 β 两个亚基组成的异二聚体糖蛋白。α 亚基与 FSH 相似,两种促激素功能的差别主要来源于 β 亚基。在卵泡期的绝大部分时间 LH 都处于较低的水平,直至排卵前的 LH 高峰,其在优势卵泡的成熟与排卵的发生过程中起到关键作用。排卵完成后,LH 作为循环中主导的促性腺激素,起生成与维持黄体的作用。

在卵泡期,低水平 LH 可以和卵泡中膜细胞表面的 LH 受体结合,后者为 G 蛋白偶联受体,会激活下游蛋白激酶 C,最终促进膜细胞合成雄激素（睾酮和雄烯二酮）并分泌进卵泡液中,后者为雌激素合成的底物。因此认为 LH 对于卵泡的生长作用不如 FSH 重要,但也是不可缺少的。

(二) 类固醇激素

1. **雌激素（estrogen）** 雌激素主要包括雌二醇、雌三醇和雌酮,一般认为雌二醇（E_2）在卵泡的发育过程中的比例最高,作用最为重要。在卵巢中发现 α 和 β 两种亚型的雌激素受体,其中 β 亚型似乎更为重要。此外,雌激素受体还存在于身体的其他器官,可介导雌激素发挥全身作用。

在人类月经周期的第 5~8 天,生长至 6~8mm 的卵泡颗粒细胞中开始具有有活性的芳香化酶,后者以雄激素作为底物合成 E_2。在这其中,优势卵泡中雌激素合成水平是最高的,高于雄激素的水平,其余非优势卵泡中,雌、雄激素的比例较低,甚至倒置。实验表明,雌激素可以与 FSH 协同作用,促进颗粒细胞的增殖,并增加颗粒细胞上 FSH 受体的数量和活性。有学者认为雌激素是卵泡获得对 FSH 反应的必需物,但也有部分在雌激素分泌障碍的患者中的研究显示,仅用 FSH 刺激也可以促使窦卵泡发育至排卵前卵泡,但是卵泡液中激素水平的变化对其质量及受精能力是否有影响还存在争议。在优势卵泡中,颗粒细胞还可以在雌激素的刺激下表达 LH 的受体,促使优势卵泡在排卵前逐渐增强对 LH 的敏感性,以便在 LH 峰的作用下排卵。此外,雌激素还可以反馈调节下丘脑和垂体的分泌作用。在卵泡期的大部分时期,循环中的雌激素缓慢增加且浓度较低,可以负向抑制 FSH 及 LH 的分泌,使促激素水平下降以完成卵泡选择的过程。而到排卵前期,循环中雌激素水平不断积累达到高峰,大约 200pg/ml 时,则可反过来正向促进垂体大量分泌 FSH 及 LH,形成 FSH 及 LH 的排卵前高峰,促进卵泡成熟和排卵的发生。排卵后雌激素主要来源于黄体,与孕激素具有协同作用。

2. **雄激素(androgen)** 女性体内的雄激素主要来源于肾上腺和卵巢。卵巢中的雄激素由卵泡膜细胞在 LH 的刺激下合成,并通过旁分泌作用于颗粒细胞。研究表明,早期窦卵泡的颗粒细胞表面具有雄激素受体。雄激素一方面可以作为颗粒细胞合成雌激素的底物,另一方面其本身也可以增加颗粒细胞对 FSH 的敏感性。体外实验发现,少量的雄激素可以放大 FSH 诱导的 PKA 在细胞中的活性。而随着卵泡的进一步发育,优势卵泡到排卵前其颗粒细胞上雄激素受体减少,对 FSH 的敏感性降低,减缓促激素对颗粒细胞终末期分缓和黄素化作用,直至 LH 峰到来。而在非优势卵泡中,过高的雄激素水平会促进卵泡走向闭锁。

"两细胞,两促性腺激素"学说最早由 Yen 和 Joffe 两位学者在 1986 年提出,阐述在优势卵泡中雌激素的生成机制。从早期窦卵泡开始,膜细胞表面就有 LH 受体的表达,可以在循环中低水平的 LH 作用下利用胆固醇合成孕酮(progesterone,P),当卵泡体积达到 7~10mm 时,膜间质细胞转化为次级间质细胞,里面的细胞色素 P450c17α 羟化酶则可以孕酮为底物合成雄激素(主要为雄烯二酮),但这并非是合成雄激素的唯一化学途径。与此同时,颗粒细胞受 FSH 的刺激,P450 芳香化酶活性增强,膜细胞分泌的雄激素通过基底膜进入颗粒细胞,在 P450 芳香化酶的作用下转化为雌酮,后者在 17β 羟类固醇脱氢酶(17β-HSD)的催化下转化为雌二醇。这个过程涉及卵泡膜细胞和颗粒细胞两种细胞,以及 FSH、LH 两种促激素,因而称为"两细胞,两促性腺激素"学说,目前已被学界广泛接受,在窦卵泡的生长中非常关键。

(三) 生长因子

1. **IGFs/IGFBPs** IGF 系统广泛存在于机体的各大系统中,参与多种生理生化过程。在外周血中的检测并没有发现 IGFs 的水平随月经周期而改变,但卵泡液中的浓度随周期时相的差异却非常明显,IGF 系统因此被认为在卵泡的激素依赖性生长中有重要的调控作用。在体外实验中发现 IGF-Ⅰ 和 IGF-Ⅱ 均对卵泡的发育有正向促进作用,然而相对 IGF-Ⅰ,IGF-Ⅱ 的作用更为重要且研究更多。已证明 IGF-Ⅱ 在优势卵泡的颗粒细胞和膜细胞中均有表达,在卵泡选择的过程中就开始升高。另外,女性卵巢中存在 5 种 IGFBP,其与 IGF 的结合可以调节后者的生物活性,如体外实验发现 IGFBP-4 可结合并抵消 IGF 的活性。在优势卵泡中,IGF-Ⅱ升高的同时,表达 IGFBP-4 的蛋白水解酶,后者使 IGFBP-4 水平降低并增加游离 IGF-Ⅱ的含量及生物活性,最终 IGF-Ⅱ通过自分泌和旁分泌的作用增强 FSH 和 LH 对颗粒细胞及膜细胞的作用,促进细胞增殖、卵泡的生长及类固醇激素的分泌。而在非优势卵泡中,IGF-Ⅱ则一直被 IGFBP-4 所结合,生物活性被抑制,间接促使非优势卵泡的闭锁。对于 IGF-Ⅰ,研究发现其表达在多种动物的颗粒细胞中,在人颗粒细胞却未发现,但是在卵泡液中可以检测到,认为 IGF-Ⅰ可能来自卵泡膜细胞及肝脏。动物实验表明,IGF-Ⅰ也可以增强颗粒细胞对 FSH 的反应性,增加 LH 受体在卵泡膜细胞表面的表达,间接促进类固醇激素的分泌。在体外实验也发现 IGF-Ⅰ可以促进颗粒细胞的增殖分化及雌激素的生成,但 IGF-Ⅰ在人体的表达与作用机制还需更深入的研究。

2. 抑制素/激活素　　抑制素(inhibin)与激活素(activin)属于 TGF-β 超家族,均为在卵泡发育过程中起调节作用的异二聚体糖蛋白。两者在卵泡期既有协同作用也有相互拮抗,共同促进卵泡的发育成熟并调节这个过程。

抑制素分为 A 和 B 两种,两者的 β 亚基有所不同。在女性体内,抑制素 A 和抑制素 B 均由颗粒细胞合成分泌。其中,抑制素 B 主要在发育中的窦卵泡中合成,在卵泡的选择早期开始升高,当窦卵泡直径达到 10mm 左右时达高峰,与雌二醇的水平相关,被认为是预测卵泡成熟的良好指标。主要作用是抑制垂体对 FSH 的分泌,对抗激活素的作用,其机制为增强 FSHβ 亚基 mRNA 的降解。并可以促进颗粒细胞上 FSH 受体的表达及颗粒细胞、膜细胞的有丝分裂。此外,增强 LH 在膜细胞合成雄激素的作用并防止颗粒细胞在卵泡期分泌孕激素。而抑制素 A 的高峰主要出现在排卵后的黄体期,因而相比之下抑制素 B 在卵泡成熟前的发育过程中的作用似乎比抑制素更重要。

激活素同样有 A 和 B 两种类型,激活素 B 可以由垂体前叶分泌合成,可通过自分泌和旁分泌作用促进卵泡期 FSH 的合成。而卵巢中的激活素主要由由颗粒细胞合成分泌,为卵泡液的正常组成成分之一,其主要作用为增强窦卵泡中颗粒细胞的增生及 FSH 受体的表达,这一点与抑制素具有协同作用。此外,抑制素 A 可以抑制卵泡期由 LH 诱导的孕激素及过量雄激素的合成,以及刺激颗粒细胞高效利用雄激素生成大量雌激素,并防止卵泡的自发性黄素化。随着优势卵泡的成熟,激活素的作用逐渐减弱而抑制素作用增强,为 LH 峰的发生与排卵做准备。而激活素对卵泡生长的促进作用受到卵泡内微环境的影响,在非优势卵泡中,激活素可刺激颗粒细胞产生 IGFBP-5,加速卵泡的闭锁。

(四) 其他

1. AMH　　AMH 是始基卵泡激活过程中为数不多的一种抑制性因子,可以阻止始基卵泡进入生长并对于维持卵泡池的稳定与卵巢储备能力具有重要意义。此外,在小鼠实验中发现,在卵泡簇被募集后的发育中,AMH 同样作为一种抑制分子,可以降低卵泡对 FSH 的敏感性而抑制卵泡的促性腺激素依赖性生长。从募集一直到卵泡选择的早期,卵泡液中 AMH 的水平持续上升,直到卵泡簇中两极分化的出现,最大卵泡可达 10mm,此时卵泡间微环境的 AMH 水平显著降低且不再升高,同时最大卵泡中伴随芳香化酶的大量生成,卵泡优势化完成。由此推测在卵泡选择的过程中,AMH 的降低会解除对芳香化酶生成的某种抑制作用,但具体机制还有待进一步研究。

2. GDF-9 及 BMP-15　GDF-9 和 BMP-15 属于 TGF-β 超家族的蛋白,在始基卵泡激活过程中具有非常重要的促进作用。学者也将目光集中于其在窦卵泡的募集和选择中的作用研究,认为也具有一定的作用。在成熟卵泡中检测到 GDF-9 的浓度梯度,即越靠近卵母细胞其浓度越高。提示可能对卵泡中不同位置的颗粒细胞分化有影响。证明 GDF-9 可以参与促进颗粒细胞编码 LH 受体、芳香化酶、P450 侧链裂解酶、KitL、IGF-Ⅰ等多种分子的表达,并且在优势卵泡和非优势卵泡中的作用有差异。BMP-15 又称 GDF-9B,在体外实验中被证明可以刺激颗粒细胞的有丝分裂,但会抑制 FSH 受体的表达,抑制卵泡向排卵前期的转化,具体作用和机制还有待研究。

3. 实验还发现其他一些因子在窦卵泡的发育过程中起作用,但仍需进一步探究。如血管内皮生长因子在优势卵泡的生长中有协同促进作用,利用其抗体可抑制血管生成并延长卵泡期;糖皮质激素被发现在优势卵泡中,可以通过 bcl-2 阻断由 TNF-α 引起的颗粒细胞凋亡等;近年发现一种血浆金属蛋白酶 A(PAPP-A)可表达于卵巢组织,其存在于卵泡液中,具有与 IGFBP-4 相似的生物活性,可能在优势卵泡的选择过程中起作用。

四、卵泡闭锁

卵泡闭锁(atresia)是卵泡生长到一定程度停止发育并退化的现象,是一种正常的生理过程。闭锁从女性胎儿妊娠中第 7 周就开始,并抑制持续到绝经,是生长卵泡的必然归宿之一,对于调整生殖细胞的储备量具有重要意义。女性一生中两次大规模卵泡闭锁分别发生在女性胎儿出生时和进入青春期时,两次大幅度的下调,最终使仅有少量的卵泡有可能被募集,青春期以后的卵泡闭锁主要依赖于月经周期中多种激素和分子的调控。在卵泡期,募集到的卵泡簇共同开始发育,除了被选出的优势卵泡有可能成熟并排卵,卵泡簇中的其他卵泡也将闭锁。

现已明确,细胞凋亡是卵泡闭锁的机制,在人类胎儿卵巢中的原始卵泡就已经发现凋亡相关蛋白,包括 bcl-2、bax 等,以及人类闭锁卵泡中颗粒细胞的 DNA 被发现有凋亡特有的阶梯状表现,但卵泡闭锁的具体信号通路和调节机制还不明确。实验发现,有多种基因参与这过程,包括 *p53*、*c-myc*、*c-fox*、*bax* 等,并且 *TGF-β*、*IL-6*、雄激素、*TNF* 等也在一些实验中被证明与闭锁相关,但还有待新的研究。

卵泡的募集与优势卵泡的选择是女性卵子成熟并成功排卵前的重要事件,募集和选择的机制保证了优质卵泡的优先发育及对物种的延续有重大意义。但由于生长的卵泡容易受多种因素的影响而易于闭锁,所以尽管有周期性募集选择的机制存在,却并不等保证有排卵。卵泡处于一个极其复杂的微环境中,其发育,尤其是窦卵泡的发育不仅受下丘脑-垂体-卵巢轴中多种激素的调控,更受多种因子自分泌和旁分泌的影响。文章中所总结的一些对卵泡发育过程的作用相对明确的因子,也不是独立发挥作用,而是在一个复杂的网络中相互协调、共同调节的。此外,机体内外环境中多种因素也对卵泡发育和排卵有一定影响,但关于这部分内容的研究还比较少。明确卵泡在不同时段的发育和调节机制,也将对相关疾病,如 PCOS、卵巢早衰等的研究与治疗带来新的观点及思考。

第五节　卵母细胞成熟与调控

哺乳动物的卵母细胞成熟包括核成熟和细胞质成熟,核成熟的标志是生发泡破裂(germinal vesicle break down,GVBD)、同源染色体分离、第一极体排出到卵周间隙。细胞质成熟是指卵细胞质发生的一系列变化,包括蛋白质合成、细胞器重排、微丝微管合成等,细胞质成熟对卵母细胞的受精和早期胚胎发育至关重要。体内成熟的卵母细胞核与质成熟大多是同步的,而体外成熟卵母细胞的最大缺陷是细胞质成熟落后于核成熟。细胞质不成熟会导致卵母细胞受精,胚胎发育及产生健康婴儿的能力下降,具体的分子机制和生理生化过程知之甚少。

相关研究提示:卵母细胞成熟的调控不是一个单纯的级链式作用,而是一个非常复杂的多因子调节过程。既往的研究关注的主要是下丘脑 - 垂体 - 卵巢轴对卵母细胞的内分泌调节,最近的研究发现卵巢内部的旁分泌(paracrine)和细胞间通讯调节(cell to cell communication)对于卵母细胞的成熟有非常重要的作用。

一、卵母细胞核成熟

从始基卵泡形成时,卵母细胞的细胞核就停滞在减数第一次分裂的双线期,直至发育到成熟前才恢复,但从始基卵泡激活启动发育开始,卵母细胞本身的生长就一直在进行着,体积不断增大,胞内物质不断积累,为最终的成熟做准备。研究发现,当优势卵泡发育到大的有腔卵泡,并且其中的卵母细胞体积达到成熟时的 80% 时,才具有获得减数分裂的能力。在成熟前,卵母细胞合成大量减数分裂有关的分子,并长期以无活性的形式存在。

(一) 核成熟的过程

卵母细胞核的成熟在形态学上主要表现为 GVBD 和第一极体的排出。发育早期,停留在双线期的卵母细胞中就已经形成了生殖泡,其以体积大和缺乏异染色质为特征。随着卵母细胞的发育,生殖泡的直径逐渐增大,其中的核仁大而明显。在 LH 峰之前先到来的 FSH 峰会促使生殖泡中的染色质开始在核仁周围凝集,并靠近核膜。核膜呈波浪形,表面有许多核孔,用以细胞核与细胞质之间物质和信息的交流。卵母细胞发育过程中核膜上的褶皱逐渐增多。随着 LH 峰的到来,核仁消失,核膜解体并融入内质网系统,生殖泡在细胞骨架系统的牵引下向卵母细胞皮质区迁移。在染色质凝集完成 20~24 小时之后,GVBD 发生,形成二价染色体,减数第一次分裂(M Ⅰ)恢复并从前中期开始。需要强调的是,GVBD 的发生虽然依赖于卵母细胞的生长发育,但发生 GVBD 的卵母细胞并不一定都可以完成减数分裂而成熟。故 GVBD 只是标志着卵母细胞具有成熟的能力以及减数分裂的开始。

卵母细胞中没有中心粒,在 GVBD 发生后,凝集的染色体上的着丝粒与微管蛋白相连,后者牵引染色体排列在赤道板上,并共同形成纺锤体(spindle)。随后,纺锤体在肌动蛋白、微丝的共同作用下,迁移至卵母细胞表面动物极质膜下,此阶段为 M Ⅰ的中期,可维持数小时。之后同源染色体分离,分别进入两部分细胞质,在 LH 峰或外源性补充 HCG 后约 36 小时,排出第一极体并形成次级卵母细胞。次级卵母细胞不经过 DNA 复制,直接进入减数第二次分裂(M Ⅱ),最终停滞在 M Ⅱ中期等待受精。至此,卵母细胞核已经成熟,第一极体的排出为核成熟的标志。这个过程中,卵母细胞的细胞质分裂极不均等,使次级卵母细胞与第一极体在体积上有显著差别,但两者带有等量的染色体。此外,第一极体还含有较多的细胞器,包括线粒体、核糖体等。

(二) 核成熟的调节

卵母细胞的成熟过程涉及包括促性腺激素在内的多种因子的调控。当增长到一定程度时,可在 LH 或 HCG 的刺激下启动成熟。前已述及,卵母细胞核成熟的重要事件为减数分裂的恢复,因而对减数分裂停滞与恢复的调控成为核成熟的关键。

1. MⅠ停滞 生理现象表明,发育到一定程度的卵母细胞最终是在 LH 或 HCG 的刺激下启动成熟,恢复减数分裂。而实验发现,当卵母细胞脱离卵泡环境之后,没有 LH 的刺激也可以自发恢复减数分裂。但在体外培养整个卵泡或者利用卵泡液培养裸卵,卵母细胞的减数分裂不能自发恢复,另外,体外环境下共培养裸卵和颗粒细胞也不能自发成熟。这些研究表明,卵母细胞本身具有自发成熟的能力,而卵泡中的体细胞可通过与卵母细胞的相互作用或向卵泡液中分泌某些物质而抑制其减数分裂的恢复。目前认为相关的抑制因子包括卵母细胞成熟抑制因子(oocyte maturation inhibitor,OMI)、环磷酸腺苷(cAMP)、环磷酸鸟苷(cGMP)、次黄嘌呤,以及其他可以提高卵母细胞中 cAMP 的物质。

2. cAMP 目前研究较清楚的是 cAMP,实验发现,向培养液中加入 cAMP 类似物、cAMP 激活剂、磷酸二酯酶抑制剂等增强 cAMP 含量或效应的物质,均可阻止体外培养的裸卵的减数分裂的恢复。卵母细胞中的 cAMP 一部分由卵泡中体细胞产生通过缝隙连接运输到卵母细胞中,此外,颗粒细胞的代谢产物可以影响卵母细胞自身合成 cAMP。有研究认为,cAMP 对卵母细胞的成熟具有抑制和促进的双重作用,即 cAMP 的持续升高及维持在高浓度可以抑制减数分裂的恢复,促使细胞停滞在 M Ⅰ期,而 cAMP 短暂升高可促进其减数分裂的开始,然而后一种说法并没有得到更多的实验证实。卵母细胞中,高浓度的 cAMP 主要是通过抑制卵母细胞中的成熟促进因子(maturation promoting factor,MPF)的活性来阻止减数分裂的恢复。MPF 已被证明是由细胞周期依赖性激酶 1(cyclin-dependent kinase 1,CDK1)和周期蛋白 B(cyclin B,CYB)组成的蛋白复合物,其中 CDK1 为催化亚基,CYB 为调节亚基。在 LH 峰之前,卵母细胞内高浓度的 cAMP 可以激活磷酸激酶 A(PKA)信号通路,后者可以间接使 CDK1 上的第 14 位苏氨酸(Thr14)及第 15 位酪氨酸(Tyr15)残基磷酸化而导致 MPF 失活。除了维持减数分裂停滞之外,也有文献报道,在成熟之前,卵母细胞中适量的 cAMP 可以调节卵母细胞中成熟相关蛋白的转录,以及防止染色质过快过度地凝集。

cAMP 的含量主要由腺苷酸环化酶(adenylate cyclase,AC)及磷酸二酯酶(phosphodiesterase,PDE)调控,AC 以 ATP 为底物催化生成 cAMP,而 PDE 则可将其降解。研究认为成熟前卵母细胞中高浓度 cAMP 的维持主要是通过卵母细胞与周围卵丘细胞等的相互作用,从而改变 AC 和 PDE 的活性而实现的。卵母细胞表面存在 3 型或 12 型 G 蛋白偶联受体 (G protein coupled receptor，GPR)，可以接受来自颗粒细胞的信息，激活下游的 Gs 蛋白(激活型 G 蛋白)，后者活化细胞中 AC 生成大量 cAMP，这是卵母细胞中高浓度 cAMP 的主要来源。而卵丘细胞中的 AC 也可以在 FSH 的作用下活化，生成 cAMP，后者也可通过细胞间的缝隙连接被转运至卵母细胞中，称为卵母细胞 cAMP 的另一个来源。细胞内的磷酸二酯酶 (PDE)是一种可由 cGMP 抑制的 cAMP 水解酶。PDE 有多种亚型，研究证明 PDE3A 是卵母细胞中所特有的，其在促性腺激素诱导的减数分裂恢复过程中有重要作用，卵泡体细胞中含有 PDE4，被认为是促性腺激素刺激后反馈调节 cAMP 水平的分子，FSH 和 LH 均可以诱导卵丘细胞中 PDE4 的 mRNA 的表达，提高其含量。在 LH 峰到来之前，卵丘细胞中的 cGMP 通过缝隙连接被转运至卵母细胞，可抑制 PDE3A 的活性，帮助维持成熟前细胞内的高浓度 cAMP 环境。此外，近年的研究还发现利钠肽(natriuretic peptides)具有促使卵母细胞停滞在 M I 阶段的作用。利钠肽家族主要有三种形式，分别是心钠肽、脑钠肽及 C 型钠尿肽 (C-type natriuretic peptide，CNP)。卵泡中的颗粒细胞可以分泌 CNP，并且卵丘细胞表面表达 2 型利钠肽受体(natriuretic peptides receptor 2，NPR2)。动物实验表明 CNP 与其受体结合后，激活其所偶联的鸟苷酸环化酶，可以增加卵丘细胞内 cGMP 的含量，研究者认为这是卵泡中 cGMP 的主要来源，后者通过缝隙连接进入卵母细胞，抑制 PDE 活性，维持 cAMP 的高水平，最终抑制卵母细胞减数分裂的恢复。值得一提的是，CNP 的合成也受到多种因子的调控。实验发现，颗粒细胞合成 CNP 的一个必要条件是细胞内环境中一定要有雌二醇的存在，否则不能合成。而 FSH 可以影响颗粒细胞产生雌激素，因此可以间接增强 CNP 的生成，且这个过程还受 GDF-9 及 BMP-15 的协同促进作用。

卵泡液的其他抑制成分：体外实验发现，卵母细胞培养液中加入 50% 的卵泡液，可在大约 48 小时后阻断 25% 的卵母细胞核成熟，但阻断的时间不超过 30 分钟。说明卵泡液中具有抑制细胞核成熟的物质，但其作用有限，不如 cAMP 那么强。研究认为，卵泡液中的抑制物包括次黄嘌呤和多种类固醇等，主要来源于颗粒细胞。次黄嘌呤可以抑制 PDE 的活性而间接提高 cAMP 的水平；类固醇中的雌二醇和睾酮均可对减数分裂起到抑制作用，黄体酮可能有促进作用。

M I 恢复：卵母细胞中高水平的 cAMP 在细胞核维持减数分裂停滞的过程中具有重要作用，cAMP 可以通过 PKA 实现对 MPF 的磷酸化而导致后者的失活。而随着 LH 或 HCG 峰的到来，一方面，卵母细胞中的 cAMP 在促性腺激素作用下水平下降，解除了对 MPF 的抑制作用，触发 M I 的恢复；另一方面，在 LH 的影响下卵母细胞中钙离子浓度快速升高，也可以激活减数分裂的重新启动。

成熟促进因子(MPF)：MPF 是由催化亚基——细胞周期依赖性激酶 1(cyclin-dependent kinase 1，CDK1)和调节亚基——周期蛋白 B(cyclin B，CYB)组成的蛋白复合物，其作用底物为核纤层蛋白与 DNA 组蛋白 H1。CDK1 也称细胞周期依赖蛋白激酶 2(cell division cycle 2，cdc2)，具有激酶活性，当其第 161 位苏氨酸(Thr161)被磷酸化时 MPF 被激活，可与细胞骨架相互作用，通过磷酸化微管蛋白来调控纺锤体的活动。动物实验发现，在卵母细胞成熟之前,高水平的 cAMP 使 cdc2 上第 14 位苏氨酸(Thr14)及第 15 位酪氨酸(Tyr15)残基磷酸化而导致 MPF 失活,称为 MPF 前体(pre-MPF)。LH 峰到来以后,cAMP 水平降低,并且此时 pre-MPF 数目也已积累到一定的阈值,可在促性腺激素的协同作用下激活卵母细胞中的一种双特异性磷酸酶 cdc25,后者使 cdc2 亚基上 Thr14 及 Tyr15 发生去磷酸化,pre-MPF 被转化为有生物活性的 MPF。MPF 的含量在 GVBD 前达到峰值,通过对微管蛋白的磷酸化作用,促使 GVBD 发生,卵母细胞迅速由双线期转化为分裂中期 I,减数分裂恢复。随着第一极体的排出,MPF 被大量水解达到低谷,直至减数第二次分裂的恢复,再重新积累到高峰。

促性腺激素对核成熟的调控:在哺乳动物中,卵母细胞 M I 的恢复是在促性腺激素(包括内源性的 FSH、LH 及外源性的 HCG)的作用下启动的。在排卵前,循环中的 FSH 及 LH 在排卵前有一个峰值,5 小时左右之后该峰值出现在卵泡中,并且 FSH 略早于 LH 峰值,认为 FSH 峰可能对卵母细胞成熟前生殖泡中染色质的凝集具有促进作用,为成熟做准备。然而 FSH 受体表达在卵泡颗粒细胞表面,LH 受体主要表达在大的窦卵泡的壁颗粒细胞上,卵丘细胞没有,并且这两种受体均未在卵母细胞上被检测到。这种现象表明,促性腺激素并不直接作用卵母细胞本身,而是通过与卵泡中的体细胞相互作用,后者通过旁分泌或缝隙连接而实现对卵母细胞成熟过程的调控。

尽管 FSH 与 LH 在卵母细胞成熟中有着不同的作用,且相较之下 LH 更为关键,但两者相互协同,是减数分裂恢复的最重要的启动因素。充分发育的卵泡中 FSH 峰的出现先于 LH 峰,可以通过间接作用促进 GV 内染色质的凝集,以及向核膜方向的聚集,并且 FSH 可以直接作用于壁颗粒细胞和卵丘细胞表面的受体,提高卵泡颗粒细胞中第二信使 cAMP 的水平,后者可以激活细胞内 PKA 及 PKC,PKA 可以继续向下激活促分裂原活化蛋白激酶(mitogen-activated protein kinase,MAPK),使卵丘细胞包裹卵母细胞(cumulus-enclosed oocyte,CEO)恢复减数分裂。FSH 诱发的减数分裂恢复会导致卵丘 - 卵母细胞复合物(cumulus-oocyte complex,COC)中卵丘细胞分泌透明质酸而发生卵丘细胞的扩展,并减少卵母细胞与卵丘细胞之间的缝隙连接,从而阻止抑制减数分裂的物质(如 cGMP)向卵母细胞中的运输,这对于减数分裂的顺利进行与排卵的发生具有重要意义。FSH 所诱导激活的 PKC 下游通路还存在争议,但实验表明其对卵母细胞的核成熟具有促进作用,利用 PKC 的激活剂 PMA 可以在体外缺乏促激素的情况下诱导减数分裂的恢复,而多种 PKA 的抑制剂却可以阻断卵丘细胞中 FSH 对 MAPK 的作用。另有研究认为可以协同 PKA 促进表皮生长因子类物质的合成。

LH 峰被认为是体内卵母细胞核成熟最关键的使动因素,可以通过多种途径降低卵母细胞中 cAMP 的水平,增强 MPF 的活性而重启减数分裂。CNP 可由卵泡壁颗粒细胞合成,作用于卵丘细胞上的受体 NPR2 从而促进卵丘细胞内 cGMP 的合成,后者可以抑制 PDE3A 的生物活性而导致卵母细胞中 cAMP 的积累。当 LH 作用于壁颗粒细胞表面的受体时,另一方面也可抑制 CNP 蛋白的转录,导致 NPR2 下游的靶蛋白——鸟苷酸环化酶活性受抑制,cGMP 水平下降,解除了其对 PDE3A 的抑制,后者水解 cAMP,进一步可触发减数分裂的恢复。卵泡中细胞之间的缝隙连接作为物质及信息传递通道,在卵泡发育以及维持 M Ⅰ 停滞状态中起着十分重要的作用,可以将包括 cGMP 在内的多种物质传送进卵母细胞。在 GVBD 发生前,LH 可以通过激活 MAPK 依赖性信号通路使细胞表面连接蛋白 Cx-43 上过个位点磷酸化而失活,减少体细胞对卵母细胞减数分裂的抑制作用,降低卵母细胞中的 cGMP 含量,促进 M Ⅰ 的恢复,以及核的成熟。

实验发现,在 LH 峰之后与 GVBD 之前,卵泡壁颗粒细胞中的 cAMP 含量会出现一个一过性的增多,随后在 GVBD 前后又迅速下降。研究认为,LH 峰作用于颗粒细胞表面的 LH 受体,后者为 G 蛋白偶联受体,受 LH 激活,可增加下游第二信使 cAMP 的水平,造成其含量大幅增高,可以达到原先的 80~200 倍。而关于这部分急剧增多的 cAMP 是否会被传送入卵母细胞,还存在争议。体外实验中,成熟前卵泡体细胞中 cAMP 含量的快速增加有助于 COC 中卵母细胞与卵丘细胞的分离,在卵母细胞体外成熟(in vitro maturation,IVM)过程中有促进作用,认为在体内 cAMP 的这种变化有助于排卵的发生。

LH 峰引起的卵泡内生长因子的合成及其在核成熟和细胞质成熟中的作用:哺乳动物的卵母细胞本身不表达 LH 受体,对直接的 LH 和 HCG 的刺激也不敏感。长期以来,一直有推测是卵泡中的一些体细胞,如颗粒细胞、卵泡膜细胞等受 LH 刺激后分泌某些生长因子,以旁分泌形式作用于卵丘 / 卵母细胞,促进了卵母细胞的核成熟和细胞质成熟(图 2-2)。近年来,一系列动物研究结果支持这一推测,在 LH 作用下,卵泡中的几种体细胞可以合成多种生长因子,包括表皮生长因子、胰岛素样生长因子、内皮素 -1、胶质细胞来源神经营养因子及脑源性神经营养因子等,这些生长因子可以通过旁分泌作用,间接促进 GVBD 的发生和 / 或第一极体的释放以及细胞质成熟。我们的研究发现一些生长因子,如内皮素 -1、胶质细胞来源神经营养因子能以旁分泌形式对人卵母细胞的核成熟和细胞质成熟起调节作用。临床研究也证实,在培养液中添加表皮生长因子、胶质细胞来源神经营养因子及脑源性神经营养因子能促进人卵母细胞的成熟,为以后改进体外成熟培养液,更有效地进行人卵母细胞体外成熟培养打下了基础。

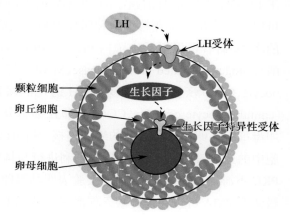

图 2-2 卵母细胞成熟的旁分泌调节

Kit Ligand:KitL 在哺乳动物卵泡内主要由颗粒细胞分泌,可与卵母细胞表面的 c-kit 受体结合,影响卵母细胞的生长和发育。近年小鼠实验还发现,在 LH/HCG 的作用下,排卵前卵泡中以及 HCG 注射后 4 小时的小窦卵泡中 KitL 的表达量显著上升。向小鼠卵丘 - 卵母细胞复合体中加入 KitL 发现,KitL 会通过剂量依赖性的模式,上调卵泡中 cyclin B1 的水平来促进卵母细胞核的成熟,加速第一极体排出。近几年还发现哺乳动物卵泡中 C 型钠尿肽的水平,降低后者促进 cGMP 生成的过程,促使减数分裂的恢复。

表皮生长因子类：早期体外实验就已证实，表皮生长因子（epidermal growth factor，EGF）在有次黄嘌呤存在的抑制环境下也可以促使减数分裂的恢复。近年来还发现在人体和动物体内，成熟前的卵泡中存在 EGF 样多肽（EGF-like peptides，EGF-p），可以在 LH 峰及 cAMP 的刺激下促进减数分裂的恢复以及排卵的发生，主要包括双调蛋白（amphiregulin，AREG）、外调蛋白（epiregulin，EREG）及 BTC（β-cellulin）。研究证实，这三类表皮生长因子样生长因子（EGF-like growth factors）均可与位于颗粒细胞、卵丘细胞表面的表皮生长因子受体（EGF receptor，EGFR）结合，通过不同的机制诱导卵母细胞中减数分裂的恢复，促进卵母细胞的核成熟。如在小鼠卵泡中，AREG 和 EREG 可以抑制颗粒细胞及卵丘细胞中 C 型钠尿肽 mRNA 的表达，从而抑制 C 型钠尿肽诱导生成 cGMP 的作用，促进减数分裂的恢复。另有研究发现，EGF 样生长因子可以上调包括 Has2、Ptx3、Ptgs2 在内的多种可促进卵丘细胞外基质合成的蛋白的 mRNA 的表达，从而促进卵丘的扩展，加速核成熟，为排卵做准备。近年来还发现，内皮素 -1（endothelin-1，ET-1）作为 EGF 样生长因子家族的一员，可在 LH/HCG 的刺激下，由成熟前卵泡的颗粒细胞合成，并且 ET-1 可与卵丘细胞表面的受体（ETRA 和 ETRB）结合，下调卵丘细胞与卵母细胞之间的连接蛋白 Cx-26 等途径来促进卵母细胞的核成熟。

胰岛素样生长因子：胰岛素样生长因子 3（insulin-like 3，INSL-3）最早被发现在雄性动物睾丸 Leydig 细胞中，在生精过程中具有重要意义。随后，研究人员又在卵巢的膜细胞和黄体中检测到了 INSL-3 的表达，且 INSL-3 基因敲除鼠表现为不孕。体内和体外实验均证实，卵泡膜细胞可以在 LH 峰或 HCG 的作用下合成 INSL-3，后者与位于卵母细胞表面的抑制性 G 蛋白偶联受体 LGR8 结合，抑制 G 蛋白下游通路的激活，减少卵母细胞中 cAMP 的生成，解除 cAMP 对减数分裂的抑制作用，促进卵母细胞核成熟。

神经营养因子类：研究已经证实，多种神经营养因子，包括脑源性神经营养因子（BDNF）、胶质细胞系源性神经营养因子（GDNF）、神经营养素 3（NT-3）等，不仅可在神经系统中起作用，还可以在哺乳动物卵巢中发挥功效，如促进卵母细胞的生长、发育、成熟，以及成熟后的早期胚胎发育的一系列准备活动等。目前研究较为清楚的是 BDNF、GDNF。较早研究发现，在 LH 或 HCG 的作用下，鼠卵泡中颗粒细胞与卵丘细胞中 BDNF 的表达量显著上升，后者与位于卵母细胞表面的 TrkB 受体结合，与卵母细胞直接相互作用，促进第一极体的释放，并可以加速细胞质的成熟，为受精与早期胚胎发育做准备；类似的 GDNF 也在 LH 或 HCG 的刺激下表达上升，与卵母细胞上的受体（GFRA1、RET 蛋白）结合，上调卵母细胞中 CYB 蛋白，促进第一极体释放。最新研究还发现 GDNF 可以下调卵泡中小 RNA（如 miR-145-5p），进一步强化卵丘细胞的作用，促进卵母细胞核成熟等。

钙离子的作用：多种体内外实验表明，钙离子（Ca^{2+}）在卵细胞核的成熟中发挥着关键作用。卵母细胞内 Ca^{2+} 的高频释放被认为是减数分裂启动的最早标志之一，Ca^{2+} 与钙调蛋白可以共同调节卵母细胞中 PDE 的活性，后者可显著降低 cAMP 的水平。卵泡生长过程中，卵母细胞中的 Ca^{2+} 持续低频释放，直至促性腺激素诱导核成熟启动时，Ca^{2+} 的释放出现一个高峰，并且在这个阶段卵母细胞中 Ca^{2+} 总量也大幅增加，因此在 IVM 的培养液中 Ca^{2+} 是必不可少的成分。卵丘细胞中,在 FSH 和 LH 的作用下,水解磷脂酰肌醇(phosphatidylinosital biphosphate,PIP2)为二酰甘油(diacylglycerol,DAG)和三磷酸肌醇(inositol triphosp,IP3),其中 DAG 可在 Ca^{2+} 参与下激活 PKC,参与核成熟的调控,而 IP3 则可与受体结合使颗粒细胞内储存的 Ca^{2+} 大量释放,通过缝隙连接进入卵母细胞,IP3 本身也可穿过缝隙连接,促进卵母细胞自身钙离子向胞质内的大量释放,达到一定浓度后激活卵细胞。

醇类与甾体类物质:研究显示,卵泡中在促性腺激素作用下生成的甾醇与甾体类物质也在核成熟过程中发挥作用,主要包括减数分裂激活甾醇(meiosis activating sterol,MAS)及性腺甾体类激素。MAS 是胆固醇合成过程中的中间产物,在雌性哺乳动物的卵泡液中及雄性动物的睾丸中都有发现。体外实验中,用 MAS 处理与卵泡环境分离的裸卵,发现其可以促使减数分裂的恢复。在体内,促性腺激素峰作用之后,卵泡液中的 MAS 水平上升。在 FSH 的作用下,卵丘细胞中 PKA2-CREB 信号被激活,CREB 可以帮助启动细胞色素 P51(CYP51)的转录,后者被证明是 MAS 合成的关键酶,可促进 MAS 的生成。此外,CYP51 还可以促进甾体类激素的合成,并可能参与由 EGF 诱导的 MAPK 磷酸化过程而协同促进核的成熟。而 LH 在促进 MAS 合成的过程中是否起作用,还有待研究。除本身作用之外,MAS 还可以在受精后促进第二次减数分裂的完成并有助于提高卵子的质量,也可以被代谢为孕激素发挥作用。实验发现 MAS 抑制剂同样可减少卵泡内孕激素的合成。已在包括人类在内的多种动物中证实,卵丘细胞在促性腺激素作用下通过多种路径合成孕激素,包括 EGFR 下游通路、CYP51 的作用等。孕激素生成后,可与卵丘细胞中的受体结合,下调 cAMP 水平,以及通过减少 Cx-43 而关闭缝隙连接,达到诱导减数分裂恢复的目的。目前,关于雌二醇和睾酮对卵母细胞成熟的作用还存在争议,有研究认为雌二醇和睾酮抑制减数分裂恢复,也有学者认为无作用。也有研究认为雌二醇、睾酮与受体结合可以通过 MAPK 信号,促使幼鼠裸卵减数分裂的恢复。目前认为这些争议性结论可能是由于裸卵具有自发恢复减数分裂的能力,以及将卵母细胞从 COC 分离出来可能已经破坏了其甾体类激素的微环境,故雌二醇与睾酮对卵母细胞核成熟的作用还需进一步探究。

二、卵母细胞胞质与卵膜的成熟

卵母细胞从形成后不断生长发育到成熟,细胞质的成分经历了一系列复杂的变化,尤其是卵母细胞在促性腺激素作用下成熟的过程,即从 GVBD 到 M Ⅱ 中期,细胞质中的细胞器与其他分子的生理生化改变最为明显,这种变化就是卵母细胞质的成熟过程。总体而言,始基卵泡中卵母细胞胞质的细胞器较少,聚集在核周围。在卵母细胞被激活生长的过程中,细胞器的数量增多,并在细胞骨架的作用下向不同位置迁移,与此同时,随着卵母细胞体积的不断增大,胞质中的蛋白合成活跃,多种与卵子成熟及受精和早期胚胎发育相关的物质逐渐积累,便于卵子的成熟、受精及胚胎发育的支持。因此,卵子的成熟不仅仅是前文所述的核成熟与减数分裂的完成,胞质的成熟也具有重要意义。

1. 线粒体(mitochondria) 线粒体是细胞中最重要的细胞器之一,由双层线粒体膜、嵴、基质组成,通过氧化磷酸化的作用为细胞中的多种代谢活动提供能量。卵母细胞成熟、受精嵴早期胚胎发育过程中均需要大量的能量,因此线粒体的作用至关重要,其分布和代谢活性也是细胞质成熟和减数分裂恢复的重要特征。在卵子的早期发育过程中,线粒体的形态、数目与代谢活性经历一系列的变化,以适应卵子多种代谢活动的能量需求。早期卵泡中卵母细胞的线粒体主要沿核周分布,形态呈圆形,内无嵴或很少。次级卵泡之后,线粒体数目大幅增长并逐渐向皮质区移动,为卵母细胞的成熟做准备。许多研究证实,在卵母细胞成熟过程中(这里主要指 GVBD 到 M Ⅱ 中期),线粒体发生了多种改变,包括线粒体数目及 DNA(mtDNA)的含量变化、在皮质区分布的改变、膜电位与氧化磷酸化的改变等。

　　成熟前,卵母细胞体积最大的时候,线粒体的数目也达到顶峰,而在成熟过程中,研究者认为线粒体的数目下降大约 2/3,但数量上的改变并不能十分确切地反映线粒体功能的变化,因为此阶段的线粒体之间存在大量的融合与裂变,形成大小不一的团状线粒体组织。值得一提的是,从始基卵泡起,线粒体中的 mtDNA 就开始大量的复制,其拷贝数可由最初的数千增长到数十万,以抵消线粒体在卵子成熟时融合与裂解所造成的数量上的损失,达到一定的平衡。并且有学者认为,mtDNA 的数量最终需要达到一定的阈值,才能保证后续的成熟、受精、早期胚胎发育的顺利进行。此外,从 GVBD 到 M Ⅱ 中期,线粒体在微管的作用下,在卵母细胞皮质区域迁移与聚集,这也是胞质成熟的特征之一。小鼠实验发现,在 GVBD 之前,线粒体在皮质区分散排列。随着 GVBD 的发生,超过 40% 的线粒体在即将形成的 M Ⅰ 纺锤体的附近聚集,并与周围大量的内质网相邻,在纺锤体的形成与染色体分离,第一极体的排出过程中提供能量。而到了 M Ⅱ 中期停滞时,纺锤体附近则不再有大量的线粒体,取而代之的是该区域大量的致密颗粒,直至 M Ⅱ 恢复时线粒体才在纺锤体周围重新聚集。鉴于线粒体的这种聚集现象是在微管蛋白的牵引下完成的,因此也受到微管蛋白调控因子的调节,如动力蛋白抑制剂可以阻断此过程的发生。卵泡成熟过程中,卵母细胞中的线粒体产生 ATP 的能力也会随着其内外膜电位差的改变而受到调控,以适应卵子不同区域的代谢需求。尽管在所有线粒体在形态与微观结构上十分相似,但内外膜电位差的大小直接决定着线粒体进行氧化磷酸化的能力强弱,即产生 ATP 的能力。现已证明这种电位差的上调在卵子耗能高的区域和时段最为聚集,如在 M Ⅰ 纺锤体的附近以及随后受精过程中卵子皮质区域等,并且发现电位差的上调可以被由放射冠细胞所产生的 NO 分子所抑制。卵母细胞成熟过程中,胞质内有三次 ATP 合成高峰,分别是 GVBD 发生时、纺锤体向皮质迁移时,以及第一极体释放时。与之相对应,GVBD 时核周出现线粒体的聚集与膜电位的上调,纺锤体迁移时这种现象出现在纺锤体附近,第一极体释放时出现在卵子边缘并处于纺锤体的中间。

　　2. 内质网(endoplasmic reticulum,ER) ER 是蛋白质合成的主要场所,发育早期的卵母细胞中就有大量的 ER 存在,并且以含有核糖体的粗面内质网(rough ER,RER)为主。随着卵母细胞的生长,ER 的含量不断增多,到卵母细胞达到最大体积时,RER 最为发达,随后开始减少,到卵母细胞成熟时 RER 消失,滑面内质网(smooth ER,SER)增多。SER 是细胞内的钙离子库,核成熟以及受精过程中所需的钙离子主要从 SER 中释放。此过程是通过 IP3 与 ER 表面的受体结合而介导完成的。在成熟过程中的卵母细胞中,ER 逐渐向卵母细胞皮质,由 GVBD 之前不规则的囊泡逐渐转化为直径 1~2μm 的团簇状囊泡,在卵母细胞皮质的纺锤体附近排列。在小鼠以及包括人类在内的哺乳动物中都已证明,从 GV 到 M Ⅱ 中期,SER 的数目翻倍且对 IP3 的敏感性提高,聚集位点及功能与线粒体紧密相连,均在纺锤体附近,协助纺锤体向卵母细胞一极迁移,与线粒体协同作用而推进 M Ⅰ 的进行。

3. **高尔基复合体(Golgi apparatus,GA)**　GA 是细胞中蛋白质合成后修饰与转运的重要场所。在卵泡生长过程中,颗粒细胞里的 GA 在 S 期可聚集于中心体附近与其协同作用完成颗粒细胞的增殖。初级卵母细胞中,GA 分布于细胞核的周围,随后逐渐迁移至皮质区数量增加。以前有观点认为,到了卵母细胞成熟时,GA 会消失。近年有研究认为,在 GVBD 之前,GA 呈微小的囊泡状(mini-Golgis)分散于胞质中,并且此状态会一直持续到 M Ⅱ 期,而并非完全消失。在小鼠与牛中发现,相比卵母细胞皮质区,小的 GA 囊泡似乎更多地聚集在胞质的内部,其活动受到微管蛋白与细胞质动力蛋白的调控。动物实验中,利用药物抑制 ER 向 GA 的质膜流动,会抑制甚至逆转卵母细胞的成熟,推测 GA 的活动可主动参与并调控成熟的过程。近期在小鼠成熟的卵母细胞中发现一种存在于顺面 GA 囊泡中的蛋白——GM130,可参与调控 ER 到 GA 的膜流、糖基化及维持 GA 的稳定性。GVBD 之后,带有 GM130 蛋白的 GA 小囊泡会聚集在卵母细胞的中央,GM130 蛋白可以募集微管成核因子(microtubule nucleating factor),在纺锤体形成的过程中发挥协同作用,最终参与细胞极化以及分裂的过程,随后在 M Ⅱ 停滞期 GA 分散,直到 M Ⅱ 再次启动才重新聚集在纺锤体的附近。据此,至少可以认为在小鼠中,一部分 GA 小囊泡可以通过其内所包含的 GM130 分子参与微管成核与纺锤体形成而促进减数分裂的进行。需要注意的是,小鼠卵母细胞中 GA 的这一作用需要多个微管形成中心(multiple microtubule organizing center,MTOC)参与完成,但在包括人在内的其他多种生物的卵母细胞中不存在这一结构。因此,对于 GA 在哺乳动物卵子成熟中的作用与机制还有待探究。

4. **皮质颗粒(cortical granules)**　皮质颗粒是一种位于卵母细胞皮质下方的独立的膜细胞器,为卵母细胞中所特有。其内含有蛋白酶、过氧化物酶等多种水解类物质,主要作用是调控透明带反应以保证单精子受精及早期胚胎发育。从卵泡的早期发育,皮质颗粒就开始形成,并聚集在细胞核附近,关于其来源,有研究认为与卵母细胞中高尔基复合体的活性调节有关。不同动物中皮质颗粒生成的时间不同,如啮齿类动物的初级卵泡中就有皮质颗粒,而猴子、人类等灵长类动物到次级卵泡才生成。卵母细胞成熟时数量最多,是其成熟的标志之一,此时的皮质颗粒成单层分布于卵膜下方,精卵融合后,皮质颗粒在内源性钙离子的作用下向外继续迁移并与卵膜融合,将其内物质释放入卵周隙以完成透明带反应。

5. **卵母细胞核质成熟的协调**　卵母细胞的成熟主要包括细胞核与细胞质的成熟,最先开始的是减数分裂的恢复,随后才逐渐获得受精与发育的潜能,因此在核与质的成熟上有明显的不同步性。只有当细胞核与细胞质都完全成熟后,卵母细胞才可以完成受精与早期胚胎发育的过程。并且,核的成熟调控着胞质的活动,胞质的成熟保证减数分裂的准备与恢复的顺利进行,两者相互促进相互影响。在卵母细胞体外成熟的过程中,胞质的不完全成熟往往是导致受精率下降的主要原因。如实验发现,从小的窦卵泡中可以提取出即将核成熟的卵母细胞,在体外培养下可顺利发育至 M Ⅱ 中期,并可以完成受精。但再受精后却很难继续发育,提示胞质与胞核成熟协调的重要性。但目前对于胞质与胞核成熟的确切时间还存在争议,多数人认为胞质较胞核的成熟稍晚一些。

第六节　排　卵

排卵(ovulation)是指在月经中期,卵巢中的优势卵泡生长发育到一定程度(直径一般大于 15mm)时,在以 LH 峰为主的多种激素与小分子的作用下,卵细胞与其周围的卵丘细胞一起被从卵泡中排出的过程。排卵的发生主要由 LH 峰诱导,在这个过程中,卵母细胞完成第一次减数分裂并排出第一极体,称为具有受精能力的成熟卵子。与此同时,颗粒细胞在 LH 等因子的调控下合成分泌大量孕激素时,排卵完成后迅速黄体期。

一、排卵的过程

排卵的过程主要包括卵母细胞第一次减数分裂的完成及卵泡壁胶原层的分解从而形成小孔,使得卵母细胞和周围卵丘被从中排出(图 2-3)。

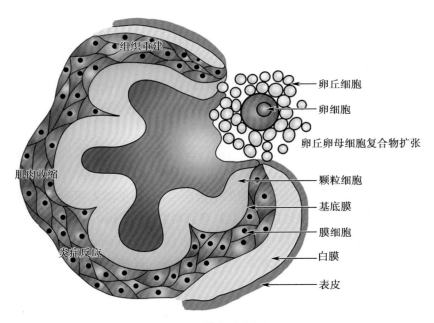

图 2-3　排卵示意图

二、排卵的调节

排卵是一个精确而复杂的过程,其由多种激素与小分子物质共同调控完成。包括下丘脑 - 垂体 - 卵巢轴的多种相关激素的正负反馈与相互作用,如前列腺素系统、纤溶酶原激活物系统,以及透明质酸酶、蛋白水解酶等。此外,研究还发现,精浆中也存在诱导排卵发生的物质,对排卵的发生及减数分裂恢复、卵子成熟的过程具有一定的意义。

(一) H-P-O 轴激素的作用

在排卵前,LH 峰的形成被认为是诱发排卵最关键的因素。LH 的浓度通常在排卵前 34~36 小时开始增高,于排卵前 10~12 小时达到顶峰,因此 LH 被认为是一个相对可靠的排卵预测指标。在卵泡期后期,优势卵泡在垂体分泌的 FSH 作用下,大量合成与分泌雌激素,雌激素本身也正反馈地刺激卵泡的生长发育与进一步释放雌激素。研究认为,当雌激素浓度积累到一定程度(大于 200pg/ml 时),可以诱导垂体细胞合成并释放 LH。而 LH 浓度的上升,可作用于卵泡膜细胞,后者在其作用下合成孕激素,此时的孕激素会与已积累较多的雌激素协同作用,正反馈进一步增加下丘脑发放 GnRH 的脉冲频次,促进垂体合成释放 LH,以及小幅度增加 FSH。当孕激素浓度达到一定程度时,则会反过来下调垂体细胞表面的 GnRH 受体,使垂体接受的 GnRH 信号减少,LH 及 FSH 合成速率下降,而浓度达到顶峰。因此,LH 在血液及卵泡中的含量在短时间内迅速上升,形成 LH 峰。LH 达到顶峰后,一方面作用与卵母细胞本身,促使后者减数分裂的恢复与核、浆的成熟;另一方面作用于颗粒细胞,促使其内一种黄色的色素沉积,以及黄素化的发生。在卵子与卵丘被排出以后,卵泡的剩余部分逐渐转化成黄体,即排卵期过后进入黄体期。

排卵前 LH 峰形成的同时,FSH 的浓度也在雌、孕激素的正反馈调控下达到顶峰,虽然 FSH 的峰值远低于 LH,但其存在也对排卵具有不可或缺的作用。研究发现,FSH 峰可以诱导透明质酸酶的产生,后者在卵丘 - 卵母细胞复合物从卵泡中分离排出的过程中有重要作用。FSH 还可以上调颗粒细胞表面的 LH 受体,协同促进黄素化的发生,并可以刺激蛋白酶原激活物的生成。

(二) 前列腺素系统及蛋白酶原激活物系统

在促性腺激素和孕激素的协同作用下,前列腺素系统以及包括胶原酶、血浆酶等在内的蛋白水解酶类被激活,参与排卵的过程。蛋白水解酶类在被激活后可以消化掉卵泡壁上的蛋白结构,而前列腺素则可促进卵泡周围的平滑肌收缩,辅助增大卵泡内部的压力,从而帮助 COC 的排出。前列腺素类中起作用的主要有前列腺素 E(prostaglandin E,PGE)和前列腺素 F(prostaglandin F,PGF),以及羟基二十碳四烯酸(hydroxyeicosatetraenoic acid,HETE),这三种物质在卵泡液中的含量均在排卵发生前达到顶峰。在临床上,应用前列腺素抑制剂如吲哚美辛的患者常会推后抑制排卵的发生。

纤溶酶原激活物(plasminogen activator,PA)系统是在排卵过程中起作用的最重要的蛋白水解酶类,主要包括组织型蛋白酶原激活物(tissue plasminogen activator,tPA)及尿激酶型蛋白酶原激活物(urokinase plasminogen activator,uPA)。tPA 和 uPA 在卵泡液环境中可将纤溶酶原激活为纤维蛋白酶,后者既可以直接作用于卵泡壁将其消化,也可以通过激活多种亚型的基质金属蛋白酶(matrix metalloproteinase,MMPs)的间接作用消化卵泡壁。

(三) 精浆内的排卵诱导因子

近年来,研究人员在包括人类在内的多种动物的精浆中发现一种具有诱导排卵发生的物质,称之为排卵诱导因子(ovulation-inducing factor,OIF)。研究显示 OIF 的本质是 β 型神经生长因子(beta-nerve growth factor,β-NGF),为一类结构高度保守的蛋白,是神经营养素的一种,主要作用是促进神经元的生长与生理活动。但在最新的生殖医学研究中,认为至少在部分动物中,β型神经生长因子具有诱导排卵的作用。科学家利用骆驼、羊驼等动物,发现处于排卵期的雌性动物与雄性交配后,精液中的β-NGF可以被子宫内膜吸收,之后随着血液循环运输到中枢而调节垂体LH峰的释放,诱导排卵的发生。Kisspeptin(Kp)是发现于多种哺乳动物下丘脑中的一种蛋白质,由下丘脑中的Kp神经元释放。研究表明,Kp的存在对于转化雌激素对下丘脑垂体的负反馈作用为正反馈作用的过程至关重要,并且在促进GnRH释放及下游的LH和FSH峰的形成中有重要意义。近年来有学者推测,Kp神经元可能是精浆中β-NGF的靶点之一,认为β-NGF被子宫内膜吸收,经血液循环通过血脑屏障至下丘脑后,作用于Kp神经元表面的受体,刺激Kp蛋白的产生,最终调节排卵的发生。

到目前为止,科学家已经证实精液中的排卵诱导因子β-NGF及Kp蛋白各自在哺乳动物排卵的发生中有重要作用,但β-NGF具体的作用机制及靶点是否与Kp蛋白相关,以及机制中的种种细节都还有待进一步研究。

【小结】

卵泡的质量及数量决定了女性的生育潜能。卵泡的组成除了卵子外,还有卵泡膜细胞、颗粒细胞、卵丘细胞等,这些细胞相互调节、相互作用,形成高度整合的整体,帮助形成具有受精能力并能着床发育成新的个体的卵子。卵巢生殖生理方面的新进展,如众多参与调节卵母细胞成熟基因的发现、核成熟和胞质成熟的协调、缝隙连接的作用等,将导致促排卵方案的更新、卵母细胞体外成熟方案的改进等,从而推动辅助生殖治疗的进展。

(叶英辉　陈　瑶)

参考文献

1. 黄国宁.辅助生殖实验室技术.北京:人民卫生出版,2014.
2. 黄荷凤.现代辅助生育技术.北京:人民军医出版社,2003.
3. 田秦杰,葛秦生.实用女性生殖内分泌学.北京:人民卫生出版,2018.
4. Achermann JC, Domenice S, Bachega TASS, et al. Disorders of sex development: effect of molecular diagnostics. Nature Reviews Endocrinology, 2015, 11: 478.
5. Adams G, Ratto M, Silva M, et al. Ovulation-inducing factor (OIF/NGF) in seminal plasma: a review and update. Reproduction in Domestic Animals, 2016, 51 (S2): 4-17.
6. Adams GP, Ratto MH. Ovulation-inducing factor in seminal plasma: A review. Animal Reproduction Science, 2013, 136 (3): 148-156.
7. Adhikari D, Liu K. Molecular mechanisms underlying the activation of mammalian primordial follicles. Endocrine Reviews, 2009, 30 (5): 438-464.

8. Ben-Ami I, Komsky A, Bern O, et al. In vitro maturation of human germinal vesicle-stage oocytes: role of epidermal growth factor-like growth factors in the culture medium. Human Reproduction, 2011, 26 (1): 76-81.

9. Brunet S, Verlhac MH. Positioning to get out of meiosis: the asymmetry of division. Human Reproduction Update, 2010, 17 (1): 68-75.

10. Burnett TA, Polsky L, Kaur M, et al. Effect of estrous expression on timing and failure of ovulation of Holstein dairy cows using automated activity monitors. Journal of Dairy Science, 2018, 101 (12): 11310-11320.

11. Byskov AG, HYer PE, Andersen C, et al. No evidence for the presence of oogonia in the human ovary after their final clearance during the first two years of life. Human Reproduction, 2011, 26 (8): 2129-2139.

12. Candace Tingen AK, Teresa K. Woodruff. The primordial pool of follicles and nest breakdown in mammalian ovaries. MHR: Basic science of reproductive medicine, 2009, 15 (12): 795-803.

13. Carlson. Human Embryology and Developmental Biology, 5th Edition With STUDENT CONSULT Online Access. Clinical Anatomy, 2014, 13 (2): 146-147.

14. Cavalcante AY, Gouveia BB, Barberino RS, et al. Kit ligand promotes the transition from primordial to primary follicles after in vitro culture of ovine ovarian tissue. Zygote, 2016, 24 (4): 578-582.

15. Chen WJ, Dijke PT. Immunoregulation by members of the TGFβ superfamily. Nature Reviews Immunology, 2016, 16 (12): 723-740.

16. Choi JH, Chen CL, Poon SL, et al. Gonadotropin-stimulated epidermal growth factor receptor expression in human ovarian surface epithelial cells: involvement of cyclic AMP-dependent exchange protein activated by cAMP pathway. Endocrine-related cancer, 2009, 16 (1): 179.

17. Coticchio G, Dal Canto M, Mignini Renzini M, et al. Oocyte maturation: gamete-somatic cells interactions, meiotic resumption, cytoskeletal dynamics and cytoplasmic reorganization. Human Reproduction Update, 2015, 21 (4): 427-454.

18. Cui L, Fang L, Mao X, et al. GDNF-induced down-regulation of miR-145-5p enhances human oocyte maturation and cumulus cell viability. Journal of Clinical Endocrinology & Metabolism, 2018, 103 (7): 2510-2521.

19. Cui L, Shen J, Fang L, et al. Endothelin-1 promotes human germinal vesicle-stage oocyte maturation by downregulating connexin-26 expression in cumulus cells. Molecular Human Reproduction, 2017.

20. Cutler DA, Shaw AK, Pride SM, et al. A randomized controlled trial comparing lifestyle intervention to letrozole for ovulation in women with polycystic ovary syndrome: a study protocol. Trials, 2018, 19 (1): 632.

21. Yinghui Y, Kazuhiro K, Mitsue S, et al. Leptin and ObRa/MEK signalling in mouse oocyte maturation and preimplantation embryo development. Reproductive Biomedicine Online, 2009, 19 (2): 181-190.

22. Eldaly AA, Fozan HM, Inany HG, et al. Aromatase inhibitors for ovulation induction, 2006.

23. Erik HP, Grete BA, Kjeld M. Stem cell factor and c-Kit in human primordial germ cells and fetal ovaries. Molecular & Cellular Endocrinology, 2005, 234 (1): 1-10.

24. Fang Y, Baoyun Z, Guangde F, et al. A mechanistic review of how hypoxic mircroenvironment regulates mammalian ovulation. Yi Chuan. 2016, 38 (2): 109-117.

25. Yding AC. Inhibin-B secretion and FSH isoform distribution may play an integral part of follicular selection in the natural menstrual cycle. Molecular Human Reproduction, 2017, 23 (1): 16.

26. Florence N, Wenying Y, Riikka K, et al. Identification of the genes regulated by Wnt-4, a critical signal for commitment of the ovary. Experimental Cell Research, 2015, 332 (2): 163-178.

27. Freeman B. The active migration of germ cells in the embryos of mice and men is a myth. Reproduction, 2003, 125 (5): 635-643.

28. Gang N, Hong O, Songbo W, et al. 3′, 5′-cyclic adenosine monophosphate response element binding protein up-regulated cytochrome P450 lanosterol 14alpha-demethylase expression involved in follicle-stimulating hormone-induced mouse oocyte maturation. Molecular Endocrinology, 2008, 22 (7): 1682-1694.

29. Gershon E, Plaks V, Dekel N. Gap junctions in the ovary: expression, localization and function. Molecular & Cellular Endocrinology, 2008, 282 (1): 18-25.

30. Gilchrist RB, Luciano AM, Richani D, et al. Oocyte maturation and quality: role of cyclic nucleotides. Reproduction, 2016, 152 (5): REP-15-0606.

31. Ginther OJ. The theory of follicle selection in cattle. Domest Anim Endocrinol, 2016, 57: 85-99.

32. Ginther OJ. Follicle selection in mares: 90 years from observation to theory. Journal of Equine Veterinary Science, 2017, 54: 24-31.

33. Ginther OJ. Systemic and intrafollicular components of follicle selection in mares. Domestic Animal Endocrinology, 2017, 59: 116-133.

34. Ginther OJ, Dangudubiyyam SV. Factors affecting side of ovulation in heifers and mares-A comparative study. Animal Reproduction Science, 2018.

35. Ginther OJ, Dangudubiyyam SV, Domingues RR. Follicle blood flow and FSH concentration associated with variations in characteristics of follicle selection in heifers. Theriogenology, 2018.

36. Ginther OJ, Domingues RR, Dangudubiyyam SV, et al. Concentrations of follicle stimulating hormone associated with follicle selection, number of follicles, and ipsilateral vs contralateral relationships in mares. Theriogenology, 2018, 113: 159-165.

37. Ginther OJ, Domingues RR, Dangudubiyyam SV, et al. Gonadotropin concentrations associated with variations in diameter deviation during follicle selection in Holstein heifers. Animal Reproduction Science, 2018, 192: 271.

38. Ye Y, Kawamura K, Sasaki M, et al. Kit ligand promotes first polar body extrusion of mouse preovulatory oocytes. Reprod Biol Endocrinol, 2009, 7 (1): 26.

39. Gupta PS, Folger JK, Rajput SK, et al. Regulation and regulatory role of WNT signaling in potentiating FSH action during bovine dominant follicle selection. Plos One, 2014, 9 (6): e100201.

40. Hakimi O, Cameron LC. Effect of Exercise on Ovulation: A Systematic Review. Sports Medicine, 2016, 47 (8): 1555-1567.

41. Hara K, Kanai AMM. Evidence for crucial role of hindgut expansion in directing proper migration of primordial germ cells in mouse early embryogenesis. Developmental Biology, 2009, 330 (2): 427-439.

42. Harris A, Siggers P, Corrochano S, et al. ZNRF3 functions in mammalian sex determination by inhibiting canonical WNT signaling. Proceedings of the National Academy of Sciences, 2018, 115 (21): 5474-5479.

43. Heide S, Qing-Yuan S. New insights into the role of centrosomes in mammalian fertilization and implications for ART. Reproduction, 2011, 142 (6): 793.

44. Hirano T. At the heart of the chromosome: SMC proteins in action. Nature Reviews Molecular Cell Biology, 2006, 7 (5): 311-322.

45. Hsueh AW. Fertility: The Role of mTOR Signaling and KIT Ligand. Current Biology Cb, 2014, 24 (21): 1040-1042.

46. Hua C, Jie-Qiang L, Hong-Shan G, et al. Live birth following vitrification of in vitro matured oocytes derived from sibling smaller follicles at follicle selection phase in the context of in vitro fertilization. Gynecological Endocrinology, 2014, 30 (9): 624-626.

47. Hutt KJ, Mclaughlin EA, Holland MK. Kit ligand and c-Kit have diverse roles during mammalian oogenesis and folliculogenesis. Molecular Human Reproduction, 2006, 12 (2): 61-69.

48. Hutt KJ, Mclaughlin EA, Holland MK. KIT/KIT ligand in mammalian oogenesis and folliculogenesis: roles in rabbit and murine ovarian follicle activation and oocyte growth. Biology of Reproduction, 2006, 75 (3): 421-433.

49. Jeppesen JV, Anderson RA, Kelsey TW, et al. Which follicles make the most anti-Mullerian hormone in humans？ Evidence for an abrupt decline in AMH production at the time of follicle selection. Molecular Human Reproduction, 2013, 19 (8): 519-527.

50. Johnson AL. Ovarian follicle selection and granulosa cell differentiation. Poultry Science, 2015, 94 (4): 781.

51. Johnson PA. Follicle selection in the avian ovary. Reproduction in Domestic Animals, 2012, 47 (s4): 283-287.

52. Jones BC, Hahn AC, DeBruine LM. Ovulation, Sex Hormones, and Women’ s Mating Psychology. Trends in Cognitive Sciences, 2019, 23 (1): 51-62.

53. Juengel JL, Sawyer HR, Smith PR, et al. Origins of follicular cells and ontogeny of steroidogenesis in ovine fetal ovaries. Molecular&Cellular Endocrinology, 2002, 191 (1): 1-10.

54. Young P, Qiang S, Miyako A, et al. EGF-like growth factors as mediators of LH action in the ovulatory follicle. Science, 2004, 303 (5658): 682-684.

55. Kawamura K, Ye Y, Cheng GL, et al. Paracrine regulation of the resumption of oocyte meiosis by endothelin-1. Developmental Biology, 2009, 327 (1): 62-70.

56. Kazuhiro K, Nanami K, Mulders SM, et al. Ovarian brain-derived neurotrophic factor (BDNF) promotes the development of oocytes into preimplantation embryos. Proceedings of the National Academy of Sciences of the United States of America, 2005, 102 (26): 9206-9211.

57. Kazuhiro K, Yinghui Y, Nanami K, et al. Completion of Meiosis I of preovulatory oocytes and facilitation of preimplantation embryo development by glial cell line-derived neurotrophic factor. Developmental Biology, 2008, 315 (1): 189-202.

58. Koshimizu U, Watanabe M, Nakatsuji N. Retinoic Acid Is a Potent Growth Activator of Mouse Primordial Germ Cells in Vitro. Developmental Biology, 1995, 168 (2): 683-685.

59. Li LY, Liu Y. Expression and regulation of high mobility group AT-hook 1 (HMGA1) during ovulation and luteinisation in rat ovary. Reprod Fertil Dev, 2019, 31 (4): 698-704.

60. Lóránt SL, Kunihiro O, Alain N. Initiation of meiotic homologous recombination: flexibility, impact of histone modifications, and chromatin remodeling. Cold Spring Harbor Perspectives in Biology, 2015, 7 (5): a016527.

61. Marino G, Zanghì A. Activins and Inhibins: Expression and Role in Normal and Pathological Canine Reproductive Organs: A review. Anatomia, Histologia, Embryologia, 2013, 42 (1): 1-8.

62. Meijia Z, Hong O, Guoliang X. The signal pathway of gonadotrophins-induced mammalian oocyte meiotic resumption. Molecular Human Reproduction, 2009, 15 (7): 399.

63. Moniruzzaman M, Miyano T. KIT-KIT Ligand in the Growth of Porcine Oocytes in Primordial Follicles. J Reprod Dev, 2007, 53 (6): 1273-1281.

64. Namwanje M, Brown CW. Activins and Inhibins: Roles in Development, Physiology, and Disease. Cold Spring Harbor Perspectives in Biology, 2016, 8 (7): a021881.

65. Persani RR, Pasquale E. The fundamental role of bone morphogenetic protein 15 in ovarian function and its involvement in female fertility disorders. Human Reproduction Update, 2014, 20 (6): 869-883.

66. Richani D, Gilchrist RB. The epidermal growth factor network: role in oocyte growth, maturation and developmental competence. Human Reproduction Update, 2017, 24 (1): 1-14.

67. Richardson BE, Ruth L. Mechanisms guiding primordial germ cell migration: strategies from different organisms. Nature Reviews Molecular Cell Biology, 2010, 11 (1): 37.

68. Saffet O, Berna S, Necdet D. Telomere length and telomerase activity during oocyte maturation and early embryo development in mammalian species. Molecular Human Reproduction, 2014, 20 (1): 15-30.

69. Skinner MK. Regulation of primordial follicle assembly and development. Human Reproduction Update, 2005, 11 (5): 461-471.

70. Toshinobu N, Yoshikazu A, Hiroki U, et al. PGC7/Stella protects against DNA demethylation in early embryogenesis. Nature Cell Biology, 2007, 9 (1): 64-71.

71. Vainio S, Heikkil M, Kispert A, et al. Female development in mammals is regulated by Wnt-4 signalling. Nature, 1999, 397 (6718): 405-409.

72. Verlhac MH, Terret ME. Oocyte Maturation and Development. F1000res, 2016, 5: 309.

73. Vidal VP, Chaboissier MC, Rooij DG, et al. Sox9 induces testis development in XX transgenic mice. Nature Genetics, 2001, 28 (3): 216-217.

74. Wang Y, Chen Q, Liu Z, et al. Transcriptome Analysis on Single Small Yellow Follicles Reveals That Wnt4 Is Involved in Chicken Follicle Selection. Front Endocrinol, 2017, 8: 317.

75. Wenjing Z, Hua Z, Kui L. The two classes of primordial follicles in the mouse ovary: their development, physiological functions and implications for future research. Molecular Human Reproduction, 2014, 20 (4): 286-292.

76. Wenjing Z, Hua Z, Kui L. The two classes of primordial follicles in the mouse ovary: their development, physiological functions and implications for future research. Molecular Human Reproduction, 2014, 20 (4): 286-292.

77. West JA, Viswanathan SR, Yabuuchi A, et al. A role for Lin28 in primordial germ-cell development and germ-cell malignancy. Nature, 2009, 460: 909.

78. Winterhager E, Kidder GM. Gap junction connexins in female reproductive organs: Implications for women's reproductive health. Human Reproduction Update, 2015, 21 (3): 340-352.

79. Xu J, Bishop CV, Lawson MS, et al. Anti-Müllerian hormone promotes pre-antral follicle growth, but inhibits antral follicle maturation and dominant follicle selection in primates. Human Reproduction, 2016, 31 (7): 1522.

80. Yajun W, Juan L, Crystal YW, et al. Epidermal growth factor (EGF) receptor ligands in the chicken ovary: I. Evidence for heparin-binding EGF-like growth factor (HB-EGF) as a potential oocyte-derived signal to control granulosa cell proliferation and HB-EGF and kit ligand expression. Endocrinology, 2007, 148 (7): 3426-3440.

81. Yamada M, Isaji Y. Structural and functional changes linked to, and factors promoting, cytoplasmic maturation in mammalian oocytes. Reproductive Medicine & Biology, 2011, 10 (2): 69-79.

82. Yao K, Ge W. Kit system in the zebrafish ovary: evidence for functional divergence of two isoforms of kit (kita and kitb) and kit ligand (kitlga and kitlgb) during folliculogenesis. Biology of Reproduction, 2010, 82 (6): 1216-1226.

83. Yasuhide O, Kazuki K, Yukihiro Y, et al. Single-cell analysis for the specification of germ cell fate in mice. Tanpakushitsu Kakusan Koso Protein Nucleic Acid Enzyme, 2007, 52 (16): 2039-2045.

第三章

卵 巢 衰 老

【开篇导读】

　　卵巢是女性最为重要的生殖器官,具有维持内分泌系统平衡及女性正常生育功能,保持女性第二性征及正常生理代谢的作用。卵巢衰老即卵巢功能衰退,是一个多因素相互作用、逐渐累积的复杂生物过程。卵巢储备功能取决于卵巢内存留卵泡的数量及质量,可反映女性的生育潜能和生殖内分泌功能。

第一节 概 述

　　导致卵巢衰老的原因很多:主要是随年龄增长,卵泡数量逐渐耗竭及卵泡质量逐渐下降;其次是机体内代谢产物累积导致卵巢内微环境的恶化,以及下丘脑-垂体-卵巢轴各水平自身的衰老及反馈调节功能的降低等。女性生殖能力一般在二十多岁时到达顶峰,而后便随着年龄的增长逐步下降;到35岁以后,女性生殖能力开始呈现明显的下降趋势;45~50岁时卵巢功能开始衰退。卵巢衰老的伴随事件包括月经周期不规律直至绝经,以及极易被忽视的生育力下降。如果在40岁以前出现卵巢功能衰退,则为卵巢早衰。卵巢衰老危害极大,随之而来的激素水平不足和性腺萎缩等不仅会导致的月经周期紊乱、潮热出汗、心烦焦虑、阴道干涩、性欲下降、骨质疏松及心血管疾病等围绝经症状,也可导致泌尿系统疾病等远期危害,严重影响女性身心健康和生活质量。

　　从20世纪50年代开始,研究者们普遍认为女性在出生时卵巢中就携带了其一生所有的卵母细胞,出生后卵母细胞将不会再生。在出生前女性胎儿的生殖细胞的数量达到顶峰,之后便开始下降。女性在青春期初潮时就只有大约40万个原始卵泡,之后的每个月都将会有大量卵泡从卵巢中被耗竭。卵泡的这种不可再生性和极快速的消耗决定了女性的生育年限是非常短暂的。卵巢中原始卵泡池的容量是雌性哺乳动物生殖力的标志,决定着女性的生殖寿命,此外卵母细胞质量下降也是导致女性不孕的主要原因。卵子质量降低主要表现为减数分裂时期纺锤体的异常、染色体排列错误、端粒缩短及黏连蛋白缺失,这些因素会增加非整倍体卵子产生的概率。非整倍体的发生将直接导致胎儿流产、新生儿智力和生理功能异常,以及肿瘤的发生。临床上常见的非整倍体畸变有唐氏(21-三体)综合征、Edwards (18-三体)综合征、Patau(13-三体)综合征、Turner(X 单体)综合征等。

非整倍体卵子虽然有随着女性年龄增长而逐渐增加的趋势,但这不能彻底解释高龄女性的低受孕率,因为随着女性年龄增长其整倍体胎儿的流产率也显著增加,这说明老龄卵子中可能存在除染色体数目异常以外的其他变化。研究提示,在 35 岁以上不孕患者中,染色体退化(指分裂中期至少有 1 条染色体分裂成染色单体)发生率明显增加。染色体退化的卵子仍保持着正常的受精和分裂的能力,但不能正常着床或仅短暂性着床造成早期妊娠丢失。另外,研究已证实老龄卵子线粒体损伤程度显著大于年轻卵子,在卵巢组织中线粒体 DNA(mt DNA)的突变程度在 45 岁之后显著增加。

目前,评价卵巢储备功能的主要指标有早卵泡期卵泡刺激素、雌二醇、抑制素 B、基础卵巢体积、窦状卵泡计数(antral follicle count,AFC),以及近年新应用于临床的抗米勒管激素等(图 3-1)。

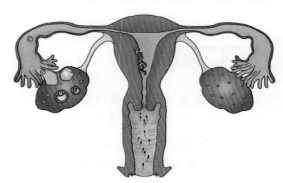

图 3-1 卵巢衰老示意图

第二节 端粒与端粒酶

端粒(telomere)最早发现于四膜虫细胞中,是位于真核生物染色体末端的特殊结构,由重复的 DNA 序列(TTAGGG)和端粒结合蛋白组成,作用在于弥补 DNA 不完全半保留复制中引物降解所致的 DNA 单链序列损耗,防止染色体之间的互相融合及染色体丢失,保持染色体的完整性。人体不同组织细胞内端粒长度不同,主要受端粒酶、端粒结合蛋白、核糖基转移酶 - 核糖多聚酶等共同调控。一个细胞内端粒总长度约为 5~15kb,精子和早期胚胎细胞端粒长度可达 15~20kb。随着细胞分裂染色体末端会丢失部分序列,每次分裂后染色体末端约失去 50~200bp,而在细胞一生中端粒共缩短大约 2~15kb。在大多数的细胞中,端粒随着细胞的分裂次数增多而缩短,当端粒缩短到一定程度时,将失去其对染色体的保护功能,并会引发细胞周期停滞、细胞凋亡及基因组的不稳定性。

过短端粒能够通过直接或间接的方式激活 P53 直接导致细胞进入衰老和凋亡过程,是细胞衰老的重要标志。端粒长度主要受端粒酶的调控,端粒酶具有反转录酶活性,能够以自身的 RNA 为模板合成端粒 DNA。人类的端粒酶包括 3 部分(图 3-2):①端粒酶 RNA (human telomerase RNA,hTR);②端粒酶相关蛋白 1(telomerase associated-protein 1,TP1/ TLP1);③端粒酶催化亚单位(human telomerase catalytic subunit,hTERT/hTRT)。正常体细胞中往往存在 hTR 模板区,却没有端粒酶活性,但这一模板区对于端粒酶结合 DNA 及其反转录酶活性都是必需的。此外,hTR 模板序列突变也会影响端粒的稳定性。*hTERT* 是单拷贝基因,在胚胎和肿瘤中都有较强的表达,其表达量与端粒酶活性正相关。

总之,端粒和端粒酶可通过多个途径参与人体的发育、生殖、衰老和疾病发生等多个环节、多水平的复杂调控,涉及多个基因在转录前、翻译、翻译后等多个水平的调控,包括端粒结合蛋白、细胞周期蛋白及相关细胞因子、相关蛋白的磷酸化和去磷酸化等多个方面。

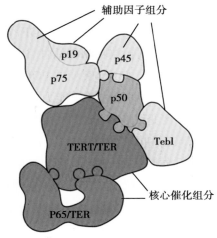

图 3-2 端粒酶结构示意图

研究表明,一些 POF 患者卵巢细胞内的端粒短于正常人,而在卵巢中,颗粒细胞的增殖及卵母细胞的成熟都与端粒密切相关。卵泡正常发育需要颗粒细胞大量增殖分化,端粒的长度可直接影响颗粒细胞的增殖能力。端粒过短会减慢颗粒细胞的增殖速度,导致其分泌的雌激素不足,造成卵泡的发育滞后,继而出现停经、雌激素水平降低等症状。此外,端粒长度缩短也会阻碍有丝分裂中期时卵子中染色体的交叉和联会,导致纺锤体及染色体排列异常,正常的细胞周期受阻,胚胎发育停滞,最终凋亡。对卵丘复合体的观察与分析发现,卵丘细胞的端粒长度可以作为其包围的卵子质量的标记,卵丘细胞端粒较长则卵细胞质量更好。在通常情况下,卵子的端粒长度比体细胞短,因此在受精完成后,受精卵必须经历一个重编程的过程延长端粒长度。研究显示,在端粒酶缺失的情况下,端粒长度的修复是不完全的。因此证明了端粒酶在这个重编程过程中对端粒长度维持的作用。

端粒酶的活性对生殖细胞和颗粒细胞的存活及生长有重要影响,且端粒酶活性的下降会导致颗粒细胞凋亡和卵泡闭锁。在细胞分裂最为旺盛的前窦状卵泡中,颗粒细胞端粒酶活性较高,随后端粒酶活性逐渐降低,颗粒细胞分裂也逐渐减缓,进一步表明卵泡正常发育需要维持端粒酶活性。端粒酶逆转录酶(TERT)和端粒酶 RNA 片段(TERC)基因缺陷的小鼠其端粒酶活性缺失。这样的小鼠生殖力逐代下降,直至不孕。人类卵巢中端粒酶的活性也会随着年龄的增长而下降。因此,受精后端粒延长过程的失败也可能是高龄女性生殖力下降的原因之一。

近期还有研究证实了雌激素水平下降与端粒长度之间的关系。在雌激素缺失的小鼠中,其端粒酶对端粒长度的维持功能会显著下降,而这种改变可以通过雌激素替代疗法得到缓解。这说明在靶细胞中,雌激素可能是通过提高端粒酶的活性进而影响端粒的长度来调节细胞的增殖。雌激素与胞内的雌激素受体(estrogen receptor,ESR)结合形成复合体后可与靶基因启动子上的雌激素反应元件(estrogen receptor elements,ERE)结合,调控靶基因的表达。雌激素受体包括 ESR1(ERα)和 ESR2(ERβ)两类,两者存在于颗粒细胞中且都参与 hTERT 调控,其中以 ESR2 为主。雌激素主要通过两种方式调控 TERT 基因表达:①雌激素受体 ESR1 直接作用于 TERT 基因启动子的 ERE 上,并上调端粒酶的表达;②雌激素刺激转录因子 MYC 的表达,再进一步通过肿瘤抑制因子 BACR1、Auro-ra-a 激酶、TGF-β、信号传导因子 SMAD3 和促分裂素原活化蛋白激酶 MAPK 来调节 TET 基因的表达。研究表明,中国 POF 患者体内存在 TGF-β 受体 TGFBR3 错义突变,可影响 SMAD3 通过 MYC 与 hTERT 启动子 E-box 元件的结合,阻碍其调节细胞内的 *hTERT* 表达。POF 患者卵巢内的表皮生长因子(epidermal growth factor,EGF)水平显著低于正常人,EGF 可通过 MAPK 作用于 *TERT* 基因启动子,调控端粒酶的活性,因此端粒酶活性异常可能是过低水平的 EGF 参与 POF 发病的机制之一。*FMR1* 突变的 POF 小鼠卵泡内包括 TERT 等在内的蛋白泛素化降解水平增高,限制了相关细胞的增殖能力,进而引起了卵泡提前耗竭,提示 TERT 高度泛素化可能参与 *FMR1* 突变致 POF 患者体内卵泡耗竭过程。

端粒和端粒酶与卵泡发育和卵母细胞的分裂成熟密切相关,根据卵巢中端粒长度和端粒酶活性随年龄的老化、卵巢功能下降而逐渐降低,以及卵巢早衰功能患者端粒酶活性低等临床发现,端粒及端粒酶可能在卵巢功能衰退过程中扮演着重要角色,端粒及端粒酶的相关研究也有望为诊断和治疗卵巢功能早衰提供理论与实验依据。

第三节　线粒体与氧化应激

线粒体(mitochondria)通过氧化磷酸化(OSPHOS)和电子呼吸链产生三磷酸腺苷(ATP),是细胞能量产生中枢,在保障机体正常功能中起着至关重要的作用。研究认为,线粒体是机体和细胞衰老过程中的重要元件。

线粒体有 4 个主要功能:①产生 ATP;②产生活性氧(reactive oxygen species,ROS);③启动细胞凋亡途径;④钙离子波动。随年龄增长而老化的线粒体主要通过这 4 种功能异常导致卵巢功能的衰退(图 3-3)。

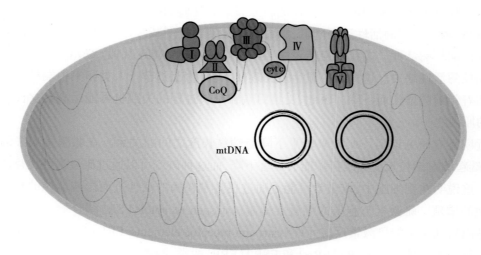

图 3-3　线粒体结构及功能示意图

多项研究表明,衰老动物的各组织中线粒体数目减少,卵巢也不例外。通过对不同年龄组人卵泡超微结构观察发现,高龄组卵母细胞的线粒体数量较年轻组少。对啮齿类动物卵母细胞的研究也同样发现了线粒体数目随着衰老过程减少的现象。线粒体内具有一套独立于核基因的遗传系统,称之为线粒体 DNA(mt DNA)。每一个线粒体通常含 1~2 套 mtDNA,

线粒体数目的减少与 mtDNA 数量的变化息息相关。为了评价细胞内线粒体数目,研究中常通过 mtDNA 的拷贝数来反映线粒体数目。mtDNA 是一组 16 569bp 大小、缺少组蛋白的环形 DNA,它不同于核基因的孟德尔遗传规律而呈母系遗传。mtDNA 主要编码 13 种蛋白分子,即呼吸链复合体亚基、细胞色素 C 氧化酶亚基、ATP 酶亚基等,另外还包括 22tRNAs、2RNAs,但是几乎不包含任何非编码区和内含子区。每一个成熟卵母细胞中 mtDNA 拷贝数大约在 138 000~640 000,mtDNA 的减少伴随着线粒体数量的减少。

研究表明,在 C57BL 小鼠卵母细胞中,年老组 mtDNA 的数量比年轻组少 2.7 倍,mtDNA 数量在 300 日龄以后明显下降。在人类,有研究者通过比较 ≤ 34 岁和 >38 岁 IVF 患者黄素化颗粒细胞发现,>38 岁的 IVF 患者黄素化颗粒细胞中正常的 mtDNA 水平明显低于 ≤ 34 岁的患者。另有研究者对不同年龄段女性卵母细胞 mtDNA 进行巢式 PCR 后发现,mtDNA 突变组平均年龄为 33.4 岁,mtDNA 无突变组平均年龄约为 30.5 岁。PolgA 是一种核编码的 mtDNA 多聚酶亚基,PolgA 基因突变小鼠由于缺乏合成 mtDNA 多聚酶的这种催化亚基,导致 mtDNA 突变逐渐累积,从第 9 个月开始出现早衰的表型,如脱发、骨质疏松等,提示 mtDNA 突变与哺乳动物衰老表型之间存在因果联系。mtDNA 这种缺少组蛋白保护、缺少内含子的结构使得其非常容易接触到 ROS 等有害代谢产物并发生功能性突变。而 mtDNA 的修复需要核基因编码的修复酶进入线粒体内发挥作用,虽然 mtDNA 与核基因共用同一套修复系统,但该修复系统并不十分适合 mtDNA,修复机制的不专一性也成为 mtDNA 突变率高的原因之一。目前已经有 150 多种 mtDNA 突变或重排形式被发现,然而最常见的莫过于 ΔmtDNA 4 977 片段缺失,它包含位于第 8 470 位到 12 477 位之间的 2 组 13bp 的重复片段。Δmt DNA 4 977 缺失可干扰 ATPase 6、ATPase 8、细胞色素氧化酶Ⅲ及氧化还原酶亚基的合成,造成上述蛋白亚基异常或缺失,进而导致氧化磷酸化功能异常及能量产生障碍,引起细胞功能受损和组织衰老,目前 ΔmtDNA 4 977 重排突变现象已成为衰老的一个重要标志。已有研究者证实 >38 岁组的 IVF 患者黄素化颗粒细胞线粒体 ΔmtDNA 4 977 缺失显著高于 ≤ 34 岁组,并影响其生育能力,此外,除了 Keams-Sayre 综合征患者卵母细胞以外,绝经期和绝经后期女性的卵巢组织中也存在 ΔmtDNA 4 977 缺失,且这一缺失突变在围绝经期累积迅速,其中 50 岁女性卵巢中缺失 mtDNA 比例比 36 岁女性约高 100 倍。另一种 ΔmtDNA 5 286 突变也被发现与 IVF 卵母细胞质量下降有关,但与年龄、IVF 成功率均不相关,表明 ΔmtDNA 5 286 虽然是机体衰老的检测指标,但还不能作为卵母细胞衰老的一项指标。

随着年龄的增长,不仅细胞内线粒体数量、mtDNA 突变率会发生改变,细胞内线粒体的结构也会发生异常。一项对不同年龄组人类卵泡超微结构观察的研究表明,随着年龄增长,卵母细胞线粒体基质密度下降,弥散扩大的滑面内质网增多,颗粒细胞中破溃的线粒体膜和滑面内质网弥散发生频率也升高。有研究者通过电镜观察发现,在年轻的颗粒细胞中线粒体具有完整的管状嵴,在年老的颗粒细胞中线粒体则表现为空泡化,甚至破裂,嵴和基质都发生退行性变化或消失。线粒体体积变大和膜电势的改变与氧化应激的增高相关,上升的氧化应激水平引起了膜电势的改变,最终导致细胞器体积的扩大。这些形态结构特征的改变与线粒体功能的下降相一致,预示着衰老动物中卵母细胞的损伤、核纺锤体活性的降低或染色体的异常分离。

综上可知,线粒体在维持正常的卵巢生理功能中起重要作用,这种作用可能是通过影响ATP合成、钙离子通路和细胞凋亡的过程实现的。首先,线粒体产生ATP减少会造成细胞功能异常,从而影响卵巢包括激素分泌、卵母细胞成熟及排卵等在内的正常功能。当卵母细胞在减数分裂后期纺锤体形成过程中线粒体ATP供应不足,纺锤体形成受到干扰,将会出现染色体排列异常和非整倍体产生。其次,在有氧代谢的过程中,生成三磷酸腺苷(ATP)和氧化磷酸化的过程不可避免地产生ROS。ROS包括超氧阴离子自由基、羟基自由基和过氧化氢,可以破坏生物分子并危害生物自身调节机制。女性生殖寿命的晚期,卵巢中剩余的卵母细胞在排卵前必定经过了长达几十年的静止期。而这漫长的休眠过程也是ROS逐步积累的过程。ROS可导致mtDNA突变,破坏端粒,使端粒变短。在颗粒细胞和卵巢间质组织中,氧化损伤的脂质、蛋白质和DNA的数量随着年龄的增加呈现明显增加的趋势,而在这个过程中,抗氧化酶的表达也在改变。研究显示,超氧化物歧化酶(SOD)的表达量以及酶的活性都随着年龄的增长而降低。因此,在衰老过程中,不仅ROS随时间积累,同时机体对ROS的抵抗能力也在明显下降。氧化应激被定义为活性氧产生与抗氧化清除作用之间的失衡。对于脊椎动物来说,氧化应激与生殖功能之间存在着密切联系。

活性氧作为氧化应激的主要产物,会导致精子、卵母细胞、胚胎本身及其所处的微环境发生改变。在生殖道中,活性氧发挥着生理和病理两方面的作用,它对于卵母细胞成熟、卵泡产生、维持输卵管功能、子宫内膜周期性改变等过程均很重要。超生理水平的活性氧对生殖系统的各个功能产生一定的负面影响,如卵子的损伤或畸形、子宫内膜异位、流产、宫内生长受限、子痫前期,甚至不孕症。有研究表明,不明原因不孕患者体内的抗氧化剂浓度明显低于具有正常生育功能的女性,反之其腹腔液中的丙二醛(一种脂质过氧化物)的浓度却明显高于生育功能正常的女性。这提示不明原因的不孕患者机体的抗氧化能力明显降低,而氧化应激诱导的脂质过氧化损伤却明显增加。

氧化应激可以通过过度产生活性氧,诱导DNA、蛋白质、脂质及其他一些大分子氧化损伤而诱导凋亡;此过程往往伴随着包括细胞皱缩、染色质凝聚、凋亡小体形成等在内的一些细胞形态学的改变。此外,氧化应激可以通过活性氧介导的线粒体途径诱导颗粒细胞的凋亡,从而影响卵泡发育。凋亡的线粒体途径主要是通过细胞色素C从线粒体释放入细胞质,激活Caspase-9,从而触发了下游的Caspase级联瀑布,最终引起凋亡过程的终极因子Caspase-3的激活。凋亡是决定卵泡命运的重要程序,所谓卵泡闭锁是指卵泡未能被选择成为优势卵泡而通过凋亡途径萎缩,卵泡过度闭锁将导致卵巢功能异常,从而降低女性的生育能力。另外,抗氧化防御机制在维持卵巢周期正常功能方面起着重要作用。与年龄相关的生殖系统抗氧化状态的改变将引起类固醇激素产生紊乱,这也是衰老最终引起不孕的重要原因。作为氧化应激的重要结局之一,一些慢性炎症性疾病也会引起氧化还原反应失衡,从而威胁女性的生殖健康。研究显示,在不孕女性机体中存在着氧化应激诱导的炎症反应,如在糖尿病大鼠模型中,氧化应激对卵巢产生了毁灭性的作用,而应用白藜芦醇可以通过抑制

NF-κB 途径改善氧化应激对卵巢的负面效应。机体内最重要的抗氧化酶包括超氧物歧化酶（Mn SOD、Cu/Zn SOD）、GPx 和过氧化氢酶,其中 Mn SOD 位于线粒体基质,Cu/Zn SOD 位于内膜间隙和细胞质。有研究已证实卵丘细胞内的超氧物歧化酶 SOD 活性会随着年龄增长而降低,从而减弱了对卵母细胞的保护。

在卵巢衰老的过程中,伴随着氧化应激及抗氧化应激系统失衡导致的氧化应激产物的逐渐累积导致线粒体发生了一系列的变化,包括数量减少、结构异常、mtDNA 缺失突变、氧化磷酸化功能减退,以及 ROS 增多及其氧化损伤反应等,这些变化和衰老卵泡的退行性改变密切相关。已有研究表明通过细胞质移植将年轻卵母细胞的线粒体转入年老卵母细胞能够显著提高老年女性 IVF 的成功率,说明线粒体对卵母细胞成熟及后续的生殖过程具有重要作用,但涉及的分子机制仍然需要进一步探究。了解线粒体在卵巢衰老过程中的变化有助于阐明其在卵巢衰老过程中所扮演的角色,为将来通过调控与操作线粒体,实现对卵巢衰老的延缓与治疗提供理论基础。

第四节 代 谢 因 素

与年龄增长相关的代谢产物的累积与卵巢衰老之间有着密切联系,其中较为公认的是一种与生物分子可以产生高反应活性的内源性代谢产物——活性羰基化合物（reactive carbonyl species,RCS）。RCS 可通过与脂质、蛋白质和 DNA 反应生成危害不同器官系统的有毒产物。此外,RCS 比 ROS 更加稳定,可以黏附到距离产生部位很远的生物分子上,所以对细胞生存的微环境会产生更为严重的危害。RCS 可促进蛋白质翻译后的糖基化修饰,这个过程会导致晚期糖基化终产物（advanced glycation end products,AGEs）的形成（图 3-4）。

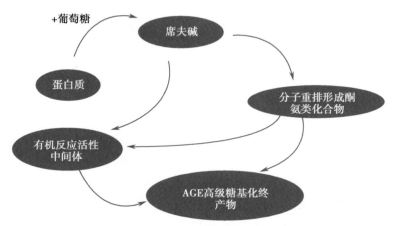

图 3-4 晚期糖基化终产物形成示意图

晚期糖基化终产物于 1984 年由美国的 Vlassara 等首先提出,是体内蛋白质与还原糖在无酶条件下发生反应后的产物。AGEs 具有独特的生化特性:有荧光、棕褐色、不可逆、不易被蛋白降解酶所降解、有交联性,是一组性质各异的高度异质体。目前已经鉴定的 AGEs 主要包括羧乙基赖氨酸(CEL)、羧甲基赖氨酸(CML)及戊糖素(PENT)等。

已知的 AGEs 受体有 3 种,包括巨噬细胞清道夫受体(MSR)、晚期糖基化终产物受体(receptor for advanced glycation end product,RAGE)和受体复合物。MSR 主要表达于巨噬细胞,分 I 型和 II 型,具有能识别 AGEs 的特异结合性位点,主要发挥内噬、降解作用。有研究表明敲除 MSR 的巨噬细胞摄取 AGEs 的能力降低至 33%,说明大约三分之二的 AGEs 经 MSR 受体介导消除。RAGE 于 1992 年由 Schimdt 等发现,是细胞表面分子免疫球蛋白超家族的一个成员,*RAGE* 基因位于 6 号染色体短臂,RAGE 翻译后经一系列加工处理,最后定位到细胞膜上,分为胞外域、跨膜域和胞内域。RAGE 胞外域的主要功能是与特异的配体相结合。胞内域则主要介导 RAGE 的信号转导。在人体内,RAGE 呈低水平表达;处于活化或应激状态的受损细胞中 *RAGE* 的表达增高。RAGE 主要分布于外周血单核 - 巨噬细胞系统、血管内皮等,在正常女性卵巢颗粒细胞、卵泡内膜细胞、内皮细胞、基质细胞也有 *RAGE* 表达。AGEs 主要通过直接或间接作用对机体产生损伤:一方面,AGEs 直接使蛋白产生交联,影响细胞和组织功能;另一方面,AGEs 可与特异性受体结合,通过细胞信号转导机制,介导一系列病理反应。近几年,AGEs 在生殖领域的影响逐渐受到人们的关注。作为机体衰老的生物学指标之一,AGEs 与卵巢衰老密切相关。AGEs-RAGE 细胞内信号转导通路是 AGEs 介导产生一系列病理反应的主要机制。AGEs 与受体 RAGE 结合首先引起氧化应激,并进一步激活氧化还原敏感因子 NF-κB。NF-κB 是一种异源二聚体,由 p65、p50 两个亚基组成,在许多细胞胞质中,与抑制蛋白 IκB 结合,以一种无活性状态存在。各种刺激如氧化应激等,使 IκB 发生磷酸化而降解,从而激活 NF-κB,并进一步激活一系列目标基因,如肿瘤坏死因子(TNF)-α、白介素(IL)-1、凝血酶原激活因子的抑制因子(PAI-1)、内皮素 -1(endothelin-1)、血管细胞黏附分子 -1(VCAM-1)等,参与一系列病理反应。

研究表明,随着年龄的增大,颗粒细胞 RAGE 表达上升,表明 AGEs-RAGE 在卵巢衰老过程中可能发挥重要作用。针对辅助生殖技术的一项回顾性研究表明,血清 / 卵泡液 AGEs 水平与雌激素水平、直径 >12mm 的卵泡数、获卵数、受精率、获胚数及继续妊娠率呈负相关。AGEs 在血液、卵泡液中积累也间接反映了 AGEs 形成状态的严重程度,如胰岛素抵抗(IR)、血脂异常、氧化应激、肾素血管紧张素系统改变等,AGEs 与上述因素协同作用于卵泡,影响卵泡发育。AGEs 也可增加氧化应激,氧化应激被认为对人类生殖每一阶段包括配子形成、胚胎着床及胚胎生长发育均产生影响,是造成卵泡和其他细胞大分子损害的主要因素。越来越多的证据表明,在生殖病理状态下可以通过血液系统检测到 AGEs 的表达异常,推测 AGEs 有望成为预测、追踪卵巢功能衰退的指标,药物干预 AGEs 的产生或效应,或许可以改善卵巢功能。药物干预 AGEs 主要通过下列一种或几种方式实现:①抑制 AGEs 的合成;②减少 AGEs 的交联;③阻断 AGEs 与 RAGE 的结合;④抗氧化。其中,Pyridorin 能直接抑制 Amadori 中间产物向 AGE 转变,维生素 D₃ 通过阻断 AGEs 与 RAGE 的结合而减轻 AGEs 引起的炎症反应,苯磷硫胺则通过多种机制阻止 AGEs 的合成。相信将来随着对 AGEs 更为深入的理解,相应的药物靶向治疗得以研发,将为临床处理卵巢功能提供新方法。

第五节　神经内分泌与血管因素

　　生殖内分泌系统不仅是参与应激反应的重要系统,也是极易受到应激危害的系统。应激导致生殖内分泌的改变一直是大家关注的焦点。随着育龄期女性面临压力的日益增大,应激已成为女性生殖内分泌疾病的常见病因。大量流行病学数据证明,压力大会导致女性卵巢功能不良。2003 年,King 对美国妇女进行全国范围生育与焦虑情况的抽样调查,结果显示:不孕患者焦虑水平升高,即使控制了潜在的混杂因素后,不孕患者符合广泛性焦虑障碍诊断标准的概率仍较高,且不孕症患者自述焦虑症状发生率也较高,两者高度一致。现有临床研究也表明,长期处于焦虑、抑郁、营养不良、饮食紊乱、长期运动负荷等应激状态,可能会通过增加皮质醇、减少甲状腺激素,导致功能失调性下丘脑性闭经(functional hypothalamic amenorrhea,FHA),后者正是不孕症的一个常见诱发因子。多项研究结果均证实行为 - 认知疗法可以治疗压力引起的功能失调性下丘脑闭经,恢复卵巢功能。2010 年,Pal 等通过量表评价 89 例不孕妇女的一般健康状况、情绪和心理压力,用 FSH、AMH、INHB 等评价卵巢储备功能,发现慢性的心理社会应激物对卵巢储备有害。总之,应激能够导致卵巢功能不良已是不争的事实。关于其机制的探讨国内外也做过较多研究,研究的热点主要集中在 H-P-O 轴(图 3-5)的活动上。已有证据表明,应激主要可通过激活促肾上腺皮质激素释放系统和交感肾上腺通路,以及扰乱脑中负责情绪的边缘系统对下丘脑水平进行调节。在垂体水平,应激可能通过使血浆皮质醇水平升高,导致垂体分泌的 LH 峰缺失或显著延迟。应激在卵巢水平的影响,国内外的研究也较多,结果显示慢性情绪应激可明显诱发雌性大鼠的攻击行为,增加脾脏指数,降低大鼠卵巢和子宫的质量,延长雌性大鼠的动情周期,减少雌性大鼠血中 E_2、FSH 和 LH 水平。综上所述,应激导致生殖内分泌功能损害的主要原因可能是其导致 HPA 轴功能亢进,而 HPA 轴的亢进可抑制 HPO 轴的活动,尤其是减少中枢神经系统 GnRH 的脉冲发动及垂体 LH、卵巢 FSH 的分泌,导致排卵障碍及一系列内分泌紊乱。然而,应激对卵巢储备功能的影响的相关研究目前仍较欠缺,如应激对始基卵泡池有无损害、应激是否影响周期募集的卵泡数目、应激能否加剧生长卵泡闭锁,这些与卵巢衰老密切相关的问题仍有待进一步的研究证实。

　　应激反应最典型的特征是糖皮质激素分泌增加,血浆中糖皮质激素水平常作为判断机体应激强度的指标。关于糖皮质激素与生殖内分泌直接影响的研究大体也集中在下丘脑 - 垂体 - 卵巢轴的三个水平上。

　　在下丘脑水平,血浆皮质醇升高主要影响下丘脑 GnRH 的释放节律来影响卵巢功能。关于血浆皮质醇对下丘脑影

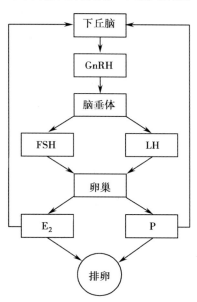

图 3-5　神经 - 生殖内分泌调节
通路示意图

响的时间剂量效应的研究结果提示,短时间可的松升高不影响 GnRH 释放频率,但长时间的升高可减少 GnRH 脉冲频率,降幅达到 45%,且使排卵前的 LH 峰延迟。有关糖皮质激素对卵巢的影响,已证实的是,其通过 H-P-O 轴间接抑制排卵,除此之外,糖皮质激素对卵巢组织的直接影响目前研究较少。研究表明,颗粒细胞上存在糖皮质激素受体(GR),这些受体可能是有功能的。2002 年,Sasson 等用地塞米松培养人颗粒细胞,发现地塞米松可抑制颗粒细胞的凋亡,并且可阻断 LH/forskolin 引起的颗粒凋亡。提示在一定程度上,适量的糖皮质激素可有利于颗粒细胞的生长,可能对卵巢功能是一种保护,但这一结论尚待更多的研究数据证实。

慢性高浓度糖皮质激素能抑制 GnRH 的释放节律、抑制 LH 分泌、抑制性周期及排卵等。而且,糖皮质激素可在 H-P-G 轴的三个水平上影响生殖功能:下丘脑(抑制 GnRH 分泌)、垂体(干扰 LH 释放)及性腺(抑制排卵和干扰性周期)。然而,有关糖皮质激素与卵巢储备之间关系的研究,目前仍比较少。糖皮质激素能否影响新生儿始基卵泡池的规模,能否加剧卵泡的募集和闭锁,从而导致卵巢衰老的加速,这些问题值得深入探讨,若得到证实,则可能对孕期或新生儿期曾大量用过糖皮质激素的女性提出预警。

【小结】

在过去的 30 年中,越来越多的女性因为教育或工作的原因选择推迟生育年龄。因此,女性生殖衰老已成为当今社会的重大医疗问题。很多有生殖障碍的女性求助于辅助生殖技术,但即使这样还是有一部分女性不能孕育自己的后代。科学家们正致力于延缓女性生殖衰老方面的研究。但引起卵泡数目急剧减少和卵子质量下降的具体分子机制目前尚未被阐明,需要对卵巢衰老内在机制进行更深入地了解,寻求由衰老引起的女性不孕的解决之道。

(张 丹 李静怡 徐矜群)

参考文献

1. Li H, Simpson ER, Liu JP. Oestrogen, telomerase, ovarian ageing and cancer. Clin Exp Pharmacol Physiol, 2010, 37: 78-82.

2. Gomez DE, Armando RG, Farina HG, et al. Telomere structure and telomerase in health and disease. Int J Oncol, 2012, 41: 1561-1569.

3. Chiodi I, Mondello C. Telomere-independent functions of telomerase in nuclei, cytoplasm, and mitochondria. Front Oncol, 2012, 2: 33.

4. Kalmbach KH, Antunes DM, Kohlrausch F, et al. Telomeres and Female Reproductive Aging. Semin Reprod Med, 2015, 33 (6): 389-395.

5. Butts S, Riethman H, Ratcliffe S, et al. Correlation of telomere length and telomerase activity with occult

ovarian insufficiency. J Clin Endocrinol Metab, 2009, 94: 4835-4843.

6. Cheng EH, Chen SU, Lee TH, et al. Evaluation of telomere length in cumulus cells as a potential biomarker of oocyte and embryo quality. Hum Reprod, 2013, 28: 929-936.

7. Keefe DL, Marquard K, Liu L. The telomere theory of reproductive senescence in women. Curr Opin Obstet Gynecol, 2006, 18: 280-285.

8. Chronowska E. Regulation of telomerase activity in ovarian granulosa cells. Indian J Exp Biol, 2012, 50: 595-601.

9. Farsetti A, Grasselli A, Bacchetti S, et al. The telomerase tale in vascular aging: regulation by estrogens and nitric oxide signaling. J Appl Physiol, 2009, 106: 333-337.

10. Bayne S, Li H, Jones ME, et al. Estrogen deficiency reversibly induces telomere shortening in mouse granulosa cells and ovarian aging in vivo. Protein Cell, 2011, 2: 333-346.

11. Qin CR, Chen SL, Yao JL, et al. Identification of novel missense mutations of the TGFB R 3 gene in Chinese women with premature ovarian failure. Reprod Biomed Online, 2011, 23: 697-703.

12. Voorhuis M, Broekmans FJ, Fauser BC, et al. Genes involved in initial follicle recruitment may be associated with age at menopause. J Clin Endocrinol Metab, 2011, 96: 473-479.

13. Reddy P, Zheng W, Liu K. Mechanisms maintaining the dormancy and survival of mammalian primordial follicles. Trends Endocrinol Metab, 2010, 21: 96-103.

14. Stensen MH, Tanbo T, Storeng R, et al. Advanced glycation end products and their receptor contribute to ovarian ageing. Hum Reprod, 2014, 29 (1): 125-134.

15. Bierhaus A, Hofmarm MA, Ziegler R, et al. AGE and their interaction with AGE-receptorsin vascular disease and diabetes mellitus. Cardiovasc Res, 1998, 37 (3): 586-600.

16. Schmidt AM, Yan SD, Yan SF, et al. The multiligand receptor RAGE as a progression factor amplifying immune and inflammatory responses. Clin Invest, 2001, 108 (7): 949-955.

17. Tatone C, Amicarelli F, Carbone MC, et al. Cellular and molecular aspects of ovarian follicle ageing. Hum Reprod Update, 2008, 14 (2): 131-142.

18. Wojsiat J, Korczyński J, Borowiecka M, et al. The role of oxidative stress in female infertility and in vitro fertilization. Postepy Hig Med Dosw (Online), 2017, 71 (0): 359-366.

19. Diamanti-Kandarakis E, Piperi C, Kalofoutis A, et al. Increased levels of serum advanced glycation end-products in women with polycystic ovary syndrome. Clin Endocrinol, 2005, 62 (1): 37-43.

20. Irani M, Minkoff H, Seifer D, et al. Vitamin D increases serum levels of the soluble receptor for advanced glycation end products in women with PCOS. Clin Endocrinol Metab, 2014, 99 (5): 886-890.

21. Merhi Z. Advanced glycation end products and their relevance in female reproduction. Hum Reprod, 2014, 29 (1): 135-145.

22. Gonzalez Freire M, de Cabo R, Bernier M, et al. Reconsidering the Role of Mitochondria in Aging. J Gerontol A Biol Sci Med Sci, 2015, 70 (11): 1334-1342.

23. Tatone C, Carbone MC, Falone S, et al. Age dependent changes in the expression of superoxide dismutases and catalase are associated with ultrastructural modifications in human granulosa cells. Mol Hum R eprod, 2006, 12 (11): 655-660.

24. Simsek Duran F, Li F, Ford W, et al. Age associated metabolic and morphologic changes in mitochondria of individual mouse and hamster oocytes. PLo S One, 2013, 8 (5): e64955.

25. Muller Hocker J, Schafer S, Weis S, et al. Morphological cyto-chemical and molecular genetic analyses of mitochondria in isolated human oocytes in the reproductive age. Mol Hum R eprod, 1996, 2 (12): 951-958.

26. Seifer DB, De Jesus V, Hubbard K. Mitochondrial deletions in luteinized granulosa cells as a function of age in women undergoing in invitro fertilization. Fertil Steril, 2002, 78 (5): 1046-1048.

27. Barritt JA, Brenner CA, Cohen J, et al. Mitochondrial DNA rearrangements in human oocytes and embryos. Mol Hum Reprod, 1999, 5 (10): 927-933.

28. Wang J, Lu YY. Mitochondrial DNA 4977 bp deletion correlated with reactive oxygen species production and manganese superoxidedismutase expression in gastric tumor cells. Chin Med J (En-gl), 2009, 122 (4): 431-436.

29. Chen X, Prosser R, Simonetti S, et al. Rearranged mitochondrial genomes are present in human oocytes. Am J Hum Genet, 1995, 57 (2): 239-247.

30. Kitagawa T, Suganuma N, Nawa A, et al. Rapid accumulation of deleted mitochondrial deoxyribonucleic acid in postmenopausal ovaries. Biol Reprod, 1993, 49 (4): 730-736.

31. Wilding M, Dale B, Marino M, et al. Mitochondrial aggregation patterns and activity in human oocytes and preimplantation embryos. Hum Reprod, 2001, 16 (5): 909-917.

32. Okado Matsumoto A, Fridovich I. Subcellular distribution of superoxide dismutases (SOD) in rat liver: Cu, Zn-SOD in mitochondria. J Biol Chem, 2001, 276 (42): 38388-38393.

33. Ito M, Muraki M, Takahashi Y, et al. Glutathione S transferase theta 1 expressed in granulosa cells as a biomarker for oocyte quality in age related infertility. Fertil Steril, 2008, 90 (4): 1026-1035.

34. Zhang X, Wu XQ, Lu S, et al. Deficit of mitochondria derived ATP during oxidative stress impairs mouse MII oocyte spindles. Cell Res, 2006, 16 (10): 841-850.

35. Axelrod J, Reisine TD. Stress hormones: their interaction and regulation. Science, 1984, 224 (4648): 452-459.

36. May-Panloup P, Boucret L, Chao de la Barca JM, et al. Ovarian ageing: the role of mitochondria in oocytes and follicles. Hum Reprod Update, 2016, 22 (6): 725-743.

37. Hall JE, Lavoie HB, Marsh EE, et al. Decrease in gonadotropin-releasing hormone (GnRH) pulse frequency with aging in postmenopausal women. J Clin Endocrinol Metab, 2000, 85: 1794-1800.

38. Berga SL, Marcus MD, Loucks TL, et al. Recovery of ovarian activity in women with functional hypo-thalamic amenorrhea who were treated with cognitive behavior therapy. Fertil Steril, 2003, 80 (4): 976-981.

39. Chrousos GP, Torpy DJ, Gold PW. Interactions between the hypothalamic-pituitary-adrenal axis and the female reproductive system: clinical implications. Ann Intern Med, 1998, 129 (3): 229-240.

40. Pal L, Bevilacqua K, Santoro NF. Chronic psychosocial stressors are detrimental to ovarian reserve: a study of infertile women. J Psychosom Obstet Gynaecol, 2010, 31 (3): 130-139.

41. Li XF, Knox AM, O'Byrne KT. Corticotrophin-releasing factor and stress-induced inhibition of the gonado-trophin-releasing hormone pulse generator in the female. Brain Res, 2010, 1364: 153-163.

42. Calogero AE, Burrello N, Bosboom AM, et al. Glucocorticoids inhibit gonadotropin-releasing hormone by acting directly at the hypothalamic level. J Endocrinol Invest, 1999, 22 (9): 666-670.

43. Ferris RA, Mc Cue PM. The effects of dexamethasone and prednisolone on pituitary and ovarian function in the mare. Equine Vet J, 2010, 42 (5): 438-443.

44. Sasson R, Amsterdam A. Stimulation of apoptosis in human granulosa cells from in vitro fertilization patients and its prevention by dexamethasone: involvement of cell contact and bcl-2 expression. J Clin Endocrinol Metab, 2002, 87 (7): 3441-3451.

45. Gao HB, Tong MH, Hu YQ, et al. Glucocorticoid induces apoptosis in rat Leydig cells. Endocrinol, 2002, 143 (1): 130-138.

46. Ruder EH, Hartman TJ, Blumberg J, et al. Oxidative stress and antioxidants: exposure and impact of female fertility. Hum Reprod Update, 2008, 14 (4): 345-357.

47. Zhang JM, Wang HC, Wang HX, et al. Oxidative stress and activities of caspase-8,-9, and -3 are involved in cryopreservation-induced apoptosis in granulosa cells. Eur J Obstet Gynecol Reprod Biol, 2013, 166 (1): 52-55.

第四章

卵巢功能不全生理基础

 【开篇导读】

　　卵巢功能不全是多病因导致的卵巢功能减退,甚至衰竭,对女性内分泌功能和生殖功能有重要的影响。卵巢功能不全发病率约为1%~2.6%,不同人群或种族的发病率可能不同。近年来其发病率呈上升的趋势,因此受到越来越多国内外学者的关注。

▼ 第一节　定义与分类 ◢

一、卵巢功能不全的定义

　　卵巢功能不全是多病因导致的卵巢功能减退,甚至衰竭。此状态临床上一直广泛使用的专业名词是卵巢早衰(premature ovarian failure,POF),定义为女性40岁之前出现闭经,伴有卵泡刺激素(FSH)水平升高(FSH>40IU/L)、雌激素(E_2)水平降低等内分泌异常,以及不同程度的围绝经期症状,意指卵巢功能的过早、完全衰竭。随着病因研究的深入和临床病例的积累,国内外学者们逐渐意识到卵巢功能衰竭是一组临床表现多样、病因复杂且进行性发展的疾病。POF概念存在局限性,仅代表卵巢功能衰竭的终末阶段,无法体现疾病的进展性和多样性。根据临床观察,不孕通常是POF患者的最早期表现,POF后期表现为稀发排卵、月经不规律,最终发展为闭经。事实上,约50%的POF患者会出现间歇性排卵现象,甚至5%~10%的患者在确诊多年后可自然受孕。但POF后期,患者的卵巢功能不可逆转,且临床治疗意义甚微。为了更真实反映卵巢的功能状态,针对此状态描述的名词有了一番变迁,即定义的变迁,过程包括:

　　1. 1942年　Fuller Albright首先报告了在年轻女性中以绝经水平的FSH、低水平的雌激素导致闭经为特征的综合征,称之为原发性卵巢功能不全(primary ovarian insufficiency,POI),其中的原发性,是为了与继发性相区别,后者特指中枢性闭经导致的低促性腺激素、低雌激素,与原发于卵巢的高促性腺激素、低雌激素划开界限。

　　2. 1964年　PUBMED首次标题出现了"premature ovarian failure",作者对永久性和暂

时性卵巢早衰进行了研究。当时发现,永久性的卵巢衰竭甚至可以自然发生在 16 岁时,且居然和 Stein-Leventhal 综合征一样常见。

3. 1982 年　Coulam 报告了携带 46,XX 染色体的原发性卵巢功能不全患者中,有 6% (5/81) 的人卵巢活检中发现了原始卵泡;之后随访 4 个月,发现 50% 的患者有自发排卵,但只有 4% 的女性患者每个月都排卵。

4. 2008 年　美国生殖医学学会采用“原发性卵巢功能不全(POI)”代替卵巢早衰,提出用 FSH、生育力和月经情况将 POI 分为 4 个阶段:一般水平(三者均与一般情况无异)、隐匿水平(生育力下降,其他正常)、生化异常(仅月经尚规则)及临床异常(FSH>40IU/L、生育力下降且闭经),表现了 POI 的内涵是卵巢受到连续性损伤的过程,POF 是 POI 的终末阶段。

5. 2014 年　美国妇产科学会提出关于“青少年及年青女性原发性卵巢功能不全”的委员会意见,也使用了 primary ovarian insufficiency 一词,与 premature menopause(过早绝经)和 primary ovarian failure(卵巢早衰)同义,认为术语“卵巢早衰”对于年青女性及其家庭过于沉重和困扰,而 insufficiency(功能不全)就容易接受多了,更能真实地反映卵巢功能有可能会间隔性恢复。在诊断上,要求月经不规则至少 3 个月,间隔至少 1 个月检测基础 FSH 和基础雌二醇,FSH 应处于绝经水平(>30~40IU/L),E_2 应为低值(<50pg/ml),同时检测 PRL 及 TSH,诊断确证后应检测 FMR1 前突变、肾上腺抗体和盆腔超声以进行整体评估。在这个意见书中仍使用了“原发性”一词。

6. 2016 年 1 月　欧洲人类生殖与胚胎学会发表了最新的“POI 处理指南”,将 POI 全称更改为“早发性卵巢功能不全(premature ovarian insufficiency,POI)”。在定义上,强调 POI 是在 40 岁前因卵巢活性缺失导致的临床综合征,它的特点是月经紊乱(主要是指闭经和月经稀发)、高促性腺激素和低雌激素。诊断上要求月经稀发或闭经至少 4 个月,同时间隔 4 周以上两次检测 FSH>25IU/L。

7. 2016 年 4 月　国际绝经协会最新发表的“中年女性健康管理及绝经激素治疗的推荐”中提及 POI 的诊治,也将“原发性(primary)”换称为“早发性(premature)”。POI 定义为: 40 岁前的原发性性腺功能减退,且患者染色体核型正常,既往月经规律。它的特点是出现典型的绝经期症状和体征,闭经或月经稀发,而且 FSH>40IU/L。诊断上仅需要间隔 4~6 周两次检测 FSH>40IU/L 即可确诊。

后两个指南中将“原发性(primary)”换称为“早发性(premature)”,且欧洲人类生殖与胚胎学会指南将 FSH 的诊断阈值从 40IU/L 降为 25IU/L,旨在早期发现卵巢功能不全的女性,以达到早期诊断、早期积极治疗的目的。

因此,中华医学会妇产科学分会绝经学组于 2016 年 12 月发表了《早发性卵巢功能不全的激素补充治疗专家共识》,明确了我国 POI 的概念。目前,临床上推荐的早发性卵巢功能不全(POI)定义为:女性在 40 岁之前出现卵巢活动衰退的临床综合征,以月经紊乱(如停经或稀发月经)伴有高促性腺激素和低雌激素为特征。停经或月经稀发 4 个月,间隔 >4 周连续两次 FSH>25IU/L(ESHRE 的诊断阈值)或 FSH>40IU/L(IMS 的诊断阈值)。此共识采取的是欧洲人类生殖与胚胎学会的诊断阈值,将疾病的诊断标准“关口前移”。

二、卵巢功能不全的分类

临床实践及研究发现,女性卵巢功能衰退程度不是一成不变的,而是一个逐渐变化和波动变化的过程,即卵巢功能衰退是一个渐进发展的过程。根据疾病进程,POI 可以分为不同的四种类型或四个阶段:

(一)隐匿型或隐匿期

表现为月经周期正常,不明原因的不孕症,基础促性腺激素水平正常,临床出现超促排卵后卵巢低反应。

(二)生化异常型或生化异常期

表现为月经周期正常、不孕症,促性腺激素水平升高,临床出现超促排卵后卵巢低反应。

(三)临床异常型或显性异常期

表现为月经周期异常(闭经或月经稀发),促性腺激素处于明显增高水平。

(四)卵巢早衰型或卵巢衰竭期

为卵巢功能衰退的最终阶段。此阶段原始卵泡池处于耗竭状态,而且此耗竭状态是不可逆的,出现闭经、绝对不孕,以及 FSH 升高及雌激素缺乏等一系列改变。

临床实践和研究表明,POI 患者的病情可能按照上述四个阶段逐渐进展,或贯穿于这四个并不绝对的阶段中,或可能波动于这四个阶段,但是病史越长,情况越严重,越接近卵巢衰竭期。

此分类提示临床医师:即使已经诊断 POI,部分女性的卵巢功能并未完全消失。未生育的女性若早期诊断,仍然有机会获得生育,尽管其生育概率远远低于卵巢功能正常的女性。

按照发病机制,POI 可分为两种类型:

1. **卵泡耗竭型** 即卵泡数量的缺失致卵巢功能衰退。包括始基或原始卵泡数目不足,以及卵泡闭锁加速。引起卵泡耗竭的原因常是基因突变、染色体异常、环境毒素或不明原因等。

2. **卵泡数目正常型** 即卵巢内卵泡数量正常,但由于一些病理过程导致卵泡功能紊乱,甚至消失。包括信号缺失(FSH 及 LH 结构异常或其受体异常等)、卵泡发育及激素合成过程所必需的酶缺乏、自身免疫疾病、卵泡过早黄素化,以及手术、放疗、化疗、生殖毒性药物所致的卵泡功能异常等。

第二节 生殖内分泌

POI 病因具有高度异质性,各种原因引起的卵泡发育各阶段发生的异常均可导致疾病发生,如始基或原始卵泡数过少、卵泡闭锁加速及卵泡募集或功能异常等。如始基卵泡在发育过程中过快的进行性减少、出生时原始卵泡数过少可导致 POI;过快的卵泡募集及闭锁速度,以及自身免疫抗体对卵泡的攻击减灭可能导致卵泡数量下降并导致 POI。除了卵泡数量减少之外,卵泡功能异常也可引起 POI。如 FSH 受体或 LH 受体突变,体内虽然存在足够多的卵泡却无法对促性腺激素的刺激发生反应,可导致 POI;类固醇合成酶包括细胞色素 *P450-17*、*CYP19* 的基因缺陷所导致的卵泡发育障碍也可导致 POI;成熟卵泡(道格拉夫卵泡)的过早黄素化也与 POI 的发生相关。

POI 患者由于卵巢储备下降及卵巢功能异常而呈现低雌激素、低抗米勒管激素(AMH)、低抑制素(INH)及高 FSH 等一系列内分泌异常及生殖功能下降的病理生理改变。

(一) 低雌激素血症

卵巢是女性体内雌激素的主要来源。由于卵巢储备功能下降及卵泡功能异常,POI 的特征性临床表现之一是低雌激素状态。根据两细胞-两促性腺激素学说,卵巢的卵泡膜细胞和卵泡颗粒细胞在 FSH 及 LH 共同作用下,完成雌激素的合成。始基卵泡发育至次级卵泡之后,颗粒细胞内出现雌激素和雄激素受体,具备对上述激素的反应性。卵泡基底膜附近的梭形细胞分化形成卵泡内膜和卵泡外膜。卵泡内膜细胞拥有一系列超微结构:大量含管状嵴的线粒体、滑面内质网、丰富的脂质囊泡,并出现 LH 受体,具备合成甾体激素的能力。LH 与卵泡膜细胞 LH 受体结合后促进胆固醇经线粒体内 CYP450 催化形成孕烯雌酮,后者再通过羟化、脱氢等作用合成睾酮和雄烯二酮。两者进入颗粒细胞后,在 FSH 刺激下通过芳香化酶的作用,最终合成雌二醇和雌酮。雌激素合成相关酶的表达均受垂体的促性腺激素控制。LH 刺激卵泡膜细胞表达类固醇合成的相关酶,包括 CYP11A1、CYP17A1 及 3β- 羟基类固醇脱氢酶 -1(3 beta-hydroxysteroid dehydrogenase-1,HSD3B1)。甾体激素合成即时调节蛋白(steroidogenic acute regulator protein,STAR)可促进将胆固醇运输到线粒体内膜的过程;CYP11A1 则位于线粒体内膜并将胆固醇进一步转化以合成类固醇激素。LH 可上调 STAR 的表达,FSH 负责上调颗粒细胞中 CYP19A1 和 HSD17B1 的表达。如果卵泡内膜细胞缺乏关键酶 CYP17A1,以至于无法合成可芳香化的雄激素,或颗粒细胞虽表达 CYP17A1,但缺乏关键酶 CYP19A1(芳香化酶),从而无法将雄激素芳香化成雌激素,均可导致低雌激素。

POI 患者由于卵泡数量减少且卵巢功能异常,雌激素合成减少,从而出现低雌激素血症。与卵巢雌激素合成及调节相关基因的异常也可导致卵巢功能的异常,最终引起 POI 致低雌激素。FSH 受体或 LH 受体突变,体内虽然存在足够多的卵泡却无法对促性腺激素的刺激发生反应,也可导致雌激素低下;同样,编码类固醇合成酶基因(*CYP17*、*CYP19* 等)的缺乏也可导致雌激素生成障碍。

(二) 高 FSH 血症

POI 患者一个特征性的临床表现为高 FSH 血症,甚至可达绝经后的 FSH 水平。在正常生育年龄女性中,雌二醇通过对下丘脑-垂体-性腺轴产生负反馈作用可抑制 FSH 的分泌,同时卵巢产生一系列因子,包括激活素、抑制素等以调节垂体 FSH 的分泌。POI 患者中的颗粒细胞数目大幅下降及卵巢功能衰竭导致颗粒细胞产生的雌二醇和抑制素含量下降,对垂体 FSH 分泌的抑制作用减弱,最终导致 FSH 水平上升。而 FSH 水平的上升导致卵泡募集增加,卵泡消耗加快,进一步加速了卵巢储备功能的衰竭。

(三) 低抗米勒管激素

始基卵泡的数目反映了卵巢的储备功能,至今尚未发现直接测定始基卵泡数目的方法。

AMH 是转化生长因子 -β（transforming growth factor-β，TGF-β）超家族的一员，仅由卵巢内生长中的小卵泡分泌，其血清水平与成长发育中的早期卵泡的数量正相关，而成长发育中的早期卵泡的数量与始基卵泡的数目正相关。因此，AMH 可以反映卵巢储备功能。AMH的表达分泌独立于 FSH。当卵巢储备功能减退时，AMH 的变化早于 FSH、窦卵泡数（antral follicle count，AFC）及抑制素 B 的变化。AMH 因而成为卵巢储备功能的重要生物学标志。

血清 AMH 水平从出生时即可被检测到并逐渐少量增加直至青春期。在成年女性中，AMH 水平随年龄呈下降趋势，并在更年期降至检测水平以下。血清 AMH 水平在月经周期中保持相对恒定。虽然有研究报道，一个月经周期中 AMH 水平有变化但其变化幅度是微小的，且此变化幅度与不同月经周期间的 AMH 水平的少量变化是相近的。AMH 水平在月经周期中相对恒定也说明 AMH 的产生是不依赖于促性腺激素的。

然而，AMH 和始基卵泡数目之间的联系只能在生育年龄较晚期的时候显现出来。在小鼠的生育年龄早期，即使其始基卵泡的数量已经开始减少，卵巢中发育中的卵泡数量以及血清中 AMH 水平仍维持相对恒定。这个结果显示，在生育年龄早期，AMH 水平可能并不反映始基卵泡的数量，而是反映卵泡的募集速率。在人类，AMH 水平在青少年和成年早期也相对恒定，之后则开始慢慢下降。

AMH 从人类妊娠 36 周起开始表达。始基卵泡一旦从休眠中被募集并长成初级卵泡，AMH 即开始在初级卵泡的颗粒细胞中表达，且其表达量持续上升，直至大的窦前卵泡期及小窦卵泡期，然后 AMH 的表达逐渐减少，且在 FSH 依赖的卵泡发育阶段不表达。而且，AMH 只表达在健康的卵泡，不在发生闭锁的卵泡中表达。上述这种表达模式决定 AMH 在人类卵巢中直径 <4mm 的卵泡中高表达，而在 >8mm 的卵泡中不表达。综上所述，AMH 的表达窗正好位于卵泡形成的两个重要节点间，即始基卵泡的募集以及 FSH 依赖性的卵泡周期性募集。通过研究 AMH 敲除的小鼠模型的卵巢组织发现，AMH 既可以抑制始基卵泡募集，也可以抑制 FSH 依赖性的周期性募集。AMH 缺乏时，始基卵泡的募集速率较正常偏快，导致卵巢中出现较正常两三倍数目的生长发育中的卵泡。相比野生型小鼠，4 个月大 AMH 敲除小鼠的始基卵泡数量明显减少。而过快的卵泡募集速率最终导致 AMH 敲除小鼠在更早的年纪发生卵巢功能衰竭。AMH 还影响 FSH 依赖的周期性卵泡募集，在 AMH 敲除老鼠中，即使 FSH 水平不高，其卵巢中小窦卵泡的周期性募集速度还是会加快。AMH 缺失所导致的卵泡对 FSH 的高反应性还将导致大窦前卵泡的募集，而在正常情况下，大的窦前卵泡是不会发生周期性募集的。另外，AMH 还可以抑制 FSH 介导的卵泡生长过程及芳香化酶的活性，并导致颗粒细胞产生雌激素水平减少。

（四）低抑制素

抑制素在调控妇女正常生育周期中发挥重要的作用。抑制素是由 18kDa 的 α 亚基与 14kDa 的 β 亚基（βA 或者 βB）结合形成的异二聚体，因 β 亚基不同分别形成抑制素 A 或抑制素 B。抑制素 B 主要在早卵泡期分泌，中卵泡期开始下降，LH 峰值后即不再测到；抑制素 A 水平在卵泡期前低，中卵泡期逐渐增加，黄体期达高峰。在卵泡发育早期，随着 FSH 水平上升，血浆抑制素的水平也上升，其中抑制素 B 的增加比抑制素 A 更明显。

抑制素、激活素及骨形态发生蛋白（bone morphogenetic protein，BMP）与 AMH 一样均属于 TGF-β 超家族。抑制素通过抑制与其结构相近的激活素对垂体 FSH 分泌的促进作用从而抑制 FSH 分泌。抑制素也可作用于卵巢，通过旁分泌作用刺激卵泡膜细胞的雄激素合成。抑制素在颗粒细胞中也可发挥旁分泌功能：抑制激活素、BMP（BMP-2、6、7）及生长分化因子 -9（growth differentiation factor 9，GDF9）的作用。抑制素的作用十分广泛，目前认为这些功能中大部分是通过拮抗激活素及一系列 BMP 发挥作用。

POI 患者循环中抑制素水平的下降可导致 FSH 水平增加，卵泡募集增加，最终导致卵泡消耗增加。抑制素水平下降所导致的高 FSH 也可通过影响卵泡的发育阶段导致卵巢内分泌失调。抑制素生物活性的下降会导致其通过旁分泌抑制激活素、BMP15、GDF9 的作用减弱，进而导致这些因子活性增强，并使始基卵泡的募集数目增加，发育至窦卵泡阶段的卵泡数目增加；卵泡膜细胞和颗粒细胞中类固醇激素的合成异常，颗粒细胞过早增殖分化，卵丘细胞过快分化膨胀，最终影响卵泡发育、成熟及闭锁过程。

（五）生殖功能下降的病理生理

1. 染色体异常或基因突变等，可能通过累积效应或级联反应，导致 POI 患者胚胎期原始生殖细胞迁移和增殖阶段障碍，致卵巢生殖细胞丢失，出生时始基卵泡池过小；始基卵泡形成和活化障碍；卵泡闭锁加速致剩余卵泡池小；卵泡募集、生长及功能异常致卵巢功能减退，直至衰竭。

2. 升高的 FSH 下调卵泡颗粒细胞的 FSH 受体，加上卵泡对 FSH 的敏感性下降，使得卵泡发育异常，趋于闭锁，卵泡功能异常；残留的卵泡释放相关抗原，加剧自身免疫反应，进一步损伤卵巢功能。

3. 氧化应激介导的线粒体功能障碍导致卵母细胞内腺嘌呤核苷三磷酸（adenosine triphosphate，ATP）产生下降和钙离子（Ca^{2+}）调节受损，致卵巢功能减退。

4. 放疗、化疗、免疫抑制治疗对性腺的毒性已引起越来越多学者的关注。其对卵巢的损害与患者年龄、药物种类、剂量、用药方式及持续时间等有关；以上因素通过影响卵泡发育和成熟，加速卵泡耗竭，致皮质纤维化和血管损伤而损害卵巢。

5. 盆腔手术，如单 / 双侧卵巢切除术，以及卵巢楔切术、打孔术、囊肿剥除术等卵巢手术直接破坏卵巢皮质，对卵巢功能造成损伤。盆腔炎性疾病后遗症、其他盆腔手术，如子宫切除术后可能引起的盆腔炎症，致盆腔、卵巢、阔韧带周围粘连改变；或因病毒、细菌感染而可能伴发的卵巢炎，可损伤卵巢血管或造成血管栓塞，使得卵巢血供减少，损伤卵巢功能。

▼ 第三节　临床表现与分期 ◢

一、卵巢功能不全的血激素水平改变

卵巢功能不全可能引起卵子发育异常，也导致了性激素的一系列改变。不同阶段的卵巢功能不全，其卵泡发育和内分泌也有所不同：

在生育能力代偿期,成熟卵泡大小发育正常,早卵泡期的雌激素水平和月经周期长度均正常。

当卵泡发育提前至前一周期的黄体期时,早卵泡期 FSH 和雌激素水平升高,由于优势卵泡提前出现于月经期,因此卵泡期缩短导致月经周期逐渐缩短。此时,卵泡发育和子宫内膜成熟不同步,生育能力下降。

随着 FSH 水平的进一步升高,过高的 FSH(>25IU/L)和 LH 抑制自身受体,抑制卵泡生长发育,但卵巢内卵泡尚未完全耗竭,此时内分泌水平出现波动,当 FSH 降低时可出现新卵泡生长,因而月经周期长而不规则。

对 POI 患者而言,以上过程是个连续性改变的过程,但不是每个过程都能被精准发现;且不同患者甚至同一患者的每个周期所处的内分泌状态和卵泡发育均有差异(图 4-1)。

分期	−5	−4	−3b	−3a	−2	−1	+1a	+1b	+1c	+2
术语	育龄期				绝经过渡期		绝经后			
	早期	峰期	晚期		早期	晚期	早期			晚期
					围绝经期					
时间	可变				可变	1~3年	2年（1+1）		3~6年	至生命结束
主要标准										
月经周期	从可变至规律	规律	规律	流量/周期轻度变化	周期长度可变≥7天	停经间期≥60天				
支持标准										
内分泌 FSH			可变	↑可变	↑>25IU/L*	↑可变			稳定	
AMH		低	低	低	低	低			非常低	
抑制素B		低	低	低	低	低			非常低	
窦卵泡		低	低	低	低	非常低			非常低	
描述性特征										
症状						可能出现血管舒缩症状	非常可能出现血管舒缩症状			沁尿生殖器官萎缩症状增加

* 月经2~5天抽血　↑=上升

图 4-1　卵巢功能不全的主要内分泌变化

(一)促性腺激素水平升高

1. 血清 FSH 升高　月经期第 2~5 天的 FSH>10IU/L,提示可能处于卵巢功能衰退起始阶段。随着卵巢内的窦卵泡储备进一步下降,FSH 进一步升高。当 FSH>25IU/L 时,且间隔 4 周以上连续两次检测 FSH 水平 >25IU/L,提示 POI 的临床异常期。高 FSH 可继发于颗粒细胞大幅度减少和卵巢功能衰竭,阻止颗粒细胞产生的雌二醇和抑制素反馈作用于垂体产生 FSH。而 FSH 水平增加会导致卵泡募集增加,使卵泡过快消耗,从而加速卵巢储备功能衰竭。

需注意的是,情绪或压力等可影响 FSH 及 E_2 等的波动,故单次的性激素检测不足以确诊和下定论。

另外，儿童时期，甚至在青春期，中枢性抑制促性腺激素的分泌使得 FSH 升高不明显，年轻的卵巢功能不全患者可能被认为是性腺发育不全。因此，如果临床高度怀疑青春期 POI 的存在时，即使 FSH 水平正常也应多次检查，并结合其他指标，评估青春期患者卵巢功能，及早、准确做出诊断。

2. 血清 LH 升高 在 POI 患者中也较为明显，与卵泡发育期间缺乏特异性抑制 LH 分泌的物质有关。血清 LH 水平升高可能较 FSH 升高来得晚，原因可能与抑制素分泌减少解除了对 FSH 抑制，使得 FSH 上升较明显，从而使 FSH/LH 比值升高。因此临床上 FSH/LH>3 也可以作为评价卵巢储备功能减退的指标。根据两细胞-两促性腺激素理论，卵巢正常功能的发挥需要膜细胞和颗粒细胞的密切合作，因此有学者认为 FSH 升高代表着颗粒细胞不足的 POI 早期阶段，而 LH 的升高则表示卵泡膜细胞功能不全的 POI 进展阶段。

（二）雌激素水平降低

卵巢是女性体内雌激素的主要来源。雌激素产生是卵巢卵泡膜细胞和卵泡颗粒细胞在 FSH 及 LH 共同作用下的产物。

卵巢功能不全患者，若卵巢中尚存在功能卵泡，表现为 LH>FSH 及 E_2>50pg/ml，即血液循环中 FSH 升高不明显，而 E_2 升高。随着 POI 病程的进展，由于卵巢功能异常，POI 患者雌激素产生量减少，表现为低雌激素血症。

（三）抗米勒管激素水平下降

AMH 是转化生长因子 β 超家族的成员，在女性中仅由卵巢分泌，是迄今外周血中能检测到的最早的卵泡产生的物质。

血清 AMH 水平的递减与窦卵泡数目的减少紧密相关，即随着卵巢功能不全病程的进展，血清 AMH 水平逐渐下降。

（四）抑制素水平下降

抑制素是卵巢颗粒细胞分泌的重要调节蛋白，主要来源于窦卵泡，是预测 POI 较敏感的指标。在月经周期中，INHB 在早卵泡期及晚卵泡期到达顶峰，在排卵期下降，在黄体期进一步下降；INHA 水平在早卵泡期处于最低值，随着卵泡发育逐渐上升，并在黄体中期达到顶峰，随后逐渐下降。因此，"年轻"的卵巢分泌较多的 INHB。

抑制素通过抑制与其结构相近的激活素对垂体 FSH 分泌的促进作用从而抑制 FSH 分泌。因此，卵巢功能不全患者的 INH 水平下降早于 FSH 水平升高。Chand 等通过 *INHA G769A* 基因突变率的 Meta 分析揭示 *INH* 基因突变可导致卵巢功能的衰退。研究显示血清 INHA、INHB 的下降在一定程度可提示 POI 的发生。当 INHA/INHB >62.35 时，提示 POI 的可能性较大。

（五）其他

1. 由于卵巢功能减退，POI 患者体内的雄激素降低，尤其是睾酮和雄烯二酮。

2. 约 20% 的 POI 患者检查提示甲状腺功能减退，其中大多数为桥本甲状腺炎。因此，一旦怀疑为 POI，建议行甲状腺功能及甲状腺抗体的检查并定期复查。

3. 曾患有肾上腺免疫性疾病的 POI 患者，近 50% 概率可发展为肾上腺功能不全，也应每年例行做相关检查。

4. 其他疾病,如糖尿病、恶性贫血、重症肌无力、干眼症、风湿性关节炎、系统性红斑狼疮等也可能与卵巢功能不全有关,因此这部分人群中需检测抗卵巢抗体,但致病机制等尚未明确。

二、卵巢功能不全的临床表现

由于卵巢功能减退,伴有促性腺激素的升高及雌激素的降低,卵巢功能不全患者将出现一系列与之相关的临床表现:

(一) 不孕或月经异常

POI 的早期,许多患者因为不孕就诊,而部分患者初始症状是月经紊乱,包括月经周期缩短、月经稀发、停经或闭经。闭经是指按原有月经周期计算停止 3 个周期以上。有些患者则表现为不规则出血,月经周期缩短、正常与延长交替发生。

(二) 自主神经功能系统调节异常的症状

有些 POI 患者出现潮热、盗汗、睡眠不佳、情绪改变、注意力不能集中、乏力等,自主神经功能失调如头晕、失眠、耳鸣、心悸等不适感又加重了妇女的焦虑和抑郁情绪,很有可能严重影响妇女在工作和生活上的表现以及人际关系的协调。另外,POI 的诊断对于女性心理通常是一个严重的打击,它将明显影响妇女的情绪和心理状态,其抑郁和焦虑评分较正常女性明显升高,体型的保持和性功能都受到明显影响。

(三) 泌尿生殖道症状

由于雌激素的缺乏,可出现泌尿生殖道萎缩症状,导致尿频、阴道干涩或性交痛、性交不适、性交困难等。另外,雌激素低可导致阴道上皮糖原的缺乏,阴道上皮变薄受损,从而出现反复阴道感染。雄激素的缺乏可引起性欲低下、性唤起障碍、性生活不和谐等,在生理和心理上都可能对夫妻双方造成严重的伤害,甚至导致家庭的破裂,进而间接影响社会的稳定。

(四) 骨密度降低等表现

POI 患者也会发生骨密度降低,甚至骨质疏松,检查发现血脂异常、血压波动,严重者发生心血管疾病,是因为长期无排卵,体内雌激素水平低下所致。

由于个体差异,POI 患者所表现出来的症状的严重程度各不相同,一般年轻患者症状较轻;手术导致的医源性 POI 患者(例如因为疾病切除了双侧卵巢和子宫)通常症状较重、持续时间更长;但有些 POI 患者并没有任何症状,可能只是因为不孕症就诊时被发现 POI,这时疾病处于隐匿期。

三、卵巢功能不全的分期

2001 年,生殖衰老分期研讨会(Stages of Reproductive Aging Workshop,STRAW)提出了卵巢衰老的命名和一个分期系统,包括每个期别的月经和定性的激素标准。STRAW 分期系统被广泛视为描述生殖衰老到整个绝经期的金标准。2011 年研讨会更新了 STRAW 标准。2001 年 STRAW 分期标准,将女性生殖衰老变化过程分为 7 个阶段,而新标准 STRAW-10 则分为 10 个阶段,新分期标准将生育晚期 –3 期细分为 –3b 和 –3a 两个阶段,绝经后 +1 期

也细分为 +1a、+1b 和 +1c 三个阶段,并描述了各阶段的内分泌变化、持续时间及修改后的评估标准(图 4-2)。

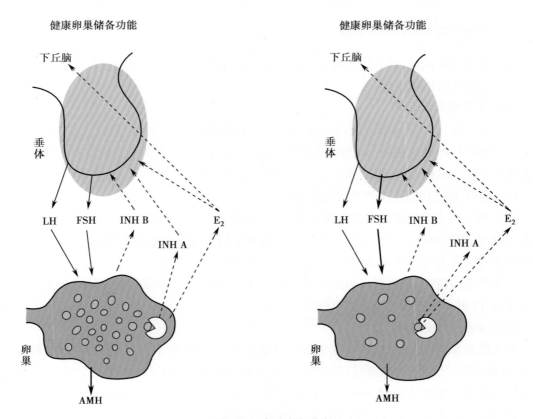

图 4-2　生殖衰老分期

参照 2011 年生殖衰老的 STRAW 分期系统,我们可以将 POI 视为处于此分期的 −3b 至 −1 期直至末次月经。具体的分期及各期月经周期、重要的内分泌参数改变的特点为:

(一) STRAW 分期 −3b 期

此期月经周期仍然规律,周期长度不变。早卵泡期 FSH 水平没有改变;但卵泡池数目减少(临床表现为卵巢体积缩小、AFC 减少);AMH 下降,大多数研究提示抑制素 B 也是低的。

(二) STRAW 分期 −3a 期

此期月经周期的特征开始发生细微改变,尤其是周期变短。早卵泡期 FSH 升高,可变性增大;AMH 和 AFC 低。此期的特征是最先出现 AFC 减少、AMH 下降、抑制素 B 下降,然后 FSH 升高,最后才出现月经周期改变,月经周期从缩短过渡至紊乱、延长,直至绝经。

(三) STRAW 分期 −2 期(绝经过渡期早期)

此期是以月经周期长度变异增大为标志,其定义是在连续的周期长度之差为 7 天或以上的持续改变。持续的定义是指周期长度变化首次出现后的 10 个周期内再次发生。早卵泡期 FSH 水平升高但可变,AMH 和 AFC 低。

(四) STRAW 分期 –1 期(绝经过渡期晚期)

此期以出现停经 60 天或以上为标志,其特征是月经周期长度的变异性增大,激素水平剧烈波动,无排卵率增加。该期 FSH 水平有时会升高到绝经的范围内,有时还在较早的生育年龄范围内,尤其是与高雌二醇水平关联。依据目前国际性标准,为在过渡期晚期随机血样 >25IU/L。根据月经日历和 FSH、雌二醇变化的研究,估计该期持续平均为 1~3 年。最易被关注的血管舒缩症状,可能在该期出现。

临床实践发现:POI 患者的生殖衰老进程比正常妇女生殖衰老的变异更大。不仅病因可能有多种,而且在确诊后部分患者能自然恢复月经功能,包括排卵和成功的自然妊娠。尽管如此,参照此新标准进行的卵巢功能不全的分期,将有助于临床医师和患者就生育潜力和辅助生殖技术的成功预期作出现实决策。

第四节　卵　泡　发　育

卵巢具有生殖和内分泌双重功能。卵巢功能维持的物质基础是卵泡的存在。若始基卵泡池较小、卵泡过早耗竭或卵泡发育及功能障碍,就会发生卵巢过早老化甚至卵巢早衰,临床表现为 40 岁之前出现月经紊乱伴有高促性腺激素和低雌激素为特征的卵巢活动衰退的临床综合征,即 POI。但诊断 POI 后,患者仍然有卵泡活动,有可能出现短暂的卵巢功能自然恢复的时期。

根据 POI 的临床分期,不同阶段或进程的卵巢功能不全的卵泡发育特点有所不同:

1. **STRAW 分期 -3b 期**　窦卵泡数减少,但成熟卵泡大小发育尚正常;在体外受精胚胎移植术(in vitro fertilization and embryo transfer,IVF-ET)超排卵时,可能出现卵巢低反应。

2. **STRAW 分期 –3a 期**　窦卵泡数减少,小窦卵泡中颗粒细胞的有丝分裂活动增多,主导卵泡选择提前,即卵泡发育提前到前一周期的黄体期,主导卵泡生长速度加快或卵泡募集提早,提前出现于月经期,即月经期存在较大的卵泡,且排卵过早,因此卵泡期缩短。临床上易将月经期出现的主导卵泡视为单纯的卵巢囊肿而放弃观察及治疗,从而丧失助孕机会。需注意的是,此时卵泡发育和子宫内膜成熟不同步,影响胚胎种植,提示生育能力下降。

3. **STRAW 分期 –2 期及 –1 期**　FSH 水平进一步升高,过高的 FSH(>25IU/L)和 LH 抑制自身受体,抑制卵泡生长发育,但卵巢内卵泡尚未完全耗竭,此时内分泌水平出现波动;当 FSH 降低时可出现新卵泡生长,但主导卵泡出现的时间变异大,且卵泡生长受抑制,直径通常小于 17mm。这也提示临床医师可给予 POI 患者外源性使用合适剂量的雌、孕激素,通过负反馈作用抑制高 FSH,体内 FSH 降低后可能恢复 FSH 受体的敏感性,继而恢复卵泡对促性腺激素的敏感性,启动卵泡发育,这不失为 POI 患者的助孕策略之一。当卵泡耗竭,卵巢功能衰竭后卵泡活动停止,无受孕机会。

据文献报道,POI 诊断后约 25%~45% 的患者可出现卵泡发育,但异常卵泡发育的概率高,表现在卵泡发育停滞萎缩、提早排卵、未破裂卵泡黄素化综合征、空卵泡、异常受精及黄体功能不全的发生率高。这与 POI 患者卵泡发育期间缺乏特异性抑制 LH 分泌的物质,致病理性过早升高的 LH、卵泡生长受抑制、卵子质量差、胚胎发育潜能差等有关。以上情况的发生率随着卵巢衰老、卵巢功能不全病程的进展而升高。

由于 POI 卵泡成熟时间波动范围大,临床对这类患者实施自卵体外受精 - 胚胎移植时,难以掌控适宜的取卵时机。而在针对人类月经周期中的卵泡募集已提出的持续性募集和周期性募集理论后,越来越多的证据显示人类月经周期中有多个窦卵泡簇被募集。因此有学者提出对 POI 患者实施连续促排卵方案,并取得良效。

随着对 POI 病因、发病机制及生殖策略等的进一步探索,我们也必将逐步揭秘卵巢功能不全患者的卵泡发育过程的不同特点,指导临床治疗,为 POI 患者带来生育机会。

▰ 第五节　生 殖 功 能 ◢

一、卵巢功能不全患者生殖功能的改变

卵巢的生殖功能是指其产生卵子并排卵。女性随着年龄的增加,生殖能力逐渐下降。年龄相关的生殖力下降最主要的原因为卵巢储备功能下降,即卵子数量及质量的下降。POI 的本质就是卵巢功能的衰退直至衰竭,对育龄期女性最严重的危害即为生育力下降或丧失。

Daan 等报道 479 例无明显遗传学异常的 POI 患者中,249 例(52%)至少曾妊娠 1 次,最多的曾妊娠 7 次,这些患者绝经的平均年龄为 35 岁,显著高于从未妊娠组 POI 患者的平均绝经年龄 30 岁;POI 患者既往成功妊娠所需时间、流产率与正常生育年龄女性对照组无显著差异,这些发现均提示患者发生 POI 之前的生殖能力与正常人群没有差别,而在某一个特定年龄后患者的生殖功能迅速减退。目前尚无足够证据表明任何一种治疗能够提高 POI 患者的生殖功能。对许多 POI 患者来说,不孕是这个疾病最为可怕的一个方面和最困扰的问题。大部分 POI 患者即使进行辅助生殖技术也很可能因无法获得卵子而最后只能选择赠卵或领养。无法使用自己的卵子获得妊娠,这对于患者以及整个家庭来讲无疑是一个非常沉重的打击。丧失生育功能极容易导致家庭的破裂,也将更进一步加深患者的痛苦。

但是,POI 患者可出现间断排卵,因此并非一定不能生育。应告知患者自然受孕的概率较小,但无生育要求的 POI 患者仍需避孕。Bidet 等对 358 例 POI 患者进行观察发现,24%患者仍有间歇性的卵巢功能恢复的表现,提示 POI 患者中出现间歇性的卵巢功能恢复并不是偶然现象。Anne 等对 507 例 POI 患者进行长期随访,同样发现 23% 患者可有间歇性卵巢功能恢复的表现,并能维持一段时间。5%~10% 的 POI 患者可以自发妊娠,但大多数需要妊娠的患者需寻求生育治疗。

Hubayter 等人的前瞻性队列病例对照研究中,染色体正常的 POI 患者(基础 FSH 51~111IU/L)中,73%(69/95)能看到 ≥ 3mm 的窦卵泡,45%(43/95)能看到 ≥ 8mm 的窦卵泡,但外源性 FSH 不能引起患者血清 E_2、P 的显著改变。Goswami 等人的研究中,90% 患者超声

能看到卵泡,但仅在 11.1% 患者中可观察到血清 E_2 超过 50pg/ml,提示卵泡可能有活性;遗憾的是并没有观察到患者可以排卵的迹象。Nelson 等同样发现超过 40% 的 POI 患者超声可以看见窦卵泡,但这些卵泡的功能异常;进一步对患者卵巢组织进行活检发现,所有病例中均发现了黄素化的卵泡,黄素化卵泡的比例超过 60%。POI 患者中持续过高的 LH 水平可能引起卵子的异常黄素化并抑制了正常的排卵。因此,虽然卵巢储备功能与卵泡早期 B 超的窦卵泡数相关,但 POI 患者中窦卵泡数仅提示卵泡的数量,并不代表可以形成卵子,更无法判断卵子的质量。

同时,POI 患者长期持续的低雌激素可引起外阴、阴道萎缩,性交痛,性欲低下。而性生活的异常进一步导致了患者的生殖功能受到影响。

二、药物治疗对卵巢功能不全患者生殖功能的影响

POI 患者年龄小于 40 岁,与正常自然绝经妇女相比,激素替代治疗(HRT)风险更小,收益更大,需求的雌激素稍多,推荐应至少用到平均自然绝经年龄,之后再按照正常绝经妇女进行管理。多篇文献报道有患者在 HRT 治疗中意外妊娠。Popat 等的一项前瞻性研究中,HRT 可使大约一半染色体正常的 POI 患者 FSH、LH 降至正常水平。Buckler 等在 POI 患者中使用口服避孕药,服药 5 周后 FSH、LH 水平均可降至正常卵泡期水平(FSH:6.5IU/L ± 1.2IU/L;LH:8.9IU/L ± 1.6IU/L)。HRT 可能通过降低持续升高的 LH 水平,避免了卵子的异常黄素化。HRT 提高生殖能力另一个可能的机制是,抑制了持续升高的 FSH 水平,从而恢复残余卵泡颗粒细胞的 FSH 受体,增加卵巢对促性腺激素的反应,增加卵子成熟及排卵的可能。一项前瞻性随机双盲对照试验中,实验组 POI 患者给予雌激素处理两周后 FSH 水平明显下降,之后予 Gn 促排卵,32% 患者出现排卵,但卵泡发育及排卵仅在 FSH 降到 15IU/L 以下的患者中观察到,50% 排卵患者成功妊娠并分娩,而对照组 POI 患者无一例排卵。另一方面,激素替代也能改善因低雌激素致阴道干涩、性交痛及性欲低下引起的性功能障碍,从而增加性活动的频率。

硫酸脱氢表雄酮(DHEA)是合成雄烯二酮、睾酮、雌二醇的重要物质,它的含量高低直接影响这些激素的水平。Yeung 等进行前瞻性随机双盲对照试验,发现 DHEA 组 POI 患者 E_2、窦卵泡数及卵巢体积均明显升高,30% 以上患者可以看到大于 10mm 的卵泡,而在安慰剂组中仅为 17%。Mamas 等报道 5 例 POI 患者(基础 FSH 30~112IU/L),在使用 DHEA 50~75mg/d 持续治疗 2~6 个月后,FSH 下降至 12~18.9IU/L,并均获得妊娠。DHEA 能否提高 POI 患者的生殖功能,尚需要更多大样本的前瞻性随机对照试验来进一步证明。

常规的促排卵药物,如克罗米芬、来曲唑、Gn、GnRH 等不能提高 POI 患者的生殖功能。

三、卵巢功能不全患者的生殖策略

对于有生育要求的 POI 患者宜尽快采用体外受精 - 胚胎移植技术助孕,可采用针对不同阶段卵巢功能减退的卵巢刺激方案或自然周期方案;也可以考虑未成熟卵体外培养、卵巢组织体外激活、卵泡体外培养及卵原细胞诱导。当以上方法均未获得满意的治疗结局时,可

考虑赠卵、卵浆捐赠及生发泡移植。

【小结】

卵巢功能不全是多病因导致的卵巢功能减退甚至衰竭,对女性内分泌功能和生殖功能有重要的影响。

卵巢功能不全的定义经历了卵巢早衰(POF)—原发性卵巢功能不全(POI)—早发性卵巢功能不全(POI)的名称变迁,从衰竭到功能不全,体现了POI的可变性和特殊性,"早发性"让我们知道月经生理变化的微妙和卵巢衰退的危害,旨在早期发现卵巢功能不全的女性,以达到早期诊断、早期积极治疗的目的。

临床推荐的早发性卵巢功能不全(POI)定义为女性在40岁之前卵巢活动衰退的临床综合征,其主要特征为月经紊乱(如停经、月经稀发月经或闭经),同时伴有促性腺激素的升高及雌激素的降低。其诊断标准为:女性在40岁之前出现停经或月经稀发4个月,间隔>4周连续两次FSH>25U/L。

POI患者有着不同于单纯绝经的特点和需求,包括其特异的诊断生化指标的确定(AMH等)、挽救卵子的生育干预、积极助孕、整体健康状况及医患模式等,因此需要更为深入地探索其病因、生殖内分泌等机制,需要对本病更为细致的认知和管理。

(郑备红)

参考文献

1. Abdelkhalek AE, Gabr SA, Khalil WA, et al. In vitro production of Sudanese camel (Camelus dromedarius) embryos from epididymal spermatozoa and follicular oocytes of slaughtered animals. Pol J Vet Sci, 2017, 20: 95-101.

2. Baber RJ, Panay N, Fenton A. 2016 IMS Recommendations on women's midlife health and menopause hormone therapy. Climacteric, 2016, 19: 109-150.

3. Bachelot A, Nicolas C, Bidet M, et al. Long-term outcome of ovarian function in women with intermittent premature ovarian insufficiency. Clin Endocrinol (Oxf), 2017, 86: 223-228.

4. Baerwald AR, Adams GP, Pierson RA. Ovarian antral folliculogenesis during the human menstrual cycle: a review. Hum Reprod Update, 2012, 18: 73-91.

5. Baker VL. Primary ovarian insufficiency in the adolescent. Current Opinion In Obstetrics & Gynecology, 2013, 25: 375-381.

6. Ben-Nagi J, Panay N. Premature ovarian insufficiency: how to improve reproductive outcome？Climacteric, 2014, 17: 242-246.

7. Benetti-Pinto CL, Bedone AJ, Magna LA. Evaluation of serum androgen levels in women with premature ovarian failure. Fertil Steril, 2005, 83: 508-510.

8. Bidet M, Bachelot A, Bissauge E, et al. Resumption of ovarian function and pregnancies in 358 patients with premature ovarian failure. J Clin Endocrinol Metab, 2011, 96: 3864-3872.

9. Bidet M, Bachelot A, Touraine P. Premature ovarian failure: predictability of intermittent ovarian function and response to ovulation induction agents. Curr Opin Obstet Gynecol, 2008, 20: 416-420.

10. Broekmans FJ, Soules MR, Fauser BC. Ovarian aging: mechanisms and clinical consequences. Endocr Rev, 2009, 30: 465-493.

11. Buckler HM, Healy DL, Burger HG. Does gonadotropin suppression result in follicular development in premature ovarian failure？ Gynecol Endocrinol, 1993, 7: 123-128.

12. Chand AL, Harrison CA, Shelling AN. Inhibin and premature ovarian failure. Hum Reprod Update, 2010, 16: 39-50.

13. Committee opinion no. 605: primary ovarian insufficiency in adolescents and young women. Obstet Gynecol, 2014, 124: 193-197.

14. Corl KA, George NR, Romanoff J, et al. Inferior vena cava collapsibility detects fluid responsiveness among spontaneously breathing critically-ill patients. J Crit Care, 2017, 41: 130-137.

15. Cox L, Liu JH. Primary ovarian insufficiency: an update. Int J Womens Health, 2014, 6: 235-243.

16. Daan NM, Hoek A, Corpeleijn E, et al. Reproductive characteristics of women diagnosed with premature ovarian insufficiency. Reprod Biomed Online, 2016, 32: 225-232.

17. Davies P, Connor E, MacKenzie J, et al. Spontaneous Recovery of Ovarian Function in an Adolescent with Galactosemia and Apparent Premature Ovarian Insufficiency. J Pediatr Adolesc Gynecol, 2015, 28: 101-103.

18. de Almeida DM, Benetti-Pinto CL, Makuch MY. Sexual function of women with premature ovarian failure. Menopause, 2011, 18: 262-266.

19. de Vos M, Devroey P, Fauser BC. Primary ovarian insufficiency. Lancet, 2010, 376: 911-921.

20. Dika E, Fanti PA, Vaccari S, et al. Oestrogen and progesterone receptors in melanoma and nevi: an immuno-histochemical study. Eur J Dermatol, 2017, 27: 254-259.

21. Dragojevic-Dikic S, Rakic S, Nikolic B, et al. Hormone replacement therapy and successful pregnancy in a patient with premature ovarian failure. Gynecol Endocrinol, 2009, 25: 769-772.

22. Edson MA, Nagaraja AK, Matzuk MM. The Mammalian Ovary from Genesis to Revelation. Endocrine Reviews, 2009, 30: 624-712.

23. Fan HY, Shimada M, Liu Z, et al. Selective expression of KrasG12D in granulosa cells of the mouse ovary causes defects in follicle development and ovulation. Development, 2008, 135: 2127-2137.

24. Goswami D, Arif A, Saxena A, et al. Idiopathic primary ovarian insufficiency: a study of serial hormonal profiles to assess ovarian follicular activity. Hum Reprod, 2011, 26: 2218-2225.

25. Grasa P, Sheikh S, Krzys N, et al. Dysregulation of follicle development in a mouse model of premature ovarian insufficiency. Reproduction, 2016, 152: 591-601.

26. Harlow SD, Gass M, Hall JE, et al. Executive summary of the Stages of Reproductive Aging Workshop+10:addressing the unfinished agenda of staging reproductive aging. J Clin Endocrinol Metab, 2012, 97: 1159-1168.

27. Hewlett M, Mahalingaiah S. Update on primary ovarian insufficiency. Curr Opin Endocrinol Diabetes Obes, 2015, 22: 483-489.

28. Hubayter ZR, Popat V, Vanderhoof VH, et al. A prospective evaluation of antral follicle function in women with 46, XX spontaneous primary ovarian insufficiency. Fertil Steril, 2010, 94: 1769-1774.

29. Jin M, Yu Y, Huang H. An update on primary ovarian insufficiency. Sci China Life Sci, 2012, 55: 677-686.

30. Juul A, Hagen CP, Aksglaede L, et al. Endocrine evaluation of reproductive function in girls during infancy, childhood and adolescence. Endocr Dev, 2012, 22: 24-39.

31. Kaune H, Sheikh S, Williams SA. Analysis of in vitro follicle development during the onset of premature

ovarian insufficiency in a mouse model. Reprod Fertil Dev, 2016.

32. Kokcu A. Premature ovarian failure from current perspective. Gynecol Endocrinol, 2010, 26: 555-562.

33. Kovanci E, Schutt AK. Premature ovarian failure: clinical presentation and treatment. Obstet Gynecol Clin North Am, 2015, 42: 153-161.

34. Laml T, Huber JC, Albrecht AE, et al. Unexpected pregnancy during hormone-replacement therapy in a woman with elevated follicle-stimulating hormone levels and amenorrhea. Gynecol Endocrinol, 1999, 13: 89-92.

35. Luisi S, Orlandini C, Regini C, et al. Premature ovarian insufficiency: from pathogenesis to clinical management. J Endocrinol Invest, 2015, 38: 597-603.

36. Maclaran K, Panay N. Current concepts in premature ovarian insufficiency. Womens Health (Lond), 2015, 11: 169-182.

37. Magoffin DA. Ovarian theca cell. Int J Biochem Cell Biol, 2005, 37: 1344-1349.

38. Mamas L, Mamas E. Premature ovarian failure and dehydroepiandrosterone. Fertil Steril, 2009, 91: 644-646.

39. Massin N, Meduri G, Bachelot A, et al. Evaluation of different markers of the ovarian reserve in patients presenting with premature ovarian failure. Mol Cell Endocrinol, 2008, 282: 95-100.

40. Naredi N, Sandeep K, Jamwal VD. Can hormone replacement therapy prior to oocyte donation cycle in women with premature ovarian failure improve pregnancy rate？Med J Armed Forces India, 2013, 69: 357-360.

41. Nelson LM. Clinical practice. Primary ovarian insufficiency. N Engl J Med, 2009, 360: 606-614.

42. Nelson LM, Anasti JN, Kimzey LM, et al. Development of luteinized graafian follicles in patients with karyotypically normal spontaneous premature ovarian failure. J Clin Endocrinol Metab, 1994, 79: 1470-1475.

43. Pellatt L, Hanna L, Brincat M, et al. Granulosa cell production of anti-Mullerian hormone is increased in polycystic ovaries. J Clin Endocrinol Metab, 2007, 92: 240-245.

44. Podfigurna-Stopa A, Czyzyk A, Grymowicz M, et al. Premature ovarian insufficiency: the context of long-term effects. J Endocrinol Invest, 2016, 39: 983-990.

45. Popat VB, Vanderhoof VH, Calis KA, et al. Normalization of serum luteinizing hormone levels in women with 46, XX spontaneous primary ovarian insufficiency. Fertil Steril, 2008, 89: 429-433.

46. Robertson DM, Hale GE, Jolley D, et al. Interrelationships between ovarian and pituitary hormones in ovulatory menstrual cycles across reproductive age. J Clin Endocrinol Metab, 2009, 94: 138-144.

47. Sadrzadeh S, Painter RC, van Kasteren YM, et al. Premature ovarian insufficiency and perinatal parameters: A retrospective case-control study. Maturitas, 2017, 96: 72-76.

48. Sahmay S, Usta TA, Erel T, et al. Elevated LH levels draw a stronger distinction than AMH in premature ovarian insufficiency. Climacteric, 2014, 17: 197-203.

49. Sehested A, Juul AA, Andersson AM, et al. Serum inhibin A and inhibin B in healthy prepubertal, pubertal, and adolescent girls and adult women: relation to age, stage of puberty, menstrual cycle, follicle-stimulating hormone, luteinizing hormone, and estradiol levels. J Clin Endocrinol Metab, 2000, 85: 1634-1640.

50. Shelling AN. Premature ovarian failure. Reproduction, 2010, 140: 633-641.

51. Shestakova IG, Radzinsky VE, Khamoshina MB. Occult form of premature ovarian insufficiency. Gynecol Endocrinol, 2016, 32: 30-32.

52. Sluss PM, Schneyer AL. Low molecular weight follicle-stimulating hormone receptor binding inhibitor in sera from premature ovarian failure patients. J Clin Endocrinol Metab, 1992, 74: 1242-1246.

53. Stewart J. Premature ovarian insufficiency is a lifelong condition. Clin Endocrinol (Oxf), 2017, 86: 168-169.

54. Sullivan SD, Sarrel PM, Nelson LM. Hormone replacement therapy in young women with primary ovarian insufficiency and early menopause. Fertil Steril, 2016, 106: 1588-1599.

55. Tartagni M, Cicinelli E, De Pergola G, et al. Effects of pretreatment with estrogens on ovarian stimulation with gonadotropins in women with premature ovarian failure: a randomized, placebo-controlled trial. Fertil Steril, 2007, 87: 858-861.

56. van der Stege JG, Groen H, van Zadelhoff SJ, et al. Decreased androgen concentrations and diminished general and sexual well-being in women with premature ovarian failure. Menopause, 2008, 15: 23-31.

57. van Kasteren YM, Schoemaker J. Premature ovarian failure: a systematic review on therapeutic interventions to restore ovarian function and achieve pregnancy. Hum Reprod Update, 1999, 5: 483-492.

58. van Rooij IA, Tonkelaar I, Broekmans FJ, et al. Anti-mullerian hormone is a promising predictor for the occurrence of the menopausal transition. Menopause, 2004, 11: 601-606.

59. Vanden Brink H, Chizen D, Hale G, et al. Age-related changes in major ovarian follicular wave dynamics during the human menstrual cycle. Menopause, 2013, 20: 1243-1254.

60. Vujovic S, Ivovic M, Tancic-Gajic M, et al. Premature ovarian failure. Srp Arh Celok Lek, 2012, 140: 806-811.

61. Webber L, Davies M, Anderson R, et al. ESHRE Guideline: management of women with premature ovarian insufficiency. Hum Reprod, 2016, 31: 926-937.

62. Weenen C, Laven JS, Von Bergh AR, et al. Anti-Mullerian hormone expression pattern in the human ovary: potential implications for initial and cyclic follicle recruitment. Mol Hum Reprod, 2004, 10: 77-83.

63. Welt CK. Primary ovarian insufficiency: a more accurate term for premature ovarian failure. Clin Endocrinol (Oxf), 2008, 68: 499-509.

64. Wheeler AC, Raspa M, Green A, et al. Health and reproductive experiences of women with an FMR1 premutation with and without fragile X premature ovarian insufficiency. Front Genet, 2014, 5: 300.

65. Woad KJ, Watkins WJ, Prendergast D, et al. The genetic basis of premature ovarian failure. Aust N Z J Obstet Gynaecol, 2006, 46: 242-244.

66. Yeung TW, Li RH, Lee VC, et al. A randomized double-blinded placebo-controlled trial on the effect of dehydroepiandrosterone for 16 weeks on ovarian response markers in women with primary ovarian insufficiency. J Clin Endocrinol Metab, 2013, 98: 380-388.

67. 陈子江, 秦莹莹. 原发性卵巢功能不全与卵巢早衰的病因学研究进展. 中华妇产科杂志, 2008, 12: 897-899.

68. 陈子江, 叶碧绿, 郁琦, 等. 生殖内分泌学. 北京: 人民卫生出版社, 2016.

69. 段飞燕, 李芹, 柳露, 等. 卵巢早衰诊治进展. 中国医药科学, 2016, 7: 38-42.

70. 中华医学会妇产科学分会绝经学组. 早发性卵巢功能不全的激素补充治疗专家共识. 中华妇产科杂志, 2016, 12: 881-886.

第五章

卵巢功能不全病因与诊断

 【开篇导读】

卵巢功能不全在育龄女性中的发生率为 0.5%~3%，其发生可极大程度地影响女性生育能力，甚至生活质量。因此，了解其病因及可能的发病高危因素，掌握评估卵巢储备功能的正确方法，通过精准诊断早期发现卵巢功能不全的女性，可达到早期诊断、早期治疗的目的。本章将着重阐述卵巢功能不全的病因，特别是遗传学病因、卵巢功能评估及精准诊断方法。

第一节 病 因

卵巢功能不全的发生机制主要包括卵泡功能紊乱及卵泡耗竭。卵泡功能紊乱指卵巢内有卵泡，但由于病理因素导致其功能异常，如 FSH 受体突变等。卵泡耗竭指的是卵巢内缺乏始基卵泡，往往因胎儿期原始卵泡储备不足、卵泡消耗加快、机体存在对卵泡的自身免疫攻击或外源性的卵泡毒性破坏。目前已知的导致卵巢功能不全的病因主要有遗传因素、自身免疫因素、医源性因素及环境因素等。

一、遗传因素

卵巢功能不全的遗传因素主要为染色体及基因异常。据统计，女性绝经年龄 30%~85% 取决于遗传。15%~30% 的卵巢功能不全源于家族性遗传。研究发现，维持正常的卵巢功能需要多个基因协调表达及功能正常。目前已知的与卵巢功能不全相关的染色体及基因异常主要有：X 染色体结构及数目异常，如特纳综合征、X 染色体三体及其嵌合体，X 染色体部分缺失或易位，脆性 X 染色体综合征；相关基因表达及功能异常，如骨形成蛋白 -15（bone morphogenetic protein-15，BMP-15）、生长分化因子 -9（growth development factor-9，GDF-9）、卵泡刺激素受体（follicle-stimulating hormone receptor，FSHR）等。

二、自身免疫因素

（一）自身免疫疾病与卵巢功能不全

自身免疫疾病与卵巢功能不全的相关性，最早是于 20 世纪 30 年代在两例原发性肾上腺功能不全（Addison 病）的患者中发现的。之后，在一些内分泌及自身免疫性疾病中陆续发现自身免疫因素与 POI 的相关性，这些疾病包括 Grave 病、桥本甲状腺炎、肌无力、风湿性关节炎、克罗恩病、多发性硬化、系统性红斑狼疮等。

目前，不同文献报道，自身免疫因素在卵巢功能不全中的比例约为 5%~55%。约有 20% 的卵巢功能不全患者合并有自身免疫性疾病，涉及脏器包括甲状腺、肾上腺、胰腺等。其中，甲状腺疾病最为常见，所占比例约为 12%~33%，而 18% 的患者具有自身免疫性甲状腺疾病家族史。

在 POI 患者中占比第二的自身免疫性疾病是自身免疫性多腺体综合征（autoimmune polyglandular syndromes，APS）。APS 有三型：APS-I 也称自身免疫性多内分泌腺病 - 念珠菌病 - 外胚层营养障碍或 Whitaker 综合征，为常染色体隐性遗传性疾病，发病源于自身免疫调节基因 *AIRE* 突变。AIRE 蛋白存在于多个人体组织，包括胸腺细胞亚群、脾脏、淋巴结和部分血液单核细胞，介导个体对 T 细胞攻击的自身免疫耐受。*AIRE* 基因突变可导致靶器官遭到自身免疫攻击。该疾病对生殖腺的影响更偏向于女性患者。约有 45%~60% 的女性 APS-1 患者将发生卵巢功能不全，而仅有 2% 的男性患者发生睾丸功能障碍。APS-Ⅱ 指 Addison 病伴有自身免疫性甲状腺病和 / 或胰岛素依赖性糖尿病，又称为 Schmidt-Carpenter 综合征。女性较男性更易患病，5%~50% 患者出现早期性腺（卵巢 / 睾丸）功能不全。该综合征的发病并非由某一特定基因决定，而是与人类白细胞抗原（HLA）的不同等位基因有关，这些等位基因决定了自身反应性 T 细胞作用的靶组织，从而使机体对自身免疫性疾病的易感性不同。APS-Ⅲ 与 APS-Ⅱ 相似，但不伴有 Addison 病，而是伴有白癜风等其他自身免疫性疾病。

子宫内膜异位症近年来也被认为可通过自身免疫机制导致 POI。子宫内膜异位症与经典的自身免疫疾病相似，可出现多克隆 B 细胞的激活以及多种自身免疫抗体产生。约有 40%~60% 的子宫内膜异位症患者体内自身免疫抗体滴度升高，包括抗子宫内膜抗体、抗卵巢抗体（anti-ovarian antibodies，AOA）、抗核抗体、平滑肌自身抗体、抗磷脂抗体等。

有散在病例报道认为 POI 与免疫接种导致的 AOA 形成有关，特别是四价 HPV 疫苗注射。虽然临床病例报道并不足以下结论，但学者们也已经注意到，HPV 疫苗的安全性评估并未包含其对卵巢功能的可能影响。因此，目前 HPV 疫苗接种与 POI 的相关性还有待进一步深入研究。

除了上述常见的自身免疫性疾病外，在一些特发的 POI 患者的血清中也可检测到一种或多种自身免疫性抗体。虽然这些抗体的特异性不高，对疾病的诊断价值有限，但这些抗体的存在进一步说明了自身免疫与 POI 发病的相关性。

（二）自身免疫性卵巢功能不全的发病机制

自身免疫性 POI 的发病机制包括体液免疫和细胞免疫异常。以卵巢为靶器官的自身免疫性抗体的存在证实了体液免疫在 POI 发病中的作用。最早发现的自身免疫性抗体为类固醇细胞抗体(steroid cell antibodies,SCA),因其可识别肾上腺皮质、卵巢、睾丸和胎盘中一些产生类固醇激素的细胞而得名。在不同 POI 相关的自身免疫性疾病中,SCA 的检出率不同:在 APS-I 中约为 60%,在 APS-Ⅱ 中约为 25%~40%;而在合并 Addison 病的 POI 患者中检出率最高,达 78%~100%。有研究指出,33%~43% 月经周期正常但 SCA 阳性的多内分泌腺病患者在 8~15 年间将演变为卵巢功能衰竭,因此认为 SCA 阳性是 POI 的高危因素。在一些不伴有 Addison 病的 POI 患者中,SCA 的阳性率 <10%。学者们在这些患者中发现了许多其他的 AOA,并围绕其与 POI 的关系开展了许多研究,但是对这些抗体的特异性和疾病诊断价值始终无法得出一致的结论。主要原因可能包括:①实验方法不同;②卵巢组织中抗原成分较多;③ POI 是疾病的终末阶段,患者被诊断时往往储备卵泡已耗竭,能成为自身免疫攻击靶点的卵巢抗原同样也基本消耗殆尽,导致研究难度增加。

细胞免疫在 POI 的发病中也发挥重要作用。在 POI 患者中外周血 T 细胞,特别是 CD4+T 细胞的计数和比例均上升。通过流式细胞技术对 POI 患者的外周血淋巴细胞亚群进行分型,发现 POI 患者 CD8+/CD57+ T 细胞的水平下调,对 CD4+/CD8+ T 细胞的比例不同研究之间存在争议。POI 患者循环中 B 细胞的水平上调,且以 CD19+/CD5+ 细胞比例升高为主。活化 T 细胞的数量也增加。在 35%~50%POI 患者的 T 细胞中,MHC-Ⅱ类分子,特别是 HLA-DR 表达增加。树突状细胞结合 T 细胞的能力减弱,自然杀伤细胞(NK 细胞)的数量减少。

体液免疫和细胞免疫的靶点既可以是卵泡的体细胞成分,也可以是生殖细胞成分。这些靶点包括卵巢中的类固醇激素合成酶、促性腺素受体、促性腺素、黄体、透明带和卵细胞本身。

三、医源性因素

卵巢及周围组织手术史、肿瘤放/化疗及免疫抑制剂的使用均可导致 POI 发生。卵巢及周围组织手术,如附件切除术、卵巢囊肿剔除术、输卵管切除术、子宫切除术、子宫动脉栓塞术等均可能通过直接破坏卵巢组织或损伤卵巢血液循环影响卵巢功能。新西兰一项囊括 257 例女性的前瞻性研究发现,46 周岁前行子宫切除可使绝经时间平均提前 3.7 年。抗米勒管激素在子宫切除之后迅速下降。多囊卵巢综合征(polycystic ovary syndrome,PCOS)患者的卵巢打孔术、子宫内膜异位囊肿剔除术等均可导致绝经年龄提前。

肿瘤患者生存期的延长使得放、化疗对卵巢功能的影响日益显现。在无相关手术史的 POI 患者中,肿瘤患者的比例是非肿瘤患者的 13 倍。化疗可导致卵巢组织纤维化、血管破坏、成熟卵泡凋亡。具有以下高危因素的女性接受化疗后出现 POI 的风险增加:年龄 >40 岁,有 POI 家族史,有卵巢或盆腔手术史,有化疗史,有盆腔或腹部放疗史,烷化剂使用,化疗剂量大、时间长。化疗药物中烷化剂可使近 40% 的女性患者出现 POI。卵母细胞对辐射非常敏感,放疗的应用可以引起卵泡凋亡并导致卵母细胞池中卵泡数量减少。化疗联合全身或盆腹腔放疗对卵巢的破坏最大,虽然治疗后卵巢功能可恢复,但总体而言,患者绝经时间提前。此外,某些用于治疗自身免疫性疾病的免疫抑制药物,如环磷酰胺,累积治疗剂量超过 10g 就是 POI 的高危因素。

四、环境因素

胎儿期及成年期的某些环境因素暴露可干扰卵巢储备,导致绝经年龄提前。目前报道的与卵巢储备关系较大的环境污染物有邻苯二甲酸盐、双酚 A、杀虫剂和烟草。环境污染物主要通过以下三个途径影响卵巢功能:

(一)内分泌干扰物

内分泌干扰物(endocrine disrupting chemicals,EDCs)可以对机体的激素分泌产生影响。根据暴露的时期不同,EDCs 对卵巢功能的影响可以是一过性的,也可以是永久的。它们对卵巢功能的影响主要通过与芳烃受体(AhR)和雌激素受体(ERs)相互作用。一旦与其外源性配体结合,AhR 转移至细胞核中,通过核受体信号通路与 DNA 序列结合并调控其功能。AhR 可诱导凋亡相关的 Bax 合成,从而导致卵泡闭锁。ERs 在促性腺激素依赖的卵泡发育过程中发挥重要作用。在成年期的卵巢中,ERs 的表达量由始基卵泡向成熟卵泡逐渐增加,而在胎儿卵巢中,其在卵母细胞中持续表达,与卵泡时期无关。EDCs 可通过与细胞核内的 ERs 结合干扰相关基因表达,诱导卵泡凋亡,从而可导致青春期提前、生育力降低及绝经期提前。

(二)诱导氧化应激

环境污染物可诱导活性氧(reactive oxygen species,ROS)产生,导致机体内 ROS 水平失衡,卵母细胞 DNA 损伤,从而诱导窦卵泡凋亡。有横断面研究发现 POI 患者体内氧化应激相关标志物较对照组显著增加,证实了氧化应激在 POI 发病中的作用。

(三)表观遗传调控

环境污染物暴露可通过影响 DNA 甲基化修饰影响卵巢功能,甚至可通过母体暴露,对胎儿储备卵泡的表观遗传修饰产生持续影响,从而导致隔代表观遗传改变。

五、混杂因素

感染因素在 POI 发病中的作用目前仍有争议。腮腺炎、结核、水痘、疟疾及志贺菌感染均可能增加 POI 发生风险。目前仍缺乏有力的证据证实上述疾病与 POI 发生的相关性。其中大部分感染以上疾病的患者可以完全缓解而未损害卵巢功能,仅有少部分发展为 POI,考虑可能与个体自身状态相关。

吸烟可使平均绝经年龄提前(1.74±0.46)岁,即使戒烟,其对卵巢功能的影响也将持续一段时间。除此之外,饮酒、染发及某些负性情绪刺激增加 POI 发生风险均有报道。

六、特发性因素

除上述病因外,仍有相当数量的 POI 患者无法找到明确病因,因此被称为特发性卵巢功能不全。其所占比例不同文献报道不一,在 25%~90%,差异主要源于调查人群及方法的不同。

综上所述,卵巢功能不全的病因较为复杂,现有的研究尚不能完全阐明。目前公认的主要有遗传、免疫、医源性、环境及特发性因素。据新西兰的数据统计,医源性因素在 POI 的发生中占比较大,其次为特发性因素。这也提醒我们在医疗操作中需要有意识地重视患者卵巢功能的保护,特别是对有生育要求的患者。

第二节 遗 传 学

虽然 POI 的病因目前尚未明确,多数病例为特发性,但遗传学因素仍是目前公认的主要病因。对 POI 遗传学病因的研究源于发现女性绝经年龄有明显的遗传倾向,并且与某些基因位点相关。调查研究发现 4%~31% 的 POI 患者有家族史。多年来,学者们通过人和动物实验发现了许多与 POI 发病相关的候选基因,但其中仅有极少部分被认为是 POI 发病的生物学标志,如 FMR1 基因前突变、BMP15、GDF9 和 FSHR。近年来,随着高通量技术的发展,学者们发现 POI 的发病不仅可以源于某一个或某几个基因的突变,也可以源于亚微观拷贝数变异(submicroscopic copy number variations,CNVs)、单核苷酸多态性(single nucleotide polymorphisms,SNPs)及微小 RNA(microRNA)等的改变对卵巢功能的调节。X 染色体上有许多调节卵巢功能相关的基因,因此,与 POI 相关性较高的基因变异主要集中在 X 染色体上。在常染色体上也报道过许多与 POI 发病相关的基因,但相对较为罕见。这些基因变异导致的 POI 可以综合征或是非综合征的形式出现。

一、综合征式的 POI

(一)特纳综合征及 X 染色体缺陷

典型的特纳综合征源于 X 染色体完全或部分缺失,特征核型为 45,X,表现为 POI、身材矮小及其他性腺外的畸形,其在活产女婴中的发生率约为 1:2 500。但 45,X 核型在出生个体中并不多见,更多的具有特纳综合征相关表型的个体源于 45,X/46,XX 嵌合体或 X 染色体结构异常。特纳综合征的发生机制包括在减数分裂时期缺少一条 X 同源染色体,或某一特定的 X 染色体连锁基因缺失(如 SHOX 基因)。X 染色体连锁基因在生理情况下能逃逸 X 染色体失活,其两个拷贝均存在可维持卵巢正常发育,若其中一个拷贝丢失,则可使个体出现特纳综合征相关症状。特纳综合征患者在有丝分裂前期及卵巢发育早期即出现卵泡丢失,从而使其在婴儿期即出现 FSH 水平上升,导致原发闭经和卵巢发育不良。

X 染色体数目和结构异常是许多家族性及散发 POI 患者最常见的病因。与卵巢发育相关的主要调控区位于 X 染色体长臂上。其中 Xq13~21 为染色体平衡易位常见的断点,Xq23~27 则为缺失常累及的区域。染色体平衡易位可导致相关区域内的某些连续基因重组,从而使其转录发生改变。平衡易位常累及的基因主要有 Xq25 上的 XPNPEP2、Xq21.2 上的 POF1B、Xq21.3 上的 DACH2、Xq21.2 上的 CHM、Xq22 上的 DIAPH2。当然,POI 的发生也可来源于 Xq21 以外的其他平衡易位断点。除了影响基因转录,平衡易位还可通过干扰 X 染色体结构,影响其在有丝分裂中的配对,从而导致生殖细胞凋亡,最终加速 POI 的发生。

X 染色体相关的 POI 的发生还可能源于某些表观遗传调控。如 Xq13-q21 区域异染色质重构就可导致与卵泡成熟相关的基因表达下调。

(二) 脆性 X 染色体综合征

脆性 X 染色体综合征是由位于 X 染色体长臂远端 Xq27.3 的脆性 X 染色体智力低下基因 1 (fragile x mental retardation 1, FMR1) 突变所致。在 *FMR1* 基因的 5' 非翻译区存在一段数目可变的 CGG 三核苷酸重复序列,其正常重复次数为 6~44,若其重复次数增加到 55~200 则称为前突变。前突变时 *FMR1* 基因表达正常或基本正常,并不出现智力及发育相关临床表型,但前突变可使基因在传递给子代的过程中不稳定,导致子代的 CGG 重复次数超过 200,从而成为 *FMR1* 基因完全突变患者。完全突变可使基因上游调控区的 CpG 岛高度甲基化,抑制 mRNA 转录,使 *FMR1* 基因沉默,从而出现智力及生长发育相关的临床症状。*FMR1* 基因前突变在女性中的携带率是 1/250,在携带前突变的女性中 15%~24% 伴有 POI,称为脆性 X 相关的卵巢功能不全 (FXPOI)。据统计,大约 11.5% 的家族性 POI 及 3.2% 的散发 POI 患者携带 *FMR1* 基因前突变,因此,*FMR1* 基因前突变被认为是 POI 发病最主要的遗传因素。

目前认为 FXPOI 的发生及严重程度与 CGG 重复次数及患者一级亲属的绝经年龄有关。然而,CGG 的重复次数与 FXPOI 的严重程度并非线性相关,POI 往往发生于重复次数在 80~100 之间的个体,而非 >100 的个体。重复次数 80~100 的个体 POI 发生年龄最早,但大多在 20 岁之后。近年来,许多学者致力于研究中间突变(重复次数 45~54)与 POI 特别是特发性 POI 的关系,但尚未发现直接的联系。FXPOI 发生的另一高危因素是一级亲属的绝经年龄,说明突变的 *FMR1* 基因可影响前突变携带者的绝经年龄。

FXPOI 的发生机制目前尚不明确。研究认为,随着前突变 CGG 重复次数增加,*FMR1* 基因的转录产物不能与核糖体 40S 亚单位正常结合,影响其相应蛋白 FMRP 的翻译。随着 FMRP 表达减少,转录因子反应性地增加,导致 *FMR1* 基因 mRNA 水平上调。FMRP 蛋白在生殖细胞及胎儿卵巢中高度表达,调控卵原细胞增生,决定初始卵巢的体积。研究发现,FMRP 在成熟卵泡的颗粒细胞中有表达,但并不表达于始基卵泡及初级卵泡,这种表达转移说明 FMRP 参与了卵泡成熟的调控。FMRP 表达异常可直接影响卵泡及卵子的发育,CGG 重复的累积也可对颗粒细胞产生毒性作用,导致卵泡闭锁增加。

(三) 自身免疫性多腺体综合征 I 型

自身免疫性多腺体综合征 I 型 (autoimmune polyglandular syndrome type I, APS1) 源于自身免疫调节调节基因 *AIRE* 突变。该基因定位于 21q22.3,其蛋白包含两个锌指模序作为转录因子。AIRE 通过诱导胸腺基质细胞中周围组织自身抗原的表达参与诱导自身免疫耐受。AIRE 表达缺失可使许多组织特异的自身免疫抗原无法在胸腺表达,从而导致多脏器的自身免疫异常。*AIRE* 基因存在约 50 种突变,突变可通过常染色体隐性遗传方式传递给子代。研究表明,大约 41% 的 APS1 患者合并 POI,其机制主要是自身免疫性淋巴细胞卵巢炎。

(四) 小睑裂综合征 / 睑裂狭小 - 上睑下垂 - 倒向型内眦赘皮综合征

小睑裂综合征 / 睑裂狭小 - 上睑下垂 - 倒向型内眦赘皮综合征 (blepharophimosis-ptosisepicanthus inversus syndrome,BPES)是一种常染色体显性遗传病,表现为双侧完全性重度上睑下垂,倒向性内眦赘皮,睑裂长度一般 <20mm,内眦间距明显增宽,鼻背低平。BPES有两型,一般仅 I 型 BPES 合并 POI。其发病与 Forkhead 转录因子 L2(*FOXL2*)突变有关。FOXL2 蛋白的主要作用是促进颗粒细胞分化及出生后的卵巢功能维持。其功能包括:①通过作用于类固醇生成因子 1(steroidogenic factor 1,SF-1)调节 AMH 表达;②协同 Smad 3 调节卵泡抑制素基因转录;③通过激发激活素依赖的雌激素受体 2(ESR2)的表达调节雌激素信号通路;④通过抑制 *SOX9* 基因维持颗粒细胞功能。在 BPES I 型和 II 型患者中发现了超过 260 种 *FOXL2* 基因变异体。I 型 BPES 的发病与 *FOXL2* 基因内突变导致其编码蛋白在多聚丙氨酸链前发生短缩有关,II 型 BPES 发病则源于多聚丙氨酸延伸突变。*FOXL2* 突变可分为两类:一种改变蛋白间的相互作用;另一种干扰蛋白与 DNA 间的相互作用。然而,许多 *FOXL2* 基因突变与卵巢病变的表型并不一致,特别是在 forkhead 结构域内的错义突变。因此,近来的研究认为即使是多聚丙氨酸延伸突变 II 型 BPES 患者也需要长期随访其卵巢功能。

(五)半乳糖血症及碳水化合物缺乏性糖蛋白综合征

半乳糖血症是一种由于半乳糖 -1- 磷酸尿苷转移酶(galactose-1-phosthateuridyltransrerase,GALT)缺乏导致半乳糖代谢异常的常染色体隐性遗传病。它可导致 GALT 高表达的脏器,如肝脏、肾脏、卵巢及心脏发生严重的并发症。*GALT* 基因存在超过 150 种突变,然而超过 70% 的 GALT 功能受损与两种常见突变 p.Q188R 及 p.K285N 有关。80%~90% 具有 *GALT* 基因同源突变的女性患者存在 POI。半乳糖代谢参与维持正常的卵巢功能。*GALT* 基因突变可导致半乳糖在卵巢中蓄积而无法代谢,从而产生毒性作用,加速卵泡闭锁。半乳糖血症患者的 FSH 水平在出生后、青春期前阶段就开始上升,发生卵巢功能损伤的具体时间有差异,但大多数患者均表现为原发闭经。极少数患者虽可以自然妊娠,但生化指标(如 AMH、雌二醇及 FSH)依然提示卵巢功能衰竭。

碳水化合物缺乏性糖蛋白综合征是一种先天性糖基化障碍,是由于聚糖结合到其他复合体,如蛋白质或脂质障碍所导致的先天性代谢异常。其病因是 *PMM2* 基因突变。*PMM2* 基因编码一磷酸甘露糖变位酶,可催化甘露糖 -6 磷酸为甘露糖 -1 磷酸。该酶功能缺陷可导致卵巢糖蛋白糖基化障碍,通过影响卵巢糖代谢导致 POI。

(六)假性甲状旁腺功能减退症 1a 型

假性甲状旁腺功能减退症是一种罕见的由于肾脏对甲状旁腺素(PTH)抵抗而出现低血钙、高血磷生化及临床改变的疾病。除了 PTH,该疾病还可同时具有对促甲状腺素(TSH)、促性腺激素及生长激素释放激素(GHRH)的抵抗。该病患者可表现为性腺功能障碍,如第二性征发育迟缓或发育不全、闭经、月经稀发或不孕。约有 70%~80% 的假性甲状旁腺功能减退症 1a 型(pseudo-hypoparathyroidism type 1a,PHP1a)。

患者有明确的遗传机制,即 *GNAS* 基因突变或甲基化异常。*GNAS* 基因编码 Gs 蛋白 α 亚基,Gs 蛋白是促性腺激素受体信号通路中首要的细胞内元件。FSHR 与 FSH 结合后激活稳定态 FSHR。活化的 FSHR 刺激位于细胞内膜的 Gs 蛋白,再激活腺苷环化酶,促成细胞质内第二信使 cAMP 生成, cAMP 再激活 PKA, 促进蛋白磷酸化, 实现生理效应。存在促性腺激素抵抗及 POI 患者由于性腺中优先表达了突变的母源 *GNAS* 等位基因, 从而出现促性腺激素受体信号通路功能障碍。

(七) 进行性眼外肌麻痹

进行性眼外肌麻痹 (progressive external ophthalmoplegia) 以进行性上睑下垂与眼球运动受限为特征, 发病与 *POLG* 基因突变有关, 可为常染色体显性或隐性遗传病。进行性眼外肌麻痹是一种线粒体病。*POLG* 基因编码的酶参与合成新的线粒体 DNA 并纠正其合成中的错误, 其突变不仅表现为眼部症状, 还常伴有 POI 及帕金森病。

(八) 卵巢 - 脑白质营养不良

卵巢 - 脑白质营养不良 (ovarioleucodystrophy) 是一种严重的遗传性神经退行性疾病, 表现为脑白质消失及 POI。其发病与真核起始因子 2B 基因 (eukaryotic initiation factor 2B, EIF2B) 突变有关。EIF2B 是一种参与真核翻译起始的重要的蛋白质, 包含五个亚基, 分别为 α、β、γ、δ 和 ε, 其中任一亚基突变均可致病。*EIF2B* 基因突变的患者, 其神经系统退行性变发生的年龄往往与卵巢功能不全的严重程度呈正相关。但也有些患者 POI 出现于神经系统症状出现之前或神经系统亚临床病变时, 因此, 即使是无相关症状 POI 患者也需考虑其有 *EIF2B* 基因突变的可能性。

(九) 共济失调毛细血管扩张症

共济失调毛细血管扩张症 (ataxiatelangiectasia, AT) 是一种较少见的常染色体隐性遗传病, 是累及神经、血管、皮肤、单核巨噬细胞系统、内分泌的原发性免疫缺陷病。AT 的致病基因为 *ATM* (AT mutated gene), 编码的蛋白产物为细胞周期检查点激酶, 类似磷脂酰肌醇 -3- 肌酶, 含有蛋白激酶结构域。野生型 *ATM* 基因与 DNA 损伤修复有关; 参与调控细胞周期及免疫反应; 还可能与性成熟有关。AT 的病因为 *ATM* 基因突变所导致的蛋白表达缺失, 其临床表型涉及多个系统, 可表现为小脑共济失调、眼球运动障碍、毛细血管扩张、免疫缺陷、肿瘤倾向、染色体组不稳定、性腺发育异常等。女性 AT 患者常表现为卵巢发育不全及原始生殖细胞发育障碍。

(十) Demirhan 综合征

该病是由骨形态发生蛋白受体 1B (bone morphogenetic protein receptor 1B, BMPR1B) 基因突变所致, 主要表型为肢端肢中软骨发育不良、生殖器官发育异常、闭经及高促性腺激素性性腺机能减退。*BMPR1B* 基因属于 TGF-β 家族, 是多种骨形态发生蛋白的膜受体, 广泛存在于机体各种组织中, 但主要在卵巢中表达, 参与性腺及骨发育。*BMPR1B* 基因敲除雌鼠可表现为短肢畸形及不孕。

(十一) 早老综合征

许多有早衰表型的综合征都合并女性 POI 或男性弱精子症, 如 Bloom 综合征、Werner 综合征及 GAPO 综合征。这三种综合征均为常染色体隐性遗传, 来源于不同的基因突变。Bloom 综合征源于编码 DNA 螺旋酶的基因 *BLM* 突变所导致的基因组不稳定。主要表现为身材矮小、光敏性皮疹、免疫缺陷、肿瘤风险增加及性腺机能减退。Werner 综合征一直以来都被作为研究人类早老综合征的典型病例。其发病与编码 DNA 螺旋酶的 *WPN* 基因突变有关,可表现为皮肤老人貌、硬皮病、白内障、动脉硬化、肿瘤风险增加及性腺发育不良。GAPO 综合征源于与细胞黏附及迁徙相关基因 *ANTXR1* 突变,表现为生长迟缓、脱发、埋伏牙及视神经萎缩。女性患者的卵巢表现为过多的透明细胞外物质沉积及未成熟卵泡耗竭。流行病学研究发现,POI 常作为许多早老相关综合征的伴随症状,因此,即使是不以综合征形式出现 POI 也可认为是卵巢特异性的加速衰老。

二、非综合征式的 POI

(一) 促性腺激素受体

FSH 及 LH 受体均为糖蛋白受体,属于 G 蛋白偶联受体超家族。促性腺激素受体通过与其相应的配体(FSH 或 LH)结合,参与生殖激素的信号转导通路的调节。受体基因突变可导致机体发生促性腺激素抵抗,导致高促性腺素性性腺功能不全。例如,FSH 受体基因的纯合错义突变 p.A189V 就可导致原发闭经、高促性腺激素性性腺功能不全及卵巢发育不良。该突变在芬兰人中出现的机会较高。

LHCGR 基因的纯合失活变异是正常核型女性发生 POI 的罕见病因。患者出现 LH 抵抗及性腺功能减退,表现为月经稀发或闭经。虽然超声提示卵巢内窦卵泡数目众多,卵巢活检提示有不同时期的成熟卵泡存在,但均无法排卵。

(二) TGF-β 家族

在卵细胞及颗粒细胞中均有 TGF-β 样因子表达,主要参与组织增生及分化。这些因子包括生长分化因子(growth and differentiation factors,GDFs)、骨形态发生蛋白(bone morphogenetic proteins,BMPs)、抑制素、激活素及 AMH。这些因子在卵巢中主要参与维持卵泡的内稳态及卵泡发育。

1. 抑制素 A(inhibin A,INHA) 抑制素 A 在卵巢中主要参与卵巢激素对垂体激素的负反馈调节,在卵泡发育过程中发挥旁分泌作用,并具有抑制生殖腺肿瘤的功能。抑制素 A 与 POI 的相关性最早是在一位 46,XX,t(2;15)(q32.3;q13.3)平衡易位的 POI 患者身上发现的,其平衡易位的断点恰位于 *INHA* 基因的 α 亚基。此后,学者们开始重视在 POI 患者中筛查 *INHA* 基因突变。p.A257T 是目前发现的与 POI 相关的 *INHA* 基因常见突变,在不同人群中发生率为 0~11%。

2. BMP-15 BMP-15 是卵巢特异的生长分化因子,参与卵泡增殖分化及卵母细胞增长的调节。其作用包括:①促进卵泡生长及成熟;②调节颗粒细胞对 FSH 的敏感性;③防止颗粒细胞凋亡;④促进卵母细胞发育潜能;⑤决定排卵数量。BMP15 在不同种群中的生物学作用不同,在单卵泡排卵种群(如人和绵羊)中的作用较多卵泡排卵种群重要。例如,绵羊的 *BMP-15* 基因纯合突变表现为卵泡不发育、不孕,而敲除 *Bmp-15* 的小鼠仅表现为生育能力下降。人类的 *BMP-15* 基因定位于 X 染色体短臂,是 X 连锁的卵巢决定基因。对 POI 患者的队列研究发现,*BMP-15* 的突变率为 1.5%~15%,与闭经相关。*BMP-15* 的 p.Y235C 突变是最早发现的与高促性腺激素性卵巢功能不全相关的突变。它可导致 *BMP-15* 转录活性增强,增加颗粒细胞的甾体激素合成。除了 p.Y235C 突变,在 POI 人群中还发现了其他 *BMP-15* 变异体,这些错义突变大多位于编码蛋白前区的基因序列中,可导致相应蛋白的活性下降。虽然在正常对照人群中也发现了一些低水平的 *BMP-15* 突变,但 POI 患者的突变频率远高于正常人群(>10 倍),因此认为,*BMP-15* 的失活突变是 POI 的病因之一,并可预见其发生。

3. GDF-9 *GDF-9* 与 *BMP-15* 编码基因具有较高的同源性,在卵母细胞中高度表达,它可与 BMP-15 形成非共价异二聚体,协同促进卵泡周围颗粒细胞增殖及卵泡膜分泌。GDF-9 主要通过细胞外调节蛋白激酶(ERK)、SMAD 蛋白等信号转导途径调节颗粒细胞增殖及卵泡发育、排卵。研究表明,GDF-9 在多卵泡排卵种群中的作用更为显著,如在小鼠中,GDF-9 是卵泡发生的基础。在单卵泡排卵种群中,如绵羊,*GDF-9* 突变所导致的卵巢形态学改变与 *BMP-15* 突变相似。人类迄今为止发现的 *GDF-9* 突变多为杂合错义突变,发生率为 1.4%,与 *BMP-15* 相似,均存在于编码蛋白前区的基因序列中,但在正常人群中并未检测出突变。有研究发现 *GDF-9* 调控区序列重复突变可导致 POI。该重复序列中包含与 *GDF-9* 基因调控关系密切的三个新生儿卵巢同源异型盒(newborn ovary homeobox,NOBOX)结合原件和一个 E-box。在一些异卵双胎的母亲身上也曾发现 *GDF-9* 的插入 / 缺失或错义突变,发生率为 4%,这也说明 GDF 也参与排卵数量的调控。

4. **孕激素受体膜成分 1**(progesterone receptor membrane component 1,PGRMC1) 孕激素受体膜成分是膜相关孕激素受体蛋白家族的成员,包括 PGRMC1 和 PGRMC2,目前研究多集中于 PGRMC1。PGRMC1 在多种组织中均有表达,如下丘脑、肝脏、肾脏、胎盘等。其与疾病关系的研究多集中在肿瘤上,与 POI 的相关性源于发现 X 染色体与常染色体在 Xq13~26 发生平衡易位可导致 POI。之后的研究发现,PGRMC1 胞内 C 末端杂合错义突变可干扰孕激素在卵巢发育过程中的抗凋亡能力,导致卵泡过早耗竭,从而发生 POI。

三、与 DNA 复制、修复及减数分裂相关的基因

除了上述以综合征及非综合征形式出现的 POI 具有明确的致病基因外,学者们通过基因筛查还发现一些与 DNA 复制、修复、转录及生殖细胞减数分裂相关的调控基因突变也可导致 POI。

STAG3 基因编码与减数分裂姐妹染色单体联会相关的粘连蛋白亚单位。在一个巴基斯坦家系发现纯合的 1bp 缺失可导致 *STAG3* 发生移码突变,从而发生 POI。动物实验也证实,*STAG3* 基因敲除的雌鼠卵母细胞停留在第一次减数分裂前期,出生后 1 周即发生卵母细胞耗竭。

POF1B 基因突变与 POI 相关是在一个黎巴嫩家系中发现的。*POF1B* 是 X 染色体连锁基因,定位于 X 染色体上调节卵巢功能的关键区域,且可逃避 X 染色体失活。其编码蛋白作用于肌动蛋白微丝,参与减数分裂的同源染色体配对。基因突变所导致的蛋白功能异常可加速生殖细胞凋亡从而导致 POI。

对中国女性的研究发现编码参与同源染色体重组蛋白的 *HFM1* 基因杂合突变可导致常染色体隐性遗传的 POI。

MCM8 及 MCM9 是高度保守的微小染色体维持蛋白复合物,参与同源染色体重组、DNA 损伤修复。其突变可导致基因组不稳定,出现高促性腺素卵巢功能不全,并呈常染色体隐性遗传。

NUP107 基因编码蛋白参与核孔复合物组成,参与大分子的核浆转运,促进细胞特异性的基因表达。该蛋白是有丝分裂及减数分裂所必需的,并在细胞减数分裂周期维持中发挥重要作用。其突变可导致生殖细胞减数分裂异常,导致 POI 及卵巢发育不全。

NR5A1 基因编码蛋白为核受体,是重要的基因转录调节因子,其调控的基因如 *LH*、*INHA* 等参与维持下丘脑 - 垂体 - 性腺轴的功能。它在胚胎早期具有双向分化潜能的性腺中就有表达。其突变可导致 46,XY 性发育障碍及 46,XX POI。*NR5A1* 基因突变可导致与卵泡发育、成熟相关的基因启动子转录活性异常,从而出现一系列卵巢功能异常的临床表现,包括原发或继发闭经,甚至卵巢发育不全。

Forkhead 家族包含超过 100 个参与发育调节的基因。与小睑裂综合征 / 睑裂狭小 - 上睑下垂 - 倒向型内眦赘皮综合征(BPES)的致病基因 *FOXL2* 相似,一些包含 Forkhead 的转录因子也参与调节卵巢功能,如 *FOXO3a*、*FOXO1a* 及 *FOXO4*。*Foxo3a* 基因敲除小鼠可表现为过早的卵泡发育、卵母细胞死亡,从而导致年龄相关的生育能力减退和不孕。此外,*FOXO3a* 还参与 BMP15 的调节,*Foxo3a* 基因持续表达可导致 BMP15 表达下调。新西兰及斯洛文尼亚的研究发现,POI 患者中存在的两种 *FOXO3a* 基因变异体在正常人群中并不存在,从而推断 *FOXO3a* 基因突变与 POI 发生有关。

新生儿卵巢同源异型盒及生殖系 α 因子(factor in germline alpha,FIGLA)均编码卵母细胞特异的转录因子,参与卵母细胞特异的基因调节。NOBOX 是一个包含同源结构域,且在卵母细胞及颗粒细胞中特异表达的蛋白,参与调节许多卵母细胞特异基因的表达,如 *GDF9*、*OCT4* 等。*NOBOX* 在第 15.5 天的小鼠胚胎中即表达,敲除 *NOBOX* 基因可加速出生后的卵母细胞丢失并阻止始基卵泡向初级卵泡转变。*NOBOX* 基因突变在非洲及高加索人群中散发的 POI 患者中均有报道,其发生率约为 6%,提示 *NOBOX* 与 POI 发病的相关性,同时,*NOBOX* 也是第一个与 POI 相关的常染色体基因。*NOBOX* 基因突变在亚洲的 POI 患者中并不常见。

FIGLA 是一个基本的螺旋 - 环 - 螺旋(helix-ling-helix,bHLH)转录因子,参与调节透明带相关基因表达。*FIGLA* 基因同源缺失的雌性小鼠表现为缺乏始基卵泡及出生后卵母细胞快速丢失。在中国及印度的 POI 患者中均发现 *FIGLA* 基因的变异体,提示 *FIGLA* 基因突变与 POI 的相关性。

LHX8 基因属于 LIM- 同源异型盒转录因子家族,编码生殖细胞特异的、调节早期卵泡发生的转录因子。*LHX8* 基因变异体最早是通过对 100 名 POI 女性进行二代测序发现的,该突变可导致调节原始生殖细胞发育的基因 *Lin28A* 启动子的转录活性下降。*Lhx8* 基因敲除小鼠表现为始基卵泡向生长期卵泡转化障碍及始基卵泡迅速丢失,卵巢特异基因如 *Gdf9*、*Nobox* 等表达异常。虽然 *LHX8* 基因参与早期卵子发生过程中卵母细胞的维持与分化,其突变可导致 POI 发生,然而迄今为止人们仅发现一种与 POI 相关的 *LHX8* 基因变异体,说明

LHX8 基因突变在 POI 的发病中较为罕见。

近年来,随着基因诊断技术的发展,许多原先病因不明的特发性 POI 最终都归因于遗传因素。已知基因突变在特发性 POI 中的比例约为 25%~30%,说明遗传因素在 POI 众多病因中占有重要地位。然而单一基因变异在散发 POI 患者中的阳性率并不高,说明对每一位患者而言,POI 的病因可以是多元化的,甚至受到地域及种族因素的影响。目前尚无法通过筛查某一或某些基因明确诊断或预警 POI 的发生。但对一些具有已知基因突变的 POI 患者的女性亲属进行基因筛查,则可能使她们在卵巢功能不全的隐匿期获得保存生育功能的机会。

第三节　卵巢功能评估方法

卵巢是女性的性腺,主要功能为产生卵子并排卵以行使生育能力和分泌女性激素维持女性性征及正常生理。卵巢的生殖功能和内分泌功能,两者相互关联,密不可分。

目前临床上用卵巢储备功能作为评估卵巢生殖功能的主要参考,卵巢储备功能是指卵泡生长、发育并形成可受精卵母细胞的能力,即卵巢内存留卵子的质量和数量,是女性生育能力的重要标志。在人工助孕治疗中,卵巢储备功能也是促排卵时评估卵巢反应性最重要的指标。对女性卵巢储备功能正确评估对临床预测女性生育力具有重要指导价值,据此给以适当生育指导或干预措施,可在一定程度上增加妊娠概率。评估卵巢储备功能的指标有:

一、年龄

女性出生后卵巢内卵泡的数目是固定的,随着年龄的增长,卵巢内卵泡数目不断减少,即卵巢储备功能下降,这与卵泡池中的卵泡不断耗竭、卵泡闭锁直接相关,同时伴随卵巢微环境的变化,如自由基堆积等,卵母细胞质量下降。由于年龄非常客观且容易获取,在临床工作中一直被认为是评价卵巢储备功能的一个非常重要的指标。许多学者认为女性从 30 岁开始出现生育能力下降,大于 35 岁的女性卵巢储备功能急剧下降、对促性腺激素的反应性下降、生育力下降速度更快。在体外受精 - 胚胎移植(IVF-ET)周期中,女性年龄超过 40 岁是卵巢低反应的高危因素。一项 Meta 分析揭示辅助生殖技术(ART)周期中,女性年龄每增加 1 岁,妊娠的可能性降低 6%,与抗米勒管激素(AMH)和窦卵泡计数(AFC)相比,只有年龄才能更好地预测 IVF 的妊娠结局。最近的研究显示,在自然周期 - 体外受精(NC-IVF)中,按年龄分为 3 组(≤ 35 岁、36~39 岁、≥ 40 岁),各组的妊娠率(11.4%、11.6%、5.9%)、流产率(7.7%、34.4%、50%)及继续妊娠率(10.6%、7.6%、3.0%),均受年龄的影响,年龄是 NC-IVF 的独立预后因素,也是评估卵巢储备功能的独立指标。

需要注意的是女性的生理年龄有时与卵巢储备功能并不完全相符。比如卵巢早衰患者,往往在育龄期卵巢功能即丧失,从而丧失生育能力。此时,卵巢年龄也称"生物学年龄"更能够反映卵巢真实的储备功能状态。研究表明,卵巢年龄主要受遗传、环境、卵巢手术史等因素影响,主要以性激素和功能性标志物来评估。因此,生理年龄只能作为预测卵巢储备功能和反应性的一项粗略指标,生理年龄结合生物学年龄才能够真正反映卵巢储备功能。

二、月经模式

月经周期特点是评估普通人群生殖健康、生育能力最直接的指标，生育力减退第一个临床表现即为月经模式的改变。月经模式改变的原因与卵巢功能改变有关，卵泡数目减少、卵泡发育异常导致排卵异常，卵巢激素水平紊乱导致月经周期的改变。对包括 500 例围绝经期女性的临床研究发现，70% 的女性月经稀发或经量过少或两者均有，18% 女性经量过多或经期延长或异常子宫出血，12% 女性突然出现闭经。有学者认为，平均月经周期长度（mean menstrual cycle length，MCL）与年龄相比，预测卵巢生理衰老的价值更高，大于 35 岁女性 MCL 缩短可以被认为是卵巢衰老的标志。然而出现月经模式的变化意味着已经处在生殖衰老进程的末端，生育能力已经严重下降，缺乏早期预测价值。故月经模式不宜单独作为预警指标。

三、基础内分泌

基础内分泌是指月经第 2~3 天（即卵泡早期）血清 FSH、LH、E_2、P、PRL 及 T 的水平。

（一）基础促卵泡激素

FSH 的测定非常方便且特异性较高，是临床上评估卵巢储备功能的一项重要指标。基础促卵泡激素（bFSH）随年龄增长而升高，反映了抑制素 B（INHB）和雌二醇（E_2）的负反馈强度，从而反映卵巢储备功能，是目前临床常用的评估指标。有研究认为，在任何年龄较高水平的 FSH 都可能是卵巢储备功能下降的信号。也有研究认为 bFSH 升高的妇女对刺激反应良好，有机会怀孕，且无论 bFSH 水平是低或高，胚胎质量无显著差异。但若在围绝经期其他症状出现之前 bFSH 水平上升，提示卵巢储备功能降低，也应及早发现并干预。可见 bFSH 可在一定程度上预测卵巢储备功能，但单独使用仍有争议。因此，在卵巢功能减退的诊治中，bFSH 的变化应引起重视，但在辅助生殖技术中不应仅因 bFSH 升高而不进行 IVF 治疗。

（二）基础 FSH/LH

随着卵巢功能的下降，bFSH、bLH 水平均上升，但是 bFSH 比 bLH 上升更早，也更明显，因此卵巢储备功能降低首先表现为 FSH/LH 升高，反映卵巢年龄较 bFSH 更灵敏。卵巢储备功能降低的患者，FSH/LH 预测卵巢反应性优于年龄和 FSH。有研究显示在不同年龄阶段其预测价值不同，FSH/LH>3 能有效预测年龄 >35 岁者的 IVF 结局，但在年龄小于 35 岁人群中预测价值低。基础 FSH/LH 影响卵巢储备功能和卵巢反应性的阈值尚无统一标准，文献报道为 2.0~3.6。总之，FSH/LH 可较敏感地预测卵巢储备功能，但准确率欠佳，对于 IVF 者应慎重考虑、综合评估。

（三）基础雌二醇

血清 E_2 主要由生长卵泡的颗粒细胞产生，其水平随卵泡的生长而逐渐升高，可作为监测卵泡生长发育及卵巢储备的一个指标。当卵巢内卵泡储备减少时，基础雌二醇（bE_2）升高早于 bFSH。但 bE_2 容易受卵巢囊肿、使用激素药物等因素的影响，单独用 bE_2 评估卵巢储备功能、预测妊娠结局准确率较低,需结合年龄、bFSH 等综合考虑。

(四) 基础睾酮

基础睾酮(bT)水平在生育年龄早期达高峰,随年龄增长而下降。其在改善卵巢储备功能的机制包括:促进雌激素的生成、提高卵巢对促性腺激素刺激的反应、促进卵泡发育。然而用基础睾酮水平预测卵巢储备及妊娠结局仍有争议。大多数研究表明 bT 水平与妊娠结局无关。有学者提出在卵巢储备功能下降者,bT 水平可以用来预测卵巢反应及妊娠结局,但无法预测 FSH 正常的女性卵巢反应和妊娠结局。故 bT 能否作为独立评价卵巢储备功能的指标仍需进一步验证。

(五) 抗米勒管激素

AMH 是转化生长因子 β(TGF-β)家族成员,其作用之一就是抑制原始卵泡被激活,减缓卵巢储备被耗尽的速率。AMH 主要表达于窦前卵泡和小窦卵泡,其水平能反映窦卵泡池的大小,代表了剩余原始卵泡的数量,可以定量反映卵巢储备。AMH 一般在成人期(约25 岁)达到高峰,之后随着年龄的增长而降低。由于 AMH 不受月经周期的影响,其检测时期没有特殊要求。对于一些无月经的患者,AMH 是可以非常便捷地评估卵巢储备的标记物。因此,许多研究者认为,AMH 是预测卵巢储备功能和卵巢反应性的金标准。

(六) 抑制素 B

INH 是 TGF 超家族的成员,INHB 由卵巢小窦状卵泡颗粒细胞分泌产生,可以反映卵巢内小窦状卵泡的数量。在正常月经周期中,INHB 在早、中卵泡期分泌达高峰,而后逐渐下降。卵泡早期 INHB 水平下降是反映卵巢储备功能下降的直接指标。并且已有研究发现 FSH、E_2 水平正常的妇女也会发生卵巢低反应,而这些妇女血清 INHB 水平在 FSH、E_2 上升之前已开始下降。但也有研究发现,INHB 水平与临床妊娠并不直接相关。因此 INHB 虽是预测卵巢储备功能较为敏感的指标,但因其价格不菲和预测妊娠准确性较低等因素,目前临床应用尚不广泛。

(七) 超声检查

超声检查因无创、便捷、廉价,临床使用广泛,目前用来评估卵巢储备功能的常用指标有卵巢体积、窦卵泡计数、卵巢基质血流等。

1. **卵巢体积**　正常育龄期妇女随着年龄增长,卵巢内所含原始卵泡数减少,卵巢体积随之缩小,卵巢储备功能和反应性也降低。有研究表明,若是发生卵巢功能降低,其卵巢体积也会明显减小。在 ART 中,卵巢体积越大获卵数就越多。可见,卵巢体积一定程度上可以反映卵巢储备功能和反应性。

2. **窦卵泡计数**　窦卵泡计数是阴道超声测定月经第 2~4 天直径为 2~9mm 的卵泡(即窦卵泡)的数量,能反映卵泡池中剩余的原始卵泡数,较直观反映卵巢储备功能。有研究认为,具有任何卵巢储备功能下降风险的妇女,只要窦卵泡计数 <5~7 个即可定义为卵巢储备功能下降。目前认为 AMH 和窦卵泡计数是预测总卵母细胞计数的最佳标志物。

3. **卵巢基质血流**　随着三维超声的发展,卵巢基质血流测定也逐渐被广泛运用。卵巢储备功能与卵巢血供关系密切,由于始基卵泡没有单独的血供,需由基质血管传输营养,因此对卵巢基质血流的测量也能够较准确地反映卵巢功能。卵巢基质血流灌注情况与 FSH 的负反馈调节密切相关。

卵巢体积、窦卵泡计数、卵巢基质血流均是反映卵巢储备功能的重要指标。其中，以窦卵泡计数价值最高，卵巢体积次之，卵巢血流灌注指标的价值则较为有限。这些指标均有周期内和周期间变异，且与避孕药的应用、检查者的操作等有关，需多次重复测量，最好与其他指标共同综合评定。

（八）卵巢刺激试验

目前常用的卵巢刺激试验有氯米芬刺激试验（CCCT）、外源性 FSH 卵巢储备试验（EFORT）和促性腺激素释放激素激动剂（GnRH-a）刺激试验（GAST）等。

1. CCCT 是在月经周期第 5~9 天每日口服氯米芬 100mg，于月经周期的第 3 天和第 10 天检测血清 FSH 水平。若刺激周期第 10 天 FSH 水平 >10IU/L 或给药前后 2 次血清 FSH 水平之和 >26IU/L，为 CCCT 异常。

2. EFORT 是在月经周期第 3 天给予外源性 FSH 300IU，在给药前后 24 小时测定血清 E_2 或 INHB 水平，若 E_2 增加值 <100pmol/L 或 INHB 水平增加值 <100ng/L 为异常。

3. GAST 是指在月经周期第 2~3 天使用短效 GnRH-a 制剂 1 次，并在给药前后 24 小时分别测定血清 E_2 水平，若 GnRH-a 刺激 24 小时后血清 E_2 水平增加 <1 倍或给药前后血清 FSH 水平之和 >26IU/L 为异常。

这 3 种试验均是通过外源性刺激，检测 FSH、E_2 或 INHB 值判断卵巢反应性，若卵巢反应性良好，受到刺激时就可以产生足够的 INHB 来对抗 FSH 水平过度升高，因此试验结果的异常均提示卵巢储备功能下降和卵巢低反应。研究认为，CCCT 是评估卵巢储备功能的良好试验，阴性预测值达到 97%，在具有异常结果的情况下预期怀孕的概率较低。然而也有研究认为，CCCT 等卵巢刺激试验对临床评估卵巢储备和预测妊娠作用有限，与 bFSH 相比几乎无附加价值。由于卵巢刺激试验价格昂贵、操作不便，目前临床应用有限，仅在 ART 领域有所应用。

▰ 第四节 精 准 诊 断 ◢

早发性卵巢功能不全（premature ovarian insufficiency，POI）既往称为卵巢早衰（premature ovarian failure，POF）或原发性卵巢功能不全（primary ovarian insufficiency）。2008 年美国生殖医学会提出"原发性卵巢功能不全"概念。2015 年欧洲人类生殖与胚胎学会发表了最新"处理指南"，将原发性卵巢功能不全更改为早发性卵巢功能不全（POI）。

POI 是一种 40 岁之前由卵巢功能缺失导致的临床综合征。以月经紊乱（如停经或稀发月经）伴有高促性腺激素和低雌激素为特征。稀发月经或停经至少 4 个月，间隔 >4 周，连续两次 FSH>25IU/L（ESHRE 的诊断阈值）或 FSH>40IU/L（IMS 的诊断阈值）。ESHRE 指南将 FSH 的诊断阈值由 40IU/L 降为 25IU/L，旨在早期发现卵巢功能不全的女性，以达到早期诊断、早期治疗的目的，尤其对于需要考虑生育的女性。

一、临床表现

（一）症状

1. **月经改变**　原发性 POI 表现为原发性闭经。继发性 POI 随着卵巢功能逐渐衰退,逐渐出现月经周期缩短、经量减少、周期不规律、月经稀发、闭经等。

2. **生育力减低或不孕**　生育力显著下降;在 POI 的初期,由于偶发排卵,仍然有 5%~10% 的妊娠机会,但自然流产和胎儿染色体畸变的风险增加。

3. **雌激素水平降低的表现**　原发性 POI 表现为女性第二性征不发育或发育差。继发性 POI 可有潮热出汗、生殖道干涩灼热感、性欲减退、骨质疏松、骨痛、骨折、情绪和认知功能改变、心血管症状和心律失常等。POI 伴随着雌激素水平的降低,可表现出围绝经期的相关症状,对于这些患者应注意鉴别低雌激素的原因。

4. **其他伴随症状**　如心血管系统发育缺陷、智力障碍、性征发育异常、肾上腺和甲状腺功能低退、复发性流产等,这些伴随症状没有特异性,但伴随这些症状时应考虑到 POI 的可能。

（二）体征

原发性 POI 患者可存在性器官和第二性征发育不良、体态和身高发育异常。不同病因可导致不同受累器官的病变,出现相应的伴随体征。继发性 POI 患者可有乳房萎缩,阴毛、腋毛脱落,外阴、阴道萎缩表现。

（三）辅助检查

1. **基础内分泌**　至少 2 次血清基础 FSH>25IU/L（在月经周期的第 2~4 天,或闭经时检测,2 次检测间隔 4 周）;同时,血清雌二醇水平因 POI 早期卵泡的无序生长而升高 [>183pmol/L（50pg/ml）],继而降低。

2. **经阴道超声检查**　双侧卵巢体积较正常小;双侧卵巢直径 2~9mm 的 AFC 之和 <5 个。有学者提出,将卵巢内血流 PSV ≤ 8cm/s、RI ≥ 0.75 作为 POI 患者的经阴道超声检查的诊断参数。

3. **血清 AMH**　血清 AMH ≤ 7.85pmol/L（1.1ng/ml）。青春期前或青春期女性 AMH 水平低于同龄女性 2 倍标准差,提示 POI 的风险增加。

4. **遗传、免疫相关的检查**　包括染色体核型分析、*FMR1* 基因检测、甲状腺功能及抗体、肾上腺皮质抗体等。此外,有研究认为,POI 的发生与甲状旁腺功能低下、1 型糖尿病、系统性红斑狼疮、干燥综合征、类风湿关节炎等免疫性疾病关系密切。

（四）遗传方面检查

遗传因素占 POI 病因的 20%~25%,包括染色体异常和基因变异。对染色体和相关基因进行筛查,有助于尽早诊断。①对染色体核型检查表明,POI 人群染色体异常的比例达 14.71%,其中原发性 POI 患者中高达 30.70%,其 90% 以上与 X 染色体有关。X 染色体异常包括非嵌合体的 45,X、嵌合体的 45,X 和 47,XXX,且 Xq 上存在卵巢功能和生殖寿命所必需的关键区域 *POF1*（Xq26-q28）和 *POF2*（Xq13-q21）,发生异常时也会引起 POI。常染色体异常导致 POI 较为罕见,目前发现的与 POI 相关的常染色体异常核型有 46,XX,t(1,4)(p22.3；q31.3)、46,XX,t(2,11)、45,XX,t(13,14) 和 46,XX,t(2,15)。因此,对临床上具有相应症状的患者,选择染色体核型分析可进行早期诊断,并且常染色体核型分析可以揭示 POI 的成因及提供诊断依据开辟了新的领域。②基因测序分析可以发现 POI 相关易感基因异常。*FMR1* 基因前突变是目前明确的 POI 的病因之一,欧洲学者报道 15%~20% 的 FMRl 前突变患者可能发展为 POI,家族性 POI 患者中其发生率高达 11.5%,特发性 POI 患者突变率也有 3.2%。目前已发现的致病基因包括生殖内分泌相关基因(*FSHR*、*CYP17*、*ESR1* 等)、卵泡发生相关基因(*NOBOX*、*FIGLA*、*GDF9* 等)、减数分裂和 DNA 损伤修复相关基因(*MCM8*、*MCM9*、*CSB-PGBD3* 等)、卵巢颗粒细胞特异表达的基因(*AMHR2*、*FOXO1*)、线粒体功能障碍相关基因(*Mfn2*、*Mcl-1*、*EGR1* 等)及与综合征相关的致病基因(*LRPPRC*、*AARS2*、*EIF2B5*、*ERAL1*、*AIRE*、*BLM* 等)。随着拷贝数变异、全基因组关联分析、全外显子组测序研究等技术的应用,使得越来越多的易感位点及候选基因被发现。利用遗传学等方法寻找并发现更多新的致病基因和突变不仅可以增强我们对于疾病机制和卵巢发育等方面的认识,而且随着精准医疗的发展,在育龄女性的遗传咨询、生育风险评估和遗传诊断等方面将发挥重大作用。

二、分期

有学者提出,根据患者生育能力、月经情况、FSH 水平可将 POI 疾病进程分为隐匿期、生化异常期、临床异常期。隐匿期患者生育力降低,但 FSH 水平正常,月经规律;生化异常期患者月经仍规律,但 FSH 水平已升高;临床异常期患者随着疾病进展,出现月经紊乱,甚至闭经。POI 的隐匿阶段可能持续相当长的时间,隐匿期 POI 可能仅表现为不孕,AMH<1.0ng/ml 或 AFC <5~7 枚可作为重要的参考指标。

POI 的分期仍未得到广泛证实,分期的标准目前也存在争议。隐匿期 POI 患者携带 *FMRl* 基因前突变、中间型风险明显增加,该基因是导致 POI 的重要病因之一,表明具有某些 POI 致病因素的患者,在发展至临床异常期前可能已经历较长的疾病进程。已有研究表明,年轻的 FSH 显著升高的患者生育能力明显降低,在体外受精 / 卵细胞质内单精子注射 - 胚胎移植治疗中,FSH>20IU/L 的患者妊娠概率仅有 8.7%。我们在临床工作中也观察到此类患者部分发展成为 POI,因此,也有将 2 个周期 FSH>15~20IU/L 作为 POI 的早期诊断标准,但仍需要进一步前瞻性队列研究证实。

三、诊断标准

年龄 <40 岁;月经稀发或停经至少 4 个月以上;至少 2 次血基础 FSH>25IU/L(间隔 >4 周)。如果测血 FSH 水平在 15~25IU/L,属于亚临床期 POI,属于 POI 的高危人群。

四、病因诊断

结合病史、家族史、既往史、染色体及其他相关检查的结果,进行遗传性、免疫性、医源性、特发性等病因学诊断。

五、鉴别诊断

需与以下情况相鉴别：妊娠、生殖道发育异常、完全性雄激素不敏感综合征、Asherman 综合征、多囊卵巢综合征（polycystic ovary syndrome，PCOS）、甲状腺疾病、空蝶鞍综合征、中枢神经系统肿瘤、功能性下丘脑性闭经、卵巢抵抗综合征（resistant ovary syndrome，ROS）等。卵巢抵抗综合征又称卵巢不敏感综合征（insensitive ovary syndrome），是指原发性或继发性闭经女性（年龄 <40 岁）内源性促性腺激素（主要是 FSH）水平升高，卵巢内有卵泡存在，AMH 接近同龄女性的平均水平，但对外源性促性腺激素呈低反应或无反应。

【小结】

卵巢功能不全的病因较为复杂，目前公认的主要有遗传、免疫、医源性、环境及特发性因素。对每一位患者而言，POI 的病因可以是多元化的，甚至受到地域及种族因素的影响。POI 早期诊断较为困难，患者就诊时往往已处于疾病的终末期，治疗效果不佳。因此，全面了解卵巢功能不全的病因，掌握正确的评估手段及精准诊断方法，在医疗操作中注重卵巢功能的保护，注意评估自身免疫疾病女性患者的卵巢功能，对一些具有已知基因突变患者的女性亲属进行基因筛查，则可能使更多的患者得到早期诊断及干预，在卵巢功能不全的隐匿期获得生育或保存生育功能的机会。

（张润驹　陈希婧）

参考文献

1. Fenton AJ. Premature ovarian insuffciency: Pathogenesis and management. J Midlife Health, 2015, 6 (4): 147-153.
2. Jiao X, Zhang H, Ke H, et al. Premature Ovarian Insufficiency: Phenotypic Characterization within Different Etiologies. J Clin Endocrinol Metab, 2017, 102 (7): 2281-2290.
3. Komorowska B. Autoimmune premature ovarian failure. Prz Menopauzalny, 2016, 15 (4): 210-214.
4. Forges T, Monnier-Barbarino P, Faure GC, et al. Autoimmunity and antigenic targets in ovarian pathology. Hum Reprod Update, 2004, 10 (2): 163-175.
5. Vabre P, Gatimel N, Moreau J, et al. Environmental pollutants, a possible etiology for premature ovarian insuf-ficiency: a narrative review of animal and human data. Environ Health, 2017, 16 (1): 37.
6. Rossetti R, Ferrari I, Bonomi M, et al. Genetics of primary ovarian Insufficiency. Clin Genet, 2017, 91 (2): 183-198.
7. Barasoain M, Barrenetxea G, Huerta I, et al. Study of the Genetic Etiology of Primary Ovarian Insuffi-ciency: FMR1 Gene. Genes (Basel), 2016, 7 (12): 123.
8. Nelson LM. Clinical practice. Primary ovarian insuffciency. N Engl J Med, 2009, 360 (6): 606-614.
9. Persani L, Rossetti R, Cacciatore C. Genes involved in human ovarian failure. J Mol Endocrinol, 2010,

45 (5): 257-279.

10. Goswami D, Conway GS. Premature ovarian failure. Hum Reprod Update, 2005, 11 (4): 391-410.

11. Baird DT, Collins J, Egozcue J, et al. Fertility and aging. Hum Reprod Update, 2005, 11 (3): 261-276.

12. Broer SL, Van DJ, Broeze KA, et al. Added value of ovarian reserve testing on patient characteristics in the prediction of ovari an response and ongoing pregnancy: an individual patient data approach. Hum R eprod Update, 2013, 19 (1): 26-36.

13. González-Foruria I, Pearrubia J, Borràs A, et al. Age, independent from ovarian reserve status, is the main prognostic factor in natural cycle in vitro fertilization. Fertil Steril, 2016, 106 (2): 342-347.

14. Seltzer VL, Benjamin F, Deutsch S. Perimenopausal bleeding patterns and pathologic findings. J Am Med Womens Assoc, 1990, 45 (4): 132-134.

15. Gizzo S, Andrisani A, Noventa M, et al. Menstrual cycle length: A surrogatemeasure of reproductive health capable of improving the accuracy of biochemical/sonographical ovarian reserve test in estimating the reproductive chances of women referred to ART. Reprod Biol Endocrinol, 2015, 10 (13): 28.

16. Santoro N, Brown JR, Adel T, et al. Characterization of reproductive hormonal dynamics in the perimenopause. J Clin Endocrinol Metab, 1996, 81 (4): 1495-1501.

17. Grisendi V, Spada E, Argento C, et al. Age-specific reference values for serum FSH and estradiol levels throughout the reproductive period. Gynecol Endocrinol, 2014, 30 (6): 451-455.

18. Thum MY, Kalu E, Abdalla H. Elevated basal FSH and embryo quality: lessons from extended culture embryos: raised FSH and blastocyst quality. J Assist Reprod Genet, 2009, 26 (6): 313-318.

19. Lee JE, Yoon SH, Kim HO, et al. Correlation between the serum luteinizing hormone to folliclestimulating hormone ratio and the anti-Müllerian hormone levels in normo-ovulatory women. J Korean Med Sci, 2015, 30 (3): 296-300.

20. Seckin B, Turkcapar F, Ozaksit G. Elevated day 3 FSH/LH ratio: a marker to predict IVF outcome in young and older women. J Assist Reprod Genet, 2012, 29 (3): 231-236.

21. Orvieto R, Meltzer S, Rabinson J, et al. Does day 3 luteinizinghormone level predict IVF success in patients undergoing controlled ovarian stimulation with GnRH analogues？ Fertil Steril, 2008, 90 (4): 1297-1300.

22. Sun N, Lin SQ, Lin HJ, et al. Comparison of follicle-stimulating hormone, estradiol, ovarian volume, and antral follicle count, based on the Stages of Reproductive Aging Workshop system, among community-based women in China. Menopause, 2013, 20 (7): 736-741.

23. Broekmans FJ, Kwee J, Hendriks DJ, et al. A systematic review of tests predicting ovarian reserve and IVF outcome. Hum Reprod Update, 2006, 12 (6): 685-718.

24. Qin Y, Zhao Z, Sun M, et al. Association of basal serum testosterone levels with ovarian response and in vitro fertilization outcome. Reproductive Biology and Endocrinology, 2011, 9: 9.

25. Pankhurst MW. A putative role for anti-Müllerian hormone (AMH) in optimising ovarian reserve expenditure. J Endocrinol, 2017, 233 (1): R1-R13.

26. Kelsey TW, Wright P, Nelson SM, et al. A validated model of serum anti-müllerian hormone from conception to menopause. PLoS One, 2011, 6 (7): 22024.

27. Iwase A, Nakamura T, Osuka S, et al. Anti-Müllerian hormone as a marker of ovarian reserve: What have we learned, and what should we know？ Reprod Med Biology, 2016, 15 (3): 1-10.

28. Fleming R, Kelsey TW, Anderson RA, et al. Interpreting human follicular recruitment and antimullerian hormone concentrations throughout life. Fertil Steril, 2012, 98 (5): 1097-1102.

29. Wedrychowicz A, Wojtys'J, Starzyk J. Anti-Muellerian hormone (AMH) as only possible marker in the assessment of ovarian function and reserve after hematopoietic stem cell transplantation (HSCT) in prepu-

bertal girls, young females with composed hypogonadism and females receiving hormonal replacement therapy. Bone Marrow Transplant, 2017, 52 (2): 313-316.

30. Peluso C, Fonseca FL, Rodart IF, et al. AMH: An ovarian reserve biomarker in assisted reproduction. Clin Chim Acta, 2014, 437: 175-182.

31. Fleming R, Seifer DB, Frattarelli JL, et al. Assessing ovarian response: antral follicle count versus anti-Müllerian hormone. Reprod Biomed Online, 2015, 31 (4): 486-496.

32. Jokubkiene L, Sladkevicius P, Rovas L, et al. Assessment of changes in volume and vascularity of the ovaries during the normal menstrual cycle using three-dimensional power Doppler ultrasound. Hum Reprod, 2006, 21 (10): 2661-2668.

33. Cohen J, Chabbert-Buffet N, Darai E. Diminished ovarian reserve, premature ovarian failure, poor ovarian responder--a plea for universal definitions. J Assist Reprod Genet, 2015, 32 (12): 1709-1712.

34. Vural B Cakiroglu Y, Vural F, et al. Hormonal and functional biomarkers in ovarian response. Arch Gynecol Obstet, 2014, 289 (6): 1355-1361.

35. Hendriks DJ, Mol BW, Bancsi LF, et al. The clomiphene citrate challenge test for the prediction of poor ovarian response and nonpregnancy in patients undergoing in vitro fertilization: a systematic review. Fertil Steril, 2006, 86 (4): 807-818.

36. Kwee J, Schats R, Mcdonnell J, et al. The Clomiphene Citrate Challenge Test (CCCT) versus the Exogenous Follicle stimulation hormone Ovarian Reserve Test (EFORT) as single test for identification of low and hyper responders to in vitro fertilization (IVF). Fertil Steril, 2006, 85 (6): 1714-1722.

37. Silva CA, Yamakami LYS, Aikawa NE, et al. Autoimmune primary ovarian insufficiency. Autoimmun Rev, 2014, 13 (4-5): 427-430.

38. Streuli I, Fraisse T, Ibecheole V, et al. Intennediate and premutation FMR1 alleles in women with occult primary ovarian insufficiency. Fertil steril, 2009, 92 (2): 464-470.

39. Kushnir VA, safdje Ml, Darmon SK, et al. Age-specific IVF outcomes in infeltile women with baseline FSH levels ≥ 20 mIU/mL. Repmd sci, 2017: 1933719117697130.

40. The EsHRE Guideline Group on POI, Webber L, Davies M, et al. ESHRE Guideline: management of women with premature ovarian insumciency. Hum Reprod, 2016, 31 (5): 926-937.

41. Rudnicka E, Kruszewska J, Klicka K, et al. Premature ovarian insufficiency-aetiopathology, epidemi-ology, and diagnostic evaluation. Prz Menopauzalny. 2018, 17 (3): 105-108.

42. Jiao X, Ke H, Qin Y, et al. Molecular Genetics of Premature Ovarian Insufficiency. Trends Endocrinol Metab, 2018, 29 (11): 795-807.

43. De Bellis A, Bellastella G, Falorni A, et al. Natural history of autoimmune primary ovarian insufficiency in patients with Addison's disease: from normal ovarian function to overt ovarian dysfunction. Eur J Endo-crinol, 2017, 177 (4): 329-337.

第六章

卵巢功能不全早期识别

 【开篇导读】

卵巢功能不全的早期识别对于卵巢功能不全的早发现、早诊断、早干预至关重要。卵巢功能不全患者的早期识别需要患者自身、非生殖医学医生及生殖医学专科医生的联手配合。潜在卵巢功能不全患者对该疾病的认知是卵巢功能不全诊治中重要的初始环节。非生殖医学领域的医疗工作者对卵巢功能不全的背景知识掌握，将在接诊潜在卵巢功能不全患者时为早期识别、及时转诊提供帮助，并对卵巢功能不全患者的预后有所裨益。

第一节 早期表现

卵巢功能不全发病年龄取决于卵巢中原始卵泡的储备及卵巢闭锁的速度。卵泡储备少或闭锁速度过快都会使卵巢功能提前衰竭。合并染色体缺陷（尤其是 X 染色体异常）的女性常表现为先天性卵巢发育不全，此类患者卵巢储备极差，卵巢功能不全发生更早，甚至未达青春发育期，出现原发性闭经。一般女性卵巢功能发生衰退的过程呈曲线递进，总趋势是不可逆的，少数卵巢功能不全患者这一过程会持续一段时间，相当于自然绝经的过渡期。而不同年龄段的女性因卵巢功能不全而具有的临床表现也有一定不同；如果能及早识别卵巢功能不全患者的症状，并且早期诊断及时治疗，对患者来说十分必要。

一、儿童期

儿童期卵巢功能不全多数是先天性卵巢发育不全，即特纳综合征（Turners syndrome）。先天性卵巢发育不全是一种遗传性疾病，属于性染色体遗传，绝大多数患者缺少一个 X 染色体（45，XO）。其血清 FSH、LH 在婴儿期即已升高，而雌二醇水平很低。患有先天性卵巢发育不全的患者，主要表现为发育异常，其性腺呈纤维条索状，身材异常矮小，有颈蹼、肘外翻等症状。典型的先天性卵巢发育不全患者在出生时就有身高、体重落后,在新生儿时期可见颈后皮肤过度折叠,手、足背水肿,第 4、5 掌骨较短等特殊症状。患者为女性表型,生长缓慢,尚有呆板面容、智力正常或稍低,约有 18% 的患者有智能落后;约 35% 患儿伴有心脏畸形,以主动脉缩窄多见,用超声心动图检查特纳综合征患者,查出有 34% 病例并发主动脉瓣二叶型,但无狭窄。部分患者还可并发肾脏畸形等症状(图 6-1)。

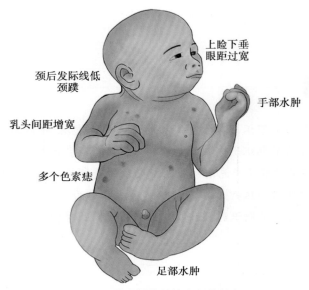

图 6-1　儿童期特纳综合征的特征

如发现女孩身材矮小、肘外翻、颈蹼,又伴有某些先天畸形时,应怀疑卵巢功能不全,应及时进行检查。确诊需进行细胞遗传学检查。检查方法包括外周血细胞染色体核型分析、羊水细胞染色体检查、荧光原位杂交及促性腺激素水平检测,若多项指标存在异常,则提示先天性卵巢功能不全。

二、青春期

青春期卵巢功能不全最常见的原因是性腺发育不全。患有先天性卵巢发育不全的患者主要表现为性发育异常,除生殖器、乳腺不发育,原发性闭经及缺乏第二性征,还有颈短、身材异常矮小等症状,成年期身高约 135~140cm;部分患者有肘外翻、皮肤多痣、颈蹼、后发际低、两乳头距离增宽、随年龄增长乳头色素变深等症状(图 6-2)。虽然这类患者常出现青春期无性征发育或生长延迟,但是多数患者是因原发性闭经而就诊。

闭经是卵巢功能不全的主要临床表现,发生在青春期前表现为原发性闭经,且没有第二性征发育。有些青春期女性会出现潮热或阴道干燥症状,在出现闭经的患者中,原发性卵巢功能不全的发生率为 2%~10%。

月经周期失调(异常子宫出血)也是青春期卵巢功能不全的表现。异常出血包括月经过少(出血周期大于 35 天)、非结构原因导致的异常子宫出血(如排卵功能障碍、医源性或未分类)或月经频繁(出血周期少于 21 天)。由于青春期早期和原发性卵巢功能不全早期均会出现月经周期不规则,因此较难做出诊断。早期诊断十分重要。

青少年卵泡衰竭或功能障碍可能是由多种不同因素导致。常见原因是染色体异常或放化疗损害;脆性 X 染色体 *FMR1* 基因前突变也与其有关;可能与多种内分泌疾病有关,包括甲状旁腺功能减退和肾上腺素功能减退;盆腔手术也可能导致卵巢功能受损;大约 4% 原发性卵巢功能不全的患者存在肾上腺或卵巢抗体,这表明这种疾病存在自身免疫性。在许多病例中,其机制尚不清楚。

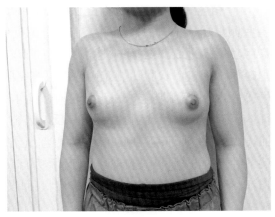

图 6-2　特纳综合征

患者 25 岁,身高 143cm

目前对于青少年原发性卵巢功能不全的诊断标准尚无共识,常出现延期诊断。因此,对于青春期女性而言,对闭经连续 3 个月或以上,从规则到不规则月经改变的评估十分重要。需询问患者家族病史,因为有早绝经家族史的女性存在原发性卵巢功能不全的风险。

三、育龄期

患者多于 30~40 岁以前出现卵巢功能不全。最多见的表现为月经失调,然后是闭经,也可突然持续闭经,约 50%~60% 患者可出现面部潮热等血管舒缩综合征。

1. **月经改变**　大部分染色体正常的原发卵巢功能不全患者,在青春期及发病前月经节律基本正常、第二性征正常。月经改变是卵巢功能不全的主要临床表现,月经改变形式很不一致,约有 50% 患者会有月经稀发或不规则子宫出血,25% 患者出现突然闭经。多数患者的月经周期从缩短过渡至紊乱、月经周期长度变异增大、周期延长直至闭经或绝经。由于长期服用避孕药或使用孕激素缓释装置的宫内节育器可掩盖月经改变,故患者常在停止服用避孕药或取出宫内节育器后出现症状并就医。月经紊乱是发现卵巢功能不全的第一线索。

2. **不孕不育**　部分患者可因不孕或不育就诊而发现卵巢功能不全。若卵巢功能不全在生育前发现,可表现为原发不孕;若患者因卵泡或黄体发育不良而出现反复自然流产,可表现为继发性不孕。少数患者在第一次或数次人工流产后因闭经就诊而发现卵巢功能不全。

3. **雌激素缺乏**　由于卵巢功能衰退,患者除不孕不育外,也会如围绝经期妇女出现雌激素低下症候群,如潮热、出汗等血管舒缩症状,抑郁、焦虑、失眠、记忆力衰退等神经精神症状,骨质疏松及易骨折,以及外阴瘙痒、阴道灼烧感、阴道干涩、性交痛和尿急、尿痛、尿频、排尿困难等泌尿生殖道症状。

4. **相应病因的表现** 研究认为,卵巢功能不全可能与遗传、内分泌及免疫性疾病有关。一些卵巢功能不全患者同时存在自身免疫性内分泌疾病,如甲状腺功能亢进或减退、甲状旁腺功能亢进或减退、原发性慢性肾上腺皮质功能减退症、糖尿病等,其中以甲状腺功能减退最为常见。甲状腺功能亢进患者可有突眼、甲状腺肿大、兴奋、急躁、怕热、多汗、多食、心悸等表现;甲状腺功能减退患者可有眼睑水肿、舌大、毛发稀疏干燥、眉毛外 1/3 脱落等特殊面容,可有乏力、怕冷、腹胀、便秘、反应迟钝、智力低下等表现;甲状旁腺功能亢进患者可有肌无力、食欲缺乏、恶心呕吐、突然衰老、记忆力减退、情绪不稳、性格改变、全身或局部骨痛、关节肿痛、皮肤瘙痒等表现;甲状旁腺功能减退患者可有手足搐搦、口周、手指尖麻木、焦虑、出汗、苍白、精神错乱、皮肤干燥等症状;原发性慢性肾上腺皮质功能减退症患者可有手皮肤皱褶及牙龈色素沉着、疲乏、无力、色素沉着、体重减轻、血压下降等表现;糖尿病患者可有多饮、多食、多尿、消瘦等表现;类风湿关节炎患者可有关节疼痛、僵硬、指关节肿胀如梭形,甚至畸形;合并系统性红斑狼疮患者可有发热、皮疹、关节痛等表现,具有特殊面容,面颊和鼻梁处出现蝶形红斑。

5. **体征** 可全身发育正常,多数患者智力正常、身高中等。染色体异常引起原发性闭经的患者可有第二性征发育不全,如乳房发育不全,内生殖器未发育,阴毛、腋毛稀疏,甚至缺如等表现。盆腔检查可以发现阴道黏膜充血、黏膜下出血点等雌激素缺乏表现。极少数淋巴细胞性甲状腺炎患者可触及增大的卵巢,伴或不伴压痛。

6. **病理** 成人患者偶有生殖器官萎缩,其卵巢组织切片显示:缺乏成熟滤泡或卵细胞,卵巢间质纤维化或透明性;因唯卵巢间质黄素细胞及门细胞能抗放射线,故反而增生;偶见卵巢浅表皮质具异位蜕膜变。

四、围绝经期

卵巢功能不全患者若绝经时间较长,可出现性欲降低、性交困难或性交痛、尿频、尿急、排尿困难、夜尿、压力性尿失禁等萎缩性阴道炎和萎缩性尿道炎症状。妇科检查见外阴萎缩,阴道萎缩,黏膜苍白、变薄、点状充血出血等老年萎缩性阴道炎改变。

每个女性的生育年龄不同,卵巢功能也存在差异。结合在不同年龄阶段的卵巢功能不全患者的特殊表现,临床上做到早期发现、早期诊断、早期治疗,对患者来说是有益的。

▰ 第二节 早期预测 ▰

(一) 儿童期

儿童期卵巢功能不全的患儿,大多数是由于先天性卵巢发育不全,所以对于有卵巢功能不全家族史或者染色体检查有异常的,要注意观察患儿的生长发育指标,如出现身材矮小、颈蹼、肘外翻,又伴有某些先天畸形等多项指标异常时,需及早进行检查,定期观测,及早诊断先天性卵巢功能不全,有利于改善患儿的生长发育情况,对后期的治疗有指导意义。

（二）青春期

由于原发性卵巢功能不全早期和青春期早期都会出现月经周期不规律的情况，因此较难做出诊断，常出现延期诊断。若青春期女性表现为月经异常且伴有生长发育受限、身材异常矮小，并且没有第二性征发育，这种情况下就要考虑是否为卵巢功能不全。原发性卵巢功能不全最常见症状是原发性或继发性闭经，多数患者常在出现月经异常时就诊，对于青少年而言，对闭经或缺乏激素制剂（如口服避孕药）连续 3 个月或以上从规则到不规则月经改变的评估十分重要。青春期卵巢功能不全患者的早期预测尤为关键，其对骨骼健康产生不良后果影响生长发育，故早期诊断、早期干预及治疗十分重要，能极大提高青春期女性的生活质量。目前对于青少年原发性卵巢功能不全的诊断标准尚无共识，需询问患者家族病史，因为具有早绝经家族史的女性存在原发性卵巢功能不全的风险。

（三）育龄期

育龄期卵巢功能不全患者的早期识别主要是月经的改变，月经紊乱是发现卵巢功能不全的第一线索，不同患者的月经改变形式很不一致，多于 30~40 岁以前出现。出于早期预警，女性本人或临床医师应当注意其月经周期特征的细微改变，包括：①月经周期变短。②月经周期长度变异增大，具体表现为连续的周期长度之差为 7 天或以上的持续改变。持续的定义是指周期长度变化首次出现后的 10 个周期内再次发生。③月经周期延长，或者月经周期长度的变异性进一步增大，乃至出现 2 个月以上的闭经（排除妊娠），尤其是对于既往月经周期规则的女性而言。若出现上述不同情况的月经周期特征改变，建议进行相关生殖内分泌激素检测（如 AMH）。

早发性卵巢功能不全患者有时会忽略自己的月经周期细微特征改变，而因妊娠困难或不孕症求助于医生，通过及早专科助孕治疗而完成生育；但有时错过早期干预的最佳阶段，即使采用辅助生殖技术助孕也未必能达成理想疗效。除了表现为不孕症外，卵巢功能不全发展至一定阶段，患者会出现雌激素低下症候群：潮热出汗等血管舒缩症状、生殖道干涩灼热感、性欲减退、骨质疏松、骨痛、骨折、情绪和认知功能改变、心血管症状和心律失常。

若对上述早期征兆有充分自我认知或者求助于专科医师，通过早期识别育龄期卵巢功能不全患者，做到及早干预治疗，对患者预后有很大的改善作用。

（四）特殊患者

针对一些特殊患者，如肿瘤患者接受放、化疗治疗对卵巢功能不全进行早期预测，是十分必要的。因放、化疗可致卵巢功能不全，随着癌症患者生存率的提高，卵巢功能不全的发生率也逐年上升。放疗和化疗之后，卵巢功能立即减退称急性卵巢衰竭，可能是暂时性的。化疗时患者年龄、药物种类、使用剂量等均可能产生影响。使用烷化剂或甲基苄肼后，卵巢衰竭的发生率很高，接受化疗的患者越年轻，存活下来的滤泡可能越多。全身、全脑、盆腔和脊髓放疗也会增加急性卵巢衰竭的风险。盆腔放疗是急性卵巢衰竭最明显的危险因素。化疗联合放疗增加了急性卵巢衰竭风险。值得注意的是，即使化疗后月经来潮，原发性卵巢功能不全的终身风险也会增加。所以对进行放化疗的女性，动态监测卵巢功能，进行卵巢储备功能的预测是十分必要的。临床研究表明,通过动态监测血抗米勒管激素水平对于年轻癌症患者化疗和卵巢手术后或原发性卵巢功能不全高风险的女性进行卵巢功能评估,早期预测和诊断原发性卵巢功能不全,对于患者的生育力维护和保存策略决定及实施是有益的。

卵巢储备功能评估的替代指标(月经是否规律、血清雌激素水平、经阴道超声卵泡计数)波动较大,不能对进行癌症治疗的年轻女性将来是否可妊娠进行预测。一旦被诊断为原发性卵巢功能不全,需要进行进一步检查,包括染色体核型、肾上腺抗体、*FMR1*基因前突变和盆腔超声检查。

如果存在卵巢功能不全家族史,或 40 岁之前出现不明原因的血 AMH 水平降低、FSH水平上升,应及早进行卵巢功能的全面评估和病因查找,包括染色体检查、窦卵泡计数、生殖内分泌激素测定及相关影像学检查。

第三节　科普教育

当女性被诊断为卵巢功能不全,患者本人及其家庭常对生育受损、自我形象受损和需要长期激素治疗毫无心理准备,因而当被医生告知诊断后可出现情绪应激反应。医生需注意患者潜在心理效应,治疗方案的选择需要考虑到患者的身体和情感需求,且应告知患者及其家庭成员相关并存症的风险,对不同病因、病情给出相应的临床治疗指导意见。

(一)普通人群中卵巢功能不全如何发现及预防

女性要多关注自己的月经情况及整体身体状况,发现身体健康有异常情况要及时寻医就诊。卵巢功能不全患者因不同病因可导致不同受累器官的病变,出现相应的伴随症状:

1. **月经改变**　原发性卵巢功能不全表现为原发性闭经,继发性卵巢功能不全随着卵巢功能逐渐衰退,可出现月经周期缩短、经量减少、周期不规律、月经稀发、闭经等。从卵巢储备功能下降至功能衰竭,可有数年的过渡时期,临床异质性很高。少数妇女可出现无明显诱因的月经突然终止。

2. **生育力低减或不孕**　生育力显著下降,由于偶发排卵,仍然有 5%~10% 的妊娠机会,但自然流产和胎儿染色体畸变的风险增加。

3. **雌激素水平降低的表现**　原发性卵巢功能不全表现为女性第二性征不发育或发育差。继发性卵巢功能不全可有潮热、出汗等血管舒缩症状;抑郁、焦虑、失眠、记忆力衰退等神经精神症状;以及外阴瘙痒、阴道灼烧感、阴道干涩、性交痛和尿急、尿痛、尿频、排尿困难等泌尿生殖道症状。

4. **其他伴随症状**　其他伴随症状因病因而异,如心血管系统发育缺陷、智力障碍、性征发育异常、肾上腺和甲状腺功能低退、复发性流产等。

(二)已确诊卵巢功能不全患者的宣教

医生要向患者说明,卵巢功能不全的发病机制尚不明确,目前尚无有效的方法恢复卵巢功能;卵巢功能不全患者绝经早,年轻、并发症少、风险低,是与自然绝经女性的最大区别。长期缺乏性激素的保护,需长期用药持续激素治疗维持长期健康,要做好打持久战的准备。主要从以下几个方面进行宣教:

1. **心理及生活方式干预**　缓解患者的心理压力,告知患者尤其是年轻患者,仍有偶然自发排卵的情况。健康饮食、规律运动、戒烟;保障良好的睡眠,避免熬夜;避免生殖毒性物质的接触;增加社交活动和脑力活动;适当补充钙剂及维生素 D,尤其是已出现骨密度降低者。

2. **遗传咨询**　根据家族史和遗传学检测结果评估遗传风险,为制订生育计划、保存生育力、预测绝经提供指导。对有卵巢功能不全或早绝经家族史的女性,可借助高通量基因检测技术筛查致病基因。对家系中携带遗传变异的年轻女性建议尽早生育,或在政策和相关措施允许的情况下进行生育力保存。

3. **治疗**　激素补充治疗(hormone replacement therapy,HRT)不仅可以缓解低雌激素症状,还可对心血管疾病和骨质疏松起到一级预防作用。若无禁忌证,卵巢功能不全患者均应给予 HRT。由于诊断卵巢功能不全后仍有妊娠的机会,对有避孕需求者可以考虑 HRT 辅助其他避孕措施,或应用短效复方口服避孕药;有生育要求者则应用天然雌激素和孕激素补充治疗。对于存在 HRT 禁忌证、暂时不愿意或暂时不宜接受 HRT 的卵巢功能不全患者,可选择其他非激素制剂来缓解低雌激素症状。

4. **远期健康及并发症管理**

(1)对骨骼健康的影响:为维持骨骼健康及预防骨质疏松,推荐行雌激素补充治疗,并应保持健康的生活方式,包括负重运动、避免吸烟,以及维持正常体重。如被诊断为骨质疏松,应积极行 HRT 治疗,以防骨质进一步丢失,必要时加用其他骨质疏松治疗药物。

(2)对心血管系统的影响:卵巢功能不全患者发生心血管疾病的风险增加,应通过健康的生活方式减少危险因素带来的不良影响。推荐尽早 HRT 治疗,并且持续使用至平均的自然绝经年龄。

(3)其他:HRT 治疗和健康的生活方式可预防和减少可能的认知功能障碍。对于存在阴道干涩不适等泌尿生殖系统症状及性交困难者,可局部使用雌激素或阴道润滑剂。

5. **生育相关的管理**　对卵巢功能不全患者可以及早全面评估其夫妇双方的生育力,根据夫妇生育力评估具体情况,酌情予辅助生殖技术积极助孕。多数卵巢功能不全患者对于卵巢刺激用药的反应相对差于卵巢功能正常的女性,目前尚无最佳的用药方案。增加促性腺激素剂量、促性腺激素释放激素拮抗剂方案、促性腺激素释放激素激动剂短方案、微刺激及自然周期方案虽一定程度上可改善辅助生殖技术治疗的结局,但均不能证实确切有效。多种预处理方案及辅助抗氧化制剂的疗效仍有待进一步证实。亚临床期卵巢功能不全患者接受 ART 治疗时,卵巢低反应的发生率、周期取消率增高,妊娠率降低。赠卵体外受精 - 胚胎移植(IVF-ET)是卵巢功能不全患者解决生育问题的可选途径。赠卵 IVF-ET 的妊娠率可达 40%~50%。治疗前应根据病因进行系统评估,有化疗、纵隔放疗史或特纳综合征患者,需行心血管系统和超声心动图检查;自身免疫性卵巢功能不全应检测甲状腺功能、肾上腺抗体;有肿瘤史的患者应接受肿瘤专科评估,排除复发的可能。

6. **随访**　治疗期间需定期随访,以了解患者用药的依从性、满意度、不良反应,必要时调整用药方案、药物种类、剂量、剂型。随访间隔一般建议 4~6 个月,尤其要注意激素补充治疗药物的不良反应及相关处理。

(三) 针对非生殖专科医生科普

对于非生殖专科医生而言,如果患者及其家庭希望生育,应建议患者向生殖内分泌学和不孕症专家进行咨询,进行有效生殖治疗。除此之外,原发性卵巢功能不全还增加了心血管疾病、内分泌紊乱和骨质疏松等风险,针对不同系统的疾病特征,应给予相应的专科治疗。医师需注意患者潜在心理效应,且应告知患者及其家庭成员相关并存症的风险。

1. **月经不调**　月经紊乱是发现卵巢功能不全的第一线索。闭经是卵巢功能不全的主要临床表现,无论对于青春期还是育龄期女性,突发的闭经及月经不规律都应引起患者和医生的充分重视,及早找出病因,尽早对卵巢进行功能评估。

2. **不孕症**　部分患者可因不孕或不育就诊而发现卵巢功能不全,患者若未避孕未孕 1 年以上,建议进行内分泌水平的测定。对疑似原发性卵巢功能不全的实验室评估包括血 AMH、基础 FSH 和基础雌激素水平的测定。促性腺激素和雌激素值可能会因为使用激素制剂而改变,因此患者不能服用激素药物,包括口服避孕药。如促性腺激素水平升高至绝经期水平,需在 1 个月内对 FSH 进行重复测量。若结果表明 FSH 确实升高,应当诊断为原发性卵巢功能不全。

3. **心血管疾病**　早期内源性雌激素缺乏可增加心血管疾病风险。患者应在医生的帮助下优化心血管健康,常规咨询应包括戒烟、适当饮食和运动。每年至少测量一次血压值,建议 5 年测量一次血脂水平。特纳综合征患者心血管疾病风险更高。

4. **内分泌疾病**　大约 20% 先天性原发性卵巢功能不全的成年人出现甲状腺功能减退,最常见的疾病是桥本甲状腺炎。初诊为原发性卵巢功能不全且出现甲状腺过氧化物酶抗体的患者需要检测促甲状腺激素水平。虽然不建议进行常规甲状腺功能筛查,考虑到这种疾病在原发性卵巢功能不全患者中的高发病率,应每 1~2 年对甲状腺疾病进行检测。如果原发性卵巢功能不全患者存在肾上腺自身免疫,有 50% 的概率发生肾上腺功能不全。患者应检测肾上腺抗体,如果结果为阳性,应当每年进行促肾上腺皮质激素激发试验。糖尿病、恶性贫血、肌无力、风湿性关节炎、系统性红斑狼疮和干眼综合征等常与原发性卵巢功能不全有关,有相关症状者需进行检查。

5. **骨骼疾病**　卵巢功能不全在骨骼自然生长最快时影响骨骼结构。有专家建议雌激素缺乏的青少年在青春早期和中期需每年检测骨密度,青春晚期每两年检查一次。

(四) 科普教育新形式

步入互联网世纪,资讯流通方式已与过去大为不同。现在,互动性强的电子科普教育形式正在逐渐代替原有的灌输式的文本科普。在卵巢功能不全的患者教育领域,也需要更加先进、受患者欢迎的形式。制作卵巢功能不全相关的科普网页、视频是该方面的代表,而将相关内容注入 APP 的形式将更符合目前移动互联网社会的习惯(图 6-3)。

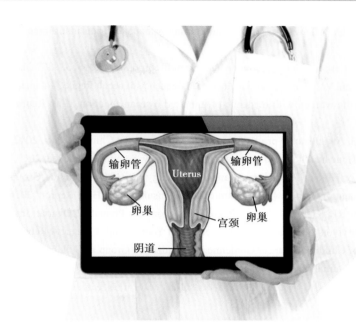

图 6-3 患者教育新形式

【小结】

了解不同时期女性卵巢功能不全的早期表现,对早诊早治、精准施治十分重要。关注儿童期身材矮小伴其他先天畸形的表现有助于早发现特纳综合征,在青春期出现月经初潮推迟、第二性征不明显有助于发现性腺发育不全,及时识别育龄期出现的月经紊乱或月经周期特征改变,如周期缩短、周期变异度增加、周期延长、首次出现的闭经有助于早期诊断卵巢功能不全,并给予及时干预。认识到医源性操作(手术、放化疗)对卵巢功能的损害也有益于卵巢功能保护。如患者能够了解早期识别的知识,及时就医,早期干预,将有助于降低疾病对患者生殖健康和生活质量的损害程度。

(徐谷峰 刘 娟)

参考文献

1. Podfigurna-Stopa A, Czyzk A, Grymowicz M, et al. Premature ovarian insufficiency: the context of long-term effects. J Endocrinol Invest, 2016, 39: 983-990.
2. Reindollar RH. Turner syndrome: contemporary thoughts and reproductive issues. Semin Repro Med, 2011, 29: 342-352.
3. Baker VL. Primary ovarian insufficiency in the adolescent. CurrOpinObstetGynecol, 2013, 25: 375-381.
4. Persani L, Rossetti R, Cacciatore C, et al. Primary Ovarian Insufficiency: X chromosome defects and autoimmunity. J Autoimmun, 2009, 33 (1): 35-41.

5. Silva CA, Yamakami LY, Aikawa NE, et al. Autoimmune primary ovarian insufficiency. Autoimmun Rev, 2014, 13: 427-430.

6. Laven JS. Genetics of Early and Normal Menopause. SeminReprod Med, 2015, 33: 377-383.

7. Karimov CB, Moragianni VA, Cronister A, et al. Increased frequency of occult fragile X-associated primary ovarian insufficiency in infertile women with evidence of impaired ovarian function. Hum Reprod, 2011, 26: 2077-2083.

8. Jin M, Yu Y, Huang H. An update on primary ovarian insufficiency. Sci China Life Sci, 2012, 55: 677-686.

9. Marino R, Misra M. Bone health in primary ovarian insufficiency. SeminReprod Med, 2011, 29: 317-327.

10. European Society for Human Reproduction and Embryology (ESHRE) Guideline Group on POI. ESHRE Guideline: management of women with premature ovarian insufficiency. Hum Reprod, 2016, 31: 926-937.

11. van Dorp W, Mulder RL, Kremer LC, et al. Recommendations for Premature Ovarian Insufficiency Surveillance for Female Survivors of Childhood, Adolescent, and Young Adult Cancer: A Report From the International Late Effects of Childhood Cancer Guideline Harmonization Group in Collaboration With the PanCare-SurFup Consortium. Journal of Clinicaloncology, 2016, 34: 3440-3450.

12. 陈子江, 田秦杰, 乔杰, 等. 早发性卵巢功能不全的临床诊疗中国专家共识. 中华妇产科杂志, 2017, 52: 577-581.

13. 范娴娣. 卵巢临床与病理. 天津: 天津科学技术出版社, 1993.

14. 王世阆. 卵巢疾病. 北京: 人民卫生出版社, 2004.

15. 石一复, 郝敏. 卵巢疾病. 北京: 人民军医出版社, 2014.

第七章

卵巢功能不全预防

 【开篇导读】

　　原发性卵巢功能不全的病因尚不清楚,可能与遗传因素、代谢性疾病、自体免疫性疾病、感染性疾病及环境因素有关;继发性卵巢功能不全与手术治疗、抗肿瘤药物的应用等医源性因素有关。环境因素及医源性因素导致的卵巢功能不全可通过提前进行针对性应对进行预防,尤其是医源性卵巢功能不全,其病因明确、卵巢损伤时间可预测、损伤程度可控制、预防效果好,尤其应引起医疗工作者的重视。本章重点就环境因素、手术治疗、感染性疾病及细胞毒性药物对卵巢功能不全可能造成的影响及预防进行阐述。

◤ 第一节　环境因素相关卵巢功能不全预防 ◢

一、环境污染物

　　环境污染物(environmental pollutants)是指进入环境后,使环境的正常组成和性质发生改变,直接或间接有害于人类健康的物质,主要是人类生产和生活活动中产生的各种化学物质。环境污染物可以对人类生殖健康产生不良影响,特别是对女性的卵巢功能造成伤害。这类环境污染物包括:双酚类物质、邻苯二甲酸酯类、二噁英、杀虫剂、植物性雌激素等。根据其暴露时机,可通过以下机制导致卵巢功能不全:①耗尽静息原始卵母细胞;②加速卵泡闭锁,妨碍窦前卵泡发育成成熟卵泡。

　　1. 邻苯二甲酸酯类(phthalates)　是广泛应用于工业生产中的增塑剂,根据其分子量的大小,分为两类:一类为高分子量的邻苯二甲酸酯类,如邻苯二甲酸二(2-乙基己)酯(diethylhexyl phthalate,DEHP)、邻苯二甲酸二异壬酯(diisononyl phthalate,DiNP)等,这类物质主要作为塑型剂用于纺织、玩具、装饰材料、食品包装、医疗器械等的生产过程;另一类为低分子量的邻苯二甲酸酯类,如邻苯二甲酸二乙酯(diethyl phathalate,DEP)、邻苯二甲酸二丁酯(dibytyl phthalate,DBP)等,常用于化妆品、去污剂、药物等生产领域的增光和增塑。

　　DEHP及其代谢产物广泛存在于环境中,不易分解,可存在数年。一项关于DEHP对小

121

鼠卵巢功能影响的研究表明,成年小鼠暴露于 DEHP,通过细胞凋亡机制引起小鼠始基卵泡及窦卵泡数目减少;DEHP 通过氧化应激反应及促凋亡机制,引起青春期前小鼠卵巢基质细胞凋亡和窦卵泡数目减少;胎儿期暴露的小鼠,DEHP 可使青春期小鼠卵巢始基卵泡数目减少,成年期加速卵泡募集机制耗尽卵泡池始基卵泡。一项对孕鼠的研究表明,DEHP 通过加速卵泡募集机制导致 F1 代和 F2 代卵巢卵泡池始基卵泡消耗,DEHP 通过对胚胎及生殖细胞的直接伤害作用影响了 F1 代和 F2 代的卵巢功能,在 F3 代中依然观察到卵泡池始基卵泡的减少,作者认为是 DEHP 对印迹基因 DNA 甲基化作用的结果。人类通过饮食、呼吸及皮肤接触等方式,每天吸收约 150~2 000μg 邻苯二甲酸酯引起内分泌功能紊乱,对卵巢功能的毒性作用在于影响甾体类激素的生成和卵泡生成。一项纳入了 215 位患者的前瞻性研究显示,尿液中 DEHP 高浓度组患者的窦卵泡数明显少于低浓度组。总之,DEHP 在不同时期干扰卵泡生成而影响卵巢功能储备。

2. **双酚 A(bisphenol A,BPA)**　是一种芳香化有机复合物,主要用于食品包装、容器保护膜及热敏纸的生产,广泛存在于环境中,在人类尿液标本中 90% 样本可检测到 BPA。BPA 中的芳香烃成分(aryl hydrocarbon)和颗粒细胞表面的芳香烃受体(aryl hydrocarbon receptor,AhR)结合,激活 *Bax* 基因,启动细胞凋亡,促进卵泡闭锁,干扰内分泌功能。

动物实验研究显示,BPA 降低了小鼠的卵巢储备功能,无论暴露窗是在胎儿期、新生儿期还是成年期,BPA 导致始基卵泡数的减少,宫内暴露引起 F1 代卵巢功能储备下降,但 F2 代及 F3 代卵巢功能并不受影响,表明 BPA 对卵巢功能储备并无跨代影响;但是,研究者观察到 F1 代、F2 代及 F3 代小鼠卵巢基质细胞内凋亡基因和甾体生成基因表达的改变,显示 BPA 对小鼠卵巢基质细胞基因改变的跨代效应。一项前瞻性研究显示,人类尿液 BPA 高浓度组患者窦卵泡数明显少于低浓度组,表明 BPA 暴露降低了卵巢功能储备。

3. **农残物**　包括杀虫剂、除草剂、除菌剂等,广泛存在于土壤、食物及水源中,其有机成分稳定,亲脂、不易降解、可在环境中存在数年。很多农残物在体内可以改变人体内分泌系统,影响生殖功能,特别是卵巢功能。动物实验显示,雌鼠暴露于百灭宁(有机磷杀虫剂),细胞超微结构发生改变,启动凋亡,导致总卵泡数减少。暴露于除草剂,导致卵巢总重量减轻,卵泡提前闭锁;孕鼠暴露于滴滴涕(有机磷杀虫剂),子代出现 DNA 的甲基化修饰,提示存在表观遗传学改变。在一项纳入了 1 407 名妇女的病例对照研究中,血浆敌百虫高浓度组妇女绝经平均年龄明显提前。另一项纳入了 219 名妇女的横断研究中,高血浆有机氯浓度与早绝经呈正相关。

其他如二噁英、植物雌激素等物质均属于多环芳香烃家族(polycyclic aromatic hydrocarbons,PAHs)。

总之,环境污染物主要是通过以下三条途径影响卵巢功能:

1. 通过芳香化烃受体作用机制激活 *Bax* 基因,启动细胞凋亡,促进卵泡闭锁,影响卵巢功能。

2. 通过氧化应激反应损伤卵巢功能。

3. 通过表观遗传修饰改变卵巢功能。

二、生活方式

(一) 吸烟

烟草中含有 4 000 多种化学物质,包括重金属、烃类、酚类及醛类等。多环芳香烃是被研究的最多的对女性生育有影响的物质,这类物质通过和颗粒细胞表面的芳香烃受体结合,激活 *Bax* 基因,启动细胞凋亡,以及促进细胞色素 P450 的表达,后者将 PAHs 转化为毒性更强的分子。Aderson 等认为,芳香烃受体激活导致人胎儿卵巢中生殖细胞减少。一项荟萃分析显示,吸烟是早绝经的一个独立因素,吸烟与绝经年龄相关。另一项研究表明,烟龄 26 年女性发生早绝经的概率是不吸烟者的 3 倍;吸烟者发生卵巢功能低下的风险比为 1.8。吸烟导致窦卵泡数减少,血 FSH 水平升高,AMH 水平降低。吸烟者常出现妊娠延迟以及辅助生殖技术临床妊娠率降低。动物实验显示,吸烟损害雌性动物的生育能力,通过细胞凋亡机制和氧化应激损伤,耗尽卵泡储备。出生前暴露,出生时卵巢卵母细胞数目减少,成年期则出现促凋亡现象,降低卵巢功能。一项纳入了 1 399 个青少年的队列研究表明,父亲吸烟与女儿 AMH 下降有关。吸烟者是否发生卵巢功能低下还有赖于基因多态性,表明环境因素与基因多态性之间的相互关系。总之,烟草中的有害物质对卵巢功能储备及生育力均可造成损害。

(二) 其他生活习惯

其他生活习惯,如饮酒、咖啡、避孕药的使用、睡眠情况、情绪等对卵巢功能影响的系统性研究鲜见报道,多数研究来自国内学者。一项对 553 名卵巢早衰患者及 400 名卵巢功能正常的中国汉族女性的问卷调查显示,良好的生活习惯,如多吃蔬菜、喝茶、多喝矿泉水等将减少卵巢早衰的发生风险。一项对 60 例卵巢早衰患者的回顾性分析,61.3% 卵巢早衰患者与现代生活环境及生活方式因素相关。卢洁等对 98 例卵巢早衰的患者采用单因素条件 Logistic 回归分析方法,提示心情抑郁、过度节食、长时间服用减肥药及吸烟均会增加卵巢早衰的发病风险。

原发性卵巢功能不全的发病机制尚不明确,目前尚无有效的方法恢复卵巢功能。2017 年的中国专家共识明确指出,应对患者的心理及生活方式进行干预,包括缓解患者的心理压力、健康饮食、规律运动、戒烟、避免生殖毒性物质的接触等。

第二节　妇科手术相关卵巢功能不全预防

妇科常见妇科手术如输卵管切除术、子宫切除术、卵巢囊肿剥除术等,在治疗原发疾病的同时,常伴随卵巢组织损伤及血液供应的减少。多项研究表明,由于阻断卵巢动脉或子宫动脉,影响卵巢血流,可导致卵巢储备功能的下降。在行保留生育功能的妇科手术时,必须考量其对卵巢功能的潜在伤害。

一、输卵管切除术

自 1883 年 Lawson Tait 首次介绍以来,输卵管切除术已成为最常见的妇科手术,在世界范围内广泛应用。主要适应证包括输卵管妊娠、输卵管积水、输卵管积脓等。

近年来,随着人类辅助生殖技术的发展,人们逐渐认识到输卵管积水对辅助生殖技术种植率及临床妊娠率的影响,在 IVF 之前常规行输卵管积水预防性切除。Mohamed A 等通过回顾性分析发现,输卵管切除术后,外周血 AMH 浓度未见明显降低。一项纳入了 222 名患者的荟萃分析发现,输卵管切除术后,卵巢血液供应遭到一定程度的破坏;但即使是双侧输卵管切除,外周循环中抗米勒管激素(AMH)浓度并未明显下降;甚至是行子宫切除术后,来源于子宫卵巢动脉的血供遭到严重破坏,术后外周血 AMH 浓度也无明显变化,甚至有一项较长期的研究表明,输卵管切除术后 5 年,AMH 浓度无明显改变。Noventa M 等指出,行辅助生殖前,输卵管切除的患者与未行输卵管处理的患者相比,促排卵所需天数、扳机日雌二醇水平、窦卵泡数目、获得胚胎数、移植率、胚胎植入率、妊娠率、持续活产率之间的无统计学差异。目前研究表明输卵管切除术短期内对卵巢储备功能无不良影响。然而,由于输卵管切除术伴随的卵巢血液供应的损伤,使其对卵巢储备功能的长期不利影响仍备受关注,需要进一步研究。

二、卵巢囊肿剥除术

妇科卵巢良性肿物包括卵巢子宫内膜异位囊肿、卵巢单纯囊肿及卵巢良性肿瘤等,近年来,随着腹腔镜技术的发展,妇科良性肿物多采用腹腔镜下手术操作剥除,腹腔镜下卵巢囊肿剥除术具有视野清晰、操作精细、出血少、组织损伤小、术后肠道功能恢复快、住院时间短等优点,被认为是治疗卵巢囊肿,尤其是内膜异位囊肿的最佳手术方式。腹腔镜下卵巢囊肿剥除术通过两种方式对卵巢功能造成伤害:

1. **囊肿剥除过程中正常卵巢组织丢失** Almog 等的研究发现,相对于未手术侧,手术侧卵巢的囊状卵泡数、优势卵泡数、卵母细胞数均明显降低;另有研究表明,腹腔镜下单侧卵巢囊肿剔除术后,患侧卵泡的丢失对总的卵巢储备功能影响很小,其原因可能在于未手术侧卵巢对于术侧卵巢丢失的储备功能起到代偿作用。然而,双侧卵巢内膜异位囊肿剔除术造成的卵巢储备功能下降却不容忽视。Ragni 等通过分析术侧卵巢与对侧卵巢的获卵数、受精率、优质胚胎率等参数,认为腹腔镜下卵巢囊肿剔除术对卵巢储备功能的影响主要在于量而非质。

2. **手术过程中止血操作对卵巢功能造成伤害** 腹腔镜手术中用于卵巢创面止血方式主要包括电凝止血、超声凝血及缝扎止血,其中电凝止血和超声止血均是通过热凝效益使创面组织适度凝固坏死,封闭血管断面而达到止血目的。有学者发现,由于操作不当,容易造成正常卵巢组织过度凝固,增加组织损伤的范围和程度,破坏过多正常卵巢组织,导致卵巢功能储备下降。Mohamed 等的一项前瞻性试验研究,通过比较良性卵巢囊肿患者,行腹腔镜下双极电凝和开腹手术中缝扎止血对 AMH、窦卵泡数和卵巢间质血管的收缩期峰值流速(peak systolicvelocity,PSV)的影响,发现前者明显减少卵巢功能储备,认为是血管热损伤致卵巢血供减少及卵巢组织破坏过多所致。国内也有学者通过对比腹腔镜手术中不同止血方式对卵巢储备功能的影响,认为在术中使用电凝止血和超声凝血均可因卵巢组织热损伤而导致卵巢功能储备下降,应尽量避免在术中用电凝止血或超声凝血,应采用缝合止血。有学者研究发现通过二氧化碳激光消融手术,将功率设定为30W并使用连续模式,扫描直径4mm,以SurgiTouch进行的气化过程能够对剩余囊壁进行快速而简易的气化,此种止血方式对正常卵巢组织产生的热损伤极小,组织学检查显示深度仅为0.1~0.15mm的无特征损伤。卵巢组织对热敏感,卵巢囊肿剥除术减少能量损伤在保护卵巢功能方面极为重要。

三、子宫切除术

卵巢是由卵巢动脉和子宫动脉卵巢支双重血液供应的器官,卵巢动脉来源于腹主动脉,经卵巢门进入卵巢。子宫动脉来自于髂内动脉前干,子宫动脉上行支分出的卵巢支经输卵管系膜进入卵巢,与卵巢动脉分支相互汇合,为卵巢提供血供。传统的子宫全切术及子宫次全切除术由于术中均需处理子宫动脉,从而影响卵巢的血液供应,且术后可能并发局部粘连,引起卵巢及卵巢悬韧带扭曲、变形,影响卵巢回流,从而使卵巢血供进一步减少,因此都有可能导致患者术后的卵巢储备功能减退。Siddle等研究表明,接受过子宫切除术的妇女,相对于自然绝经妇女,其卵巢功能衰竭的年龄平均提早4年,且34%的妇女术后2年内出现围绝经期症状。而另有学者研究发现,保留子宫动脉上行支的次全子宫切除术保留了子宫两侧包含子宫血管的小部分浆肌层,从而保留了子宫动脉向卵巢的血管分支,保障了卵巢血供和功能,术后雌二醇(E_2)、卵泡刺激素(FSH)、促黄体生成素(LH)较术前无明显变化,且围绝经期症状发生率低。

关于手术与卵巢功能之间关系的研究较少、随访时间短及不同研究者的手术技巧差异等因素,致难以得出手术后卵巢功能远期变化的客观结论。循环中AMH是卵巢功能储备的最可靠指标,仅作为卵巢储备的替代标志物,但对于基于AMH预测绝经的结论尚需进一步研究。尽管如此,不同术式和不施术者之间,术后卵巢功能的差异,仍然提示子宫切除术损伤卵巢功能。因此,在临床工作中,医生应结合患者实际情况,谨慎评估。对于尚有生育需求,尤其是卵巢储备功能已减退的患者,要谨慎选择手术方式,尽量保护卵巢功能。

四、根治性子宫颈切除术

根治性子宫颈切除术(radical trachelectomy)是有生育要求的早期宫颈鳞癌患者的治疗方案之一,该手术能够保留患者子宫体,从而保留生育功能。根治性子宫颈切除术不需要结扎卵巢血管,在淋巴结切除和游离输尿管及子宫动脉后,保留双侧子宫动脉,行宫颈广泛切除(分别距宫颈及宫旁3cm处切断宫骶韧带和主韧带,于宫颈外口3cm处环切阴道壁),将剩余的子宫体与阴道进行缝合。

1986年Dargent开始对早期宫颈癌患者行经阴道的根治性子宫颈切除术。目前观点认为,根治性子宫颈切除并不会增加患者宫颈癌的复发率,但可增加不孕和晚期流产的风险,原因可能是手术引起的宫颈功能不全。2012年Nishimura等人报道了经腹根治性子宫颈切除术(abdominal radical trachelectomy,ART)对患者血清AMH水平的影响。该实验共纳入了 18 例行 ART+ 淋巴结切除术及 16 例行经腹根治性子宫切除术（abdominal radical hysterectomy，ARH）的患者，同时采用 10 186 名正常女性的 AMH 水平作为正常对照。研究结果显示，以上实验组的 34 名女性中，32 名女性术后有规律月经，且 ART 组术后 AMH 明显高于 ARH 组（3.9ng/ml ±2.4ng/ml *vs.* 2.4ng/ml ±1.9ng/ml，$P<0.05$）。而 ART 组术后 AMH 与正常对照组比并没有明显差异（$P=0.02$）。该项研究认为经腹根治性子宫颈切除术并不影响患者卵巢储备功能。

邓继红等人对 21 例早期宫颈鳞癌患者行根治性子宫颈切除术 + 盆腔淋巴结切除术后进行了 2~5 年的随访，其中 19 例患者完成随访，5 例要求生育的患者 4 例妊娠，其中 1 例妊娠 6 个月引产，2 例孕早期流产，1 例异位妊娠。19 例患者术后均有月经来潮，性生活正常，患者心理感受良好，其中 3 例术后 3~6 个月内出现月经量减少，血清 FSH、E_2 升高，B 超检查显示卵巢体积减小，经人工周期治疗 3 个月内好转；其余 16 例卵巢功能与体积与术前无明显差异。术后随访 2~5 年，无一例患者复发。基于目前的研究，对年轻早期宫颈鳞癌患者实施根治性宫颈切除保留子宫体的手术安全可行，明显提高了术后患者的生活质量，对卵巢功能无明显影响，可自然妊娠且有足月分娩可能。

五、子宫动脉栓塞术

子宫动脉栓塞术（uterine arterial embolization，UAE）是一种微创治疗技术，可应用于妇科恶性肿瘤、产后出血、子宫肌瘤、子宫腺肌病、异位妊娠、剖宫产瘢痕妊娠等疾病的治疗。

闭经是 UAE 的常见并发症之一，主要包括子宫内膜损伤导致的子宫性闭经和由于卵巢损伤导致的卵巢性闭经。子宫内膜性闭经主要有宫腔粘连和子宫内膜萎缩，可能与栓塞过度或术后感染有关，此类患者卵巢功能正常。其中永久性子宫内膜萎缩是子宫动脉栓塞严重的并发症，经宫腔镜检查及子宫内膜活检可诊断，这对于育龄妇女意味着生育能力的永久性丧失。卵巢性闭经则是在子宫动脉栓塞时导致供应卵巢的侧支血管被完全栓塞而致卵巢全部或大部分坏死，出现围绝经期的表现，如子宫内膜正常，应用激素替代治疗可以有规律的月经来潮。患者出现的月经过少及闭经是暂时、可逆的，予以激素替代治疗，4~6 个月多能恢复。真正意义上的卵巢性闭经非常少见，而子宫性闭经的发生率为 0.1%~0.4%。

Spies 等人回顾了 15 项关于 UAE 对卵巢功能影响的临床研究，不同研究者得出的结论不完全相同，在 Tropeano 等人的一项前瞻性研究中，对 36 例 UAE 的患者进行 5 年的随访发现，对年龄小于 45 岁的患者，UAE 并没有引起明显的临床可观察到的卵巢功能的改变（包括血清 FSH、E_2、窦卵泡数、卵巢体积），表明 UAE 并不会对年轻患者卵巢功能产生远期影响；Chrisman 等人的研究显示，年龄大于 45 岁的患者，UAE 术后卵巢早衰（包括血清 FSH 水平升高、围绝经期症状、闭经）的发生率明显增加；Spies 等人的研究发现，在 UAE 术后对年龄小于 45 岁的患者血清基础 FSH 水平并没有明显变化，但年龄大于 45 岁的患者，血清 FSH 水平大约升高了 15%。由此，年龄是决定 UAE 术后患者是否发生卵巢储备功能下降的关键因素。

第三节 感染性疾病相关卵巢功能不全预防

一、感染与卵巢功能不全的预防

病毒性卵巢炎常被认为与原发性卵巢功能不全有关。早在 1975 年就有报道指出,流行性腮腺炎病毒性卵巢炎(mumps oophoritis)是卵巢功能不全的病因之一,预后与感染发生时患者的年龄有关,发生感染时患者的年龄越小,其发生卵巢功能不全的可能性就越大。另有报道提出结核、水痘、巨细胞病毒、疟疾和志贺杆菌感染也可能与卵巢功能不全有关,但均无足够的循证医学证据。

因此做好按时接种,发现腮腺炎患者及时隔离,是预防流行性腮腺炎病毒性卵巢炎导致的原发性卵巢功能不全的有效手段。

二、结核与卵巢功能不全的预防

生殖道结核是结核病的一种常见形式,也是引起女性不孕的一个重要原因。生殖道结核主要侵害输卵管、子宫内膜及卵巢。但结核对卵巢功能是否存在影响,各类研究众说纷纭。郭丽娜等人进行的一项队列研究,纳入了 360 例输卵管阻塞后进行 IVF 的患者,其中有盆腔输卵管结核患者 72 例,另有对照组同期非盆腔输卵管结核的患者 288 例。研究者对患者进行了卵巢储备功能评估:月经周期第 2~3 天测量血清 FSH、E_2、基础窦卵泡数(AFC)、卵巢体积(OV)。在促排卵时记录获卵数及卵巢低反应发生率。结果发现结核组基础 FSH 水平较高,AFC、获卵数减少,且结核病史大于 5 年的患者 FSH 水平更高,AFC、获卵数更少。结核组、对照组卵巢低反应发生率分别为 18.06% 及 5.21%,有显著差异。Jirge 等人对 431 名生殖道结核不孕患者及 453 名未患结核的不孕患者进行的前瞻性研究发现,结核患者 AMH 稍低于未患结核者(2.0 *vs.* 2.8)、AFC 稍低于未患结核者(7.0 *vs.* 8.0),并且在取卵手术中取卵数也少于未患结核者(9.3 *vs.* 10.9)。另有多项研究指出,与未患结核的管性不孕患者比,生殖道结核不孕患者基础 FSH 较高、AFC 较低、取卵数较低。但 Nayar 等人对 19 位盆腔结核及 59 位对照者的研究发现,结核患者与对照相比 AMH 并无明显差异,取卵数也并无差异。

针对抗结核治疗是否影响卵巢功能,Jai Bhagwan Sharma 等人对 50 位结核患者进行的一项小样本研究显示,在正规抗结核治疗后卵巢功能小幅度提高(AMH 从 2.68 提高至 2.80),AFC 也稍有提高。

综上所述,生殖道结核可能会降低卵巢储备功能,而抗结核治疗能改善卵巢储备,因此,规范抗结核治疗,是预防生殖道结核引起的卵巢功能不全的有效手段。

第四节 细胞毒性药物相关卵巢功能不全预防

恶性肿瘤的治疗常涉及化疗和放疗,针对妊娠滋养细胞疾病及宫外孕等疾病的治疗,也常需要使用化疗药物,化疗药物的细胞毒性往往可引起卵巢内卵泡数量减少或耗竭,导致患者卵巢功能不全,甚至卵巢早衰。

绝经前妇女最常见的恶性肿瘤是乳腺癌、甲状腺癌、黑色素瘤、宫颈癌、子宫肿瘤及霍奇金淋巴瘤。随着医疗的发展,肿瘤患者的生存率越来越高,随之而来的挑战则是提高生存者的生活质量。大约4%的女性患者在诊断为恶性肿瘤时年龄不到35岁,对年轻女性患者而言,肿瘤的相关治疗是否会影响生育力是她们最为关注问题之一,也是影响她们选择治疗方案的重要因素。据不完全统计,在美国每年大约有4 000名青春期前女性因不同的恶性肿瘤接受化疗或放疗,卵巢早衰是化疗或放疗伴随产生的最普遍的远期后果。2006年,美国临床肿瘤协会(American Society of Clinical Oncology,ASCO)发布的指南中就推荐,对生育期肿瘤患者进行治疗时,需对患者充分阐述该治疗可能对生育力产生的影响,包括评估有潜在生殖毒性的治疗方法,以及提供保留生育能力的途径。

本节就细胞毒性引起卵巢损伤的机制和预防作相关介绍。

一、常见化疗药物的分类

化疗是肿瘤治疗的重要方法之一,但化疗药物的细胞毒性对靶细胞选择性差,在肿瘤治疗的同时也能对正常组织和细胞造成损伤,尤其对女性卵巢组织的损伤,可造成年轻女性肿瘤患者卵巢早衰、月经失调及不孕,严重影响女性肿瘤患者的生活质量和自信心。临床上常用的有显著卵巢毒性的化疗药物包括多西他赛、伊立替康、环磷酰胺、顺铂和阿霉素等。这些化疗药物通过对卵巢卵泡、颗粒细胞、卵母细胞和间质细胞的损伤来破坏卵巢的功能,其损伤的程度与患者年龄、药物剂量和治疗范围相关。表7-1为常见化疗药物的分类。

表7-1 常见化疗药物的分类

分类	抗肿瘤药物
烷化剂	氮芥、苯丁酸氮芥、美法仑、环磷酰胺、异环磷酰胺、噻替哌、达卡巴嗪、替莫唑胺
抗生素类	柔红霉素、阿霉素、脂质体阿霉素、表阿霉素、丝裂霉素、博来霉素、米托蒽醌、放线菌素 D
抗代谢药物	氨甲蝶呤、培美曲塞、氟尿嘧啶、替加氟、阿糖胞苷、吉西他滨
植物类药	长春新碱、长春花碱、长春瑞滨、紫杉醇、多西他赛、依托泊苷、拓扑替康
铂类	顺铂、卡铂、草酸铂、奈达铂
激素类	雌激素、雄激素、三苯氧胺、芳香化酶抑制剂、抗雄激素药物、LH-RH 类似物
靶向类药物	小分子药物:伊马替尼、吉非替尼、厄洛替尼、索拉非尼、拉帕替尼、苏尼替尼 单克隆抗体:利妥昔单抗、西妥昔单抗、贝伐珠单抗、曲妥珠单抗

二、细胞毒性药物影响卵巢功能的机制

青春期前,机体处于低促性腺素和低雌激素状况,卵泡发育处于暂时"静止状态",药物

影响较小。卵泡成熟度与对药物的敏感性有关,发育阶段卵泡的敏感性明显增高。所以生育年龄女性化疗时,年龄越小,卵巢成熟度越低,对卵巢的影响就越小。

化疗药物对卵巢功能的直接影响主要通过抑制颗粒细胞和诱导卵母细胞凋亡产生。颗粒细胞包绕着卵母细胞,在卵泡发育过程中支持、营养卵母细胞,并介导促性腺激素对卵母细胞成熟的调节,通过自分泌或旁分泌作用,维持卵母细胞成熟的微环境。化疗药物可以抑制颗粒细胞的功能,通过降低 FSH、LH 受体数目,造成卵巢功能不全。体内、外试验证明,环磷酰胺可以诱导颗粒细胞凋亡,顺铂能剂量依赖性诱导黄体化颗粒细胞凋亡,下调黄体化颗粒细胞的雌激素受体 b 和 FSH 受体的表达来影响人卵巢黄体化颗粒细胞的活性,明显抑制颗粒细胞生长。颗粒细胞的生长抑制或凋亡间接影响卵母细胞的发育,引起卵泡发育不良、排卵下降、激素水平低下,甚至不孕。此外,化疗药物可直接作用于卵母细胞,破坏卵巢内部微血管网,降低卵巢血供,使卵巢组织出现纤维化,最终导致卵巢内存留的卵泡数量明显减少,甚至耗竭。研究表明,神经鞘磷脂信号途径和 BCL-2 家族途径参与卵母细胞凋亡。化疗使卵母细胞内的神经酰胺生成增加,神经酰胺作为第二信使,可通过激活 CASPASES 蛋白酶诱导细胞凋亡。与之相反,1- 磷酸神经鞘氨醇(*S1P*)调节卵母细胞生长和细胞分化、炎症反应和血管生成,进而平衡神经酰胺促凋亡的作用,减少凋亡相关的卵巢损伤。增加 S1P 表达可以保护始基卵泡免遭化疗引起的性腺毒性,进而保护卵巢功能。此外,*BCL-2* 基因是抗凋亡基因,过度表达 *BCL-2* 可抑制神经酰胺的凋亡过程,而神经酰胺可诱导脱磷酸化,使 *BCL-2* 失活。Wang 等人研究发现高表达 *BCL-2*,雌激素升高,FSH 下降,卵泡数目增加。因此,有学者提出 *S1P* 和 *BCL-2* 基因可能成为治疗卵巢功能早衰的潜在靶点。

不同的化疗药物作用方式不同,对卵巢的影响也不同。环磷酰胺和顺铂可以诱导静止期和非静止期的颗粒细胞凋亡,但是吉西他滨只对非静止期的细胞起作用,对始基卵泡作用不大。在接受环磷酰胺和顺铂化疗后,病理学检查提示细胞变小,纤维间质增多,细胞和细胞外基质排列紊乱,间质疏松,卵泡闭锁,但在吉西他滨化疗者这样的现象并不明显。此外,吉西他滨对卵泡数目的影响也不明显,但在顺铂和烷化剂环磷酰胺化疗后卵泡数量的下降则十分明显。因此,有学者将化疗药物分为 3 类:第一类是具有明显性腺毒性的药物,主要是烷化剂;第二类是对性腺毒性小的药物,如氨甲蝶呤、氟尿嘧啶等;第三类是对性腺毒性不肯定的药物。卵巢癌研究中也有人将卵巢损伤风险的化疗药物进行如下分类:高风险化疗药物包括烷化剂类(环磷酰胺)、氮芥类;中风险化疗药物包括紫杉醇(紫杉类)、顺铂(铂类)、阿霉素(蒽环类)等;低风险或无风险化疗药物包括氨甲蝶呤、氟尿嘧啶等。

雷公藤多苷(tripterygium glycosides)是从植物雷公藤根提取精制而成的一种脂溶性混合物,为抗炎免疫调节中草药,有引起卵巢功能不全的风险。据报道,女性肾病患者使用雷公藤多苷后,出现月经紊乱或闭经者高达 65%,且停药 3 个月后自然恢复率只有 42%。

三、细胞毒性药物损伤卵巢功能的影响因素

化疗药物对卵巢功能的损害主要受以下几点因素影响:

1. **年龄** 生育期女性年龄越大,卵巢损伤越严重,化疗过程中或之后发生急性卵巢早衰的可能性就越大。可能由于高龄患者在接受治疗时卵巢储备功能已经相对较差,而在较差的基础上再丢失始基卵泡,使得高龄患者闭经发生率明显高于年轻患者。但年轻患者接受化疗后月经正常也不代表卵巢没有损伤,治疗可能已经造成卵泡丢失,患者将来生育期会相对缩短,绝经期也会相应提前。

2. **药物剂量** 化疗对卵巢功能的损伤与化疗剂量呈依赖性关系,如环磷酰胺累积量是影响卵巢功能早衰的关键影响因素。

3. **药物种类** 在抗肿瘤时,常需要联合用药加强抗肿瘤效果,同一种肿瘤往往也有不同的化疗方案可供选择,每种化疗方案各有利弊。

因此针对有生育要求的患者,肿瘤科医师应联合生殖科医生,在充分评估肿瘤风险的情况下,给出适合的化疗方案和相应的预防措施。

四、细胞毒性药物引起卵巢功能不全的预防

随着辅助生殖技术的迅速发展,年轻女性肿瘤患者有更多保留生育能力的方法选择,包括冻存胚胎、冻存卵母细胞、冻存卵巢组织等。研究证实,在超低温条件下生殖细胞(卵细胞和精子)及组织(卵巢和睾丸)能存活一定时间。对于恶性肿瘤患者,进行化疗或放疗前可先将卵细胞、胚胎或卵巢组织在体外冻存,待化疗或放疗结束后转移回母体进行受孕、着床或卵巢移植。保留生育及卵巢功能的方案取决于患者年龄、病理诊断、治疗方法、是否已结婚,以及患者个人和家属的意愿。本节将对目前预防化疗相关卵巢功能不全的方法进行阐述。

(一)卵巢组织冰冻保存和移植

由于癌症治疗的紧迫性,往往还没来得及取得患者成熟卵子时即开始了放、化疗,所以人们现在已把目光投向比冷冻胚胎和卵子更有潜力的冷冻卵巢皮质方面,因为此过程不需要进行卵巢刺激,即可将数百个甚至上千个不成熟卵泡保存起来,提供恢复自然生育力的潜质,不耽误癌症治疗时间。肿瘤治疗前将卵巢组织冰冻保存,治疗完成后,准备生育前再将冻存的卵巢组织移植至患者体内,这个技术不依赖于卵巢刺激和性成熟,故也是儿童患者唯一的选择。

目前肿瘤患者卵巢组织冷冻保存及再植技术在部分欧美国家已经得到了比较广泛的应用。卵巢组织冷冻保存手术操作相对简单。卵巢组织的获取可以通过皮质的部分切除以及卵巢的完全切除来完成。玻璃化冷冻是目前卵巢组织保存的首选方法。移植卵巢组织是否会重新引入肿瘤细胞仍是该技术存在的最大顾虑和最为担心的问题,主要取决于肿瘤的原发部位、病理类型和手术病理分期,免疫组化标记、重组 DNA、PCR 技术,以及 T 细胞受体基因重组的发现等提供了测定移植卵巢组织内残余癌的方法,从而可在冷冻保存卵巢组织前清除肿瘤细胞以减少其移植的危险性,目前尚未有肿瘤复发的报道。开展人类卵巢组织冷冻保存必须严格控制其使用指征。卵巢组织冷冻保存的适应证如下:患者年龄 ≤ 30 岁;尚无健存的后代;预计生存期 >5 年;肿瘤治疗导致卵巢储备耗竭的可能性大;已取得知情同意(未成年者由父母或监护人签署知情同意书)。

（二）促性腺激素释放激素类似物

促性腺激素释放激素类似物包括 GnRH 激动剂（gonadotropin-releasing hormone agonist，GnRH-a）和 GnRH 拮抗剂（gonadotropin-releasing hormone antagonist，GnRH-A）。

GnRH-a 保护卵巢功能的机制：①通过负反馈调节，抑制卵泡刺激素（FSH）的释放，减少始基卵泡向窦卵泡的发育；②上调抗凋亡因子如 1-磷酸鞘氨醇（S1P）；③直接激活 GnRH-Ⅰ和 GnRH-Ⅱ受体，减少卵巢颗粒细胞的凋亡；④引起低促性腺性闭经，减少子宫和卵巢血供，降低化疗药物的累积暴露。也有观点认为，卵巢的生殖干细胞具有分裂活跃、不断补充未成熟卵泡池的作用，GnRH-a 能保护未分化生殖干细胞，最终生成原始卵泡。临床上在化疗前 1~2 周开始使用，持续至化疗后 2 周。GnRH-A 则通过竞争性结合 GnRH 受体，抑制内源性 GnRH 受体，诱发低雌激素血症，副作用更小。

2015 年两项在乳腺癌患者中进行的大型随机对照试验（POEMS-SWOG S0230 和 PROMISE-GIM6），证实了在化疗期间使用 GnRH-a 对乳腺癌患者的卵巢功能及生育力均有改善。一项大型的荟萃分析囊括了所有乳腺癌患者的 RCT 研究表明，GnRH-a 降低了卵巢早衰的风险（OR：0.36；$P<0.001$）并增加了妊娠概率（OR：1.83；$P=0.04$）。在这些发现的基础上，目前的临床指南建议将 GnRH-a 用于要求保留生育功能或卵巢功能的乳腺癌患者的治疗中。然而 Demeestere 等人在对淋巴瘤患者使用 GnRH-a 的一项 RCT 研究中指出，经过 5 年以上的随访，GnRH-a 治疗并没有显著降低卵巢早衰发生率或增加妊娠率。

尽管没有"化疗诱导的卵巢早衰"的标准定义，但是使用临床和实验室测量的复合终点（例如，FSH>40IU/L 并伴有月经紊乱或闭经）具有更好的专一性。而 AMH，作为被广泛应用于临床的卵巢储备标记物，在预测化疗引起的性腺损伤和与之相关的生育力损失方面是有争议的。虽然妊娠是具有生育力的最佳标志，但预防卵巢早衰在保持生活质量方面具有其他优势。没有任何一项关于 GnRH-a 对卵巢功能保护的 RCT 研究要求参与者必须有妊娠的需求，且受试者中只有少数发生妊娠。POEMS-SWOG S0230 试验是唯一一个将妊娠作为预定义的次要终点的 RCT 研究，其中使用 GnRH-a 组显示了较高的妊娠率。

虽然胚胎或卵母细胞的低温保存是生育力保存的首选，但 GnRH-a 仍然是有意维持卵巢功能和生育力的女性化疗患者的选择之一。

（三）FSH

FSH 是垂体分泌的促性腺激素，是通过与 FSH 受体结合，与 G 蛋白耦联，诱发第二信使的生成，实现对蛋白表达和卵泡发育周期的调节。FSH 受下丘脑分泌的 GnRH 调节。FSH 通过：①促进卵巢相关抗凋亡蛋白 BCL-2 表达，抑制卵泡细胞凋亡；②上调血管内皮生长因子（vascular endothelial growth factor，VEGF）和血管内皮生长因子受体（vascular endothelial growth factor receptor，VEGFR)-2 表达，而 VEGF 和 VEGFR-2 是新生血管生成的重要因子；③使整合素 AVB3 表达增高，血管生成过程中，内皮细胞需要迁移、增生及侵入细胞外基质，整合素 AVB3 介导细胞与细胞、细胞与细胞外基质之间的相互黏附，且 AVB3 可上调 VEGFR-2 表达，促进血管生成；④调控增殖细胞核抗原（PCNA）的表达，PCNA 参与 DNA 的损伤修复，保护作为遗传物质卵母细胞的 DNA 水平，提高生育后代的遗传安全性。更多关于 FSH 在卵巢冻融中的机制，尚在探索中。

（四）AMH/MIS

米勒管抑制因子（MIS）即抗米勒管激素（AMH），是转化生长因子 b（TGFb）超家族的成员，在男性的睾丸未成熟支持细胞及女性卵巢窦前卵泡和小卵泡的颗粒细胞中表达，是卵泡生长发育的调节因子，作用是抑制早期卵泡发育和始基卵泡募集。原发性卵巢功能不全的一个重要原因是化疗引起的始基卵泡减少，而始基卵泡减少的部分原因是被过度激活。

AMH 通过调控原始卵泡募集来抑制原始卵泡生长，降低 FSH 在大鼠卵泡发育中的作用，可能对卵巢低温冷冻和移植起保护作用。Kong 等对 265 只小鼠卵巢组织于冷冻复苏前后、移植前后均给予不同浓度的 AMH，结果显示不同剂量组的原始卵泡、初级卵泡、总卵泡数均无统计学差异，仅凋亡卵泡数有所减少。这也许与血液中 AMH 有不同的前体和其他成熟形式有关，这些不同的形式在调节性腺功能中有不同的作用。另外，由于 AMH 的半衰期是 48 小时，在移植后发生作用时，有效的血药浓度已不足。关于 AMH 在卵巢冷冻和移植中是否具有积极的作用，还未得到一致认可，AMH 的选择、最佳剂量、给药方式、注射时间等还需要进一步探索。此外 Motohiro 等人在动物实验中发现 AMH 对卵泡激活抑制作用具有可逆性，AMH 可阻止始基卵泡激活，可以用于预防与化疗相关的原发性卵巢功能不全。

（五）间充质干细胞移植

人类骨髓间充质干细胞（human bone marrow mesenchymal stem cells，HBMSCs）和人类脐血间充质干细胞（human umbilical cord mesenchymal stem cells，HUMSCs）已被应用于各种疾病的治疗中。移植的干细胞进入特定微环境后，触发促进周围组织再生的细胞生长因子的释放，而干细胞本身也能在微环境中被诱导成特定细胞。与胚胎干细胞和诱导多能干细胞相比，间充质干细胞具有两个非常有吸引力的特征，即没有伦理问题和畸胎瘤形成的潜在风险。

Mohamed 等人利用化疗诱导的卵巢衰竭小鼠模型进行研究发现，HBMSCs 骨内给药能够恢复小鼠卵巢的激素分泌功能，外周循环血中 AMH 升高、FSH 降低，生长卵泡中 AMH 和 FSH 受体、抑制素 A 和 B 的表达升高，并在化疗诱导的卵巢功能衰竭小鼠模型中重新激活卵泡发生，同时明显增加卵巢和雌激素反应器官（子宫和肝脏）的重量，最终妊娠数增加。Zhu 等人利用 HUMSCs 卵巢局部注射和尾静脉注射的移植方法，研究其是否能恢复已被化疗损伤大鼠的卵巢功能，发现治疗大鼠的发情周期、性激素水平均得到一定程度的恢复，部分移植大鼠的生育力也得到恢复，其后代正常发育，且卵巢注射可以更快地恢复卵巢功能。Wang 等人研究显示将 HUMSCs 移植入卵巢早衰小鼠，10 天后卵巢功能开始恢复，但并未见移植的脐血干细胞分化为卵泡成分，推测可能是通过旁分泌发挥作用。HUMSCs 移植后，小鼠能分泌更多蛋白参与 DNA 转录、蛋白修复及信号转导，通过此刺激颗粒细胞表达。此外，也有研究报道其他来源的间充质干细胞，如脂肪来源及羊水来源的间充质干细胞也均具有挽救化疗引起的卵巢功能损伤的潜力。

（六）抗氧化剂

抗氧化剂组分较天然，使用安全，经常用于各类疾病的辅助治疗。抗氧化剂可以保护细胞和组织免于氧自由基的损伤,从而可以减少化、放疗引起的副作用。

目前,针对抗氧化剂减少肿瘤治疗引起的副作用的研究,主要集中于还原型谷胱甘肽(GSH)、维生素 E 及 N- 乙酰半胱氨酸(NAC)。对于研究最多的 GSH,大部分研究未设对照组,在少数的 RCT 研究中,GSH 组的化疗副作用(肾毒性、神经毒性等)稍有降低,但大部分结果没有显著性差异。因此,很难从目前已有研究中得出结论 GSH 是否对肿瘤治疗中卵巢功能的保护有益。对于研究更少的维生素 E 和 NAC,结论亦不明确。目前的各个研究在使用药品的剂型、剂量、观测指标上的异质性太大也是制约得出确定结论的因素。关于抗氧化剂的作用,还有待更大样本、设计更为严谨的 RCT 实验来明确。

(七) 血管生成素

血管生成素(angiopoietin, Ang)家族是调节血管生成的一类细胞因子,与受体结合激活相应的信号通路发生作用。目前已知的有 Ang-1、Ang-2、Ang-3、Ang-4。Ang-1 被认为与胚胎阶段的血管生成相关。Ang-2 被认为与出生后血管重建有关,在缺血缺氧早期能够促进微血管生成。将冻融的卵巢组织放在不同的 Ang-2 浓度中进行培养,发现 Ang-2 能促进移植卵巢的血管生成,促进微血管重建,提高原始卵泡的存活率,但并不能减少移植后期卵巢卵泡的丢失。另外合理的使用剂量还没有一个明确的标准,移植后存活时间的比较和未使用 Ang-2 卵巢存活时间比较尚未研究,且目前的实验都在大鼠上进行,未在人类中进行。

学者认为 VEGF 和成纤维细胞生长因子 2(FGF$_2$)能促进卵巢组织移植中的血管生成。在 Li 等人的实验中,将大鼠卵巢取出,切成 3 个平均大小组织,放在冷冻液中低温保存 1 周,卵巢组织复苏于含有 VEGF 和 FGF$_2$ 的 PBS 液中,移植入大鼠腹股沟区。结果显示 VEGF 和 FGF$_2$ 能够促进卵巢冻融皮下移植的血管生成,在给予人绒毛膜促性腺激素(HCG)后,VEGF/FEG$_2$ 处理过的卵巢组织各个周期的卵泡数都增加;此外,VEGF/FEG$_2$ 处理的卵巢组织移植存活力提高,卵泡质量更好。

(八) 羊膜细胞与基质

人羊膜细胞(amniotic cell, AC)获取简单,在临床上使用已近 70 年,可以治疗化疗损伤导致的卵巢早衰。羊膜细胞从胎盘获得,可以分离出羊膜上皮细胞和羊膜间充质细胞。羊膜细胞外基质含有 I 型胶原蛋白、II 型胶原蛋白、层连蛋白、纤维结合蛋白、葡糖胺聚糖和羟脯胺酸,无 DNA 成分。由于无免疫原性和无致癌性的特点,羊膜细胞被广泛用于生育力方面的研究。研究认为人羊膜细胞具有干细胞性能,失去了端粒酶,能够向胚胎 3 个胚层分化。Liu 等使用钙黏蛋白诱导人羊膜上皮细胞分化成类卵细胞,证明了羊膜上皮细胞的分化潜能和在保护卵巢功能中的作用。Zhang 等通过胰蛋白酶消化法收集人羊膜上皮细胞,通过尾静脉注射到卵巢早衰模型的大鼠体内,发现人羊膜细胞处理的大鼠组的卵泡丢失率,尤其是原始卵泡、初始卵泡丢失率明显低于未处理组,卵巢体积没有明显萎缩,凋亡基因也有明显差异,卵巢颗粒细胞的凋亡受到抑制,且经过促排卵治疗,大鼠成功生育。

(九) 丹参注射液

丹参(salvia miltiorrhiza, SM)注射液是一类具有活血化瘀作用的中药,广泛应用于缺血性心脑血管疾病。其机制是：①通过提高纤溶酶活性，抗血栓形成；②通过提高血小板内环磷酸腺苷（cAMP）水平抑制血小板聚集；③促进成纤维细胞和胶原纤维的形成，从而促进组织的修复和再生。有研究者将丹参注射液应用于接受卵巢组织异种移植的裸鼠体内，结果显示移植后卵巢组织微血管密度明显增加，*Ang-2* mRNA 表达明显增加。可能的机制是丹参注射液增加了血管生成相关因子的表达。唐飞等采用慢速冷冻方法冻融 1 日龄的小鼠卵巢组织，2~4 周后移植入 8~10 周龄的雌鼠肾被膜下。设计生理盐水组和低浓度组（0.4ml/kg，1% 丹参注射液原液）、中浓度组（4ml/kg，10% 丹参注射液原液）、高浓度组（40ml/kg，丹参注射液原液），观察移植后 2 天、7 天和 14 天的卵巢组织。结果显示：移植 2 天卵巢组织损伤更严重，14 天卵巢结构恢复良好，高浓度丹参注射液组卵泡存活率高于低浓度组。其作用机制仍待研究，可能与提高卵巢组织内血管相关基因 *VEGF* 的表达进而促进早期血管化有关。

（十）促红细胞生成素

近年来，越来越多的动物实验结果显示，促红细胞生成素（erythropoietin，EPO）不仅可促进骨髓中的红细胞增殖、分化、成熟和释放，更是一种多功能的细胞因子，如抗氧化、抗凋亡、阻止谷氨酸盐兴奋性毒性等。Rashed 等为了探索 EPO 在恢复卵巢血供方面的作用，建造了大鼠卵巢蒂扭转模型，比较单纯卵巢蒂扭转解除术和手术 + 重组促红细胞生成素（rhEPO 400IU/kg）卵巢功能恢复的情况。结果显示手术 +rhEPO 组的大鼠卵巢 HE 染色基本接近正常，氧化剂丙二醛、NO 水平降低，而超氧化物歧化酶、谷胱甘肽和总抗氧化剂水平明显高于未给予 rhEPO 组。可能的原因是：① EPO 保护了组织免受低氧损伤；② EPO 是一种组织保护因子，与所有器官都能表达 EPO 受体有关；③ EPO 直接激活细胞的抗氧化机制，如血红素合成酶 -1、谷胱甘肽还原酶；④抑制铁生成，减少铁依赖性氧化损伤；⑤通过抑制 BCl-2、热休克蛋白 70（HSP70）表达，发挥抗凋亡作用。尽管 EPO 对多器官有积极作用，但其负面效应也有文献报道，EPO 可促进静脉血栓形成，引起血压升高，加速癌细胞的生长等。对于因为癌症冷冻卵巢组织的患者，是否可利用 EPO 作为卵巢保护剂，还处于探索中。

（十一）褪黑素

褪黑素（melatonin）是由松果体产生的一种吲哚胺，其吲哚环上的 5- 甲氧基可增强捕获自由基的能力，N- 乙酰基可保护其不被单胺氧化酶水解。其结构稳定，无氧化还原活性，无游离羟基和巯基，不易发生自氧化。另外，褪黑素具有高脂溶性和水溶性，分子量小，可广泛与细胞膜、细胞质、细胞核和线粒体结合，具有极强的抗氧化作用，已被应用于多种器官移植中。研究显示：褪黑素能够减少氧化应激导致的 DNA 损伤、线粒体功能障碍、脂质过氧化和细胞凋亡，保护排卵后黄体细胞的完整性。

女性肿瘤患者的生育力保护需要多学科的合作，延长生存率的同时保护患者的生育力是一个永恒的话题。然而，对于青春期前患者的生育力保护问题上目前仍然面临许多技术上及伦理上的挑战。而对于如何降低化疗所导致的卵泡丢失，实现在体卵巢功能的保存，值得进一步探索研究。

【小结】

　　预防卵巢功能不全有多种途径,如改善生活方式(禁烟、酒,均衡饮食)可降低卵巢功能不全的发生率,针对感染性疾病(包括结核)的预防接种、及时治疗可预防卵巢功能不全的发生。在手术、子宫动脉栓塞、化疗及放疗前评估时将对卵巢功能的影响纳入考虑,并采取提前保存卵巢/生育功能的措施(胚胎冷冻、卵子冷冻、卵巢冷冻)等,是医疗工作者需要注意的方面。

(邹立波　廖　芸)

参考文献

1. Paixao LL, Gaspar-Reis RP, Gonzalez GP, et al. Cigarette smoke impairs granulosa cell proliferation and oocyte growth after exposure cessation in young Swiss mice: an experimental study. J Ovarian Res, 2012, 5: 25.
2. Caserta D, Bordi G, Di Segni N, et al. The influence of cigarette smoking on a population of infertile men and women. Arch Gynecol Obstet, 2013, 287: 813-818.
3. Freour T, Masson D, Mirallie S, et al. Active smoking compromises IVF outcome and affects ovarian reserve. Reprod Biomed Online, 2008, 16: 96-102.
4. Camlin NJ, Sobinoff AP, Sutherland JM, et al. Maternal smoke exposure impairs the long-term fertility of female offspring in a murine model. Biol Reprod, 2016, 94: 39.
5. Fraser A, McNally W, Sattar N, et al. Prenatal exposures and anti-Mullerian hormone in female adolescents: the Avon Longitudinal Study of Parents and Children. Am J Epidemiol, 2013, 178: 1414-1423.
6. Kim SH, Park MJ. Effects of phytoestrogen on sexual development. Korean J Pediatr, 2012, 55: 265-271.
7. Patel S, Zhou C, Rattan S, et al. Effects of endocrine-disrupting chemicals on the ovary. Biol Reprod, 2015, 93: 20.
8. Hombach-Klonisch S, Pocar P, Kietz S, et al. Molecular actions of polyhalogenated arylhydrocarbons (PAHs) in female reproduction. Curr Med Chem, 2005, 12: 599-616.
9. Sharma R, Sharma M, Sharma R, et al. The impact of incinerators on human health and environment. Rev Environ Health, 2013, 28: 67-72.
10. Sorg O. AhR signalling and dioxin toxicity. Toxicol Lett, 2014, 230: 225-233.
11. White SS, Birnbaum LS. An overview of the effects of dioxins and dioxin-like compounds on vertebrates, as documented in human and ecological epidemiology. J Environ Sci Health C Environ Carcinog Ecotoxicol Rev, 2009, 27: 197-211.
12. Shi Z, Valdez KE, Ting AY, et al. Ovarian endocrine disruption underlies premature reproductive senescence following environmentally relevant chronic exposure to the aryl hydrocarbon receptor agonist 2, 3, 7, 8-tetra-chlorodibenzo-p-dioxin. Biol Reprod, 2007, 76: 198-202.
13. Wang H, Chen H, Qin Y et al. Risks associated with premature ovarian failure in Han Chinese women. Reprod Biomed Online, 2015, 30 (4): 401-407.
14. 周丽敏,秦秀娟. 生活方式及心理因素在诱发卵巢早衰中的影响. 河北医药, 2012, 34 (4): 632.

15. Chang SH, Kim CS, Lee KS, et al. Premenopausal factors influencing premature ovarian failure and early menopause. Maturitas, 2007, 58 (1): 19-30.

16. 卢洁, 施艳秋. 诱发卵巢早衰的相关性因素. 临床医药实践杂志, 2008, 17 (10): 817-818.

17. Gougeon A. Present and future strategies for women at risk, or suffering from premature ovarian failure (POF). Gynecol Obstet Fertil, 2012, 40 (11): 679-683.

18. 陈子江, 田秦杰, 乔杰, 等. 早发性卵巢功能不全的临床诊疗中国专家共识. 中华妇产科杂志, 2017, 52 (9): 577-581.

19. Wang H, Chen H, Qin Y, et al. Risks associated with premature ovarian failure in Han Chinese women. Reprod Biomed Online, 2015, 30 (4): 401-407.

20. Chang SH, Kim CS, Lee KS, et al. Premenopausal factors influencing premature ovarian failure and early menopause. Maturitas, 2007, 58 (1): 19-30.

21. 卢洁, 施艳秋. 诱发卵巢早衰的相关性因素. 临床医药实践杂志, 2008, 17 (10): 817-818.

22. Gougeon A. Present and future strategies for women at risk, or suffering from premature ovarian failure (POF). Gynecol Obstet Fertil, 2012, 40 (11): 679-683.

23. Challoumas D, Cobbold C, Dimitrakakis G. Effects of calcium intake on the cardiovascular system in post-menopausal women. Atherosclerosis, 2013, 231 (1): 1-7.

24. van Kasteren YM, Schoemaker J. Premature ovarian failure: a systematic review on therapeutic interventions to restore ovarian function and achieve pregnancy. Hum Reprod Update, 1999, 5 (5): 483-492.

25. 陈子江, 田秦杰, 乔杰, 等. 早发性卵巢功能不全的临床诊疗中国专家共识. 中华妇产科杂志, 2017, 52 (9): 577-581.

26. Tone AA, Salvador S, Finlayson SJ, et al. The role of the fallopian tube in ovarian cancer. Clin Adv Hematol Oncol, 2012, 10: 296-306.

27. Kwon JS. Ovarian cancer risk reduction through opportunistic salpingectomy. J Gynecol Oncol, 2015, 26: 83-86.

28. Noventa M, Gizzo S, Saccardi C, et al. Salpingectomy before assisted reproductive technologies: a systematic literature review. Journal of Ovarian Research, 2016, 9 (1): 74.

29. Hanmmdieh N, Mnan M, Evans J, et al. A postal survey of hydrosalpinx management prior to IVF in the United Kingdom. Human R eproduction, 2004, 19 (4): 1009.

30. Mazny A, Ramadan W, Kamel A, et al. Effect of hydrosalpinx on uterine and ovarian hemodynamics in women with tubal factor infertility. Eur J Obstet Gynecol R eprod Biol, 2016, 199: 55.

31. Taniguchi F, Harada T, Kobayashi H, et al. Clinical characteristics of patients in Japan with ovarian cancer presumably arising fromovarian endometrioma. Gynecol Obstet Invest, 2014, 77: 104-110.

32. Almog B, Sheizaf B, Shalom-Paz E, et al. Effects of excision of ovarian endometrioma on the antral follicle count and collected oocytes for in vitro fertilization. Fertil Steril, 2010, 94 (6): 2340-2342.

33. Li CZ, Wei DY, Wang F, et al. Impact on ovarian reserve function by different homostasis methods during laparoscopic cystectomy in treatment of ovarian endometrioma. Zhonghua Fu Chan Ke Za Zhi, 2013, 48 (1): 11-15.

34. 张朝佑. 人体解剖学. 2 版. 北京: 人民卫生出版社, 1998.

35. 邓继红, 张燕萍, 李之莉, 等. 根治性宫颈切除术治疗年轻早期宫颈鳞癌 21 例临床分析. 实用妇产科杂志, 2011, 27 (11): 848-850.

36. 王秦芳. 子宫瘢痕妊娠子宫动脉栓塞术治疗的疗效及其对卵巢功能的影响. 中国妇幼保健, 2017, 32 (01): 180-182.

37. 杨九红. 子宫动脉栓塞术治疗子宫瘢痕妊娠对卵巢功能的影响. 医药论坛杂志, 2016, 37 (04): 133-135.

38. 陈莉婷, 陈向东, 柳晓春, 等. 子宫动脉栓塞术治疗子宫瘢痕妊娠的疗效及对卵巢功能的影响. 妇产与遗传 (电子版), 2014, 4 (02): 10-13.

39. Torrealday S, Kodaman P, Pal L. Premature Ovarian Insufficiency-an update on recent advances in understanding and management. F1000Res, 2017, 6: 2069.

40. Gurgan T, Urman B, Yarali H. Results of in vitro fertilization and embryo transfer in women with infertility due to genital tuberculosis. Fertility and sterility, 1996, 65 (2): 367-370.

41. Kulshrestha V, Kriplani A, Agarwal N, et al. Genital tuberculosis among infertile women and fertility outcome after antitubercular therapy. International Journal of Gynecology & Obstetrics, 2011, 113 (3): 229-234.

42. Malhotra N, Sharma V, Bahadur A, et al. The effect of tuberculosis on ovarian reserve among women undergoing IVF in India. International Journal of Gynecology & Obstetrics, 2012, 117 (1): 40-44.

43. Jirge PR, Chougule SM, Keni A, et al. Latent genital tuberculosis adversely affects the ovarian reserve in infertile women. Human Reproduction, 2018, 33 (7): 1262-1269.

44. Sharma JB, Sneha J, Singh UB, et al. Effect of antitubercular treatment on ovarian function in female genital tuberculosis with infertility. Journal of human reproductive sciences, 2016, 9 (3): 145.

45. Brezina PR. Fertility preservation for social and onco-fertility indications. Minerva Endocrinol, 2018, 43 (1): 69-79.

46. Cimino I, Casoni F, Liu X, et al. Novel role for anti-Mullerian hormone in the regulation of GnRH neuron excitability and hormone secretion. Nat Commun, 2016, 7: 10055.

47. Demeestere IP, Peccatori FA, et al. No Evidence for the Benefit of Gonadotropin-Releasing Hormone Agonist in Preserving Ovarian Function and Fertility in Lymphoma Survivors Treated With Chemotherapy: Final Long-Term Report of a Prospective Randomized Trial. J Clin Oncol, 2016, 34 (22): 2568-2574.

48. Dewailly D, Andersen CY, Balen A, et al. The physiology and clinical utility of anti-Mullerian hormone in women. Hum Reprod Update, 2014, 20 (3): 370-385.

49. Gonzalez C, Boada M, Devesa M, et al. Concise review: fertility preservation: an update. Stem Cells Transl Med, 2012, 1 (9): 668-672.

50. Gordon A, Garrido-Gracia JC, Aguilar A, et al. Understanding the regulation of pituitary progesterone receptor expression and phosphorylation. Reproduction, 2015, 149 (6): 615-623.

51. Gubbala K, Laios A, Gallos I, et al. Outcomes of ovarian transposition in gynaecological cancers; a systematic review and meta-analysis. J Ovarian Res, 2014, 7: 69.

52. Hamy AS, Porcher R, Eskenazi S, et al. Anti-Mullerian hormone in breast cancer patients treated with chemotherapy: a retrospective evaluation of subsequent pregnancies. Reprod Biomed Online, 2016, 32 (3): 299-307.

53. Kano M, Sosulski AE, Zhang L, et al. AMH/MIS as a contraceptive that protects the ovarian reserve during chemotherapy. Proc Natl Acad Sci U S A, 2017, 114 (9): 1688-1697.

54. Lambertini M, Boni L, Michelotti A, et al. Ovarian Suppression With Triptorelin During Adjuvant Breast Cancer Chemotherapy and Long-term Ovarian Function, Pregnancies, and Disease-Free Survival: A Randomized Clinical Trial. JAMA, 2015, 314 (24): 2632-2640.

55. Lambertini M, Falcone T, Unger JM, et al. Debated Role of Ovarian Protection With Gonadotropin-Releasing Hormone Agonists During Chemotherapy for Preservation of Ovarian Function and Fertility in Women With Cancer. J Clin Oncol, 2017, 35 (7): 804-805.

56. Lambertini M, Goldrat O, Toss A, et al. Fertility and pregnancy issues in BRCA-mutated breast cancer patients. Cancer Treat Rev, 2017, 59: 61-70.

57. Mohamed SA, Shalaby SM, Abdelaziz M, et al. Human Mesenchymal Stem Cells Partially Reverse Infertility in Chemotherapy-Induced Ovarian Failure. Reprod Sci, 2018, 25 (1): 51-63.

58. Moore HC, Unger JM, Albain KS. Ovarian protection during adjuvant chemotherapy. N Engl J Med, 2015, 372 (23): 2269-2270.

59. Moore HC, Unger JM, Phillips KA, et al. Goserelin for ovarian protection during breast-cancer adjuvant chemotherapy. N Engl J Med, 2015, 372 (10): 923-932.

60. Oktay K, Bedoschi G. Appraising the Biological Evidence for and Against the Utility of GnRHa for Preservation of Fertility in Patients With Cancer. J Clin Oncol, 2016, 34 (22): 2563-2565.

61. Paluch-Shimon S, Pagani O, Partridge AH, et al. Second international consensus guidelines for breast cancer in young women (BCY2). Breast, 2016, 26: 87-99.

62. Siegel RL, Miller KD, Jemal A. Cancer Statistics. CA Cancer J Clin, 2017, 67 (1): 7-30.

63. Turan V, Bedoschi G, Emirdar V, et al. Ovarian Stimulation in Patients With Cancer: Impact of Letrozole and BRCA Mutations on Fertility Preservation Cycle Outcomes. Reprod Sci, 2018, 25 (1): 26-32.

64. Xu J, Bishop CV, Lawson MS, et al. Anti-Mullerian hormone promotes pre-antral follicle growth, but inhibits antral follicle maturation and dominant follicle selection in primates. Hum Reprod, 2016, 31 (7): 1522-1530.

65. Yuksel A, Bildik G, Senbabaoglu F, et al. The magnitude of gonadotoxicity of chemotherapy drugs on ovarian follicles and granulosa cells varies depending upon the category of the drugs and the type of granulosa cells. Human Reproduction, 2015, 30 (12): 2926-2935.

66. 张红, 马文叶, 杨延周, 等. 小鼠卵巢玻璃化冻融过程中重组人卵泡刺激素干预对血管内皮生长因子 (VEGF) 及整合素 avb3 表达的影响. 生殖与避孕, 2015, 35 (4): 230-236.

67. 于佳, 马会明, 张红, 等. 小鼠卵巢玻璃化冻融过程中 FSH 的 DNA 保护作用. 宁夏医科大学学报, 2016,(6): 994-997.

68. Oktay K, Bedoschi G, Pacheco F, et al. First pregnancies, live birth, and in vitro fertilization outcomes after transplantation of frozen-banked ovarian tissue with a human extracellular matrix scaffold using robot-assisted minimally invasive surgery. Am J Obstet Gynecol, 2016, 214 (1): 94.

69. 唐飞, 周颖. 不同剂量丹参注射液对冻融小鼠卵巢移植早期组织结构的影响. 解剖学报, 2016, 47 (1): 102-106.

第八章

卵巢功能不全助孕治疗

【开篇导读】

　　卵巢功能不全伴不孕患者往往需要借助辅助生殖技术受孕。不同的卵巢功能不全患者、卵巢储备的不同阶段，以及同一个患者不同的周期均具有很强的异质性。针对卵巢功能不全患者没有统一可行的 IVF 方案，生育窗口期缩短是处理这类患者最大的难点所在，让仅有少量卵泡、卵巢功能濒临衰竭的患者实现孕育生子，需要精准的调控，多种药物、方案联合使用，也需要强大的实验室团队技术支持。

▼ 第一节　生育力保存与体外受精适应证 ◢

　　在早发性卵巢功能不全（premature ovarian insufficiency，POI）患者中，卵巢功能减退导致的卵泡池缩小是不孕的主要原因之一。妊娠 20 周胎儿卵巢始基卵泡数目达到峰值，卵巢内的卵泡数目一直到出生后 37 岁之前以恒定的速度消耗，但 38 岁以后则以双指数倍的速度衰退，绝经时只剩下约一千个卵泡。女性 37~38 岁卵泡耗竭速度加快同时伴随着生育力的显著下降。虽然此时女性卵巢内分泌功能正常，有正常的月经周期但有一大半妇女已经出现了生殖功能缺陷，这种生殖功能缺陷可发生于内分泌衰竭十年之前，称为配子生成卵巢衰竭（gametogenic ovarian failure）。卵泡池缩小与生育力下降是否有关联目前还未知。已经有研究证明在小鼠卵泡池中一定阈值数目的卵泡是正常生育功能的维持所必需的。在人类，目前虽尚无直接证据支持这一理论，但有数据表明若人类卵泡闭锁的速度一直维持 37 岁之前的恒定速度，月经周期将一直维持到 75 岁左右，与其他脏器衰老同步。

　　尽管全世界范围内偶有超过 50 岁妇女自然生育的案例报道，但是随着年龄的增加，妇女生育力下降，这是一个不争的事实。禁止避孕的自然生育的 Hutterite 人群的生育力最能体现妇女年龄相关的生育力，在 Hutterite 妇女中 < 25 岁不孕率发生率为 3.5%；25~30 岁不孕率为 7%，是普通人群的一半；30~35 岁不孕率为 11%；35~40 岁不孕率为 33%；40~45 岁不孕率上升为 87%；50 岁基本停止了自然生育能力。这一数据显示妇女 30 岁以后生育力就开始下降，35~40 岁以后生育力呈现加速度下降。在接受供精子人工授精（AID）和 IVF 进

行助孕治疗的人群中,年龄仍然是影响妇女妊娠率的独立因素。研究表明排除盆腔因素后接受的 AID 妇女中,35 岁以后妊娠率显著下降,进一步表明年龄是独立于男性因素或盆腔因素之外的生育力下降的危险因素。和自然周期一样,IVF 周期的妊娠率也呈现出随着年龄增加而下降的趋势。以上证据均表明年龄是妇女生育力减退的独立因素。总之,随着年龄增加,卵子数目下降的同时还伴随着卵子质量的下降,针对高龄妇女(≥ 35 岁),半年不孕史即应进行不孕症的全面检查。对 ≥ 40 岁女性不孕患者,首选 IVF 助孕。

有研究表明,同时存在卵巢功能不全的情况下,年轻女性与高龄女性相比有更多的妊娠机会。25% 的 POI 患者病程中存在间断反复过程,持续 2~6 个月的检测过程中发现 11%~46% 的 POI 妇女有自发排卵。另一项研究对 358 例原发性 POI 患者进行为期 6 年的随访,数据表明累计妊娠率达 4.3%,流产率为 20%。同理,小于 35 岁的 FSH>12 IU/L 的患者比 40 岁以上 FSH 水平正常患者 IVF 预后好。但是与相同年龄正常卵巢反应者相比,POI 患者仍然存在妊娠率低、流产率高的问题。

POI 妇女卵巢储备下降进行性加快,一旦卵巢功能衰竭将失去生育功能,因此卵巢功能不全伴不孕患者往往需要借助辅助生殖技术受孕。如卵巢储备下降且合并其他不孕因素,应放宽 IVF 指征,采取体外受精模式助孕;单纯由卵巢储备下降导致的不孕症半年即可行辅助生殖治疗;对于单纯的 POI 患者,指导同房或诱导排卵 3~5 个周期仍然未妊娠者,建议采用 IVF 助孕;卵巢功能处于绝经过渡期患者更不应等待,应尽早开始 IVF。

第二节　临床分期与激素分泌模式

从卵巢储备功能开始减退到卵巢功能衰竭(ovarian failure)是一个漫长的连续过程。卵巢功能下降的诊断起点是卵巢储备下降,卵泡数目下降和生育力开始减退;终点是卵泡耗竭,卵巢内分泌功能和生育功能的永久性丧失。在卵巢完全丧失内分泌功能之前十年生育力已经开始减退。在这漫长的十年中,卵泡发育、激素分泌模式、生育力及月经周期等都呈现出阶段差异性。因此针对卵巢功能减退不同的阶段,采取的促排卵方案也应有不同。正确评估、分期卵巢功能是处理 POI 患者生育问题的关键。卵巢功能减退患者有很大的异质性,目前尚没有很好的分期系统来指导临床实践,有关卵巢储备功能的临床分期可以借鉴国际 STRAW 分期。总体来说,早发性卵巢功能不全和自然绝经妇女绝经过渡期的内分泌及月经模式类似。

一、绝经过渡期生殖内分泌与月经周期的变化

绝经过渡期(menopausal transition,MT)即从卵巢储备开始下降至卵巢功能最终衰竭的时期,是卵巢功能衰退过程中的重要阶段。以激素水平剧烈波动和月经周期紊乱为特征,同时还伴有其他一些生理、心理和社会特征的诸多改变,如生育力减退、月经周期紊乱、绝经相关症状的出现等。目前临床上尚无针对卵巢功能不全患者的绝经过渡期的描述。卵巢功能不全患者绝经过渡期可能很短暂,极易被医生和患者本人忽视。

绝经过渡期妇女内分泌改变中首先出现的是正常排卵周期血清抑制素 B（INHB）的下降，以及单相性 FSH 水平（LH 不升高）的升高。1975 年 Sherman 发现 46~51 岁妇女尽管有正常的排卵周期，有足够高的雌激素水平副反馈抑制 FSH，但整个周期 FSH 都显著高于年轻妇女，而 LH 维持在正常水平。1988 年 Lee 分析了 24~50 岁有正常月经周期的妇女，发现女性 39 岁开始 FSH 升高，在卵泡中期和排卵后（抑制素浓度最低时）FSH 升高最明显，而 LH、雌激素和孕激素随年龄增长变化很小。女性大约 42 岁开始出现黄体功能不全或间断性不排卵，45 岁以后随着 FSH 水平升高，LH 水平也开始升高，孕酮水平开始下降。随着闭经时间的延长，雌激素水平显著下降，闭经超过 3 个月者雌激素下降 54%。抑制素 A 和抑制素 B 在大多数绝经后妇女中低于检测下限。随着 STRAW 分期的进展，FSH、LH、E_2 水平开始升高，孕酮、INHB 水平稳定下降，AMH 水平显著下降，最后雌激素水平下降，出现闭经，直至绝经。

绝经过渡期卵巢残存的小卵泡数目下降，颗粒细胞对 FSH 敏感性下降，FSH 上升合并其他的激素分泌紊乱，导致不同程度的卵泡发育障碍，出现黄体功能不全、黄素化未破裂卵泡综合征、无排卵周期、小卵泡排卵、滤泡囊肿等。期间血清 FSH 和雌激素水平变异增加，波动于绝经期到育龄期水平之间，导致月经紊乱。最后 FSH 进一步升高超过卵泡发育的阈值，卵泡不再发育，雌激素开始进行性下降，导致 FSH 水平的进一步上升，子宫内膜不再进行周期性的变化导致闭经，直至绝经。

女性刚进入青春期时月经周期较长，初潮 4~5 年后，月经周期开始缩短，25~35 岁妇女月经周期约 25~28 天，这个年龄段是月经周期长度变异最少的阶段。基于流行病学研究，月经紊乱出现在绝经前 3~7 年，平均 4.5 年。出现月经紊乱的基础 FSH 截止值为 13 IU/L。越接近末次月经，月经紊乱发生频率越高。绝经前 1~3 年月经周期开始延长且不规则，导致月经稀发、闭经，最后绝经。绝经过渡早期可间断性出现潮热出汗和盗汗等血管舒缩症状。

二、卵巢储备下降致生育力减退的病理生理机制

在卵巢功能的不同阶段，卵泡发育的激素模式有显著的差异，掌握卵巢储备下降时卵泡发育和激素分泌水平变化的规律，有助于个体化卵巢刺激方案的设计和选择。

在 STRAW-3b 阶段，月经周期长度及成熟卵泡直径仍处于正常范围，生育功能尚处于代偿期，仅表现为募集卵泡数目下降，IVF 促排过程中表现为卵巢低反应。当进入 STRAW-3a 阶段，窦卵泡数目进一步下降，伴随着 AMH 和 INHB 水平及黄体功能的下降，卵巢对 FSH 的反馈抑制作用减弱。FSH 在前一周期黄体期提前上升，卵泡发育提前至前一周期的黄体期，导致早卵泡期 FSH 和雌激素水平过高，主卵泡提前出现于月经期；进而导致卵泡期缩短，月经周期缩短，甚至月经期出现排卵；更有甚者会出现黄体期再次排卵，导致卵泡发育和子宫内膜成熟不同步，生育功能下降。但此期卵泡能发育到成熟卵泡排卵，卵子质量尚不受影响。当卵巢功能进一步衰退，卵泡发育期间缺乏特异性抑制 LH 分泌的物质，早卵泡期 FSH 升高的同时出现了病理性过早升高的 LH（卵泡直径达 17mm 前出现）时，卵子质量开始下降，进而出现胚胎发育潜能及黄体功能下降。此时利用自然周期获得的卵子进行体外受精也难

以成功受孕。当早卵泡期 FSH 进一步升高（>20 IU/L），过高的 FSH 和 LH 抑制自身受体，抑制卵泡生长，月经周期由缩短转而延长，进入绝经过渡晚期。但是此时卵巢内的卵泡还没有完全耗竭，尚有个别卵泡对 FSH 刺激有反应性，内分泌出现波动，雌激素水平增加后反馈抑制 FSH 的分泌，而 FSH 下降后又可促使新卵泡生长，因此月经周期呈现长而不规则的模式。当月经超过 4 个周期未来潮，FSH ≥ 40 IU/L，即进入卵巢功能衰竭阶段；1 年月经未来潮即可诊断绝经。绝经后卵巢内分泌功能和生殖功能均停止，卵巢内尚存有 1 000 个左右对过高的 FSH 缺乏反应的始基卵泡。

第三节　体外受精策略

一、卵巢功能不全患者 IVF 妊娠结局

据不完全统计，POI 患者占 ART 治疗周期总数的 20% 左右。POI 患者比同年龄段卵巢储备功能正常患者 IVF 妊娠率普遍降低。统计数据表明，POI 患者一个周期活产率（LBR）小于 10%（2.6%~8.3%），三个周期累积妊娠率约为 12.7%~20.5%。英国、加拿大和埃及的 ART 注册登记信息提示，每个起始周期 POI 患者活产率分别为 11.1%、11.4% 及 6.7%。对 FSH 进行分层分析数据表明：在 FSH <15 IU/L 人群中单周期持续妊娠率为 17%，FSH 15~24.9 IU/L 人群中单周期持续妊娠率为 9.3%；FSH> 25 IU/L 人群中持续妊娠率仅为 3.6%；FSH>40 IU/L 者几乎无妊娠。

山东大学陈子江教授团队报道了 401 位 POI 患者的前三个周期（700 个 IVF-ET 周期），平均每个周期的活产率是 18.2%；随着年龄增加活产率呈现下降趋势，小于 35 岁女性活产率约为 30%；25~39 岁女性活产率约为 17%；40 岁以上女性活产率仅为 9.0%。此外，这一批患者三个周期平均累计活产率为 31.9%，其中小于 35 岁妇女三个周期累积活产率为 48%，35~39 岁妇女累计妊娠率为 30.1%，40 岁以上妇女累积妊娠率为 16.9%。基于以上数据，陈子江教授认为年轻 POI 患者前三个周期具有良好的预后，高龄 POI 患者增加周期数后活产率增加有限。而 Mustafa 报道的针对获卵数 ≤ 4 个的 290 个治疗周期的回顾性数据分析显示，<45 岁女性取卵周期数并非其 IVF 治疗是否终止的决定因素，适当增加 IVF 周期数可增加其累计活产率。

目前，因高龄因素寻求 IVF 助孕的患者越来越多，而高龄是 IVF 卵巢功能不全的主要因素。尽管 IVF 可以治疗年龄相关的不孕，但随着年龄增加 IVF 临床妊娠率下降，流产率增加，≥ 40 岁妇女 IVF 妊娠结局较差。有研究表明 43 岁末是妇女 IVF 周期活产率降至 5% 以下的年龄节点，目前全球各生殖中心对于 ≥ 44 岁患者通常建议捐赠卵子 IVF。45 岁以后女性卵巢中卵泡仅剩下约 4 000 个，这个年龄段女性患者使用自身卵子受孕并活产分娩的案例非常罕见，仅为个例报道，其中 Pubmed 报道的最高年龄为 50 岁（印度 Kolkata 生殖中心）。英国纽约长老会医院曾报道 1991—2005 年间 ≥ 45 岁 IVF 人群共 288 例，其中 161 例患者完成取卵，148 例（91.6%）进行胚胎移植，取卵周期妊娠率为 21.1%（34/161）。妊娠妇女

中 85.3% 流产(29/34),取卵周期分娩率仅为 3.1%(5/161)。以上数据表明 ≥ 45 岁妇女只有卵巢反应良好(>5 个卵)者才有机会通过 ART 获得分娩。

二、卵巢功能不全患者促排卵策略

目前,由于对 POI 病理生理机制理解仍较为局限,针对 POI 的临床研究进展缓慢。此外,POI 患者病因多样化,个体差异显著,难以明确分类。目前的 44 个 POI 的临床研究,均未能证实包括经改良修饰的常规刺激方案、轻微刺激方案、自然周期方案、改良自然周期方案、黄体期促排卵和卵泡复苏方案等在内的针对 POI 的特殊干预有效。

(一) 经改良修饰的常规刺激方案

1. 增加起始 Gn 剂量 应用常规卵巢刺激方案,增加 Gn 剂量,目的是增加获得的 MII 卵数目以增加妊娠机会。但是目前认为对于窦卵泡数目小于 5 的患者 Gn 每天注射剂量超过 300 IU 并不能有效增加胚胎数目和周期妊娠率。其原因可能是因为长期大剂量 Gn 治疗期间下调颗粒细胞 FSH 受体;此外大剂量的 Gn 应用可能会导致卵子分裂纺锤体异常,增加非整倍体概率,从而导致卵母细胞和胚胎的质量下降。

2. 长方案 对 POI 患者而言长方案的常规降调可能会导致垂体过度抑制、Gn 启动剂量的增加、卵巢反应性下降。因此对 POI 患者和具有 POI 高风险因素的患者 GnRH-a 使用剂量应降低,或者采用 GnRH-a "停止"方案,即在黄体期应用 GnRH-a,当达到垂体降调后即停止应用,同时进行 Gn 促排卵。

3. 短方案 与 Gn 同时应用,利用 GnRH-a 的点火(flare up)效应,使早卵泡期 FSH 分泌剧增,启动卵泡募集,有利于内源性促性腺激素的释放,减少 Gn 的用量,增加获卵数。常应用于卵巢功能减退患者。小剂量 GnRH-a 应用可以减少点火效应对卵子质量的影响,比如应用曲普瑞林 0.025~0.03mg,每日 2 次,也称为小剂量 GnRH-a 点火。为了进一步减少 GnRH-a 对 POI 患者的垂体抑制作用,在早卵泡期使用 GnRH-a 3~5 天后停用,称为超短方案。超短方案同样利用 GnRH-a 对垂体产生点火效应,使内源性 FSH 分泌增加,同时给予高剂量外源性 Gn,共同启动卵泡募集,获得更多卵子。虽然理论上应用短方案更有利于卵泡募集,但是大量临床资料显示其临床结局并不优于长方案和拮抗剂方案。

4. 促性腺激素释放激素拮抗剂方案 早卵泡期应用 Gn 促卵泡发育后,当卵泡直径达到 12~14mm 时应用促性腺激素释放激素拮抗剂(GnRH-A)抑制早发内源性 LH,避免了早卵泡期卵泡募集阶段内源性 FSH 和 LH 的显著抑制,使卵泡发育的早期更接近于自然。GnRH-A 方案可减少 Gn 用量,缩短 Gn 时间,对 POI 患者是一种更有效的促排卵方案。

5. 来曲唑加 Gn 方案 低反应患者添加来曲唑治疗可增加卵泡对 FSH 的敏感性,降低 Gn 使用量,增加获卵数。Ercan 进行的一项 RCT 研究,对卵巢低反应患者使用来曲唑辅助治疗,比较了 31 例 450 IU、31 例 300 IU、33 例 150 IU 促性腺激素加来曲唑 2.5mg/d,连用 5 天促排卵方案的治疗结局,结果表明三组患者最终所获 MII 卵数目、受精率、移植胚胎数、着床率及临床妊娠率均无明显差异。

6. 卵巢刺激同时添加 LH　卵泡发育和成熟需要一定的 LH 活性,在卵泡生长的过程中,LH 诱导卵巢局部产生各种内源性因子以促进卵泡膜细胞的生长、雄激素和雌激素的合成。随着年龄增长,卵巢旁分泌功能随着卵巢储备功能的降低而降低,过低的 LH 水平及 GnRH-a 的使用,均可导致卵巢旁分泌功能进一步下降,影响卵子成熟。对高龄、卵巢储备功能差、有可能出现卵巢低反应的患者,在卵泡生长晚期添加外源性 LH,有利于卵泡发育;在卵泡募集的早期添加 LH 可增加 FSH 受体表达,增加卵泡募集,减少颗粒细胞凋亡,从而改善卵子发育潜能和受精率,从而提高可利用胚胎率。有证据表明对于前一周期判断非 POR 的患者,在后一个刺激周期全程添加 LH 而不增加 Gn 用量能够有效提高获卵数、卵子成熟率及可利用胚胎率。

（二）微刺激方案

对于卵巢储备功能减退（decrease ovarian reserve,DOR）的年轻患者,若 FSH<12 IU/L,卵巢有 3~5 个 AFC,初次 IVF 可以采取经过改良的常规刺激方案。但是对于卵巢储备极差如 AMH<0.6 ng/L,FSH>12~15 IU/L,或年龄大于 42~43 岁的患者,由于 FSH 水平超高导致其自身颗粒细胞 FSH 受体下调,对促性腺激素不敏感;此时使用外源性 Gn 治疗后可使血清 FSH 水平上升,进一步下调 FSH 受体,使卵泡发育障碍,即使获得发育成熟的卵子,也会因为卵子质量差不能形成优质胚胎而导致周期失败。卵巢储备下降患者经过大剂量 Gn 超促排卵治疗后,颗粒细胞对 Gn 的不敏感性可持续几个排卵周期,导致卵巢储备进一步下降,治疗周期延长,治疗结局不理想。这类患者初次进入 IVF 周期即可建议使用微刺激方案。

广义的卵巢微刺激治疗是指采用较少量药物、较温和的促进卵泡生长发育的治疗手段。其与常规促排卵治疗相比可获得数量更少但平均质量更好的胚胎。卵巢微刺激方案包括卵泡选择期（月经第 5~7 天开始）启动;低 Gn 起始剂量（<150 IU/d）;以口服药物或者口服药物添加小剂量 Gn 诱导排卵治疗;自然周期;改良自然周期等。微刺激治疗主要适用于卵巢储备下降、高龄、激素依赖性恶性肿瘤患者的促排卵治疗。有些卵巢功能正常或者卵巢过度刺激高危的患者也可以使用微刺激方案降低卵巢过度刺激风险,减少治疗费用。既往多次使用常规促排卵方案获得的卵子质量差、无有效胚胎的患者,使用微刺激或自然周期方案,也可降低血清 FSH 水平,减少非整倍体卵子的产生,提高卵子质量。

狭义的卵巢微刺激治疗是指针对 POI 患者设计的以血清生殖激素变化模式来指导用药的非常规卵巢刺激方案,包括以口服药物（克罗米芬或来曲唑）为基础的微刺激方案、自然周期方案、改良自然周期、黄体期方案、卵泡复苏方案。微刺激方案治疗过程中需精准控制血清 LH、FSH 水平,密切监测血清雌激素水平和卵泡发育,尽可能纠正 POI 患者病态的激素分泌模式,减少过高的 FSH 水平及过早升高的 LH 水平对卵泡发育和卵子质量的影响,以获得至少一个优质胚胎为目的。微刺激治疗用药少,可以连续多个周期进行,获得在一定治疗周期内较高的累计妊娠率。

1. 微刺激常用口服药物

（1）枸橼酸氯米芬（Clomifene Citrate,CC）:是一种三苯乙烯衍生的非甾体化合物,具有抗雌激素和弱雌激素双重效应。CC 口服后可经肠道吸收,进入肝血流循环,半衰期一般为

5~7 天。CC 主要通过竞争性占据下丘脑 - 垂体雌激素受体,干扰内源性雌激素的负反馈效应,促使 LH 与 FSH 的分泌,刺激卵泡生长。常规使用方法为月经第 3 天开始 50~150mg/d,共 5 天,停药后监测卵泡生长,一般在停药后的 5~10 天内排卵。卵泡发育成熟后,体内的 CC 浓度经过一个半衰期下降,对下丘脑 - 垂体细胞雌激素受体结合减弱,此时体内增加的雌激素水平可通过正反馈效应刺激下丘脑 - 垂体细胞分泌 Gn,形成排卵前 Gn 峰值,诱发排卵。而 CC 的抗雌激素效应可同时抑制宫颈黏液分泌,抑制子宫内膜内膜的生长,对后续妊娠产生不利影响,这是造成 CC 诱发排卵率高,而妊娠率低的主要原因。

在微刺激周期中,可以酌情添加 HMG,也可以在月经第 2~7 天添加来曲唑,促进卵泡发育和改善卵子质量。持续应用 CC 的垂体降调(降 LH)作用较弱,甚至在卵泡发育后半期,LH 会呈现略有上升的趋势,这对 POI 患者是有利的。临床观察中发现,高龄或 POI 患者卵泡期 LH 抑制过低对卵泡发育不利,即 POI 患者卵泡发育需要比卵巢储备正常患者更高的 LH。本中心数据表明,对正常卵巢储备患者 LH 在卵泡期控制在 4~6 IU/L 是比较理想的,而对于 POI 患者 LH 理想控制水平为 6~10 IU/L。而另一方面 POI 患者卵巢中缺乏抑制 LH 的物质——GnSAF,因此其促排卵治疗中即使应用 GnRH-A,仍有较大可能提前出现 LH 峰。同样在持续应用 CC 的促排卵周期,CC 也不一定能抑制 LH 峰的提前出现,因此需要增加血清激素监测频率,当 LH>10 IU/L 时,开始添加注射用醋酸西曲瑞克抑制 LH 峰。为预防卵泡发育后半期 LH 升高,也可以在卵泡早期模拟黄体期方案使用甲羟孕酮 MPA,即 MPA+CC/HMG 方案。CC 半衰期很长,因此 CC 促排周期对子宫内膜容受性造成的不利影响有可能会持续到接下来的一个周期,拟行冰冻胚胎移植之前,要充分评估 CC 对内膜影响的后置效应。

(2)来曲唑(Letrozole,LE):为芳香化酶抑制剂,可在卵巢局部抑制芳香化酶的活性,阻断雌激素合成,降低机体雌激素水平,解除雌激素对下丘脑 - 垂体 - 性腺轴的负反馈抑制作用,从而可导致 Gn 的分泌增加,促进卵泡发育。因 LE 不直接作用于子宫内膜的雌激素受体,故对子宫内膜容受性影响较小,且不影响雌激素和卵巢因子对下丘脑 - 垂体的正负反馈机制。此外,LE 在卵巢水平阻断雄激素转化为雌激素,可导致雄激素在卵泡内积聚,从而增强颗粒细胞中 FSH 受体的表达,促进卵泡发育。卵泡内雄激素的蓄积可刺激胰岛素样生长因子 -I(IGF1)及其他自分泌和旁分泌因子的分泌,提高卵巢对 Gn 的反应性并改善卵子质量。LE 使用后卵泡发育早期体内雌激素水平偏低,卵泡发育后期随着体内雌激素水平升高,子宫内膜呈现追赶性生长的趋势,更接近自然周期的激素分泌规律,因此子宫内膜容受性受到的影响较小,宫颈黏液几乎不受影响,且来曲唑周期卵巢黄体分泌孕激素水平比 HMG 或 CC 周期更高。来曲唑口服后可完全被吸收,主要在肝脏代谢,平均终末半衰期约为 45 小时(范围 30~60 小时),副作用主要为胃肠道反应、潮热、头痛和背痛等。

在 WHOII 型排卵障碍患者中,因来曲唑不影响宫颈黏液和子宫内膜的生长,有代替 CC 成为一线促排卵药物的趋势。来曲唑是 POI 患者的常用药物,一般应用方法为月经第 2 ~ 3 天开始,口服 2.5mg/d,使用 3 ~7 天。同时可以添加 CC、HMG 或三者联合应用。使用 CC 连用 5 天促排卵方案中,卵泡期 FSH 水平高于自然周期;而 LE 使用 5 天后卵泡发育早期 FSH 比自然周期高,卵泡发育中晚期后(D8)后 FSH 下降,比自然周期低,但临近排卵时其 FSH 峰值又高于自然周期,从而促进卵巢局部蛋白酶的合成和卵子的成熟,有利于排卵。所以来曲唑与 CC 相比,更有利于单卵泡发育和减少黄素化未破裂卵泡综合征(luteinized unruptured follicle syndrome,LUFS)的发生,增加获卵率。

(3)醋酸甲羟孕酮(medroxyprogesterone acetate,MPA):可在卵泡发育早期阻断雌激素诱发的正负反馈,从而抑制 LH 峰提前出现,具有部分垂体降调功能。MPA 是人工合成孕激素,不会干扰血清中孕激素水平的测定,不会对提早排卵或黄素化的判断产生干扰。在卵泡发育早期使用 MPA 6~10mg 口服,联合 Gn 进行促排卵治疗,模拟自然黄体期,称为模拟黄体期方案(PPOS)。PPOS 的核心原理是在雌激素水平上升前添加孕激素,使下丘脑孕激素化,可有效地阻断雌激素诱导的正反馈作用。孕激素对 LH 的调节效应与给药的时间、剂量、给药时血清雌激素水平,以及下丘脑的功能状态有关。孕激素在雌激素峰信号转导的早期发挥抑制作用,在卵泡早期即给予孕激素如 MPA 进行超促排卵,可以有效地抑制早发 LH 峰,但也会导致促排卵治疗过程中的 Gn 用量和用药天数增加。

2. 常用的微刺激方案

(1)经典微刺激方案:CC 50mg/d 至 HCG 日,刺激第 6 天开始 HMG 75~150 IU/d 至 HCG 日。亚洲人体重轻,CC 可以减少为半量使用,延长 CC 使用时间,抑制垂体 LH 出现。但是 CC(全量或者半量)可对子宫内膜容受性造成不利影响,因此该方案一般需要全胚冷冻,采取措施改善内膜容受性以后再行冻胚移植。

(2)日本加藤中心方案:来曲唑 2.5mg/d × 3 日,接着 CC 12.5mg/d;刺激过程中酌情添加不超过 75 IU/d 的 HMG;连续使用小剂量 CC 促进卵泡发育同时,延迟 LH 峰出现时间,延长卵泡发育时间,纠正 POI 患者卵泡发育过快、LH 峰过早出现等缺点。小剂量 CC 不影响子宫内膜厚度,可以应用于新鲜胚胎移植或者 IUI 周期或者自行同房受孕。

(3)来曲唑 +CC+HMG 方案:月经第二天加用来曲唑 2.5mg/d × 4 日 +CC 25mg/d+HMG 75~150 IU/d 直至 HCG 日,可以增加卵泡对 CC 和 HMG 的反应性,增加 MII 卵获卵数及优质胚胎数。

(4)自然周期方案:适应证:①因病不能进行卵巢刺激;② 2 个以上促排卵周期胚胎质量差;③女方年龄超过 40 岁;④自愿选择自然周期;⑤基础 FSH 15~25 IU/L,甚至更高,AFC 1~2 个。根据月经周期的长短可在月经的第 6~8 天开始监测,监测过程中应随时关注性激素 LH、E_2、P(特别是 E_2)的变化,以决定是否注射 GnRH-a 扳机及取卵时机,适时应用 COX-2 抑制剂,如吲哚美辛、芬必得、消炎痛等,预防卵泡提前破裂可提高获卵率。

(5)改良自然周期方案:适用于绝经过渡期患者,月经周期极不规律,卵巢功能已濒临衰竭状态,偶然发现卵巢内有生长的卵泡,为促使卵泡生长和防止卵泡提前破裂而加用 Gn 和拮抗剂的方法。尚有月经周期者,卵泡发育到 12~14mm 时可赶在病理性 LH 峰出现前使用 GnRH-A 和 HMG。2015 年,有研究者报道了在一组在基础 FSH>12 IU/L 的 136 例 POI 患者中进行的 161 个改良自然周期的治疗结局。结果表明与 164 例对应的抑制剂方案周期相比,在抑制剂方案组可移植胚胎数较改良自然周期组多的情况下,改良自然周期活产率仍显著高于抑制剂周期(7.5% *vs.* 3.1%)。

(6)黄体期促排卵方案:排卵后 1~3 天内卵巢尚存在小窦卵泡,此时可利用黄体天然的垂体降调机制,在优势卵泡排卵后或孕酮上升后继续促排卵后取卵。适用于卵巢储备差或其他促排卵方法无法取得可移植胚胎的患者。POI 患者的黄体期促排卵与卵泡期促排卵相比药物剂量可适量增加,但仍需避免大剂量 Gn 的使用。常规推荐 HMG 75~150 IU/d 联合来曲唑 2.5mg/d,1 周后开始卵泡监测,当优势卵泡达 12mm 时停用来曲唑;若排卵后 12 天卵泡还没达到 14mm,需加用 MPA10mg/d 预防出血;当至少 3 个卵泡达到 18mm 或 1 个达到 20mm 时,使用醋酸曲普瑞林 0.1mg 皮下注射进行扳机,32~36 小时后取卵,冻存所有胚胎后择期行冻胚移植。

部分微刺激周期或自然周期卵泡期卵泡发育过小,LH 峰提早出现,预测优势卵泡质量欠佳或除了优势卵泡外卵巢内还有 <8mm 卵泡,可以应用 GnRH-a 扳机 36 小时后再重新应用卵巢微刺激方案进行黄体期促排卵。

POI 患者也可以采用模拟黄体期方案(PPOS),在月经第 3 天开始口服 MPA10mg 同时应用 Gn150~225 IU/d 促排卵治疗。在雌激素预处理过的下丘脑 - 垂体中,孕酮可起到辅助正反馈作用,使 LH 峰提前出现。国内匡延平教授最早提出并应用黄体期方案和模拟黄体期方案,匡延平教授团队研究结果认为当血清雌激素浓度 >70 pg/L、窦卵泡直径在 8 mm 以上时,下丘脑垂体可能已经过雌激素预处理,此时添加孕激素可起到辅助正反馈作用,让 LH 峰提前出现。故黄体期促排卵方案使用条件是血清雌激素浓度 <70 pg/L、窦卵泡直径在 8mm 以下。匡延平教授认为 POI 患者在月经第 3 天开始口服 MPA10mg 直至扳机日,同时予肌注 HMG 75~150 IU/d,可使成熟卵泡直径达 17~22mm,扳机日 LH 水平平均为 4.75 IU/L,早发 LH 峰出现概率仅为 3%~5%;而自然周期达早发 LH 峰出现 30%,大多数成熟卵泡直径在 16~17mm。在 POI 患者 PPOS 方案中也可辅助添加 CC 以促进卵泡发育,增加 LH 分泌,避免垂体过度抑制。CC 抗雌激素的效应与 MPA 正反馈效应可以同时应用,两者具有互不干扰的独立路径。

Li-Hong Wei 进行回顾性分析分别比较了 123 个 POI 患者 158 个抑制剂方案周期与 39 个 POI 患者 50 个黄体期促排卵方案周期的结局。病例纳入标准为以下 3 项满足 2 项:患者年龄大于 40 岁;既往长方案获得卵子数目 ≤ 3 个;基础窦卵泡数目 <6 个。黄体期方案为取卵后或者微刺激周期 / 自然周期排卵后一天开始,方案见前述;抑制剂方案为 HMG 150~225IU/d,刺激第 6 天添加注射用醋酸西曲瑞克。HCG 日黄体期促排组 LH 水平低于抑制剂方案组,FSH、E_2 水平和抑制剂方案无差异。黄体期促排卵方案组中无一例 LH>10IU/L,抑制剂方案组中约 9.5%LH 大于 10IU/L;两组 Gn 使用时间、使用剂量、获卵数目及可移植胚胎数无差异。而黄体期方案组妊娠率(46.3%)显著高于抑制剂方案新鲜胚胎移植妊娠率(25.8%,*P*=0.04)及冰冻胚胎移植妊娠率(29.6%,*P*=0.15)。以上数据进一步表明黄体期卵巢刺激可以诱导高质量的卵母细胞生长。

理论上卵巢储备越差,内源性 FSH 越高,促排卵治疗过程中使用的药物剂量应更小。当 FSH 超过 15~20IU/L,雌激素浓度过低,原则上不推荐使用药物促排卵治疗,而是应等待卵泡发育,让 FSH 下降后再使用药物,或者用改良自然周期、自然周期方案。卵泡监测过程中警惕过早上升的病理性 LH 峰。若卵泡早期 FSH 过高,而雌激素水平处于卵泡早期水平,说明体内有一定的颗粒细胞,可以仅用孕酮模拟黄体期方案,预防 LH 峰过早出现,等待卵泡自然发育,如果 FSH 水平较低,酌情添加 HMG 或 CC,使血清 FSH 水平维持在 5~10IU/L。也可以在卵泡发育早期使用孕酮模拟黄体期方案预防 LH 峰过早升高,或使用卵泡复苏方案。

POI 患者卵巢储备越差,越易提前排卵,所以微刺激周期患者每次复诊都应监测血清激素水平,要对 LH 峰提前出现的可能性进行预判。当卵泡发育至优势卵泡阶段后,LH>10IU/L,可以添加注射用醋酸西曲瑞克,待卵泡发育成熟后,及时扳机取卵。

(7)卵泡复苏方案:进入绝经过渡晚期时女性体内 FSH 水平接近绝经状态,或者达到了绝经状态,但是卵巢内卵泡并未完全耗竭,绝经后妇女卵巢始基卵泡尚存 4 000 个左右。但此时患者体内过高的 FSH 和 LH 可下调自身的受体,导致卵泡丧失对 Gn 的反应性而停止生长。此时应用外源性 Gn 或者口服 CC、来曲唑等药物均会使血清 FSH 水平进一步升高而导致卵泡闭锁。因此可考虑使用卵泡复苏方案,卵泡复苏方案即使用各种方法下调 FSH 水平,当 FSH 水平 <15IU/L 以下时,*FSHR* 可重新表达,卵泡开始生长发育。下调 FSH 的方法有口服避孕药、雌激素及 GnRH-a 注射等。一般的雌激素都能抑制内源性的 FSH 分泌,选择炔雌醇是因为口服炔雌醇后不影响血液循环中雌二醇浓度,不影响卵泡的生长状态的判断。也可以在下调 FSH 水平后使用少量的外源性的促性腺激素诱导卵泡发育。卵泡复苏疗法常用于较年轻的 POI 患者,其妊娠结局与年龄及绝经年限有关。年轻患者、有自发月经、绝经年限半年以内,以及由免疫因素导致的 POI 患者经卵泡复苏疗法后妊娠机会增加。有研究者曾报道仅使用 GnRH-a 下调成功受孕的案例,即先应用长效 GnRH-a 抑制垂体,停药解除垂体抑制后,FSH 逐渐上升,浓度达到卵泡生长的阈值时可启动卵泡生长发育,卵泡生长发育过程中分泌的雌激素又可反馈性抑制 FSH 的进一步升高。卵泡复苏方案成功的概率极低,有一例成功案例为 25 岁 POI 女性,其 FSH 达到 141IU/L。卵泡复苏方案为使用倍美力加安宫黄体酮各 1 片口服,每日 1 次,初步下调 FSH 后再使用炔雌醇 40~50μg 口服进一步降调 FSH,因为输卵管和丈夫精液正常,选择自然同房。在 10 个周期的尝试中 5 个周期有排卵,有 2 个周期妊娠,第一个妊娠周期为生化妊娠,最后一个周期妊娠足月分娩。目前报道的卵巢体内复苏疗法成功妊娠的 POI 患者年龄最高的一位为 45 岁女性,其通过每天口服 20μg 炔雌醇获得了自然妊娠。在高龄绝经后(>50 岁)尚未见卵泡体内复苏疗法成功妊娠的报道。较常用的下调 FSH 的方法是使用雌激素,雌激素一方面通过负反馈抑制垂体 FSH 的分泌,另一方面可诱导颗粒细胞 *FSHR* 的表达;FSH 下降的过程中定期监测性激素,若雌激素水平升高,提示卵泡生长,可等待卵泡成熟扳机取卵,行体外受精、胚胎冻存;若 FSH 下降太低,则减少雌激素用量,也可添加 CC/HMG 或 CC+HMG。一般基础 FSH>20IU/L 或 E₂<20pg/L 者,需要以雌激素为主的卵泡复苏法下调 FSH。而绝经过渡晚期患者是 FSH 和 LH 双相性升高,服用雌激素同时可口服 MPA 降调 LH,雌激素以降调 FSH 为主,孕激素降调 FSH 同时降调 LH。

有研究报道了在年龄小于 40 岁的闭经时间 >6 月、FSH>40IU/L 的年轻 POI 患者中进行的治疗方案。该方案主要包括炔雌醇 0.05mg 口服，每天 3 次，连续 14 天后再每天注射 200IU FSH 促排卵治疗。促排卵治疗前每周监测 1 次超声和血清生殖激素水平，促排卵治疗后隔天监测 1 次，当卵泡发育至 14mm 以上每天 1 次超声监测。若 FSH 促排卵治疗 5 天仍未见卵泡发育，则增加 FSH 剂量至 300IU，当卵泡直径 >18mm，血清雌激素浓度 E>150pg/ml 时注射 HCG 10 000IU；如果 FSH 治疗 3 周没有卵泡发育，则放弃治疗。这组患者平均促排卵治疗时间为 10 天，最终有 32% 排卵率，排卵者妊娠率约为 50%。

（8）个体化裁剪方案：AMH<0.2ng/L 被认为是极端卵巢储备低下（extremely poor ovarian reserve, EPOR）的指标，EPOR 患者预后差，被大多数生殖中心所拒绝。有中心报道 AMH ≤ 0.15ng/L 的小于 44 岁妇女治疗 26 例，无一例妊娠分娩。也有研究认为 EPOR 患者有 4.4% 治疗周期持续妊娠率和 16% 反复治疗周期累计妊娠率。Jan 报道针对 EPOR，应用个体化裁剪方案和综合化措施治疗，也可取得良好妊娠率。数据分析来自于 78 个患者的第一个促排卵周期，这组患者年龄 32~40 岁，平均年龄 37 岁，AMH<0.2ng/L，最终临床妊娠率为 23%，活产率为 18%。每例患者促排卵前应用宫腔镜检查排除或治疗宫腔内病变，促排卵之前 6~8 周开始口服 25mg DHEA，每天 3 次。口服短效避孕药一个周期后紧接着口服雌激素（戊酸雌二醇）1mg/d，3~5 天后再促排卵治疗。若基础睾酮水平 <0.3ng/L 者，在促排卵之前肌注 HCG 10 000IU。根据血清 LH 水平调整外源性 FSH 和 LH 比例，同时注射生长激素辅助治疗；全部患者 ICSI 受精，受精时如果发现透明带变形则停止注射，改在激光辅助下注射精子，胚胎均采用激光辅助孵化；弹性化黄体支持方案，黄体期每隔 3 天测定生殖激素，雌激素 6mg/d 口服和阴道微粒化黄体酮 800mg/d 黄体支持，常规 GnRH-a 支持黄体功能。78 个启动周期中有 73 个周期至少有 1 个可移植胚胎。获胚胎数 105 枚，HCG 阳性 21 例，14 例分娩。上海匡延平教授也曾报道 POI 患者同一个周期采用卵泡期黄体期双重刺激方法，可增加一个周期有效胚胎数，缩短患者妊娠等待时间，取得良好效果。该研究中的纳入标准为满足以下 4 条中的 2 条：患者年龄 40 岁以上或者有卵巢手术史；常规方案获卵数小于 3 枚；窦卵泡计数小于 5 个；基础 FSH 为 10~19IU/L。对入选的 38 位妇女进行双重刺激：卵泡期采用 CC+HMG+LE 方案，用 GnRH-a 扳机；黄体期采用 HMG 225IU 促排卵，用 GnRH-a 扳机。卵泡期取卵因无可移植胚胎周期取消率为 52.6%；取卵因无可移植胚胎周期取消率为 43.3%。双重刺激后周期取消率下降到了 38.6%。38 位妇女中有 26 位妇女获得了 1~6 枚可移植胚胎，其中 21 个患者移植了 23 个胚胎，13 个患者临床妊娠，11 例持续妊娠。

3. 微刺激扳机时机　微刺激周期卵泡直径 17~18mm 以上，且平均每个卵泡相对应的雌激素水平 200~300pg/ml 以上可考虑扳机。为了增加获卵率，一般都用 GnRH-a 或 GnRH-a+ 低剂量 HCG 扳机。GnRH-a 扳机后 32~34 小时取卵。取卵时间需要个性化，扳机次日需要检测激素水平，根据扳机次日雌激素水平决定取卵时间。如雌激素水平呈下降趋势，取卵时间需提前，扳机次日雌激素下降一半以上则需要当天紧急取卵。可于扳机次日酌情应用非甾体消炎药，如吲哚美辛、芬必得、消炎痛等预防卵泡提前破裂。若检测过程中出现 LH 峰，卵泡已经发育成熟，则 LH 峰后 <24 小时左右取卵；如果 LH 上升，但未达到峰值，

雌激素水平未下降,则在 GnRH-a 扳机后 24~30 小时取卵;如果 LH 已经处于下降的过程,雌激素水平检测下降一半以上,则紧急取卵。

4. 微刺激胚胎移植策略　POI 患者卵泡生长及子宫内膜增生时间短,子宫内膜容受性差,不宜行新鲜胚胎移植,应使用冻存胚胎移植方案。此外 POR 患者 20% 合并自身免疫系统疾病,而合并自身免疫疾病患者妊娠率低、流产率高,所以在冻胚移植前要做详尽的盆腔脏器评估和全身状态评估,排除免疫性疾病,检查抗心磷脂抗体、甲状腺抗体和抗核抗体。必要时做宫腔镜检查排除宫腔微小病变。

关于冻存周期的内膜准备方案,因 POI 患者存在自身卵泡发育障碍,卵泡期过短或卵泡发育迟缓,黄体功能不全,一般不推荐自然周期方案准备内膜。POI 患者尚有月经周期,如果月经周期缩短(<26 天),月经第 3 天患者可能已经出现主导卵泡或优势卵泡,常规的 HRT 方案难以抑制自然周期的卵泡发育,可以在上一周期使用避孕药或者 GnRH-a 降调垂体后使用激素替代方案。据本中心的经验在前一个月经周期黄体期(排卵后 7 天左右)使用雌激素(戊酸雌二醇 2mg 口服,每天 2 次),持续口服至月经第 3 天加量为 3mg,每天 2 次,进行 HRT 方案准备内膜,一般能推迟或抑制其自身卵泡发育。准备过程中需严密监测血清激素水平和超声下卵泡发育状态,以免遗漏自身卵泡发育和排卵。若有自身优势卵泡发育,可以同时用 GnRH-a+HCG 扳机加强黄体功能。内分泌处于绝经过渡晚期患者可以在月经第 3 天(自然月经或孕酮诱发月经)直接激素替代治疗,无需用 GnRH-a 降调升高的 FSH。

5. 微刺激方案的选择　根据患者的基础 FSH 水平、窦卵泡数目、月经模式、STRAW 分期,采用不同的微刺激方案,选择方案的基本原则如下:

(1) FSH>10~12IU/L,AMH<1.1ng/L(STRAW 分期 -3a、-3b),如果患者年轻,AFC>3~5 个,可以采用经过改良的卵巢常规刺激方案,也可以使用微量 Gn 抑制剂方案,或者以 CC、来曲唑和 Gn 联合治疗的微刺激方案。

(2) FSH>(5~20)IU/L,AMH<0.6ng/L(STRAW 分期 -2)直接使用来曲唑联合小剂量 CC 轻微刺激、自然周期或改良自然周期、黄体期促排卵。

(3) FSH>(0~40)IU/L,AMH<0.2ng/L(STRAW 分期 -1、0 期)使用以雌激素为主的卵泡复苏方案,使用雌激素、口服避孕药或 GnRH-a 降调使 FSH 维持在 10~15IU/L,监测血清雌激素水平,等待卵泡发育,必要时加用 HMG 或 CC。

因为 POI 患者处于绝经过渡期,血清激素、卵泡发育有很大的变异性,不同的患者可能处于卵巢储备的不同阶段,且同一个患者不同的周期异质性很强,因此如何让仅有少量卵泡,卵巢功能濒临衰竭的患者孕育生子,需要临床医生具有丰富的临床经验和丰厚的内分泌基础,通过精准调控、多种药物、多种方案联合组合,严密监测卵泡发育,维持血液 FSH、LH 一定的浓度,获得健康的卵子。并通过这些健康的卵子成功受精、培养成优质胚胎,通过高复苏率的胚胎冷冻技术及个体化的子宫内膜准备方案,成功进行胚胎移植,每一步都很关键。是否能恰当地处理 POI 患者的生育问题是考量生殖中心团队技术的有效指标。

第四节　其他辅助生育策略与展望

一、赠卵

最早用于卵巢功能不全或遗传缺陷妇女,后来越来越多的应用于围绝经或绝经后妇女。在我国因禁止健康妇女捐卵,目前仅限于接受 IVF 治疗周期妇女捐出多余卵子,所以受卵者的子宫内膜无法与捐赠者的卵泡发育同步,一般采用赠卵与丈夫精子体外受精,所获胚胎全部冻存,受卵者接受激素替代方案准备内膜进行胚胎移植。在允许健康妇女赠卵的国家,一般采用新鲜周期胚胎移植。受者采用激素替代方法准备子宫内膜,雌激素口服促进子宫内膜增生,雌激素应用时间范围可以很大(12~42 天),等待捐赠者的卵泡发育。为防止捐赠者卵巢过度刺激综合征的发生,采用抑制剂方案促卵泡发育,用短效 GnRH-a 替代 HCG 扳机。自采卵日开始受者应用黄体酮转化子宫内膜。

年轻妇女赠卵给高龄妇女,胚胎植入率和妊娠率相当于供者年龄的成功率,而与受者年龄关系不大。报道在美国 SART 登记的 2008—2010 年赠卵 IVF 周期共 32 167 周期,受卵者最大年龄为 70 岁,最大妊娠年龄 63 岁,平均年龄 41.2 岁,其中 961 个周期 ≥ 50 岁,16 个周期 ≥ 60 岁。结果表明 35~39 岁患者临床妊娠率达到 65.4%,胚胎着床率达 40.9%。44 岁以后随着年龄的增加临床妊娠率和胚胎着床率轻度下降,但是 50 岁以上妇女胚胎着床率也达 40.9%,临床妊娠率达 59.9%。4 个治疗周期后累计活产率可高达 80%。

赠卵受孕非技术难题,目前需要解决的是伦理问题。至于是否应该对受者年龄进行限制,以及多大年龄禁止接受捐卵,目前全球没有统一意见。我国卫生法则依据中国妇女的退休及绝经年龄,受卵者年龄上限界定为 47~50 岁。所以在中国不存在老年人妊娠的医学和伦理问题。捐卵适应证:①丧失产生卵子的能力;②有明显影响卵子数量和质量的因素;③严重的遗传疾病携带者或患者不适宜自卵妊娠者。捐卵者年龄一般限于 20~32 岁,不超过 35 岁,同时考虑到助孕者自身利益,限制捐卵者获卵数目 20 枚以上时方可捐赠,自愿捐赠少于获卵半数的卵子,但必须不少于 5 枚,并给予捐赠者合理的经济补偿。同时中国《卫生法则》规定:赠卵是人道主义行为,禁止任何组织和个人以任何形式募集供卵者进行商业化供卵行为;允许无偿捐赠配子,赠卵者必须行健康检查,配子或赠卵形成的胚胎冻存 6 个月,供者再次检疫 HIV 合格后方可使用;不允许亲属间或未实施 ART 女性捐卵;仅限于接受 IVF 治疗周期妇女;赠卵者应完全知情并签署知情同意书;每位赠卵者最多使 5 例妇女妊娠;随访率需达 100%。在允许健康年轻妇女赠卵的国家,应该保护捐赠者的利益。因为超促排卵治疗和取卵手术可能会增加卵巢癌、不孕、卵巢过度刺激风险,有些风险甚至可能是致命的。

二、卵巢组织体外激活

卵巢组织的体外激活(in vitro activation,IVA)是指通过腹腔镜或开腹手术摘除一侧或两侧卵巢,将卵巢皮质和髓质分离,在体外用药物培养卵巢组织,激活休眠卵泡,再将卵巢组织移植到输卵管浆膜下方,使之能进一步发育为成熟卵子。

IVA 可以治疗女性因卵巢功能不全导致的不孕。2016 年,郑州大学第一附属医院生殖医学中心首次报道了通过体外卵巢组织激活技术联合 IVF 技术帮助一名卵巢功能不全妇女成功生育。此前,只有日本开展了这项技术,成功妊娠的患者有 5 例。在卵巢发生早期,卵子被体细胞所包裹形成一个功能性的结构即始基卵泡,始基卵泡形成后大部分处于静息状态,仅有一小部分被募集到生长卵泡池中,在女性生殖中扮演重要角色。始基卵泡发挥生殖功能必须通过卵泡活化过程,使静息状态的始基卵泡得以复苏。目前已有多条信号通路被证实与始基卵泡活化有关,包括 PTEN、PI3K、FOXO3 及 mTORC1 等,但其具体分子机制目前仍未被阐明。PI3K-PTEN-AKT-FOXO3 信号通路是卵母细胞中被研究得最深入的信号通路之一。作为 PI3K-PTEN-AKT 的底物,FOXO3 是第一个被报道能控制始基卵泡活化的分子。*FOXO3* 基因的缺失能促进始基卵泡的活化与生长。*PTEN* 基因可编码一种对 AKT 信号通路有负向调节作用的蛋白磷酸酶,因此 *PTEN* 基因的缺失会促进 AKT 信号通路活化,减少其下游 FOXO3 蛋白的核定位。与 *FOXO3* 基因缺失类似,已有研究表明在新生及成年动物卵巢中特异性敲除 *PTEN* 基因的表达可启动所有始基卵泡的生长。2010 年,Li 等报道了使用 PTEN 抑制剂、PI3K 激活剂可短暂及特异性的激活啮齿类动物及人类卵巢组织中的始基卵泡。在此基础上 Kawamura 教授进行了临床研究,探讨 PTEN 抑制剂及 AKT 激活剂在卵巢功能不全妇女卵巢组织体外激活中的效应。其研究成果表明这些制剂可以有效激活保持静息状态的始基卵泡,使之发育成为一个可受精的成熟卵子。近期有研究表明在肿瘤患者冻存的卵巢皮质组织中,PTEN 抑制剂的应用可增加活化的始基卵泡的数目,且无其他副作用。这一方案的实现,为将卵巢组织冻存作为唯一生育力保存方案且进一步卵巢移植又有相关风险的肿瘤患者带来了希望。

目前 PTEN 抑制剂或 Akt 通路激活剂仍是最为理想的卵巢组织体外激活剂。首先是在小鼠中,通过短期使用 PTEN 抑制剂 bpV(HOpic)体外激活新生小鼠的卵巢组织已有健康的子代诞生。在人类,Kawamura 等通过联合使用 PTEN 抑制剂及 Akt 激活剂进行卵巢组织的体外激活,重新将卵巢组织进行自体移植后获得了一个健康的男婴。用 PTEN 抑制剂预处理后新鲜或冻存卵巢组织中活化的始基卵泡的数目、颗粒细胞和培养基中 AMH 的表达水平、雌激素的分泌量,以及生长卵泡的比例都较对照组相比明显增加。对始基卵泡活化的分子机制进行更深入的研究,将有助于开发更多的能在体外有效激活卵巢组织中卵泡发育的分子制剂。

三、卵细胞质捐赠

人始基卵泡中卵子停留于双线期可长达 40~50 年,这与有丝分裂后组织相似。在这一过程中,由于各种因素的影响,线粒体及其 DNA 可能遭受损害,可能影响卵母细胞的成熟,导致卵子老化,并进一步影响其后续的胚胎发育。有研究认为高龄妇女卵子老化可能与卵母细胞中完整 mtDNA 拷贝数下降或 mtDNA 转录水平下降有关。而 mtDNA 拷贝数下降或 mtDNA 转录水平下降,可通过诱导卵子凋亡、参与卵子非整倍体发生及影响胚胎正常发育等环节导致高龄女性生育力的下降,也影响高龄女性通过辅助生育技术获得成功活产的概率。

2015 年,英国通过一项基因治疗技术,即线粒体替代或"细胞质置换"的人工授精技术。该技术有助于减少下一代患某些严重线粒体遗传疾病的风险。线粒体疾病通过母亲的卵母细胞遗传,当前对线粒体疾病尚无有效疗法,线粒体替代技术是唯一的治疗方法。细胞质置换是从母亲的卵子中取出细胞核,植入一个拥有健康线粒体但细胞核被取出的女性捐赠者的卵子里,这样形成的卵子再和父亲的精子结合,就形成了健康的受精卵。细胞质置换术也用于反复 IVF 治疗失败及高龄女性助孕的治疗,也称为细胞质捐赠治疗。自 20 世纪 80 年代,有研究者在小鼠卵子中成功通过细胞质捐赠技术克服其胚胎发育受阻后,陆续有供卵者卵细胞质或受精卵细胞质注入反复失败的 IVF 患者卵子成功妊娠报道。美国新希望生殖中心张进教授为一名妇女进行纺锤体 - 细胞核移植技术并于成功诞下婴儿,此项技术将年轻妇女卵细胞质与高龄妇女卵细胞核进行核浆置换,解决高龄患者卵母细胞老化的问题,有望治疗改善高龄患者的卵母细胞细胞质质量,治疗与年龄相关的不孕症。

但是细胞质置换技术本身存在很大争议,目前全世界仅在英国合法。该技术带来的生物学安全问题和伦理问题处于争议之中,该项技术只能在小范围人群中实施,目前在高龄患者实施该项技术尚未获得伦理通过。首先"三亲婴儿"DNA 来源于三亲,有学者认为将不同基因进行"恣意"的组合配对,将可能导致子代"发育或生理障碍"。另外捐赠者卵子除线粒体 DNA 以外的细胞质成分对后代性状是否有影响尚不清楚,除了提供线粒体 DNA,捐赠者卵子细胞质还可能影响细胞核中基因表达(表观遗传)的成分,从而可能部分影响后代的部分表型。这项新的生物技术所带来的新生命体的长远生物及社会效需要继续观察。若能改进现有的细胞质捐赠方案,使用自体细胞如颗粒细胞细胞质中的线粒体来作为卵浆捐赠的受体或许能部分解决这一瓶颈,但目前该领域尚未有相关研究,这也许是细胞质置换技术进一步长远发展安全应用于临床的重要突破口。

四、线粒体移植

线粒体是细胞中的能量工厂,携带着自己的 DNA,与细胞核中的基因组相互独立。在某种意义上,线粒体就像是住在细胞里的外星人,这就是风险的来源。人类的核基因组包含大约 2 万个基因,但线粒体中只有差不多 37 个基因。并且这两个基因组在很大程度上是共生关系,线粒体摄入的蛋白质中实际上有 99% 是在细胞核中制造的。线粒体也会分裂和复制,由于持续进行复制,基因发生突变的概率是细胞核基因的 10~30 倍。当线粒体出现问题,细胞的生物能量就会受到损害,继而引发严重的健康问题,如不孕不育、癌症、心脏疾病和神经退行性疾病等。

线粒体疾病为母系遗传,是一类主要累及大脑、肌肉等器官,引起残障甚至威胁生命的严重遗传性疾病。平均每 5 000~10 000 个新生儿中至少有一个线粒体疾病患者。然而,目前包括胚胎植入前遗传学诊断(preimplantation genetic diagnosis,PGD)在内的现有试管婴儿技术均无法解决该问题。线粒体移植术(mitochondrial replace therapy,MRT)是指用来自卵子捐献者的健康线粒体取代母亲卵子中的缺陷线粒体，随后用融合后的卵子与父亲的精子受精。在卵细胞中，使用供卵中的健康线粒体替换携带突变 mtDNA 的线粒体，有望防止有害的 mtDNA 突变在母婴之间遗传。近年来，线粒体移植术一度被热议用于对线粒体疾病患者卵母细胞或受精卵实施健康供体线粒体移植，为线粒体疾病患者带来了新的希望。2015年，英国成为世界上首个允许"三亲试管婴儿"技术应用于线粒体疾病患者的国家。2016年，全球首例"三亲试管婴儿"在墨西哥诞生，阻断了母亲线粒体中携带的亚急性坏死性脑病基因的母婴传递；2017年，第二例"三亲试管婴儿"在乌克兰诞生。

研究表明，线粒体与女性卵巢功能下降之间有着密切联系，除了治疗线粒体疾病外，线粒体移植更大的价值在于治疗高龄女性不孕症，因为女性卵子的细胞核不会随着年龄增加而发生改变，线粒体移植术用于卵巢储备功能低下的卵泡中或许能修补母方线粒体的缺陷，从而改善这部分卵子的受精能力及受精胚胎的发育潜能。目前已有研究者通过动物实验证明了这种技术治疗不孕的可行性。

针对"三亲试管婴儿"的研究主要基于动物实验和干细胞，缺乏临床试验结果。置换后的线粒体与细胞核的相容性仍需要进一步实验。此外，供体卵母细胞质成分是否改变受体细胞核 DNA 表观遗传修饰，进而影响和基因表达也需要进一步的探讨。细胞核与线粒体的不匹配是否会对后代的生育、行为等产生影响，还需要长期的追踪及安全性评估。2016年12月《自然》发表了一项里程碑式的研究，该研究发现在大约15%的病例中，线粒体移植会失败，无法避免致命性缺陷的发生，甚至会增加儿童对新疾病的易感度。这项研究证实了许多研究者的疑虑：外来线粒体基因和原先的线粒体基因之间的冲突确实存在，需要对卵子捐赠者和接受者进行更加复杂的匹配，比如将线粒体基因相似的母亲进行匹配才能达到治疗目的。线粒体配型操作起来并不容易，一个主要的限制条件就是找到愿意捐献卵子的女性，而且需要先对一个大的群体携带线粒体的 DNA 进行普查。伦理上，三亲试管婴儿遗传了"三亲"的 DNA，即拥有两个妈妈和一个爸爸（图 8-1，图 8-2）。虽然第二个妈妈（提供健康线粒体）的 DNA 比例仅占 0.2%，但是这对于传统的血缘关系依然会产生冲击，从而带来一系列伦理及法律问题。总之，线粒体移植技术能否造福人类，这不是技术本身所能决定的，必须借助伦理道德和法律法规的力量。只有在道德评价、价值判断以及规章制度的约束下，科研人员、受试者对其合理应用，线粒体移植技术才能够延续辅助生殖技术的脚步，成为革命性的新疗法。

五、生发泡移植

卵母细胞成熟是一个复杂的过程，包括减数分裂周期的进展和细胞质重塑。卵母细胞质成熟包括线粒体数量的增加和核糖体的聚集。有潜能的成熟卵母细胞最后完成减数分裂，释放出成熟的 MII 卵，并且有受精和发育成胚胎的潜能。卵母细胞核和胞质成熟异常都将引起减数分裂错误和胚胎发育潜能受损。

老年妇女细胞质中调节减数分裂纺锤体物质的异常是导致卵子高比例的非整倍体畸形的主要原因。有证据表明母亲年龄对细胞质中细胞骨架肌动蛋白的影响。减数分裂中期

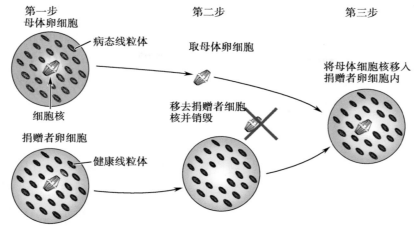

图 8-1　三亲试管婴儿

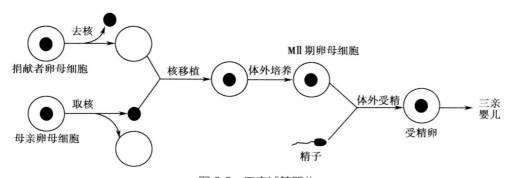

图 8-2　三亲试管婴儿

Ⅰ（MⅠ）纺锤体异常是导致减数分裂错误、卵母细胞非整倍体异常从而导致不孕或流产的主要原因，如果在第一次减数分裂中期染色体分离前植入年轻妇女的细胞质，就有可能避免高龄妇女卵母细胞减数分裂错误。在高龄妇女卵子减数分裂纺锤体形成前移出生发泡（germinal vesicle，GV），植入去核的年轻妇女未成熟卵细胞质中，然后体外培养新构建的含有高龄妇女 GV 核年轻妇女细胞质的卵子，进一步体外培养成 MⅡ 卵，新构建的卵子纺锤体异常比例下降，非整倍体异常发生率下降，从而提高高龄妇女卵子质量，这就是生发泡移植（germinal vesicle transfer，GVT）。对于高龄不孕患者 GVT 是获得自己遗传学后代的有效方式。临床前研究表明，通过 GVT 可以克服 80% 人卵子的非整倍体异常。GV 在显微镜下容易识别，因为 GV 核周围有核膜包围，操作导致遗传物质丢失或损伤的机会少，所以移植 GV 核比移植成熟卵子的细胞核更安全。但是 GVT 的 MⅡ 卵受精后早期胚胎发育异常，目前尚未有成功妊娠分娩的报道。由于胚胎生殖遗传技术和培养实验室条件的限制，目前在我国没有推广该技术。在美国和日本，细胞质置换已经得到了遗传学方面的测试和应用。2014年，中国学者在《细胞》上发表了一项重磅研究，分别评估了移植供体卵子中的第一极体、第二极体、纺锤体或是原核到年轻健康的卵子细胞质中后重构卵子的妊娠结局，以及产生后代中携带供体卵子中 mtDNA 的拷贝数，研究结果表明极体移植可在线粒体补充疗法中充分应用,因其后代携带的供体来源 mtDNA 拷贝数最少,能有效阻断线粒体疾病的遗传及高龄女性卵细胞质中老化线粒体 DNA 的遗传,改善子代的出生质量。2017 年,山东大学陈子江教授团队率先在人类受精卵中实施第二极体移植,获得的重构胚胎可有效清除致病线粒体(99.5%),为"三亲试管婴儿"的临床实施奠定了技术基础,标志着我国线粒体疾病阻断技术相关研究处于世界领先水平。

六、卵泡体外培养

目前,卵巢组织体外冷冻保存唯一有效恢复生育力的途径将卵巢组织移植回体内,但卵巢组织移植并不是所有人都适用。如能在体外培养卵巢组织内的卵泡使之成熟,进而能产生减数分裂的卵子用来体外受精,称卵泡体外成熟(in vitro maturation,IVM)。IVM 不仅揭示卵泡发育的基础知识也为生育力保存提供可能性。卵巢组织中的卵泡大多数是始基卵泡和窦前卵泡,要在体外培养这些未成熟的卵泡需要攻克许多难关。IVM 最关键的挑战是始基卵泡的激活,使始基卵泡脱离休眠状态转到生长状态。另外,大多数卵泡生长到窦前阶段即发生闭锁。目前,人们尚未完全了解卵泡发育跨越窦前卵泡阶段所需要的抑制卵泡闭锁的生理和生化因子。在哺乳动物已经通过 IVM 培养出成熟卵子和体外受精获得胚胎,但是效率非常低,且尚未出生经过 IVM 的哺乳动物的子代。人卵泡体外培养出最终能减数分裂成熟的卵子,但是经过 IVM 的卵子受精及植入供者子宫妊娠还需要很长时间的等待(图 8-3)。

绝经后人卵巢组织尚存数千个始基卵泡,如果激活这些卵泡,绝经后妇女就有可能孕育自己遗传物质的子代。最近有关于体外激活培养的卵泡分娩健康婴儿的报道。该研究卵巢组织碎片从 POI 患者中获取,通过体外卵巢组织体外药物培养破坏 Hippo 信号通道,激活 Akt 通道,再次自体移植卵巢组织后,8 位妇女获得成熟卵子,2 位妊娠。这些研究表明在已经绝经卵泡耗竭的妇女卵巢组织中,通过激活休眠的始基卵泡获得妊娠是可行的。

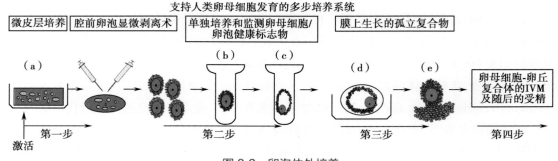

图 8-3　卵泡体外培养

七、卵原细胞诱导

过去人们认为女性出生时卵母细胞池即已经限定,不能更新。2004 年以来的系列研究报道认为:成人及成年鼠卵巢拥有少量的卵原生殖细胞(oogonial stem cells,OSCs)。这些细胞在体外能稳定的增生数月,自然形成不成熟的卵母细胞。研究显示 GFP 标记的 OSCs 注入化疗处理的成年鼠卵巢,可分化为成熟卵子并且排卵和受精,分娩活的子代。在人类卵巢,分离的 OSCs 和分离的成人卵巢组织共培养后形成早期卵泡样结构(颗粒细胞包绕卵母细胞)。在免疫缺陷小鼠体内植入人 OSCs 和卵巢髓质组织后,能形成始基卵泡和初级卵泡,提示从人卵原干细胞组建卵泡的可能性。老年鼠萎缩的卵巢组织中也分离鉴定出休眠的OSCs,将这些 OSCs 移植入年轻鼠的卵巢环境中,能恢复其体内的卵子生成过程,提示卵巢衰老是可以逆转的。这些发现提示,可利用OSCs 作为移植物来调节卵巢功能和治疗不孕症。

多能干细胞诱导分化是提供生育力恢复的另一种途径。胚胎干细胞、骨髓和外周血来源的干细胞可以诱导分化出原始生殖细胞并能分化产生卵母细胞(图 8-4)。从女性小鼠胚胎干细胞诱导的原始生殖细胞在体外可以重造卵巢组织,植入体内后原始生殖细胞可以产生有减数分裂潜能的卵母细胞,并且受精产生活的后代。

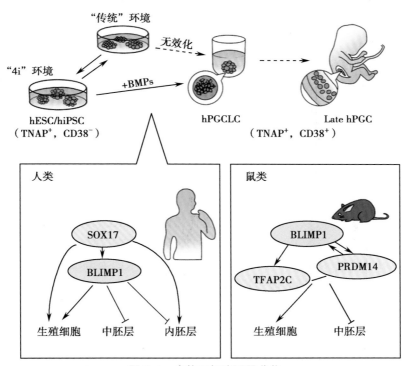

图 8-4　多能干细胞诱导分化

第五节　基因治疗

卵巢功能不全主要涉及年龄、遗传、免疫、医源性因素等。卵巢功能不全在遗传病因学中是高度异质的。染色体异常长期以来被认为是卵巢功能不全病因的一个组成部分,占卵巢功能不全的10%~15%。而基因所占POI的比例至25%,涉及基因分布于卵泡发育的各个阶段,但不限于卵泡发育过程,也包括细胞黏附迁移,DNA 损伤修复,转录前、转录后调节,线粒体功能,代谢相关过程等。然而,鉴定致病基因一直是筛选卵巢功能不全候选基因的难点。最近陈子江教授在大型卵巢功能不全的家系中使用下一代测序（NGS）鉴定新的致病因子，并提出在不久的将来，NGS 或全基因组测序，特别是全外显子组测序（WES）将有助于更好地定义涉及的基因。

目前，针对卵巢功能不全主要治疗是激素替代疗法（HRT），除了可通过解决血管舒缩症状和阴道萎缩来改善生活质量外，还可通过补充激素在一定程度上预防并缓解骨质疏松和心血管问题。同时，对诊断卵巢功能不全的患者进行心理干预及生活方式指导可改善其身心情况。在患者生育方面，除了卵巢反应不佳外，由于卵巢储备减少，辅助生殖技术很少有成效。因此，需要探索更有效的治疗卵巢功能不全的方法，尤其是恢复生殖功能。在 NGS、WES 快速发展的情况下，针对基因层面进行遗传学上的阻断可能是未来治疗方案之一。

目前虽无文献报道对患有卵巢功能不全的患者进行基因编辑治疗，但在 POI 小鼠模型中已有团队进行实验，并证明了一定程度上基因治疗对疾病有所缓解。文献报道，卵泡刺激素受体（*FSHR*）基因突变与卵巢功能不全有关。卵巢功能不全导致正常核型的女性不孕，卵泡刺激素（FSH）升高，血清雌激素水平降低，这些女性患者的卵泡不能正常发育，表现为卵泡闭锁。卵巢功能不全自发怀孕的可能性非常低，而且卵巢对 FSH 刺激反应不佳，这使得辅助生殖技术在一定程度上受到限制。Ghadami 等研究了携带正常拷贝人 *FSHR* 基因的腺病毒（Ad-*hFSHR*）转染颗粒细胞（JC-410），同时设立对照组，未转染或转染了携带标记基因β- 半乳糖苷酶基因的腺病毒（Ad-LacZ），三者相较之下，转染了 Ad-*hFSHR* 的细胞 *hFSHR* 表达增加了 2~4.6 倍，表明 Ad-*hFSHR* 具有功能活性并能成功表达 hFSHR。携带突变的 *FSHR* 基因的雌性小鼠，表现为与人 *FSHR* 基因突变相似的表型，且由于该小鼠初级卵泡发生阻滞而表现为不孕。Ghadami 团队观察到卵巢内注射 Ad-*hFSHR* 能够恢复 FSH 反应性并重新激活卵巢内卵泡的发生发育，以及促卵泡激素受体敲除（FORKO）雌性小鼠雌激素合成恢复。但令人遗憾的是，经过治疗的 FORKO 小鼠仍旧无法产生后代，这可能与载体系统中强启动子有关，无法产生生理性 FSHR 下调，实现 FSH 生理性调节卵泡发生发育。

卵巢自身免疫引起的原发性卵巢功能不全目前同样缺乏有效治疗。胸腺和卵巢之间存在一定联系：先天性无胸腺（裸）和胸腺切除的小鼠均表现出卵巢功能不全的症状，表现为青春期后出现严重的卵巢发育不良。胸腺可能通过垂体 - 性腺轴协助卵巢成熟，大量证据表明胸腺素（一种胸腺肽）可能参与胸腺 - 垂体通讯。Reggiani 团队通过在新生裸鼠（胸腺素缺乏）中注射含有编码胸腺素 - 甲硫氨酸 - 血清胸腺因子的生物活性类似物的合成 DNA 序列的腺病毒载体（NTGT）在一定程度上缓解了裸鼠的典型特征——促性腺激素释放激素神经元缺陷（前下丘脑和视前核）。并且注射了 NTGT 的小鼠在发育的所有阶段含有正常的黄体及正常的性腺及卵泡，而对照组卵巢功能仍存在异常——具有较少的卵泡数量、排卵前卵泡缺乏及存在大量的闭锁卵泡。此外，接受 NTGT 与未治疗的小鼠相比具有正常的血清雌激素。

一直以来细胞凋亡被认为是卵母细胞丢失的主要机制，无论是发育过程中还是继发于恶性肿瘤的治疗，凋亡途径非常复杂。鞘磷脂磷酸二酯酶 1（SMPD1）是程序性死亡开始所需的关键酶。Morita 等通过观察野生型和 *Smpd1* 突变小鼠卵巢内非闭锁颗粒细胞数以及经阿霉素处理的两种基因型小鼠卵子的凋亡率,发现向野生型小鼠卵子中注射 SMPD1 可使卵子凋亡明显增加;而在鞘氨醇 -1- 磷酸(S1P)、阿霉素共同孵育下的卵子,其凋亡率较前述表型下降,提示鞘磷脂途径调节卵母细胞的发育死亡,鞘氨醇 -1- 磷酸提供了一种保持体内卵巢功能的新方法。

颗粒细胞凋亡在卵泡闭锁的发生中起关键作用。*Bcl-2* 是一种抗凋亡基因,可以抑制化疗诱导的 GCs 凋亡。在 CTX 诱导的具有卵巢功能不全表型的大鼠双侧卵巢内注射携带 *Bcl-2* 基因的慢病毒载体(pGC-FU-EGFP-bcl-2)从而上调 *Bcl-2* 基因表达,在注射 pGC-FU-EGFP-bcl-2 后,大鼠血清雌激素水平升高,FSH 降低,卵泡数量增多,CTX 诱导的颗粒细胞凋亡受到抑制。该基因治疗成功地保护了颗粒细胞免于凋亡并逆转了受损的卵巢功能。

MicroRNA 21(miR-21)是在颗粒细胞中最受关注的微小 RNA,参与抑制颗粒细胞的凋亡;有助于排卵。最近,Fu 等团队通过将携带 miR-21 的慢病毒载体转染至间充质干细胞(MSC),将成功转染携带 miR-21 的慢病毒载体的间充质干细胞注射至经化疗诱导的卵巢功能不全的大鼠双侧卵巢中,结果表明,间充质干细胞过表达的 miR-21 可以抑制体外颗粒细胞的凋亡,并使卵巢功能不全的大鼠动情周期恢复正常,激素水平显著提高。该研究表明,与干细胞治疗或单独核酸注射相比,基因治疗与干细胞治疗相结合可能会获得更好的效果,值得进行更多的研究和关注。

经 Ad-hFSHR 治疗的 FORKO 小鼠没有发生妊娠,可能是由于 Ad-hFSHR 载体启动子的优势,导致在卵泡发育的进一步阶段缺乏 *FSHR* 下调,因此,未来的工作很可能是在对这种载体的修饰上进行的,以便解除卵泡发育的后期阶段并达到排卵期。已知参与 POI 发展的其他基因也可以靶向基因治疗,但需要进一步调查其功能,以及纠正其缺陷的更多方法。

【小结】

针对 POI 患者没有统一可行的 IVF 方案,正确评估、分期卵巢功能是处理 POI 患者生育问题的关键。实现 POI 患者的生育梦,需要非常有经验的临床医师进行个性化的 ART 方案设计,精准的药物调控需要强大的实验室团队技术支持,多学科联合攻关。随着卵子发育奥秘的逐步解析、高通量测序技术、基因治疗的进步及干细胞研究的巨大进展,通过基因疗法及干细胞移植治疗卵巢功能不全可能会在不久的将来实现。

(胡燕军　李静怡　刘益枫)

参考文献

1. Ke H, Chen X, Liu YD, et al. Cumulative live birth rate after three ovarian stimulationIVF cycles for poor ovarian responders according to the bologna criteria. J Huazhong Univ Sci TechnologMed Sci, 2013, 33: 418-422.

2. Scott RT, Toner JP, Muasher SJ, et al. Follicle-stimulating hormonelevels on cycle day 3 arepredictive of in vitro fertilizationoutcome. FertilSteril, 1989, 51: 651-654.

3. Martin JS, Nisker JA, Tummon IS, et al, Future in vitro fertilization pregnancypotential of women with variable elevated day 3 folliclestimulatinghormone levels. Fertil Steril, 1996, 65: 1238-1240.

4. Mustafa KB, Keane KN, Walz NL, et al. Live birth rates are satisfactory following multiple IVF treatment cycles in poor prognosis patients. Reprod Biol, 2017, 17 (1): 34-41.

5. Bastu E, Buyru F, Ozsurmeli M, et al. Randomized, single-blind, prospective trial comparing three different gonadotropin doses with or without addition of letrozole during ovulation stimulation in patients with poor ovarian response. Eur J Obstet Gynecol Reprod Biol, 2016, 203: 30-34.

6. Lainas TG, Sfontouris IA, Venetis CA, et al. Live birth rates after modified natural cycle compared with high-dose FSH stimulation using GnRH antagonists in poor responders. Hum Reprod, 2015, 30 (10): 2321-2330.

7. Kuang YP, Chen QJ, Hong QQ, et al. Double stimulationsduring the follicular and luteal phases of poor respondersin IVF/ICSI programmes (Shanghai protocol). Reprod Biomed Online, 2014, 29 (6): 684-691.

8. 叶静, 陈秋菊, 匡延平. 卵巢功能正常患者高孕激素状态下促排卵的内分泌特征及 IVF/ICSI 临床结局的研究. 生殖与避孕, 2015, 35 (6): 393-400.

9. 朱秀娴, 陈秋菊, 匡延平. 卵巢功能正常患者使用不同促性腺激素联合安宫黄体酮促排卵的 IVF/ICSI-FET 结局. 生殖与避孕, 2015, 35 (5): 310-317.

10. Wei LH, Ma WH, Tang N, et al. Luteal-phase ovarian stimulation is a feasible method for poor ovarian responders undergoing in vitro fertilization/intracytoplasmic sperminjection-embryo transfer treatment compared to a GnRH antagonist protocol: A retrospective study. Taiwan J Obstet Gynecol, 2016, 55 (1): 50-54.

11. Check ML, Check JH, Kaplan H. Pregnancy despite imminent ovarian failure and extremely high endogenous gonadotropins and therapeutic strategies: case report and review. Clin Exp Obstet Gynecol, 2004, 31 (4): 299-301.

12. Jan Tesarik. Customized Assisted Reproduction Enhancement (CARE) for Women with Extremely Poor Ovarian Reserve (EPOR). J Gynecol Women's Health, 2017, 3 (4): 555-625.

13. Mignini Renzini M, Brigante C, Coticchio G, et al. Retrospective analysis of treatments with recombinant FSH and recombinant LH versus human menopausal gonadotropin in women with reduced ovarian reserve. J Assist Reprod Genet, 2017, 12 (4): 289-291.

14. Spandorfer SD, Bendikson K, DragisicK, et al. Outcome of in vitro fertilization in women 45 years and older who use autologous oocytes. FertilSteril, 2007, 87 (1): 74-76.

15. Check ML, Check JH, Kaplan H. Pregnancy despite imminent ovarian failure and extremely high endogenous gonadotropins and therapeutic strategies: case report and review. Clin Exp Obstet Gynecol, 2004, 31 (4): 299-301.

16. Zhang J. Revisiting germinal vesicle transfer as a treatment for aneuploidy in infertile women with diminished ovarian reserve. J Assist Reprod Genet, 2015, 32 (2): 313-317.

17. Telfer EE, Zelinski MB. Ovarian follicle culture: advances and challenges for human and nonhuman primates. Fertil Steril, 2013, 99 (6): 1523-1533.

18. De Vos M, Smitz J, Woodruff TK. Fertility preservation in women with cancer. Lancet, 2014, 384 (9950): 1302-1310.

19. White YA, Woods DC, Takai Y, et al. Oocyte formation by mitotically active germ cells purified from ovaries of reproductive-age women. Nat Med, 2012, 18 (3): 413-421.

20. Jin Yeong Kim. Control of ovarian primordial follicle activation. Clin Exp Reprod Med, 2012, 39 (1): 10-14.

21. McGee EA, Hsueh AJ. Initial and cyclic recruitment of ovarian follicles. Endocr Rev, 2000, 21: 200-214.

22. John GB, Gallardo TD, Shirley LJ, et al. Foxo3 is a PI3K-dependent molecular switch controlling the initiation of oocytegrowth. Dev Biol, 2008, 321: 197-204.

23. Adhikari D, Zheng W, Shen Y, et al. Tsc/mTORC1 signaling in oocytes governs the quiescenceand activation of primordial follicles. Hum Mol Genet, 2010, 19: 397-410.

24. Fan HY, Liu Z, Cahill N, et al. Targeted disruption of Pten inovarian granulosa cells enhances ovulation and extends the lifespan of luteal cells. Mol Endocrinol, 2008, 22: 2128-2140.

25. Cobo A, Domingo J, Perez S, et al. Vitrification: an effective new approach to oocyte banking and preserving fertility in cancer patients. Clin Transl Oncol, 2008, 10: 268-273.

26. Kim SS, Donnez J, Barri P, et al. Recommendations for fertility preservation in patients with lymphoma, leukemia, and breast cancer. J Assist Reprod Genet, 2012, 29: 465-468.

27. Xiafei Fu, Yuanli He, Xuefeng Wang, et al. Overexpression of miR-21 in stem cells improves ovarian structure and function in rats with chemotherapy-induced ovarian damage by targeting PDCD4 and PTEN to inhibit granulosa cell apoptosis. Stem Cell Res Ther, 2017.

28. Desai SS, Roy BS, Mahale SD, et al. Mutations and polymorphisms in FSH receptor: functional implications in human reproduction. Reproduction, 2013, 146: 235-248.

29. Nao Suzuki, Nobuhito Yoshioka, SeidoTakae, et al. Successful fertility preservation following ovarian tissue vitrificationin patients with primary ovarianinsufficiency. Human Reproduction, 2015, 30 (3): 608-615.

30. DrorMeirow, Hadassa Roness, Stine Gry Kristensen, et al. Optimizing outcomes from ovariantissue cryopreservation and transplantation; activation versuspreservation. Human Reproduction, 2015, 30 (11): 2453-2456.

31. Sherman Silber. Ovarian tissue cryopreservation and transplantation: scientific implications. J Assist Reprod Genet, 2016, 33: 1595-1603.

32. Jun Zhai, Guidong Yao, Fangli Dong, et al. In Vitro Activation of Follicles and Fresh TissueAuto-transplantation in Primary OvarianInsufficiency Patients. J Clin Endocrinol Metab, November, 2016, 101 (11): 4405-4412.

33. Zhang J. Revisiting germinal vesicle transfer as a treatment for aneuploidy in infertile women with diminished ovarian reserve. J Assist Reprod Genet, 2015, 32 (2): 313-317.

34. Telfer EE, Zelinski MB. Ovarian follicle culture: advances and challenges for human and nonhuman primates. FertilSteril, 2013, 99 (6): 1523-1533.

35. White YA, Woods DC, Takai Y, et al. Oocyte formation by mitotically active germ cells purified from ovaries of reproductive-age women. Nat Med, 2012, 26, 18 (3): 413-421.

36. Krieg SA, Henne MB, Westphal LM. Obstetric outcomes in donor oocyte pregnancies compared with advanced maternal age in in vitro fertilization pregnancies. FertilSteril, 2008, 90 (1): 65-70.

37. Wang T, Sha H, Ji D, et al. Polar body genome transfer for preventing the transmission of inherited mitochondrial diseases. Cell, 2014, 157 (7): 1591-1604.

38. Reggiani PC, Barbeito CG, Zuccolilli GO, et al. Neonatal thymulin gene therapy prevents ovarian dysgenesis and attenuates reproductive derangements in nude female mice. Endocrinology, 2012, 153: 3922-3928.

39. Wang X, He Y, Liu M, et al. Lentivirus-mediated bcl-2 gene therapy improves function and structure of chemotherapy-damaged ovaries in wistar rats. Am J Reprod Immunol, 2013, 69: 518-528.

第九章

卵巢功能不全生育力保存

 【开篇导读】

近年来女性生育力整体呈下降趋势,在影响了女性生殖健康的同时,也严重影响了生活质量。生育力保存日渐成为生殖医学发展的重点。本文将着重阐述人类生育力保存各种成熟技术的发展过程、方法,以及生育力保存在临床的应用和未来的发展,并涵盖了干细胞,包括 iPS 细胞的冷冻保存以及对生育力保存的潜在的意义和研究进展。

▼ 第一节 生育力保存现状 ◢

生殖健康和生育力保存日渐成为社会关注的焦点。"全面二孩"每年带来的新增人口在300 万~800 万,夫妇中 60% 是 35 岁以上的育龄妇女,生育难度增大。随着社会经济条件的改善及女性对受教育、事业的追求,女性的生育年龄不断推后。另外,据相关数据,我国每年新增约 7.6 万个失独家庭,目前已有超过 100 万个失独家庭,未来将达到 1 000 万,失独家庭夫妇较多已达到高龄,错过再生育的最佳时期,这些失独家庭的高龄女性同样也在寻求辅助生殖技术的帮助。探索解决高龄妇女妊娠所面临问题的方法已经成为生殖医学研究的重点。女性生育力是指女性能够产生卵母细胞、受精并孕育胎儿的能力。社会的不断发展带给人类巨大物质和精神财富的同时,环境污染、社会压力等综合因素也影响了人们的生育能力。生育力保存(fertility preservation)是指使用手术、药物或实验室技术对存在不育风险的各年龄段女性提供帮助,保护和保存其产生遗传学后代的能力。女性生育力保存的途径包括卵巢固定术、制定合理的癌症治疗方案、改变妇科肿瘤术式、胚胎冻存、卵母细胞冻存、卵巢组织冷冻及卵巢移植、促性腺激素释放激素类似物的应用、卵泡移植与培养等,大大改善了肿瘤等疾病康复者的生育需求和生殖健康。女性生育力存在个体差异,易受众多因素影响,近年来女性生育力整体呈下降趋势,在影响了女性生殖健康的同时,也严重影响了生活质量。世界卫生组织在 25 个国家的 33 个研究中心的调查结果表明,发达国家不孕症(infertility)的患病率为 5%~8%,发展中国家一些地区可高达 30%,不孕症已经成为发病率最高的三大疾病之一。

影响女性生育力的因素是多方面的。女性年龄增加是导致生育力下降的主要原因，近年来，因个人、职业或经济等社会因素推迟生育计划的女性越来越多，表现为卵巢储备功能降低，卵巢内存留的可募集卵泡数目减少及卵子质量下降。卵巢早衰（premature ovarian failure，POF）是常见的严重影响女性生育力的病理因素，患病率高达 1%，可能与遗传、免疫异常、卵巢破坏等多种因素相关。Xq21.3-q27、Xq26.1-q27 和 Xql3.3-q21 是决定卵巢功能的基因位点，此区域的缺失可能导致原始卵泡数减少、凋亡增加或卵泡成熟障碍，如特纳综合征。研究表明，POF 患者及自然绝经后妇女体内 $CD8^+$、$CD16^+T$ 淋巴细胞数量明显升高，$CD4^+/CD8^+$ 明显降低，可能影响到淋巴细胞的调节功能从而引起 POF。子宫内膜异位症可影响盆腔解剖结构、卵子质量、卵巢功能和腹腔免疫环境，降低子宫内膜容受性，从而影响育龄期女性的生育能力。腹腔镜双极电凝术产生的热能可损伤卵巢基质血管和卵巢髓质组织，降低卵巢储备功能。化疗后癌症患者，尤其是采用烷基化药物，卵巢早衰的风险增加 9 倍，其中 21~25 岁女性患者卵巢早衰风险高达约 27 倍，儿童患者化疗后卵巢早衰发生率高达 60%。化疗、全身放疗联合骨髓移植治疗，80% 的儿童患者面临卵巢功能早衰。盆腔放射治疗过程中，20Gy 辐射就可导致 40 岁以下患者卵巢功能衰竭。一些环境因素包括不良生活方式、职业相关危险因素（麻醉性气体、抗肿瘤药物、重金属和溶剂等）和内分泌因素（外源性的化学物质）也会引起卵巢早衰。吸烟、饮酒、长期服用咖啡因、不规律饮食、营养不良或营养过剩等不良生活方式会对生育力产生不良影响。自然怀孕或助孕过程中，精神紧张、焦虑、沮丧等不良情绪及过大心理压力常影响女性生育力。人工流产术后若处理不当，也会导致不孕。

放疗、化疗的发展大大延长了癌症患者的生存期，但在疾病的恢复期，面对这些患者的是放疗、化疗的后遗症，其中包括卵巢功能下降，甚至是卵巢早衰。癌症治疗可以影响女性生殖轴的各个方面（图 9-1）。放射疗法可以通过触发修复或消除途径破坏正在生长的卵泡。一般来说，活跃分裂的细胞更容易受辐射诱导而死亡，并且由于年轻女性的卵母细胞停于减数分裂 I 前期，它们比有丝分裂中的细胞更能抵抗辐射。与生长卵泡相比，静止的原始卵泡似乎对辐射的抵抗力更强，但是，人卵母细胞对放射治疗很敏感。LD_{50} 或破坏 50% 未成熟人类卵母细胞所需的辐射剂量小于 2Gy。数学模型预测有效的辐射剂量与年龄呈负相关：出生时为 20.3Gy，20 岁时为 16.5Gy。除了放射敏感外，卵巢还具有化学敏感性。烷基化试剂，尤其是环磷酰胺和白消安，与其他化学治疗药物（包括铂类药物、植物生物碱和抗代谢药物）相比具有更强的性腺毒性。烷化剂会导致 DNA 断裂，与原始卵泡死亡和基质细胞功能受损的高风险相关。无论是通过放射或化学诱导的卵泡破坏，不仅会导致配子损失，还会导致子宫功能障碍及影响卵巢激素分泌，由于卵巢储备受到损害，导致更年期过早。此外，放射和化疗影响由于影响雌激素分泌从而严重影响了月经周期。不仅是生殖细胞，卵巢的其他成分包括基质细胞和颗粒细胞同样也是医源性损伤的潜在靶点。近十年来，女性生育力保存的研究取得了长足的进步，为癌症患者保存生育力正逐渐成为肿瘤治疗当中的常规环节。

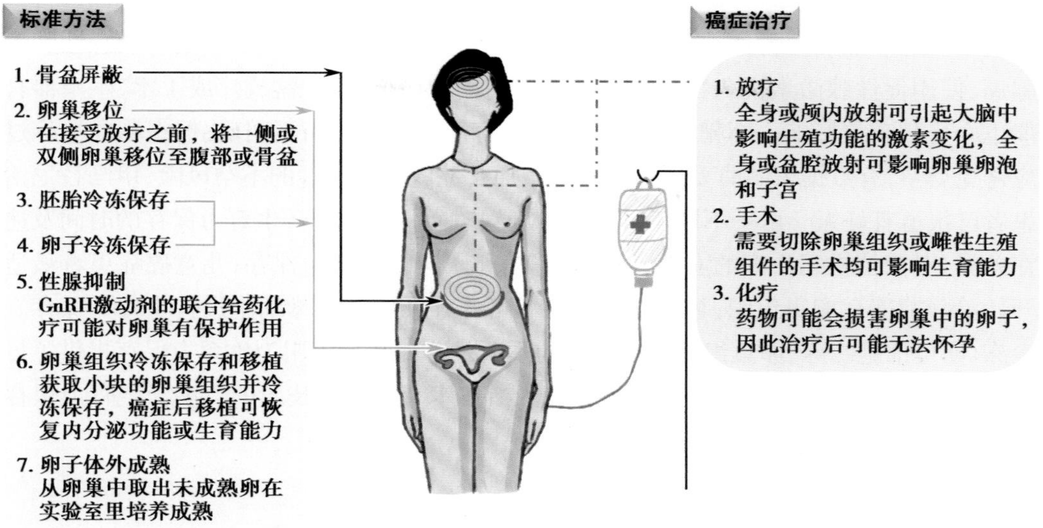

标准方法

1. 骨盆屏蔽
2. 卵巢移位
   在接受放疗之前，将一侧或双侧卵巢移位至腹部或骨盆
3. 胚胎冷冻保存
4. 卵子冷冻保存
5. 性腺抑制
   GnRH激动剂的联合给药化疗可能对卵巢有保护作用
6. 卵巢组织冷冻保存和移植
   获取小块的卵巢组织并冷冻保存，癌症后移植可恢复内分泌功能或生育能力
7. 卵子体外成熟
   从卵巢中取出未成熟卵在实验室里培养成熟

癌症治疗

1. 放疗
   全身或颅内放射可引起大脑中影响生殖功能的激素变化，全身或盆腔放射可影响卵巢卵泡和子宫
2. 手术
   需要切除卵巢组织或雌性生殖组件的手术均可影响生育能力
3. 化疗
   药物可能会损害卵巢中的卵子，因此治疗后可能无法怀孕

图 9-1　女性临床生育力保留选择

第二节　生育力保存适应证

生育力降低的高风险人群有高龄女性、卵巢早衰女性、癌症患者、因盆腔疾病行卵巢手术患者、自身免疫性疾病患者、良性血液系统疾病患者及嵌合型特纳综合征患者等。妇科手术患者卵巢部位手术可引起卵巢储备功能下降，如卵巢囊肿剥除术、子宫内膜异位症的保守性或半根治性手术、子宫切除术、根治性输卵管切除术等。另外，腹腔镜双极电凝术可能对卵巢造成热损伤，引起卵巢功能下降。自体免疫性或血液系统疾病的患者，接受大剂量化疗/放疗后，有卵巢功能衰竭的风险。癌症患者放疗、化疗和盆腔手术等治疗都可能对卵巢功能造成不可逆转的损害，降低或损失生育力。

随着癌症早期诊断率的提高、新型化疗药的出现和放化疗方案的改进，儿童、年轻女性癌症患者生存率明显提高。大剂量放、化疗及骨髓移植（bone marrow transplantation，BMT）可使超过90%年轻女性恶性肿瘤患者病情得到缓解，但卵巢功能受到明显影响，约80%的患者面临卵巢功能早衰。每年，美国有超过30 000名育龄妇女被诊断患有癌症。年轻女性常见的癌症包括乳腺癌、恶性血液病、妇科恶性肿瘤、肉瘤、脑肿瘤和结肠直肠癌。许多患有癌症的年轻女性在确诊时仍未婚，而这些患有癌症的年轻女性需要接受化疗、放疗等治疗往往会影响未来生育能力。化疗对卵巢有毒，可导致原始卵泡储备功能丧失和卵巢早衰。损害程度据化疗药物种类、持续时间/剂量和患者的年龄而变化。由烷化剂诱导的DNA损伤导致卵巢中的原始细胞死亡，同时化疗加速了卵泡储备能力下降，因此在生育年龄后期接受化疗的女性中，不孕风险明显增大。应在癌症诊断后和开始癌症治疗之前尽快解决生育问题。卵母细胞是一种不可再生资源，一旦失去就不能恢复，对存在卵巢早衰高风险尤其是癌症患者的生育力保存十分必要。有研究表明冻存促排卵后的成熟卵子较不成熟卵进行体外培养效果更好。然而促排卵会使得癌症的治疗推迟 4~6 周，尤其对于雌激素敏感性肿瘤如乳腺癌，使用促性腺激素类药物可能会产生不利影响。腹部、骨盆放疗或手术，生殖器官的功能也会受到直接影响。新靶向治疗对女性生育能力的影响尚不明确，但在靶向治疗过程中应避免受孕，有数据表明曲妥珠单抗不会增加女性乳腺癌患者的不孕风险，伊马替尼治疗的患者已报道有妊娠。由于不同年龄及计划妊娠时间的患者进行生育力保存的时间及途径存在差异，对于拟推迟生育的女性，可选择冻存卵子进行生育力保存；儿童癌症患者最适于在开始治疗前冻存卵巢组织；育龄期癌症患者可冻存胚胎及卵母细胞进行生育力保存。胚胎冷冻、卵母细胞冷冻、卵巢组织冷冻方法的不断改善和联合应用为生育力保存提供了可行的方法。成熟卵母细胞体外成熟、卵巢体外激活技术及干细胞技术的发展为生育力保存提供了更加灵活、可行的方案，是将来的发展趋势。

第三节　生育力保存方法

胚胎自 6~8 周开始卵原细胞进入第一次减数分裂，并静止于前期双线期，称为初级卵母细胞，16~20 周两侧卵巢共含 600 万 ~700 万个生殖细胞，至出生后 6 个月，单层梭形前颗粒细胞围绕着初级卵母细胞（停留于减数分裂双线期）形成始基卵泡（primordial follicles）（图 9-2）。在胎儿卵巢发育期间，DNA 双链断裂（DNA double-strand breaks，DNA-DSB）的程序诱导和修复在第一次减数前期发生在前体卵母细胞中，以促进同源重组。在 LH 激增（从青春期开始）时，排卵前优势卵泡恢复减数分裂，然后停于第二次减数分裂中期。排卵后留下的残余物形成黄体。文献报道，除了减数分裂的 DSB 之外，卵母细胞 DNA 损伤可以在整个生命中的任何时间持续，并且可以在任何卵泡阶段累积，外源因素可以导致卵母细胞 DNA-DSB 发生，例如抗癌治疗和环境毒素，或内源性活性氧物质的产生，其随着年龄而增强（图 9-2）。胎儿期的卵泡不断闭锁，出生时约剩 200 万个，至青春期只剩下约 30 万个。卵泡自胚胎形成之后即进入自主发育和闭锁的轨道，此过程不依赖于促性腺激素。进入青春期的卵泡由自主发育至成熟的过程依赖于促性腺激素的支持。LH 与卵泡膜细胞上的 LH 受体结合后，使卵泡膜细胞内的胆固醇转化为雄烯二酮和睾酮，并通过基底膜层进入颗粒细胞。FSH 与存在于颗粒细胞上的 FSH 受体结合后激活芳香化酶活性，将雄烯二酮和睾酮转化为雌二醇和雌酮。随着卵泡的增大和雌激素合成的增多，颗粒细胞逐渐表达 LH 受体，LH 与 FSH 在卵泡中晚期共同作用于颗粒细胞，诱发局部抑制素 B 和生长因子的产生，促进卵泡的成熟和优势卵泡的选择。颗粒细胞一旦开始表达 LH 受体，FSH 的作用可以被 LH 取代。由于优势卵泡上存在 LH 受体，在血中 FSH 下降的情况下也可通过 LH 和 FSH 的共同作用使卵泡继续发育，而其他卵泡由于没有形成 LH 受体，在 FSH 降低的情况下不能维持发育，渐渐退化闭锁。始基卵泡发育远在月经周期起始之前，从始基卵泡至窦前卵泡约需 9 个月以上的时间，从窦前卵泡发育到成熟卵泡需 85 天，每发育一批卵泡，经过募集和选择，一般最终只有一个优势卵泡可达完全成熟，并排出卵子，其余的卵泡通过细胞凋亡机制而自行退

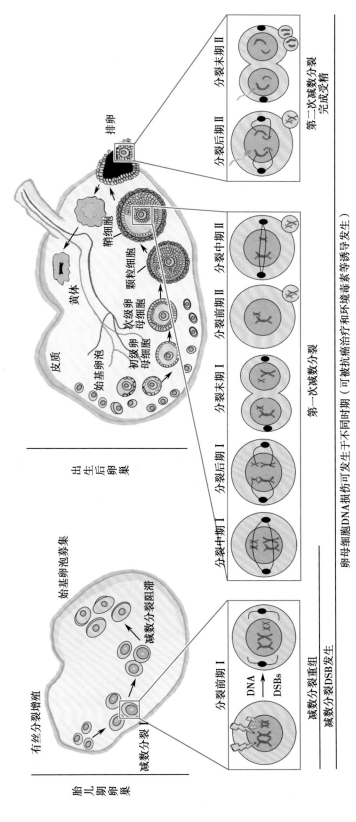

图 9-2 人类卵泡发生、减数分裂和卵巢发育时间表

化,称卵泡闭锁。

近年来 ART 的快速发展为诊断患有癌症的年轻女性带来了广泛的生育力保存选择。目前已有的用于生育力保存的 ART 概述及流程见图 9-3 及图 9-4。胚胎冷冻(embryo freezing)保存是一种既定成熟的保留生育力的方法,可以提供给伴侣或愿意使用赠精的青春期后妇女。数据表明,低温保存胚胎的移植活产率与新鲜胚胎移植的一样,且年龄小于 35 岁的女性冻胚移植的活产率为 43%。妊娠率和活产率随着女性年龄增高而下降。同样,在乳腺癌全身治疗前接受胚胎冷冻保存的 131 名乳腺癌患者中,33 名患者在自体冷冻胚胎后接受移植,其活产率为 45%。成熟的卵母细胞冷冻保存现在被认为是保留生育力的标准方法,可以提供给没有伴侣的青春期前患者或不希望冷冻保存胚胎的伴侣。冷冻复苏卵母细胞的累计活产率与卵母细胞冻存的数量增加相关。四项随机对照试验表明,新鲜和玻璃化冷冻复苏的卵母细胞的着床率和临床妊娠率相似。鉴于试验数量有限,尚不清楚这些数据是否可推广。实际上,来自辅助生殖技术协会的 IVF 数据表明,使用冷冻供体卵(44%)与新鲜供体卵(58%)相比,胚胎移植活产率降低。迄今为止,在癌症治疗前选择冻卵的患者中,其妊娠结果的数据虽然有限,但成功率与一般人群相当。胚胎冷冻保存和成熟卵母细胞冷冻保存都需要卵巢刺激(ovarian stimulation,OS),然后取卵,这个过程大约需要 2~3 周。选择合适的刺激方案和促性腺激素剂量不仅取决于患者的年龄和卵巢储备、通过卵泡雌激素水平、抗米勒管激素水平和窦卵泡计数评估,还取决于恶性肿瘤的类型和在开始癌症治疗之前的可用时间。尽量只在一个周期内获得大量的卵母细胞,并尽量减少卵巢过度刺激综合征的风险,因为这可能会延缓癌症治疗。使用 GnRH 拮抗剂与 GnRH 激动剂触发卵母细胞的成熟可以降低卵巢过度刺激综合征的风险。在月经周期的任何时间开始刺激("随机开始控制性卵巢刺激")已被证明是有效的,并且将控制性促排和取卵所需的时间限制为 2 周,从而减少了癌症治疗的等待时间。在促排方案中加入芳香酶抑制剂可降低雌激素水平,常用于雌激素敏感性肿瘤如乳腺癌患者。动物数据表明,化疗 3 个月内的受孕率与植入率均较低,而畸形率较高。化疗后,癌症幸存者卵子的质量尚不清楚,常规进行卵母细胞冷冻保存也需要更多的临床和实验数据支持。冷冻保存卵母细胞或胚胎的好处是可以进行胚胎植入前遗传学诊断,可以将卵裂球或细胞进行遗传学分析,以鉴定已知的基因突变或进行非整倍性筛选。植入前基因检测可以使夫妻避免将已知突变遗传给后代。需要骨盆放射的患者可以将卵巢移位到最大辐射暴露区域之外的部位,在这种情况下卵母细胞可能需要经腹取出。

目前,未成熟卵母细胞的体外成熟受到关注。其优势包括缩短卵母细胞回收时间、降低雌二醇水平、降低药物剂量、降低卵巢过度刺激综合征的风险,以及降低成本。数据表明,与标准 IVF 相比,该方法植入率和妊娠率较低。迄今为止,未成熟卵母细胞体外成熟(immature oocyte in vitro maturation,IVM)受孕孩子的畸形风险和发育结局的数据还较少,IVM 还处于研究阶段。

卵巢组织冷冻保存(ovarian tissue freezing)被认为是适合需要立即进行癌症治疗患者的生育力保存方法。卵巢组织冷冻保存是青春期前女孩唯一的保留生育能力的选择。它使得癌症治疗延迟最小,甚至可以在接触某些化疗后进行。它需要移除整个卵巢或活检皮质活组织,通常采用腹腔镜手术,然后冻存卵巢或卵巢皮质的小碎片。尽管已有整个新鲜卵巢移植成功的报道,但目前临床上还没有成功移植冷冻保存卵巢的报道。异位卵巢皮质移植到卵巢或骨盆外的部位,如腹壁、腹直肌、腹膜下、前臂或胸壁,然后进行 IVF,迄今为止只有一例临床妊娠,原位组织移植到卵巢 / 骨盆似乎更容易成功。卵巢组织的功能通常在移植后60~240 天恢复,并且持续数月至 7 年,这取决于患者年龄、组织冷冻保存的时间和移植组织的量等因素。鉴于卵巢组织移植的可行性有限,应在患者准备好怀孕时进行手术。自 2004年以来,卵巢组织移植后目前报道有超过 130 例活产婴儿。卵巢组织自体移植有与癌细胞再接种的潜在风险,这种风险的程度尚不清楚,且因癌症类型和分析组织的方法而不同。白血病患者获得的卵巢皮质组织虽然通过免疫组化没有检测到恶性细胞,但通过定量逆转录聚合酶链式反应分析已经在 85% 的样品得到鉴定。因此不推荐卵巢组织自体移植用于血源性恶性肿瘤、卵巢癌、可导致卵巢转移的恶性肿瘤及有卵巢癌固有易感性的女性。基于这种担忧,为避免重新引入恶性肿瘤风险的一个方法是在获取卵巢组织过程中将未成熟卵母细胞进行体外成熟和 IVF 或冷冻保存,且已报道有活产。一些新的科学研究也可能对未来癌症患者的生育力保存产生巨大影响。例如从卵巢组织中分离卵巢卵泡,然后体外发育成原始卵泡,或者创建人工卵巢并将其移植到骨盆中。2012 年,日本的干细胞生物学家通过将小鼠皮肤细胞与胚胎或非胚胎干细胞结合,将其重新编程为原始生殖细胞,预示着未来可以用干细胞来保存生育力。

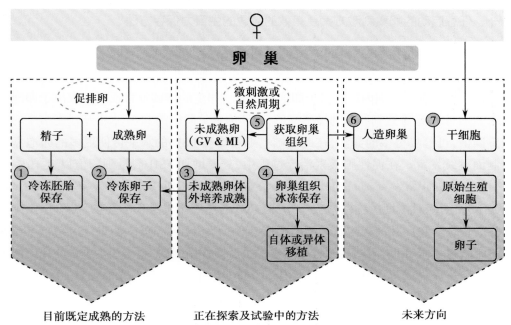

图 9-3　建立和研究辅助生殖技术,以保持女性的生育能力

GV,生发泡;MI,减数分裂 I 中的卵母细胞

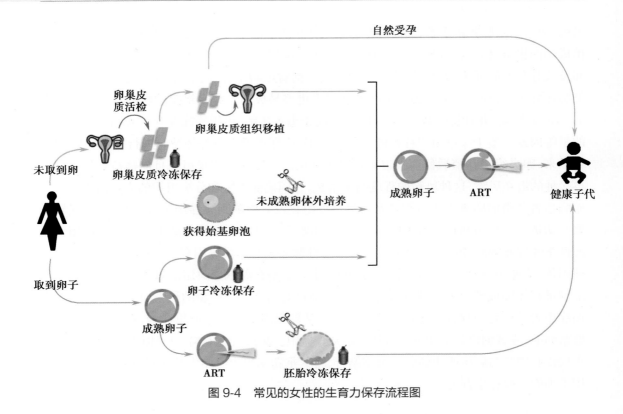

图 9-4　常见的女性的生育力保存流程图

一、任意启动的卵巢刺激方案是有效的应急的生育力保存方法

体外受精胚胎移植术（IVF-ET）中的卵巢刺激是为了增加卵子和胚胎的数量，以提供更多可供移植的优质胚胎，从而提高临床妊娠率。超促排卵是体外受精胚胎移植的核心环节，通过药物在可控制的范围内诱发多个卵泡的发育。卵泡的继续发育或闭锁取决于卵泡募集阶段的 FSH 水平是否达到卵泡的敏感阈值，当卵泡募集阶段的 FSH 水平超过更多个的卵泡的敏感阈值，可募集更多的卵泡，在此基础上继续提高 FSH 的水平可使更多的卵泡克服选择机制而继续发育。在促性腺激素治疗过程中，只要增加 FSH 剂量到阈值以上 10%~30% 即可引起卵泡的正常发育。而 FSH 浓度持续在阈值以上的时间决定了优势卵泡数目的多少，而不是 FSH 的绝对浓度。枸橼酸克罗米芬（CC）是使用历史最长的药物，是治疗无排卵性不孕症的首选药物。其结构与己烯雌酚相似，作用于下丘脑 - 垂体，通过竞争结合下丘脑细胞内的雌激素受体（ER），阻断内源性雌激素的负反馈作用，刺激垂体产生更多的促卵泡生成素（FSH）和黄体生成素（LH），促进卵巢内多个卵泡的生长、发育。来曲唑（LE）是第三代非甾体类芳香化酶抑制剂，半衰期短（45 小时），清除快，不占据雌激素受体，无类似 CC 的抗雌激素作用，在中枢部位通过抑制芳香化酶的活性阻碍雄激素向雌激素的转化，降低机体内的雌激素水平，解除雌激素对下丘脑和垂体的负反馈作用，使得性腺激素分泌增加，从而促进卵泡发育；在外周通过阻断雄激素底物转化为雌激素，使卵巢内睾酮堆积，暂时性升高的雄激素可增加卵泡对 FSH 的敏感性，同时刺激胰岛素样生长因子（IGF-1）等内分泌因子的表

达,协同 FSH 促进卵泡发育。有研究显示,来曲唑较克罗米芬促排卵能产生更接近生理水平的性激素,联合使用 LE 和 Gn 可能增加卵巢的反应性。促性腺激素释放激素类似物分为 GnRH 激动剂(GnRH-a)和 GnRH 拮抗剂(GnRH-A)。GnRH-a 与 GnRH 受体具有高度亲和力,可刺激垂体前叶腺体分泌大量 FSH 和 LH,引起卵巢源性甾体激素短暂升高,给药 12 小时之后 LH 可升高 10 倍,FSH 升高 5 倍。长期使用可抑制垂体 FSH 和 LH 的分泌,使血清 Gn 持续下降,14~21 天出现垂体抑制,血浆 E_2 达到绝经期水平,达到药物去垂体的效果,同时通过降低外周 GnRH 受体的敏感性产生直接的抑制性腺作用。在超排卵过程中,GnRH-a 可以减少早发 LH 峰的发生,改善卵泡的同步化发育,增加卵泡募集。其与 Gn 联合应用的长方案是目前最常用的卵巢刺激方案。近年用 GnRH-a 替代 HCG 诱发排卵也获得一定的成功,GnRH 拮抗剂的作用机制是竞争性结合内源性 GnRH 受体,从而抑制内源性 FSH 和 LH 的释放。GnRH-A 可使垂体仍保持其对 GnRH 的反应性,在停药 2~4 天后垂体功能即可恢复正常。促性腺激素(Gn)临床常用的有重组人促卵泡激素(r-hFSH)、尿促卵泡素(u-FSH)、人绝经期促性腺激素(HMG)和人绒毛膜促性腺激素(HCG)。HMG 是由绝经期妇女尿中提取的物质,含有等量的 FSH 和 LH。研究表明,对于年龄偏大卵巢储备功能低下的患者,使用 HMG 促排卵效果较好。HCG 常用于激发 LH 峰,诱导卵泡成熟。生长激素(GH)对卵泡的发育起重要的作用,超排卵过程中添加少量的 GH 可增加卵巢的反应性,可显著减少超排卵所需的 Gn 总量。在为癌症患者寻求紧急生育能力保存的研究过程中发现在黄体期获得的卵子有在体外培养成熟的能力,研究者认为,一些在黄体期观察到的窦卵泡可能是在卵泡发育的早期阶段。在辅助生殖技术治疗的过程中,在月经周期的不同时期任意启动的促排卵治疗均有获得成熟的卵母细胞并在体外受精形成优质胚胎的可能。双刺激方案,即在同一个月经周期的卵泡期促排卵和取卵之后继续进行黄体期促排卵及取卵,是应用于卵巢储备功能降低的一种促排卵方案。目前世界上最常用的卵巢刺激方案为促性腺激素释放激素激动剂黄体期降调长方案,可大大提高这项技术的临床可操作性和妊娠率,但是在应用过程中也发现了不少问题,比如治疗程序复杂、疗程长、价格昂贵且有副作用,如卵巢过度刺激综合征(OHSS)等,无疑给患者身心带来很大负担。特别是对于卵巢储备功能低下患者,应用标准长方案面临 Gn 用量大、卵泡发育少、生长缓慢、获卵数少、妊娠率低、周期取消率及流产率高、难以预测等问题。对于卵巢储备功能低下患者,人们首先尝试降低 GnRH-a 的剂量(低剂量降调长方案)或缩短 GnRH-a 使用时间(短方案或超短方案),继而应用拮抗剂方案(促性腺激素释放激素拮抗剂)。近年来,卵巢微刺激方案因其具有易耐受、OHSS 等并发症发生率低和费用低廉等优点,应用越来越广泛,与其他方案相比,可能对卵巢储备功能低下患者的卵子、胚胎质量和内膜种植环境更有利,并且能大大降低费用。但是对这些患者最佳卵巢刺激方案的选择,仍是生殖医学界研究争论的热点问题。

　　控制性超排卵(controlled ovarian hyperstimulation,COH)的效果取决于卵巢的反应性,主要由卵巢的储备功能来决定,是影响 ART 结局的一个重要因素。在 IVF-ET 的治疗过程中,促排卵方案的选择关系到所获得卵母细胞的数量和质量,是决定辅助生殖成功率的核心。卵巢储备功能降低(decreased ovarian reserve,DOR)是指卵巢内留存的可募集的卵泡数量减少和卵母细胞质量的下降,受环境、社会心理、生活方式、年龄、盆腔手术史、盆腔放化疗史、吸烟、感染、严重的子宫内膜异位症,以及染色体、免疫系统异常等的影响,导致生育能力降低或过早的绝经倾向的出现,在人群中的发生率约为10%。卵巢的储备功能决定了患者的超排卵的反应性,即使增加和调整促超排卵药物的种类和剂量,也不能获得令人满意的治疗效果,因此正确的卵巢储备的评估有利于个体化的促排卵方案的确立,预测卵巢对促性腺激素的反应性并指导促性腺激素的使用。目前在临床上常用的卵巢储备评估指标有年龄、血清基础卵泡刺激素(FSH)、雌二醇(E_2)、卵泡刺激素/黄体生成素(FSH/LH)、抑制素B(Inhibin B)、抗米勒管激素(AMH)、氯米芬刺激试验、FSH刺激试验、促性腺激素释放激素激动剂(GnRH-a)激发试验、多普勒超声检查基础窦卵泡数(AFC)、卵巢体积和卵巢基质血流峰值流速(PSV)等。年龄是卵巢储备功能的一个重要预测因子,也是临床上应用最广泛、最简单的一个指标。随着年龄的增长,女性的生育能力逐渐下降,35岁以后女性的生育力急剧下降,至40岁以后妊娠率极低。35岁以后,卵泡的数量及卵母细胞的质量都急剧下降,卵子染色体异常发生率增加(包括纺锤体异常和非整倍体异常),颗粒细胞对促性腺激素敏感性降低,凋亡率升高、增殖率降低。高龄女性在接受IVF治疗的过程中,使用Gn剂量增加,获卵数目减少,卵子质量下降,往往表现为卵巢低反应性、胚胎着床率和临床妊娠率降低。随着卵巢储备功能的降低,血清FSH和LH水平逐渐上升,一般认为卵泡早期FSH>10IU/L提示卵巢储备功能的降低。FSH升高水平较LH明显,可能与抑制素分泌的减少解除了对FSH的抑制有关,有研究认为基础FSH/LH可以作为卵巢反应不良的早期指标,可较好反映卵巢对Gn的反应性,高FSH/LH对卵泡的发育和卵子的质量都有影响,一般认为当基础FSH/LH>2~3.6即提示卵巢储备功能不良。窦卵泡数是指在早期卵泡期阴道B超下检测到的卵巢内直径2~9mm的卵泡数。窦卵泡的数目随着年龄的增长而下降,这与处在静止期的原始卵泡池中的卵泡数目有关。AFC的数目与年龄有着密切的关系,随着年龄的增长和基础FSH水平的升高,窦卵泡的数量逐渐减少。AFC是预测卵巢反应较准确的指标,同时由于其无创性、时效性、可重复性,更适用于临床。但目前评价卵巢储备降低的AFC阈值仍有较大争议。

二、未成熟卵母细胞体外成熟

未成熟卵母细胞体外成熟(immature oocyte in vitro maturation,IVM)是指将GV期或MⅠ期的卵母细胞在体外培养发育到第二次减数分裂中期(MⅡ期),能够正常发育、受精和着床。IVM具有治疗简单、药物使用少、减轻患者经济负担、避免卵巢过度刺激等优点,目前IVM研究已由单纯基础研究扩展到治疗多囊卵巢综合征、卵巢高/低反应性、卵巢反应不齐、自然周期降低治疗成本和预防促排卵不良反应、供卵(donated oocytes)、生殖保险等多个领域,有广阔的应用前景。虽然目前研究表明人卵母细胞体外发育潜能明显低于体内成熟,临床妊娠率较低,但大量研究表明IVM是可行的,近期已有活产婴儿报道。研究发现,利用TGF、EGF样因子及cAMP调控因子等的作用可以改善IVM体外培养体系,但仍需进一步缩小体外培养和体内培养间的差距。IVM技术可以联合卵巢冷冻技术,在切割及冷冻卵巢皮质之前,将所有可见窦卵泡中的生殖泡期(GV)卵母细胞抽吸出来,去除部分卵丘颗粒细胞,以适用于卵子的玻璃化冷冻方法对其进行保存,降低卵巢组织移植后肿瘤复发的风险。对于患雌激素依赖性肿瘤和需要尽快行抗肿瘤治疗而不允许促排卵的患者,可在抗肿瘤治疗前取出小卵泡并行 IVM,将所获得的成熟卵或胚胎进行玻璃化冷冻,且取卵时机不受月经周期时相的限制。

三、卵子 / 胚胎的冷冻保存

卵子 / 胚胎的冷冻方法主要根据降温速度的快慢,分为慢速冷冻法、快速冷冻法和玻璃化冷冻法(超快速冷冻法)。慢速冷冻法的降温速度一般在 $0.2~0.5℃/min$,快速冷冻法在 $5~8℃/min$,而玻璃化冷冻法则可每分钟降低几百至几千度,甚至更高,瞬间即可完成冷冻过程。每一种细胞均有适合的降温速度,取决于水分子穿透细胞膜的快慢,后者依赖于以下 4 个方面:

1. 细胞膜的构成和渗透特征。
2. 细胞的表面积与体积之比。
3. 温度。
4. 细胞膜两侧渗透压的不同。

卵细胞或胚胎本身结构的特点决定了其不同于其他的体细胞,体积比较大,达到渗透平衡需要的时间较长,慢速冷冻法这种缓慢速度降温的过程比较适合于体积较大的细胞,可以获得较高的冷冻存活率。当细胞的温度降到$(-15~-5)℃$时,细胞外液首先结冰,由于冰晶不能透过细胞膜,因此细胞内就不会产生冰核,细胞质在超冷状态下产生高的化学势能(chemical potential),使得水分由高势能向低势能流出细胞,在细胞外结冰。在冷冻保护剂存在的前提下,经过足够缓慢的降温之后,卵子内几乎所有的游离水分子都离开细胞,保护剂在细胞内呈极其黏稠的固体状态,即呈玻璃化状态,维持细胞质内分子卵母细胞的发生、发育和离子的正常分布,避免损伤卵细胞的内部结构,从而可以在液氮中完好保存。玻璃化冷冻与慢速冷冻有着根本不同。它通过迅速降温利用高浓度保护剂在受冻时的固化,能从液态变为无结构的玻璃状态,完全避免了细胞内冰晶的产生和细胞外结冰引起的渗透压影响。由于玻璃化法跨膜物质浓度与渗透压差异不大,不易产生不可逆的细胞膜损伤而引起细胞死亡,减少了冷冻对细胞的损伤,取得了不少优良的结果。Chen 等报道存活率可达 96%,也有研究证明各个时期的卵子都可以用玻璃化冷冻,并且可以到达囊胚期,但是由于使用高浓度保护剂,对胚胎的毒性、致畸性增加,且降温速度难以控制。玻璃化冷冻法作为一种快速、简便、有效的冷冻法,正在被许多研究中心所接受,有可能成为未来冷冻研究的发展趋势。

对于成熟卵母细胞(MⅡ期)的冷冻,玻璃化冷冻方法冻存的卵母细胞存活率优于慢速程序化冷冻方法,是冻存卵母细胞非常有效的方法。随着卵母细胞冷冻技术及卵细胞质内单精子注射(intracytoplasmic sperm injection,ICSI)技术的逐步成熟,冷冻卵母细胞的复苏率、受精率、临床妊娠率都有了明显提高。未成熟卵母细胞(GV 或 MⅠ期)的冷冻主要针对卵巢不能刺激和不能推迟治疗的癌症患者,可从卵泡期、黄体期以及卵巢组织中收集,但是总体妊娠率是很低的,低体外成熟率和受精率仍是未成熟卵母细胞冷冻的瓶颈。另外关于

GV 是在培养成熟后冷冻还是冷冻后再培养的问题,目前普遍倾向于未成熟卵母细胞先体外培养成熟后冷冻。主要应用于以下几方面:接受肿瘤放、化疗而损伤卵巢功能患者;遗传性疾病(如 BRCA 突变)需要预防性切除输卵管、卵巢及卵巢早衰;体外受精取卵日取精失败;因某些原因不能冻存胚胎;希望延迟生育年龄;建立卵子库;调配供卵与受孕最佳时机之间的时间。对因癌症或其他原因需要手术或者放化疗而有可能损伤卵巢功能的妇女的自体生育力保存的方法,冷冻卵母细胞并不是唯一选择。其他方式有:促排后取卵 IVF 后冷冻胚胎(针对已婚妇女)、冷冻卵巢,或者手术改变卵巢生理位置远离放化疗区等。

胚胎冷冻技术较成熟,卵裂球期或囊胚期的胚胎对冷冻较稳定,玻璃化冷冻胚胎复苏率已达到90%以上,是目前唯一被北美生殖医学委员会认可的临床可开展的生殖力保存方法。研究表明,冻融周期与新鲜周期胚胎相比,妊娠率显著提高。冻融胚胎与新鲜胚胎移植后单胎妊娠患者产前出血、早产、低体重儿和围产期死亡率风险均明显降低。但该技术仅适用于已结婚的女性,而且需要对卵巢进行药物刺激以获得多个卵母细胞进行受精。卵巢刺激过程中的高雌激素治疗方法对激素依赖性肿瘤,如乳腺癌、子宫内膜癌等有不利的影响,无法保证其安全性。另外,获取卵母细胞进行体外受精之前,促排卵需要 2~5 周的时间,因此该技术也不适用于开始化疗或恶性程度高的肿瘤患者。

PROH、Opanediol、二甲基亚砜(dimethyl sulfoxide,DMSO)等均为小分子物质,容易通过细胞膜进入细胞质内,又称细胞内冷冻保护剂。它们可能通过如下机制发挥作用:

1. 溶液中有冷冻保护剂能降低溶液的冰点。

2. 甘油和丙二醇利用羟基、DMSO 利用氧原子与水形成氢键,能改变水产生的冰晶结构,减小冰晶的直径,从而降低冰晶对细胞的损害。

3. 保持细胞内、外溶液浓度的平衡。

非渗透性冷冻保护剂一般是些大分子物质,不能渗透到细胞内,通过增高细胞外溶液的渗透压而引起非特异性保护作用,主要包括蔗糖、海藻糖、聚乙烯吡咯烷酮、白蛋白等,其中蔗糖是应用最广泛的非渗透性冷冻保护剂。它们因为是大分子而不能穿过细胞膜,也称为细胞外冷冻保护剂。它们的保护机制是通过提高细胞外液的浓度而产生跨膜的渗透压梯度,降低细胞内游离水分子的含量,减少细胞内致死冰晶的形成,非特异性地保护细胞。应用过程中一般常把渗透性保护剂与非渗透性保护剂一起使用,现常用 PROH 与蔗糖联合使用。与 DMSO 相比较,PROH 被证明在卵子冷冻(oocyte freezing)过程中对卵的渗透速率更快,可以缩短平衡时间,而且有更好的水溶性及较小的毒性作用,因而在复苏后获得了更高的存活率,已被广泛应用。在冷冻过程中,保护剂通过渗透作用进入细胞,用于卵子冷冻的渗透性冷冻保护剂 PROH 的浓度一般为 1.5mol/L。蔗糖作为非渗透性冷冻保护剂,常用浓度一般为 0.1mol/L、0.2mol/L 和 0.3mol/L。利用慢冻研究后认为:0.2mol/L 的蔗糖冷冻后的卵子比 0.1mol/L 的发育潜能更好,0.3mol/L 有更高的冷冻存活率和怀孕率。也有研究认为加入复合性维生素 B 为主要成分的冷冻保护剂后,卵子存活率、发育潜力最高。联合使用两种或以上冷冻保护剂能减少对卵巢组织的损伤,同时可提高冷冻效果。目前有两种方案广为采用:15% 二甲基亚砜、15% 乙二醇,加 0.5mol/L 蔗糖,卵母细胞存活率为 89.2%~100%;

15% 乙二醇、15% 丙二醇,加 0.5mol/L 蔗糖,同样可获得较轻的毒性损伤及较高的卵母细胞存活率。

卵子或胚胎的形态是影响冷冻效果的主要因素之一,人类胚胎的直径可达 130μm,表面积与体积的比例较小,要得到冷冻保护剂的渗透平衡需要较长的时间,在冷冻的过程中易形成细胞内冰晶;卵子冷冻前所处的成熟阶段也与冷冻存活率有关,研究表明越老化的卵子,受精潜能明显降低,而异常受精或多倍体现象明显增加;卵子冷冻后细胞骨架结构发生明显改变,可能会导致染色体异常和胞质异常分裂,尤其是第二次减数分裂中期的纺锤体对低温比较敏感。此外,植冰(seeding)可协助细胞外冰晶形成,使冷冻保护剂在细胞内足够浓缩,防止细胞内冰晶形成,从而避免破坏细胞的正常形态结构,在卵子冷冻过程中是一个非常重要的步骤,目前公认植冰点在 −7℃ 左右,因为此时结冰迅速彻底,效果最好。Trad FS 等研究发现:对于 1.5mol/L 的 PROH,−6℃ 和 −8℃ 植冰可能触发细胞内冰晶形成,当提高植冰温度到溶液的熔点时,能够有效阻止细胞内冰晶形成,并大大提高融解后存活率。当卵子在 −196℃ 保存时,对于大部分的理化反应都没有足够的可以利用的能量,水分子以玻璃化的晶状结构排列,保存时间的长短对于卵子的成活率基本没有影响,唯一可能的危害是宇宙中存在的辐射引起 DNA 的断裂;冷冻保护剂中的平衡对于冷冻存活率也有一定的影响,卵子细胞膜是半渗透性的,对水有很高的通透性,当卵子在保护剂中均衡时,细胞内水分子由于外界包含有保护剂的溶液有较高的渗透压会离开细胞;而当保护剂进入细胞后,部分水分子也同步进入细胞,细胞恢复到最初等渗时的体积,如果过度的皱缩或过度的膨胀都有可能导致细胞的死亡,因此平衡时要注意保护剂浓度的选择,以维持卵子结构和功能的完整;冷冻保护剂的温度也是一个值得注意的问题,Pickering 等发现人的卵子暴露在 37℃ 的 DMSO 中会导致受精能力的丧失,但是在 4℃ 这种能力得以保持。为了避免卵子丧失受精能力,添加保护剂的温度应该有所注意,一般在 20℃ 以下。

四、卵巢组织冷冻保存

(一) 卵巢组织冷冻与解冻

2004 年,Donnez 等通过卵巢皮质组织冷冻 / 解冻 - 原位移植成功分娩第一例婴儿。2005 年,Silber 等第一次成功完成了姐姐新鲜卵巢组织移植给患有卵巢早衰的同卵双胎妹妹的移植手术。随后几年,包括美国、德国、西班牙、澳大利亚、中国等国家相继有关于卵巢移植术后成功获得分娩的报道,目前世界范围内已有 36 例卵巢组织移植婴儿出生。对青春期前女性及儿童恶性肿瘤生存者来说,卵巢组织冻存及移植是她们可选择的保存生育力的一种方式。癌症患者因治疗时间紧迫或禁忌证等原因不能接受超排卵而冻卵或冻胚,可采用选择冻存卵巢组织方法保存生育力。随着年龄的增长,女性卵巢储备功能逐渐下降,不仅表现在卵泡数量的减少,而且卵母细胞的质量也在日益衰退。因此,在不同年龄阶段获得的卵巢组织内所含的卵泡数及成熟卵母细胞的质量也不同。卵巢组织冻存与再植技术具有广阔前景,不需要激素刺激卵巢组织。目前尚无公认、标准的最佳卵巢组织冻存方法,常用的主要有慢速程序化冷冻法和玻璃化冷冻法。慢速程序化冷冻法因其每次可处理较多组织,使用低浓度冷冻保护剂,有其不可完全代替的优势,也是目前应用最广泛的一种方法。但此法需昂贵的程序控制冷冻仪,操作复杂,而且费时较长(约 3 小时),对液氮的消耗很大。此外,该法可诱导细胞内冰晶形成,还可能会使卵巢组织蛋白的完整性受到破坏而影响冷冻效果。研究表明,此法对保存细胞体积较大、细胞液较多,有细胞器和颗粒细胞的初级卵泡效果较好。玻璃化冷冻通过高浓度冷冻保护剂的使用,具有化学毒性和渗透性损伤,在快速降温过程中能形成一种玻璃化状态,避免了细胞质内冰晶形成而大大降低对细胞的损伤作用。采用玻璃化冷冻法对狒狒卵巢组织进行冷冻和冻融解冻研究,表明卵巢组织中卵泡正常形态率高达 67%,与人类新鲜卵巢组织中的卵泡正常率较接近,即此法在保护颗粒细胞、胶原束、细胞间隙和始基卵泡等方面具有优势。目前全球共有超过 40 名新生儿通过程序化冷冻法冻存卵巢技术出生,仅有 1 名通过玻璃化冷冻法冻存卵巢技术出生。玻璃化冷冻原理是为防止细胞外冰晶形成而减少对细胞的损害,与程序化冷冻相比,可更好地保存卵泡和基质结构,提高卵泡存活率,从而改善移植后卵巢组织功能。玻璃化冷冻具有简便、快捷、经济等优点,已被越来越多的研究中心采用,但是全手工操作,如样本量较大就会使操作非常繁复和劳累。此外其安全性和有效性尚待进一步证实。但就目前数据分析,两种冷冻方法用于卵巢组织冷冻的效果相当,尚需以活产率作为评价目标的前瞻性随机对照试验来进一步证实。影响移植后卵巢组织寿命的因素包括:①卵巢储备功能(与年龄相关的窦卵泡数量);②冷冻保存前的化疗;③卵巢组织块大小和冷冻、解冻技术;④卵巢组织中不同卵泡的分布;⑤移植后卵巢组织局部缺血损伤。无论是慢速冷冻还是玻璃化冷冻卵巢组织,均有两个难题需要攻克:一是冷冻保护剂在卵巢组织块内渗透性差和细胞毒性;二是移植后组织缺血损伤和血供重建。有研究发现改良玻璃化冷冻(needle immersed vitfication,NIV)法的冷冻效果优于程序化冷冻法及微滴法,能有效保存卵泡形态和发育潜能。冻融小鼠卵巢组织异体移植后,与慢速冷冻法相比,NIV 法可以更好地保存间质细胞、胶原束、细胞间隙及始基卵泡。而卵巢组织间质细胞和基质成分的完整保存,对冷冻复苏后卵巢组织体外培养或移植后卵泡的支持和营养,以及微循环的建立具有重要作用。NIV 法冻融卵巢组织在体外培养液中添加 200ng/ml Angiogenin 培养 5 天后异种移植后血管重建作用最佳,间质细胞凋亡降低。添加 100ng/ml 和 150ng/ml bFGF 体外培养 2 天后,人卵巢组织异种移植后血管重建作用最佳,间质细胞增殖增加。提示添加 Angiogenin 及 bFGF 至体外培养体系中并培养适当时间,对NIV 法冻融人卵巢组织短期移植后血管重建及基质保护有明显促进作用。此外,冻存卵巢组织中是否携带肿瘤细胞,关系到移植安全性问题。研究表明,这主要与肿瘤的类型和分期有关,白血病、神经母细胞瘤及 Burkitt 淋巴瘤患者卵巢再植后引入恶性细胞具有高风险性。

卵巢组织冷冻保存手术操作相对简单,能在短短的 1 小时内获取成千上万的各级卵泡,而且不受有无配偶的限制。由于手术创伤小,患者在手术当天即可恢复正常生活,并可以开始肿瘤化疗,因此不会延误疾病的诊治。在卵巢组织解冻移植回卵巢髓质上后,只要患者没有明显的盆、腹腔病理情况,多数患者可以恢复卵巢内分泌功能,并且可以自然受孕,而不需要接受进一步的辅助生殖治疗。即使患者因为盆、腹腔的疾病无法自然受孕,而需要求助于辅助生殖技术,移植的卵巢组织仍然可以为她带来天然的女性激素,对其身心健康意义重大。1~6 年以后,如果首次移植的卵巢皮质组织功能耗竭,还可以继续解冻剩余的卵巢组织再次移植,从而继续延长患者的生育年限。卵巢组织的获取可以通过皮质的部分切除以及卵巢的完全切除来完成。由于卵巢髓质是为再植的皮质提供血管床的最佳场所,目前仍然建议肿瘤患者在进行卵巢组织保存时至少保留一侧卵巢的髓质。卵巢组织的冷冻保存主要有玻璃化冷冻和慢速冷冻两种技术。不论采用何种冷冻方法,研究表明,窦前卵泡中的卵子对冷冻损伤最为敏感,而始基卵泡对冷冻、复苏及移植后缺血损伤的耐受性最好,是卵巢组织冷冻保存的主要目标卵泡群。经过玻璃化冷冻,卵巢组织中近 90% 的卵泡可以得到保存,而慢速冷冻之后,仅 42% 的卵泡能经受冷冻和复苏的考验。因此,玻璃化冷冻是目前卵巢组织保存的首选方法。而且,由于卵巢皮质中的始基卵泡几乎全部聚集于距离皮质表面 0.75mm 以内的组织中,获取的卵巢皮质应被裁剪成厚度为 0.75~1.00mm 的薄组织片。这对最大限度地获取始基卵泡、获得最佳的冷冻效果,以及在术后快速建立卵巢皮质血供都至关重要。此外,精细的显微缝合、术中持续的冲洗也有助于预防微血栓的形成,从而降低术后卵巢皮质组织缺血损伤的风险,提高卵巢组织复苏再植的效率。尽管如此,由于在冷冻复苏和再植后血管新生未完成时,仍然可能存在长约 3~4 天的缺血窗,在此期间仍然可能有一部分卵泡由于氧化应激等原因闭锁、丢失。因此,一次手术移植的 500~1 000 枚窦卵泡中,将有超过 50% 由于缺氧等原因而丢失。移植术后的患者虽然可以重获生殖功能,但仍然具有低储备、低反应的病理特征。基于上述考虑,如果术前拟获取组织的一侧卵巢平均直径小于 15mm,则应行一侧卵巢切除及皮质冷冻,而不是部分皮质的获取和保存,以达到尽量多地保留始基卵泡的目的;在卵巢组织移植术后,应鼓励患者保持规律性生活,以期在再植的卵巢组织储备功能进一步下降前尽快获得妊娠。

(二)卵巢组织冷冻和解冻方法

卵巢组织冷冻保护剂:1.5M 乙二醇、0.1M 蔗糖、10mg/ml HSA 于 PBS 中,无菌过滤装置过滤溶液。吸取部分溶液进行内毒素检测和细菌学检测。

卵巢组织解冻液:解冻液Ⅰ:0.75M 乙醇、0.25M 蔗糖溶于 PBS;解冻液Ⅱ:0.25M 蔗糖溶于 PBS;解冻液Ⅲ:PBS。无菌过滤装置过滤溶液。吸取部分溶液进行内毒素检测和细菌学检测。

冻存卵巢组织步骤(图 9-5):

1. 将卵巢组织置于装有 20ml 生理盐水的直径 10cm 的培养皿中。

2. 用手术刀轻柔地切开卵巢成两半,并用镊子和手术刀分离卵巢组织。分离卵巢组织外层厚度约为 1~2mm 的卵巢皮质。其中小片的组织和皮质边缘不规则的都被减去。

3. 将组织切成大约 5mm×5mm 的方块,根据组织来源的卵巢皮质的形状也可以切成其他形状。

4. 将组织片用生理盐水漂洗后放入 4℃冻存保护剂中,置于冰盒中,并将盒子置于摇床上(100r/min),平衡 30 分钟。

5. 用尖嘴镊将 1~2 片皮质组织块放入装有新鲜冻存液的 2ml 冻存管内。

6. 将冻存管置于冷冻架上并放入程序性降温仪腔内。启动冻存程序。

程序性降温仪冷冻程序：

（1）起始温度 1℃，放入样本；

（2）每分钟降 2℃，直至 –9℃；

（3）维持 –9℃状态 5 分钟；

（4）手动植冰；

（5）以 –0.3℃ /min 降至 –40℃；

（6）以 –10℃ /min 降至 –140℃；

（7）在液氮中储存（–196℃）。

手动植冰：将液氮倒入放在一个小塑料盒里的烧杯内，将每个冻存管从程序性降温仪腔内的架子上取下放置于液氮几秒钟，直到外部冰晶的形成。然后把冻存插入支架，再放回冷冻室。

解冻卵巢组织步骤：

1. 在用于解冻前，3 种解冻液应当置室温 30 分钟使溶液复温至室温。

2. 将冻存卵巢组织的冻存管从液氮中取出迅速投入 37℃的温水中。

3. 当卵巢组织块周围的冻存剂融解后，将冻存管用纸巾擦干放置于超净工作台内。

4. 将冻存管内的卵巢组织和冻存液一并倒入直径 60mm 的培养皿中。

5. 用 3 个 60mm 培养皿分别装上解冻液 Ⅰ、Ⅱ、Ⅲ，每个培养皿内加入 5ml 的解冻液。解冻液应当处于室温。每个装有解冻液的培养皿最多能够解冻 4 个组织块。

6. 用无菌镊子将组织块放入解冻液 Ⅰ 中，立即摇动培养皿以帮助组织平衡（可将培养皿置于摇床上）。

7. 10 分钟后，将组织块转移到摇床上的装有解冻液 Ⅱ 的培养皿中。

8. 再经过 10 分钟后，用无菌镊子将组织块转移到摇床上装有解冻液 Ⅲ 的培养皿中。

9. 几分钟后，将组织转移至装有 10ml 解冻液 Ⅲ 的 10ml 的离心管中"培养"。

10. 解冻的卵巢皮质组织将直接用于植入体内。需要注意的是，包括转运在内，解冻液 Ⅲ 中总"培养"时间需控制在 10 分钟左右。

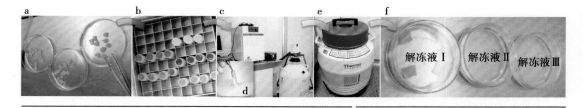

卵巢组织冷冻　　　　　　　　　　　卵巢组织解冻

图 9-5　卵巢组织冷冻和解冻过程

五、卵巢组织移植

卵巢移植根据移植物组织块大小及是否即刻恢复血供，分为卵巢皮质块移植（无血管吻合)和全卵巢移植(带血管蒂)。卵巢皮质块是指已被加工过的卵巢组织,即将临床获取的卵巢组织去除髓质后而保留的一层较薄的皮质部分。目前,多数研究中心采用将卵巢组织切成 $(0.5\sim1)\text{mm}^3$ 大小进行移植的方法。优点为:可减少局部缺血损伤;便于保存,且能增强冷冻效果;增加移植次数、部位。但多数情况下,无血管吻合的卵巢皮质块移植后只能在有限的时间内发挥功能,因移植物的细胞在恢复、建立血供前需要经历一段严重的低氧缺血损伤时期,而在这期间会造成大量的卵泡丧失(图 9-6)。目前,卵巢皮质块移植技术已取得了突破性进展。Donnez 等研究表明,对接受过放、化疗的女性癌症患者进行卵巢移植,不仅能恢复其自然受孕、分娩的功能,还有助于患者避免不必要的激素替代治疗和防止绝经期的提前出现、发生等。Andersen 等曾在 2005 年成功对 3 例放化疗治疗后的女性癌症患者行卵巢皮质组织移植手术,且移植后 2~3 个月内患者均出现了规律的月经周期,其中包括 1 例冻存卵巢组织移植和 2 例新鲜卵巢皮质组织移植,在随后 7 年的跟踪随访中发现,移植后卵巢组织在 3 例患者体内不仅能长期发挥其内分泌功能,而且使每例患者均获得了 3~4 次妊娠、分娩的机会,除 1 例为借助 IVF 技术获得的分娩,其他 9 次妊娠机会均是在自然情况下获得的。全卵巢移植是指通过行血管吻合术能使移植后卵巢快速恢复血供而最大限度地缩短局部缺血时间,因而能大大减少卵泡的丢失,主要优点是可保存原来所有的卵泡,但如何降低冷冻对卵巢组织的损伤和维持正常的组织结构是移植前首先需面临的重要问题。卵巢是由一个包含数目、大小、水含量、对冷冻保护剂渗透性各不相同的多种细胞组成的器官组织,而且存在血管系统。目前很难找到一种能同时维持卵泡和血管结构的最佳冻存方案。此外,全卵巢移植手术难度大、风险高,一旦吻合口血栓形成,整个卵巢功能就会全部丧失,也在一定程度上限制了其临床应用。迄今为止,世界范围内仅有 1 例关于完整新鲜卵巢移植后成功获得妊娠、分娩的报道。Silber 等于 2008 年报道了第 1 例因卵巢早衰而进行的同卵双胎之间的新鲜全卵巢原位移植的方案,并获得了妊娠。另外,根据移植部位的不同,卵巢移植可分为原位移植(盆腔、卵巢髓质或腹膜窗)和异位移植(腹壁、前臂、直肠肌等)。原位移植就是将摘除后保存的卵巢或卵巢组织移植到卵巢正常解剖部位的一种方法。卵巢异位移植则是将卵巢或卵巢皮质移植到原位以外的其他地方,主要有上臂皮下组织、肾囊下、腹直肌、乳腺组织和腹膜下组织等。已有研究表明卵巢移植后移植物的生存能力、卵母细胞的发育能力与移植的部位有关,且认为原位移植的效果好于异位移植。曾有研究比较了皮下、腹膜、卵巢 3 处不同移植部位的卵泡长期生长能力,结果表明在移植后 14 周,上述移植部位的卵巢组织中直径 ≥ 15mm 的卵泡分别占 7%、29% 和 64%,卵巢原位移植后其卵泡发育能力显著高于其他两者。目前,世界范围内还没有关于异位卵巢移植后获得成功分娩的报道。根据移植卵巢组织的来源分为自体、同种异体和异种移植,恢复患者内分泌功能和 / 或排卵功能。卵巢的同种移植包括同种同基因移植和同种异基因移植。前者是指自体或遗传背景完全相同的个体间(如单卵双胎)的移植;后者是指同一种属内遗传背景不同个体间的移植。卵巢异种移植则是指在不同物种个体之间进行的卵巢移植。免疫排斥反应,不论是对于异种还是同种异体移植,都是一个无法避免的问题。目前认为,异体移植的基本条件是血型相同,且受移植者需要在术后长期应用免疫抑制剂配合处理,除非受移植者的免疫系统存在缺陷。

Cox 等将孕 16 天的小鼠胚胎卵巢移入 6~8 周雌性裸鼠的卵巢囊内,受体鼠恢复了发情周期,且组织学显示移植卵巢中有正常的卵泡发育及黄体形成。此外,Soleimani 等将冻存人卵巢组织移入免疫缺陷的小鼠体内,发现移植后卵巢组织可产生具有生育能力的卵子,因此证明了不同物种间进行卵巢移植的可行性。但对于卵巢异种移植,因其涉及伦理及安全等方面的问题,目前临床中还没有实际应用。对于濒危物种的保护,异种卵巢移植可发挥重要作用。卵巢自体移植存在肿瘤复发和播散的风险,卵巢移植技术是伴随肿瘤治疗技术的发展和癌症患者对保留生育能力的迫切需要而发展起来的一项技术。癌症患者是目前接受卵巢移植的主要对象。有研究人员认为,在接受抗癌治疗前,从癌症患者体内获取的用于冻存卵巢组织很可能已有原发肿瘤细胞浸润,如日后解冻这些卵巢组织并移植入患者体内,很可能导致原发肿瘤细胞的入侵、播散,进而严重危害患者的生命安全。现有临床资料表明,约 22.4% 的卵巢肿瘤患者是继发性的,即卵巢肿瘤细胞来源于人体其他组织器官肿瘤细胞入侵、种植转移等。其中消化系统肿瘤最高,占 55.8%,其次为结肠癌 26.6%、乳腺癌 24.2%、肺癌 23.4%、淋巴瘤 13.3%、白血病 8.4%。目前,很少有关于癌症患者接受自体卵巢组织移植术后引起原有肿瘤复发、播散的报道,但研究人员也不能因此而放松警惕。小鼠的卵巢癌组织移植试验发现,含癌细胞的卵巢组织极有潜力将癌细胞传播给受者,同时肿瘤的病理类型对卵巢移植时再种植的潜在危险起着重要作用。Rosendahl 等运用聚合酶链反应、荧光原位杂交、免疫组织化学等分子遗传学及细胞遗传学方法,对 422 例女性癌症患者冻存的卵巢组织进行检测分析,结果表明有 31 例(约 7.3%)患者卵巢组织中可疑有肿瘤细胞。

目前多数研究中心采用将卵巢组织切成 $(0.5~1)mm^3$ 进行移植的方法,但临床结果表明,移植较小的卵巢组织块只能在极为有限的期限内发挥其功能,通常不会超过 1 年,因此往往不能满足患者对生育的要求。后来,Ernst 等将卵巢组织块切割成 $5mm \times 5mm \times 1mm$ 大小进行移植,而使患者成功妊娠并分娩出一活婴。王琳等采用人卵巢组织异种移植兔模型研究也表明,移植物厚度对卵巢移植后的效果有明显影响,即厚 1mm 的小组织片移植能获得较好的移植效果(卵巢组织回收率高、E_2 水平恢复快、新生血管数量多、组织纤维化率低等)。有学者曾在 2005 年将大块卵巢组织(接近全卵巢组织的 1/3)移植给一癌症患者,使其卵巢组织持续发挥功能达 7 年之久。因此,为了使移植后卵巢功能维持较长的时间,应在考虑冷冻效果、卵泡存活率的前提下,尽量增加皮质块的大小。卵巢组织在冷冻前都需一定的渗透平衡时间,目的是让冷冻剂充分扩散进入卵巢组织,以使各组织部分的冷冻保护剂达到相同。如渗透时间过短,就会导致细胞膜两侧的冷冻保护剂浓度的不同及渗透压差的产生,进而导致细胞脱水增加;相反,如渗透时间过长,冷冻保护剂对细胞产生的毒性将大大增加。有研究者采用乙二醇和蔗糖两步法,预平衡 10 分钟,直接投入液氮的玻璃化冷冻能很好地保存卵巢组织片,结果显示没有造成细胞 DNA 的损伤,采用 10 分钟的预平衡时间对人卵巢组织进行玻璃化冷冻,显示相比 5 分钟或 30 分钟的预平衡时间有更佳的保存效果。卵巢体外激活(IVA)将患者卵巢组织玻璃化冷冻保存,取出 1~2 块组织剪碎为大小 $1~2mm^3$ 的碎片约 100 块。将 40~80 块碎片移植入患者输卵管浆膜层下。超声监测卵泡发育生长情况,给予卵泡刺激素(FSH)刺激,待发现植入组织正常生长后行促排卵。IVA 的机制目前认为与海马肿瘤抑制通路有关。海马肿瘤抑制通路可以调控人体内器官大小,此通路的失调将导致组织器官的增长。而对取出的卵巢组织实施剪碎处理的过程能够刺激海马通路并促使结缔组织生长因子(connective tissue growth factor,CTGF)表达增多,从而激发卵巢碎片的生长,促进卵泡生长发育。虽然 IVA 技术仍处于探索阶段,仍需要更多的研究以证实 IVA 技术的安全性,但对于卵巢功能已经衰退的患者具有重要意义。

卵巢组织移植初期需经历 3~5 天的缺血缺氧期,在这期间会造成卵巢组织中 ≥ 50%的原始卵泡的丢失,进而影响了移植卵巢组织的寿命。研究人员正试图找出一种能尽快促进移植后血管形成或再生的方法,以达到减少缺血缺氧 - 再灌注损伤对移植卵巢损伤的目的。常见的外源性干预因素包括生长因子、抗氧化剂、激素支持等。血管内皮生长因子是最有效的促血管生长因子,在血管生成和改变血管通透性过程中起重要调控作用。它广泛表达于人类和动物的卵巢组织中,并参与卵泡发育、优选、成熟等重要过程,研究表明移植前采用血管生长因子对其移植物进行处理,有利于移植后移植物的存活;褪黑素和维生素 E 等抗氧化剂具有清除体内氧自由基、抗氧化损伤的作用,机体组织在经历缺血和再灌注损伤过程中,均会产生大量的氧自由基,导致脂质过氧化、细胞膜损伤和细胞器水肿破坏等,进而导致细胞功能障碍。有学者提出,可采用添加外源性抗氧化剂物来抑制过量氧自由基的损伤而保护机体器官和组织细胞。近年采用外源性促性腺激素干预来提升卵巢移植后卵泡的存活率越来越受到关注:早期研究表明,供体或受体在移植前和移植后各接受 2 天外源性 Gn 刺激可明显增加移植后的生长卵泡的数量,可能与其诱导机体血管内皮生长因子、转化生长因子等合成增加进而促进移植后新血管的形成有关。外源性 Gn 虽可促进移植卵巢卵母细胞的发育与成熟,但也会造成原始卵泡的丢失,进而降低移植物的寿命期限,而且对临床上准备接受卵巢移植的患者来说,大多已处于抗癌治疗后的高促性腺激素状态,卵巢移植前额外的激素刺激并不是必需的。目前关于卵巢移植前后的激素处理还未形成一个标准、有效的程序或方法,仍需研究人员更深入的探讨和研究。机械刺激(如手术性创伤)可促进新血管的形成,机械损伤后,炎症期会伴随胶原蛋白的沉积而有助于新血管形成,利用这一原理,于组织移植前在移植部位作一机械损伤,可诱发新血管的形成。

目前卵巢移植的成功率较低,卵巢移植术后世界范围内仅有 36 例获得活产,因此,对卵巢移植技术,主要有提倡推崇和怀疑两种派别观点。Gedis 等推崇者认为,在过去的 11 年时间里,经过众多研究人员的不断努力、探索,卵巢移植技术已在理论、实践及手术技巧等方面都有了很大的进步和创新。Claus 等报道指出,3 例女性接受卵巢皮质移植术后,不仅获得了正常的妊娠分娩能力,而且移植的卵巢组织能长期发挥其功能达 7 年之久,因此认为卵巢移植技术将会使越来越多的女性从中获益。而怀疑者认为,在医学领域中可能存在着某种发表偏向,即大多喜讯总会被人们迅速传播,却忽略了应如何去评估某一技术是否具有发展潜能。卵巢移植技术成功率的具体数字无人知晓,是因没有资料记载全世界范围内究竟有多少例妇女尝试、接受卵巢移植而没有获得成功。

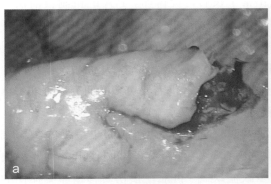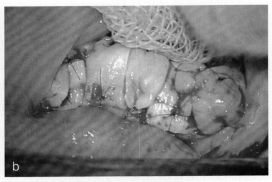

图 9-6 在移除该卵巢皮质后,将 5~10mm 的卵巢皮质碎片移植到剩余的卵巢上

a. 移除剩余卵巢的皮质;b. 用 7-0 针缝合皮质碎片

六、干细胞诱导与移植的现状及前景

生殖细胞形成障碍是造成不孕不育的一个重要原因,由于技术和伦理方面的原因难以从体内获得合适、足够数量的研究材料,极大地阻碍了生殖细胞发生机制的研究。

1998 年,威斯康辛大学的 Thomson 教授利用体外受精 - 胚胎移植(IVF-ET)治疗中的废弃胚胎建立了人胚胎干细胞(human embryonic stem cells,HESCs)。胚胎干细胞具有发育全能性,能分化为机体任何一种细胞类型,包括生殖细胞。多潜能干细胞是胚胎发育的体外对应体系,对于生殖研究、配子形成对诸多科学问题具有不可替代的作用。已有实验证明胚胎干细胞可以在体外分化形成原始生殖细胞以及不同发育程度的生殖细胞。2002 年,美国科学家 Martin Dym 首次报道将精原细胞体外分化培养可获得精子。2003 年,Hubner 等人发现小鼠胚胎干细胞能在体外诱导分化形成早期生殖样细胞和成熟的卵泡样结构。同年 Toshiaki Noce 研究组报道,小鼠胚胎干细胞体外诱导可生成精子。2009 年,Kehkooi 将人胚胎干细胞体外诱导分化得到了生殖样细胞。2012 年,日本的干细胞生物学家通过将小鼠皮肤细胞与胚胎或非胚胎干细胞结合,将其重新编程为原始生殖细胞。然后将这些细胞置于小鼠的卵巢或睾丸中,使其成熟成为可利用的卵子和精子。2017 年,另一个日本小组在体外重建了小鼠多能干细胞的整个卵子发生过程,并报道有小鼠活产。虽然利用人造卵巢和体外干细胞转化获得原始生殖细胞,目前在人身上没有可用数据,但是这些研究预示着未来可以支持干细胞作为保存生育方向的发展潜力。利用胚胎干细胞体外分化体系研究生殖细胞的发生和发育已开展了近 10 年,并取得了一些进展:已证实胚胎干细胞可以通过单层贴壁培养方式或者拟胚体(EB)在体外自发或诱导分化形成原始生殖细胞,建立了原始生殖细胞体外筛选的荧光报告基因体系,通过报告基因体系及 FACS 技术可分选获得高纯度的生殖细胞。这些成果为胚胎干细胞体外分化形成生殖细胞的研究奠定了坚实的基础,也为不孕症治疗和再生医学带来新的希望。人体内生殖细胞的发育经历了几次重要的转变。首先是原始生殖细胞(primordial germ cell,PGC)的发生,原始生殖细胞由近端上胚层体细胞在周边细胞特定的信号诱导下特化而成,人类胚胎发育到第 3 周时上胚层细胞开始分化,在胚外外胚层信号作用下(主要是 BMP4),近端上胚层中少量细胞发生特化具有生殖细胞特征,说明胚外外胚层对生殖细胞特化起重要作用。胚胎 5 周龄时 PGC 开始迁移,沿卵黄囊的尾部通过新形成的后肠,然后经背侧肠系膜向上分别进入左、右两侧生殖嵴,胚胎 6 周龄时,几乎所有 PGC 已完成迁移并聚集于生殖嵴。在迁移过程中 PGC 自我增殖,并发生表观遗传重编程,包括全基因组 DNA 去甲基化、父源性和母源性印迹擦除,以及失活 X 染色体重新活化。PGC 迁移至生殖嵴后还会继续进行有丝分裂使数目增加,数量增加到一定值停止有丝分裂,发育为卵原细胞或精原细胞,然后启动减数分裂形成单倍体配子。生殖细胞的发生受到一系列复杂的分子网络信号调控。目前对参与的信号调控已有一定认识,如 Bmp4-Smad 通路、Kit/KL 通路、FGFs 通路及 LIF 细胞因子对 PGC 增殖和存活具有正调控作用,TGFl3-Aetivin/Nodal 信号对 PGC 增殖具有抑制作用。其中 PGC 的特化受 BMP4、Wnt3a 信号调节。来自胚外外胚层的 BMP4 信号能诱导上胚层 *Blimpl* 和 *Prdml4* 两个 PGC 特化关键调控基因的表达,从而保证上胚层中少量细胞(近端上胚层细胞)具有生殖细胞发育命运。Wnt3a 本身不能直接诱导上胚层中 *Blimpl* 等基因的表达,但它能提高上胚层对 BMP4 信号的应答能力。参与生殖细胞发生的重要调控基因有 *PRDMl*、*Ifitm3*、*c-Kit*、*E-eadherin*、*Lin28*、*Nanog*、*Stella*、*DAZL*、*Vasa*、*SCP3*、*ZPl3*、*GDF9* 等。*Stella* 特异性表达于 PGC 和减数分裂前的生殖细胞,被认为是早期生殖细胞最可靠的分子标记,可用于追踪体内外生殖细胞的发育状况。*VASA* 是移行后期进入生殖嵴并发生减数分裂和配子形成的生殖细胞特异性基因。人类 *VASA* 基因在两性生殖细胞均有表达,与生殖细胞发育过程中进化保守性相一致。到目前为止,*VASA* 是唯一对于生殖细胞系完全特异的基因,大多数种属细胞中 VASA 的表达即代表生殖细胞的出现。生殖细胞的发生和发育是一个漫长且呈高度动态变化的过程。

第四节 生育力保存伦理

卵子冷冻、卵巢组织冻存、胚胎冻融、卵细胞体外成熟培养、植入前胚胎遗传学诊断等生育力保存技术,不仅能为不孕症患者提供更多的选择,创造更多的受孕和生育机会,还能为肿瘤患者手术、放疗或化疗前以及暂时无生育计划但未来有遭遇生育能力下降之忧者保存生育力。胚胎冷冻将受术者多余胚胎保存起来,更便于选择合适的时机移植。卵子冷冻是近年来备受关注的一项新兴技术,可为有卵巢功能早衰倾向、手术或放化疗后有可能丧失卵巢功能、已经促排卵采集到卵母细胞而男方取精失败的妇女,以及因各种因素推迟生育年龄的妇女带来生育力保险,也为捐赠卵子带来了新的希望,而且避免了取卵后因特殊情况不能及时受精而浪费。但技术发展的同时也带来了伦理的困惑。女性生育力保存技术作为生殖医学研究的热点与难点,其伦理依据主要在于:不但可以避免胚胎冷冻带来的伦理,还增加供卵来源。卵母细胞或卵巢组织冷冻技术,是储备因卵巢功能早衰、盆腔疾病、手术、放疗及化疗等可能削弱卵巢功能的女性生育力的一种手段;其次,卵子保存还可以为目前尚不想生育的女性提供将来生育的"保险";再次,在女性已经行取卵手术却无法获得精子等突发情况下,将卵子及时冷冻也是必要的应变之举;最后,保存 IVF-ET 中剩余的卵子,也可以备将来不时之需，或者赠予其他妇女，以解燃眉之急。要严格遵循前述有利、无伤、自主、保密、公益、非商业化和伦理审查等基本伦理原则，以及 2002 年国际医学科学组织理事会制定的《涉及人类受试者的生物医学研究国际伦理准则》的伦理要求。

胚胎冻存技术当前还存在诸多伦理困局，如胚胎是人还是物、冷冻胚胎归谁所有、胚胎可否操控或废弃、夫妻离婚或一方死亡后其所存胚胎如何处置、单身妇女使用匿名供精受精冷冻胚胎后的不安、实名捐赠可能产生的亲权纠葛，以及离婚后的冷冻胚胎处理等问题至今悬而未决。而卵母细胞和卵巢组织冻存则可以纾解胚胎冷冻面临的各种问题，在夫妻分居或离婚的情况下卵子冷冻液避免了胚胎冷冻带来的纠葛。因此，在德国、意大利、克罗地亚等国家禁止胚胎冷冻但允许卵子冷冻。研究者还发现，卵子冷冻后的妊娠率比新鲜胚胎较低，但是每次移植的活产率较高。对那些因道德立场反对胚胎冷冻的夫妻而言，卵子冷冻已经成为女性生育力保存的理想选择。

胚胎冻存是成熟的生育力保存方法，但是自 1984 年第一例冷冻胚胎试管婴儿诞生，围绕胚胎冷冻产生的伦理争议就从未停止过，例如胚胎冻存的安全性、冷冻时间的长短、夫妻死亡后冷冻"孤儿"胚胎的收养、夫妻离婚后胚胎的归属等问题至今悬而未决。从理论上看，冷冻胚胎可以永久保存，不受时间限制，但从临床实践来看，长时间储藏的冷冻胚胎是否会因各种因素的影响对孩子健康带来危险目前尚不可知。从社会伦理角度来看，可能出现兄弟姐妹之间相隔几十年之后才出生的事实，从而造成代际关系混乱，违反自然规律。很多国家对胚胎保存时间进行限定，一般为 3~10 年。尽管死后生殖对临床个案并不多见，但大多数国家还是限制或禁止用已死者配子或胚胎继续妊娠，以保护所生子女的正当利益，也避免生殖中心耗费大量人力、物力、财力保存实际上可能被废弃不用的胚胎。由于目前对冷冻胚胎伦理地位缺乏共识，因此对冷冻胚胎的权利归属亦有不同认识和做法，英国沃诺克委员会 1984 年发布的调查报告建议：胚胎的保存期限为十年，期限届满未约定胚胎归属的，其使用权及处理权归于存储机构。提供胚胎之夫妇中一方死亡时，胚胎的使用权及处理权移转于生存之另一方，夫妇双方均死亡时，胚胎的使用权及处理权归属于储存机构。其后颁布的《人类受精与胚胎学法》也对此进行了明确。胚胎冷冻技术的快速发展和大规模临床应有，极大地提高了临床累计妊娠率，也出现了大量剩余冷冻胚胎，其中包括很多未继续缴纳冷冻费用的被患者弃置的胚胎，由此给生殖中心带来很大负担，如何弃置这些胚胎就成为生殖中心的难题。目前对剩余胚胎处置程序对伦理共识是在处置前与配子或胚胎提供者签署胚胎处置知情同意书或协议。临床实践中，剩余冷冻胚胎大致有三种去向：用医学方法毁弃、捐赠给科学研究和捐赠不孕者患者用于移植，三种剩余胚胎处置办法都可能引发一系列社会伦理争议。胚胎废弃的条件必须是冷冻胚胎保存期已经届满或者胚胎监护人已经明示不愿将胚胎捐赠与他人或用于科学研究。使用胚胎用于科学研究的首要条件是胚胎权利人的知情同意，但也并不意味征得胚胎所有者同意就使得废弃干细胞研究完全获得伦理学辩护，因为干细胞研究必定会损毁胚胎，而胚胎是不是人就是一个伦理争点。胚胎捐赠亦称胚胎收养，是指胚胎合法监护人将拥有的剩余胚胎送给其他不孕夫妇收养，并将自己对胚胎及其所生子女的权利和义务一起让渡给收养人的制度，在美国已经实践多年并逐渐法律化。

目前卵子冷冻仍然有一些问题亟待解决：①卵母细胞冷冻复苏存活率、体外受精率偏低，且不稳定；②平均出生率低；③与自然状态下 IVF 相比，受精卵不分裂或胚胎增长缓慢，不能发育成囊胚的比率明显增高；④冷冻后卵子多为裸卵，常规 IVF 方式受精率低，多精子受精率增加；而卵细胞质内单精子注射（ICSI）方式虽能避免多精子受精，但无法避免 ICSI 本身所带来的问题。目前世界范围内冷冻卵子出生后代年龄均较小，卵子冷冻对这些孩子远期健康是否有影响尚无大样本的研究，该技术的广泛应用目前仍有争议。因此，冷冻卵子技术的成熟和普及与冷冻卵子所获子代安全性的问题是其发展的重点和难点。关于卵子冷冻，在技术实施过程中应遵循有利于患者、保护后代、有利于社会公益、严防商业化、保密、伦理监督以及知情同意的伦理原则。伴随着玻璃化冷冻技术由试验性技术发展为常规性程序，其适用人群从最初的生育力遭受疾病损伤或威胁的患者群体扩大到出于各种社会性因素为未来剩余"投保"的健康女性。与治疗性冷冻不同，健康女性的卵子冷冻被称之为非医学冷冻、选择性冷冻或社会性冷冻。选择性冷冻的正当性正受到强烈质疑。虽然仅从法律法规的角度考虑，单身女性冷冻卵子保存生育力并不违法。我国《人类辅助生殖技术规范》和《人类辅助生殖技术和人类精子库伦理原则》等文件有提到"不得对不符合国家人口和计划生育法规和条例规定的夫妇和单身妇女实施人类辅助生殖技术"，而其定义的辅助生殖技术并未提及单纯的卵子冷冻或精子冷冻。然而，取卵不同于取精那么方便，一般需要促排卵、经阴道取卵等干预性和创伤性操作；在使用冷冻卵子获得子代时，一般需要借助 IVF-ET 技术，这一技术本身可能增加胎儿表观遗传异常的风险；而推迟生育年龄，应考虑到高龄孕产妇自身与胎儿的疾病风险都会增加。还有学者从长期养育子女的角度出发，认为如果妇女超过55 岁，可以拒绝她们的助孕要求，且高龄妇女助孕时应行单胚移植以减少多胎妊娠风险。因此，在考虑高龄妇女生育权的同时，也应该考虑子代的生存权和生存质量问题。另外，是冷冻复苏过程对卵母细胞的可能性伤害大，还是随着年龄增长卵母细胞质量下降的幅度大，目前并没有大样本的可靠性研究。冷冻卵子这一方式，在目前医疗资源紧缺的情况下，首先应该考虑的还是育龄不孕夫妇的需求。

关于冷冻卵子的所有权，第一权利所有人必然是冷冻卵子的妇女本身。但如果该女性不幸去世，卵子该归属于谁；如果患者单身，她的父母是否有使用权；如果患者已婚，她的丈夫是否有使用权；如果患者没有直系亲属，保管的医疗机构是否有所有权和使用权，可否用于科学研究；可否提供给国内其他生殖中心使用、可否要求自行保管。使用权与所有权不同的是，单纯卵子不会产生后代，但是如果使用卵子与精子受精，则有机会产生子代，会涉及更复杂的伦理问题。建议进行此项技术的生殖医疗机构在实施冷冻技术前就与患者协商好以后卵子的归属问题。有西方学者建议，妇女捐赠卵母细胞进行不孕不育治疗或研究时应予以适当的经济补偿，包括健康筛查、卵巢刺激本身所产生的费用，补偿促排、取卵造成的身心不适，且这些补偿应根据计划用途的卵子数量、质量、治疗周期数、种族或其他个人特征的不同而不同，而不是根据事后的结果来确定；还应包括可能发生的并发症产生的费用；应采取有效的信息公开和咨询过程，最好有独立机构监管；共用者应提前商定卵母细胞的分配方案，包括不同质量的卵子；以鼓励更多正常妇女捐赠；有利于建立卵子库；也有利于打击卵子黑市。

【小结】

　　女性生育力整体呈下降趋势,在影响了女性生殖健康的同时,也严重影响了生活质量。生育力降低的高风险人群有高龄女性、卵巢早衰女性、癌症患者、因盆腔疾病行卵巢手术患者、自身免疫性疾病患者、良性血液系统疾病及嵌合型特纳综合征患者等。生育力保存手术日渐被妇科肿瘤患者接受,胚胎冻融、卵母细胞冷冻和卵巢组织冷冻方法的不断改善为生育力保存提供了可行的方法。未成熟卵母细胞体外成熟、卵巢体外激活技术及干细胞技术的探索为生育力保存提供了更宽广的思路。这些生育力保存技术不仅能为不孕症患者提供更多的选择,创造更多的受孕和生育机会,还能为肿瘤患者手术、放疗或化疗前,以及暂时无生育计划但未来有遭遇生育能力下降之忧者保存生育力,但同时也带来了一系列的伦理挑战,值得大家关注。

（钱羽力　吕萍萍）

参考文献

1. 何方方. 生育力评价专题讨论女性生育力及其影响因素. 实用妇产科杂志, 2015, 31 (1): 1-2.
2. 乔杰, 夏曦, 李红真. 生育力保护与妇科恶性肿瘤治疗后患者的辅助生育问题. 实用妇产科杂志, 2014, 30: 729-731.
3. Huang JY, TulandiT, Holzer H. Cryopreservation of ovarian tissue and in vitro matured oocytes in female with mosaic Tumer syndrome: case Report. Hum Reprod, 2008, 23 (2): 336-339.
4. 曹云霞, 乔杰, 刘嘉茵, 等. 人类生育力保存. 北京: 人民卫生出版社, 2015.
5. Larsen EC, MulIer J, Schmiegelow K. Reduced ovarian function in long-term survivors oraatlon—and chemother8p treated childhood cancer. J Clin EndocrinMetab, 2003, 88 (11): 5307-5314.
6. 李尚为. 女性生育力保存新进展. 西部医学, 2016, 28: 593-605.
7. Donnez J, Dolmans MM, Pellicer A, et al. Restoration of ovarian activity and pregnancy after transplantation of cryopreserved ovarian tissue: a review of 60 cases of reimplantation. FertilSteril, 2013, 99 (6): 1503-1513.
8. Roque M, Lattes K, serra S. Fresh embryo transfer versus frozen embryo transfer in in vitro fenilization cycles: a systertic review and meta_analysis. FertilSteril, 2013, 99 (1): 156-162.
9. Maheshwari A, Pandey S, Shetty A, et al. Obstetric and penatal outcomes in singleton pregnancies resulting from the transfer of frozen thawed versus fresh embryos generated through in vitro fertilization treatment: a systematic review and meta anaysis. Fertilsteril, 2012, 98 (2): 368-377.
10. Donnez J, Dolmans MM. Ovarian tissue freezing: current status. Curr Opinobstet Gynecol, 2015, 27 (3): 222-230.
11. Greve T, schmidt KT, Kristensen SG, et al. Evaluation of the ovarian reserve in women transplanted with frozen and thawed ovarian cortical tissue. Fermsteril, 2012, 97 (6): 1394-1398.
12. Prasath EB, Chan MLH, Wong WHW, et al. First pregnancy and live birth resulting from cryopreserved embryos obtained from in vitro matured oocytes after oophorectomy in an ovarian cancer patient. Hum Reprod, 2014, 29 (2): 276-278.

13. Practice Committees of American Society for Reproductive Medicine, Society for Assisted Reproductive Technology. Mature oocyte cryopreservation: a guideline. Fertil Steril, 2013, 99 (1): 37-43.

14. Dittrich R, Hackl J, Lotz L, et al. Pregnancies and live births after 20 transplantations of cryopreserved ovarian tissue in a single center. Fertil Steril, 2015, 103 (2): 462-468.

15. Donnez J, Dolmans M, Demylle D, et al. Livebirth after orthotopic transplantation of cryopreserved ovarian tissue. Lancet, 2004, 364 (9443): 1405-1410.

16. David A, Dolmans MM, Van Langendonckt A, et al. Immunohistochemical localization of growth factors after cryopreservation and 3 weeks'xenotransplantation of human ovarian tissue. FertilSteril, 2011, 95 (4): 1241-1246.

17. Oktay K, Buyuk E, Veeck L, et al. Embryo development after heterotopic transplantation of cryopreserved ovarian tissue. Lancet, 2004, 363 (9412): 837-840.

18. Kim SS. Assessment of long term endocrine function after transplantation of frozen-thawed human ovarian tissue to the heterotopic site: 10 year longitudinal follow-up study. J Assist Reprod Genet, 2012, 29 (6): 489-493.

19. Silber SJ, Grudzinskas G, Gosden RG. Successful pregnancy after microsurgical transplantation of an intact ovary. N Engl J Med, 2008, 359 (24): 2617-2618.

20. Donnez J, Dolmans MM, Pellicer A, et al. Restoration of ovarian activity and pregnancy after transplantation of cryopreserved ovarian tissue: a review of 60 cases of reimplantation. FertilSteril, 2013, 99 (6): 1503-1513.

21. Chen SU, Chien CL, Wu MY, et al. Novel direct cover vitrification for cryopreservation of ovarian tissues increases follicle viability and pregnancy capability in mice. Hum Reprod, 2006, 21 (11): 2794-2800.

22. Silber S J, DeRosa M, Pineda J, et al. A series of monozygotic twins discordant for ovarian failure: ovary transplantation (cortical versus microvascular) and cryopreservation. Hum Reprod, 2008, 23 (7): 1531-1537.

23. Jacques D, Martinez-Madrid　B, et al. Ovarian tissue cryopreservation and transplantation: a review. Human Reproduction Update, 2006, 12 (5): 519-535.

24. Ovarian tissue cryopreservation: a committee opinion. Mature oocyte cryopreservation: a guideline. Fertil-Steril, 2013, 99: 37-43

25. Jadoul P, Guilmain A, Squifflet J, et al. Efficacy of ovarian tissue cryopreservation for fertility preservation: lessons learned from 545 cases. Human Reproduction, 2017 (32), 1046-1054.

26. Konc J, Kanyo K, Kriston R, et al. Cryopreservation of embryos and oocytes in human assisted reproduction. Biomed Res Int, 2014.

27. Glujovsky D, Riestra B, Sueldo C, et al. Vitrification versus slow freezing for women undergoing oocyte cryopreservation. Cochrane Database Syst Rev, 2014, 9: CD010047.

28. Cobo A, Remohi J, Chang CC, et al. Oocyte cryopreservation for donor egg banking. Reprod Biomed Online, 2011, 23 (3): 341-346.

29. Vajta G, Rienzi L, Ubaldi FM. Open versus closed systems for vitrification of human oocytes and embryos. Reprod Biomed Online, 2015, 30 (4): 325-333.

30. Bielanski A. A review of the risk of contamination of semen and embryos during cryopreservation and measures to limit cross-contamination during banking to prevent disease transmission in ET practices. Theriogenology, 2012, 77 (3): 467-482.

31. Cobo A, Garcia-Velasco JA. Why all women should freeze their eggs. Curr Opin Obstet Gynecol, 2016, 28 (3): 206-210.

32. Kopeika J, Thornhill A, Khalaf Y. The effect of cryopreservation on the genome of gametes and embryos: principles of cryobiology and critical appraisal of the evidence. Hum Reprod Update, 2015, 21 (2): 209-227.

33. Sanfilippo S, Canis M, Smitz J, et al. Vitrification of human ovarian tissue: a practical and relevant alternative to slow freezing. Reprod Biol Endocrinol, 2015, 13: 67.

34. Practice Committee of American Society for Reproductive Medicine. Ovarian tissue cryopreservation: a committee opinion. Fertil Steril, 2014, 101 (5): 1237-1243.

35. Meirow D, Roness H, Kristensen SG, et al. Optimizing outcomes from ovarian tissue cryopreservation and transplantation; activation versus preservation. Hum Reprod, 2015, 30 (11): 2453-2456.

36. Levi Setti PE, Albani E, Cesana A, et al. Italian Constitutional Court modifications of a restrictive assisted reproduction technology law significantly improve pregnancy rate. Hum Reprod, 2011, 26 (2): 376-381.

37. Sills ES, Murphy SE. Determining the status of non-transferred embryos in Ireland: a conceptus of case law and implications for clinical IVF practice. Philos Ethics Humanit Med, 2009, 4: 8.

38. Ahuja KK, Simons EG, Rimington MR, et al. One hundred and three concurrent IVF successes for donors and recipients who shared eggs: ethical and practical benefits of egg sharing to society. Reprod Biomed Online, 2000, 1 (3): 101-105.

39. Andrews LB, Elster N. Regulating reproductive technologies. J Leg Med, 2000, 21 (1): 35-65.

40. Jones HW, Cooke I, Kempers R, et al. International Federation of Fertility Societies Surveillance 2010: preface. Fertil Steril, 2011, 95 (2): 491.

41. Ory SJ, Devroey P, Banker M, et al. International Federation of Fertility Societies Surveillance 2013: preface and conclusions. FertilSteril, 2014, 101 (6): 1582-1583.

42. Cobo A1, Remohí J, Chang CC, et al. Oocyte cryopreservation for donor egg banking. Reprod Biomed Online, 2011, 23 (3): 341-346.

43. Ethics Committee of the American Society for Reproductive Medicine. Disposition of abandoned embryos: a committee opinion. Fertil Steril, 2013, 99 (7): 1848-1849.

44. Francesca ED, Eve F, Robert EB, et al. Fertility Preservation-Yen and Jaffe's Reproductive Endocrinology (Eighth Edition), 2019, 857-866.

45. Chow EJ, Stratton KL, Leisenring WM, et al. Pregnancy after chemotherapy in male and female survivors of childhood cancer treated between 1970 and 1999: a report from the Childhood Cancer Survivor Study cohort. Lancet Oncol, 2016, 17: 567-576.

46. Oktem O, Oktay K. Quantitative assessment of the impact of chemotherapy on ovarian follicle reserve and stromal function. Cancer, 2007, 110: 2222-2229.

47. Duncan FE, Kimler BF, Briley SM. Combating radiation therapy-induced damage to the ovarian environment. Future Oncol, 2016, 12: 1687-1690.

48. Morgan S, Anderson RA, Gourley C, et al. How do chemotherapeutic agents damage the ovary ? Hum Reprod Update, 2012, 18: 525-535.

49. Karen LS, Clarisa G, Anna S. Advances in Fertility Preservation for Young Women With Cancer Am Soc Clin Oncol Educ Book, 2018, 38: 27-37.

50. Gorman JR, Su HI, Roberts SC, et al. Experiencing reproductive concerns as a female cancer survivor is associated with depression. Cancer, 2015, 121: 935-942.

51. Murphy D, Klosky JL, Reed DR, et al. The importance of assessing priorities of reproductive health concerns among adolescent and young adult patients with cancer. Cancer, 2015, 121: 2529-2536.

52. Lawson AK, Klock SC, Pavone ME, et al. Prospective study of depression and anxiety in female fertility preservation and infertility patients. FertilSteril, 2014, 102: 1377-1384.

53. Kim SY, Kim SK, Lee JR, et al. Toward precision medicine for preserving fertility in cancer patients: existing and emerging fertility preservation options for women. J Gynecol Oncol, 2016, 27: 22.

54. Duncan FE, Pavone ME, Gunn AH, et al. Pediatric and teen ovarian tissue removed for cryopreservation contains follicles irrespective of age, disease diagnosis, treatment history, and specimen processing methods. J Adolesc Young Adult Oncol, 2015, 4: 174-183.

55. Irtan S, Orbach D, Helfre S, et al. Ovarian transposition in prepubescent and adolescent girls with cancer. Lancet Oncol, 2013, 14: 601-608.

56. Loutradi KE, Kolibianakis EM, Venetis CA, et al. Cryopreservation of human embryos by vitrification or slow freezing: a systematic review and meta-analysis. FertilSteril, 2008, 90: 186-193.

57. Dolmans MM, Hollanders de Ouderaen S, Demylle D, et al. Utilization rates and results of long-term embryo cryopreservation before gonadotoxic treatment. J Assist Reprod Genet, 2015, 32: 1233-1237.

58. Smith KL, Gracia C, Sokalska A. Advances in Fertility Preservation for Young Women With Cancer. Am Soc Clin Oncol Educ Book, 2018, 38: 27-37.

59. Cobo A, Garrido N, Pellicer A, et al. Six years'experience in ovum donation using vitrified oocytes: report of cumulative outcomes, impact of storage time, and development of a predictive model for oocyte survival rate. FertilSteril, 2015, 104: 1426-1434.

60. Ozkaya E, San Roman G, Oktay K. Luteal phase GnRHa trigger in random start fertility preservation cycles. J Assist Reprod Genet, 2012, 29: 503-505.

61. Cakmak H, Rosen MP. Random-start ovarian stimulation in patients with cancer. CurrOpinObstet Gynecol, 2015, 27: 215-221.

62. Kim J, Turan V, Oktay K. Long-term safety of letrozole and gonadotropin stimulation for fertility preservation in women with breast cancer. J Clin Endocrinol Metab, 2016, 101: 1364-1371.

63. Chan JL, Johnson LN, Efymow BL, et al. Outcomes of ovarian stimulation after treatment with chemotherapy. J Assist Reprod Genet, 2015, 32: 1537-1545.

64. Practice Committee of American Society for Reproductive Medicine. Ovarian tissue cryopreservation: a committee opinion. FertilSteril, 2014, 101: 1237-1243.

65. Donnez J, Dolmans MM. Fertility preservation in women. N Engl J Med, 2017, 377: 1657-1665.

66. Prasath EB, Chan ML, Wong WH, et al. First pregnancy obtained from in vitro matured oocytes after oophorectomy in an ovarian cancer patient. Hum Reprod, 2014, 29: 276-278.

67. Xiao S, Zhang J, Romero MM, et al. In vitro follicle growth supports human oocyte meiotic maturation. Sci Rep, 2015, 5: 17323.

68. Paulini F, Vilela JM, Chiti MC, et al. Survival and growth of human preantral follicles after cryopreservation of ovarian tissue, follicle isolation and short-term xenografting. Reprod Biomed Online, 2016, 33: 425-432.

69. Hayashi K, Ogushi S, Kurimoto K, et al. Offspring from oocytes derived from in vitro primordial germ cell-like cells in mice. Science, 2012, 338: 971-975.

70. Hikabe O, Hamazaki N, Nagamatsu G, et al. Reconstitution in vitro of the entire cycle of the mouse female germ line. Nature, 2016, 539: 299-303.

第十章

卵巢功能不全健康管理

【开篇导读】

POI 患者较一般女性更容易被焦虑、压抑、紧张等负面情绪所困扰,医务工作者不仅要关注 POI 患者的生理上的需要和变化外,还应对患者进行鼓励安抚,耐心以相对通俗的方式为她们提供 POI 相关的信息资源,使她们正确认识 POI 这种疾病。建议患者改善不良生活习惯,戒烟,适量运动,保持积极乐观心情。没有生育要求的 POI 患者,医生需告知 HRT 属医疗措施,HRT 不仅可有效缓解由于雌激素缺乏所导致的一系列症状,改善生活质量,还可降低远期骨质疏松风险和心血管疾病风险。

第一节　对躯体状态的影响

在卵巢功能不全患者中,血管舒缩症状(潮热、盗汗)最为常见。此外,不少 POI 患者也常表现出睡眠不佳、情绪改变、注意力不能集中、尿频、性欲低下、乏力等雌激素缺乏症状,其临床症状的严重程度各不相同。约 12%~14% 的 POI 患者无任何症状。临床医师对月经稀发或闭经的患者应当问诊雌激素缺乏的相关症状。激素补充治疗对于缓解 POI 患者相关症状效果确切。与绝经者相同,POI 患者也会发生骨质疏松、血脂异常、血压波动及心血管疾病等远期并发症,这与低雌激素水平影响全身多器官、多系统生理功能密切相关(图 10-1)。

雌激素是由卵巢分泌的重要性激素,主导女性第二性征的发育和维持,同时广泛作用于全身多系统、多器官,对于生殖系统、骨骼系统、心血管系统及皮肤等都具有重要保护作用。

一、泌尿生殖系统

POI 患者中约 40%~50% 的女性可伴随有泌尿生殖道萎缩症状。因血清中雌激素水平降低引起,主要表现为阴道干涩、阴道灼热感、性交疼痛、尿频、尿失禁、尿路感染、性欲减退等,其临床症状的严重程度可因卵巢功能的波动各不相同,年轻患者症状较轻,手术导致的医源性 POI 患者通常症状较重,持续时间更长。

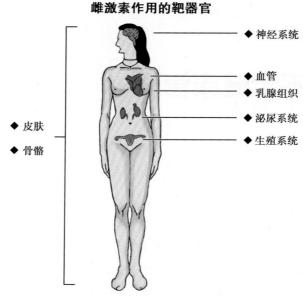

雌激素作用的靶器官

- ◆ 神经系统
- ◆ 血管
- ◆ 乳腺组织
- ◆ 泌尿系统
- ◆ 生殖系统
- ◆ 皮肤
- ◆ 骨骼

图 10-1 雌激素作用于全身靶器官

POI 患者雌激素低落,泌尿道黏膜上皮萎缩,分泌型 IgA 和抗黏附因子减少,故抵抗力下降,加上女性尿道短,易导致反复尿道感染。同时,雌激素缺乏会导致尿道肌肉和尿生殖膈结缔组织张力减退,尿道血管床和胶原含量减少,以及尿道平滑肌对 α- 肾上腺素刺激的敏感性降低,导致尿道内压力降低。雌激素还可通过抑制细胞外钙离子进入细胞内,从而降低逼尿肌自动收缩的频率及幅度,使尿失禁更容易发生。

雌激素可通过刺激内皮调节因子如 NO、前列腺素等增加血流,在 POI 患者中,其下降可使下生殖道的血流减少,使阴道萎缩,黏膜变薄;此外,雌激素水平降低,阴道失去胶原、脂肪组织支撑和储水能力,使阴道表皮与底层细胞的比例严重失调,细胞外基质降解增加,对蛋白酶抑制因子的抑制减轻,导致表皮变菲薄,阴道肌层变厚,表皮细胞中维持阴道上皮增殖和防御功能的基因被降调,阴道上皮易受到物理、化学因素刺激,引起阴道萎缩和感染。阴道干涩女性的黏膜免疫反应增强,细胞因子、化学因子、炎性因子及趋化因子等表达增加。

雌激素水平降低还引起阴道上皮中的糖原的含量降低,乳酸杆菌分解糖原使得乳酸产生减少,阴道酸碱度改变,乳酸杆菌以外的其他菌群大量繁殖,局部抵抗力下降,阴道对病菌感染的易感性增加,病原菌易侵入感染。表现为外阴瘙痒伴灼烧感,白带增多呈水样,也可表现为脓性和血性,同时伴有尿频、尿痛、性交困难等不适,易并发多种阴道炎。

POI 患者卵巢功能减退,雌激素水平降低,低于维持器官正常生理功能的基础水平,因此,性激素补充治疗(hormone replacement therapy,HRT)对维持泌尿生殖道的解剖结构和生理功能发挥着重要作用。研究基本证实,全身和局部应用 HRT 对缓解泌尿生殖综合征有效。美国国立卫生研究院(NIH)、欧洲绝经与雄激素协会(EMAS)和国际绝经协会(IMS)的相关指南均推荐雌激素可用于治疗阴道干涩,阴道局部补充雌激素不仅对生殖道萎缩症状具有治疗作用,还可治疗生殖道萎缩引起的性功能障碍,以及预防复发性尿路感染。泌尿生殖道感染可通过抗生素治疗,选择抗生素时应严格掌握各种抗菌药物的应用指征,根据药敏结果选择合适的抗菌药物。临床中对于复发性泌尿生殖道感染,常规的抗生素治疗及局部治疗能暂时缓解症状,但上述疗效多不能持久。HRT 可以有效地减轻 POI 患者泌尿生殖道症状,治疗效果与雌激素类型、用药剂量及给药途径均有关。对于有 HRT 禁忌证者,阴道保湿霜或润滑剂可以用来治疗阴道不适和性交痛等症状。

二、骨骼系统

性激素对骨生理有重要作用,它们参与骨骼的分化,维持成年骨骼的骨矿平衡。经骨密度测定、骨组织形态计量学、动物实验及细胞培养等方法已证明,各种性激素对骨代谢均有作用,其中尤以雌激素的作用最为显著。POI 患者雌激素缺乏,维持骨结构的重要作用缺失,多项研究证明雌激素缺乏将导致骨密度减少和骨折风险增加。当血清雌二醇低于 40~80pg/ml 时发生骨丢失。雌激素下降越快,骨丢失越多。双侧卵巢切除术后患者雌激素快速降低,骨丢失速度更快,术后 2 年内腰椎小梁骨丢失率高达每年 8%,中段桡骨皮质丢失率为每年 2%。补充雌激素后,骨吸收与骨形成恢复。

POI 患者存在骨质疏松风险,特别是对于停经时间较早的年轻患者,因为还未到达骨形成骨量的峰值而因雌激素缺乏出现骨的逐步丢失,会较早发生骨质疏松。雌激素缺乏引起的快速骨丢失在雌激素缺乏后早期(绝经 10 年内)每年为 2%~3%。POI 患者骨质疏松症主要临床表现为骨痛、驼背或身材变矮、局部压痛或叩击痛、骨折等。骨折多发生在脊椎、前臂与髋部,与健康人的区别是轻微外伤即发生骨折。POI 患者由于雌激素缺乏的程度不同,对骨的影响存在差异。大多数 POI 患者可以多年无症状,直到骨折发生时才引起关注。其他情况,包括确诊时间过长、维生素 D 缺乏、在进行雌激素治疗时不遵医嘱、久坐或缺钙等均可导致骨密度降低,引起慢性骨丢失症状(图 10-2)。

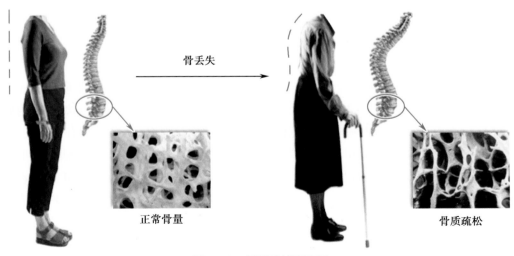

骨丢失

正常骨量

骨质疏松

图 10-2　骨质疏松示意图

流行病学调查显示,与正常女性相比,POI 患者平均在确诊 POI 后 2.9 年和开始出现月经周期紊乱后 4.4 年出现骨密度下降。8%~14% 的 POI 患者存在骨质疏松症。对于 POI 患者,首先,应当建议生活方式调整,包括平衡饮食、运动、戒烟及避免过量饮酒等,并给予足够的钙(1 000mg/d)和维生素 D(1 000IU/d)。其次,大量随机对照研究显示 HRT 可以有效改善早绝经女性骨密度,降低骨折风险。绝经早于 45 岁的女性较 50 岁后绝经的女性,骨折的发生风险高出 1.5~3 倍。绝经早于 40 岁的女性髋骨骨折发生率约为 9.4%,而绝经晚于 48 岁的女性其发病率仅为 3.3%;绝经早于 45 岁的女性脊柱骨折发病率约是绝经晚于 50 岁女性的 2.5 倍,HRT 能够显著降低早绝经女性骨折风险。因 HRT 对于骨的保护作用在早绝经女性中有大量研究已得到明确结论,在 POI 患者,仅有找到一些小样本回顾性和观察性研究报道认为 HRT 能够改善 POI 患者骨密度。ESHRE、ACOG、BMC 以及中华医学会妇产科学分会绝经学组等专家共识建议,在无明确禁忌证的 POI 患者中,应当接受 HRT 至少到自然绝经年龄,有利于改善由于低雌激素而导致的骨量丢失,维持骨量,预防骨质疏松以及降低骨折风险。并且 HRT 被认为是预防和治疗 POI 引起骨质疏松的一线用药。

双膦酸盐通过抑制破骨细胞活性达到减少骨吸收的目的,常用于已有骨质疏松的患者进行抗骨质疏松治疗。大量的随机对照研究已经证实,在绝经后妇女中,双膦酸盐具有显著提高脊柱、髋部骨密度,降低 50% 椎体骨折发生风险和 25% 的非椎体骨折发生风险。双膦酸盐能在骨基质中保留数年,目前鲜有关于它在生育期中长期应用的报道。POI 患者较为年轻,部分仍有生育要求,双膦酸盐的应用要特别注意。另外,骨科专家认为长期应用双膦酸盐后过度抑制骨转化导致的脆性骨骼和不典型骨折,有相当一部分人存在股骨转子下骨折和下颌骨坏死发生可能,下颌骨坏死的发生通常与拔牙有关。因此,专家们均建议 POI 患者不应把双膦酸盐作为一线治疗手段。总结,HRT 应作为 POI 患者预防和治疗骨质疏松的首选方案。双膦酸盐不应作为一线用药,仅在和骨质疏松专家讨论后方能使用。

当确诊 POI 后,应使用双能 X 线来测定骨密度。复查骨密度的频率应当根据最初评估的风险及 HRT 的应用来定。如果骨密度开始是正常的,并持续使用 HRT,那复查骨密度的临床意义有限,需要根据患者的临床风险因素进行复查。

三、代谢系统

代谢综合征是指合并向心性肥胖、胰岛素抵抗或 2 型糖尿病、高血压、脂质代谢异常等一组复杂的代谢紊乱综合征,是导致糖尿病、心脑血管疾病的危险因素。代谢综合征的病因尚未明确,目前认为是多基因和多种环境相互作用的结果,与遗传、免疫等均有密切关系,本病受多种环境因素的影响,集中表现于高脂、高碳水化合物的膳食结构,增加胰岛素抵抗发生,劳动强度低,运动量少造成代谢综合征的发生和发展。多项研究显示,POI 患者较正常妇女腹部脂肪增加,血清总胆固醇(TC)、高密度脂蛋白胆固醇(HDL-C)相关,同时血清慢性炎性因子趋化升高,高血压升高和肾功能受损趋势增加,而血清甘油三酯(TG)无差异。POI 患者较正常妇女罹患代谢综合征风险增高。

雌激素在血管活性,血浆脂蛋白改变,胰岛素抵抗等环节具有调节作用,对于腰围、血压、胰岛素、糖代谢、脂代谢有正面影响。雌激素可以改善血管舒缩功能,相关研究发现雌激素能使收缩压/舒张压有效下降 5~6mmHg,可使脑卒中风险下降 40%,冠心病风险下降 25%。HRT 治疗可以改善胰岛素抵抗,提高糖耐量,改善脂肪向心性分布。糖尿病患者应用 HRT 后可减少口服降糖药的用量。雌激素对脂代谢改善主要是作用于 LDL-C、HDL-C、TG 及脂蛋白。多项试验证明,通过口服雌激素可以降低 LDL-C 水平,升高 HDL-C 及 TG 水平,并且可以升高 HDL-C/LDL-C。

POI 患者存在低雌激素水平,在代谢综合征的发生发展中起到一定的影响作用,即使代谢综合征本身不是应用 HRT 的指征,但是 HRT 的应用对改善或纠正代谢综合征具有正向作用。应注意的是,在临床用药时要选择合适的孕激素及用药途径。

四、心血管系统

20 世纪 50 年代末,人们已经认识到绝经前切除双侧卵巢会增加女性心血管疾病的发生率,故此推测,POI 患者因卵巢功能的提前衰竭和内源性雌激素产生不足,也将增加心血管疾病和死亡的风险。

研究表明,39 岁以后绝经年龄每推迟一年,心血管疾病发病率减少 2%;40 岁以前绝经的女性,心血管疾病发病率和死亡率是 49 岁以后绝经女性的 1.5 倍;40 岁之前行双侧卵巢切除术女性相比 45 岁后绝经妇女缺血性心脏病风险显著增加(HR:8.7;95% CI 2-38.1);40 岁之前自然发生 POI 的女性有早期发生冠心病的风险。这可能是因为雌激素缺乏导致的全身机体代谢改变及血管内皮变化。

特纳综合征是特殊类型的 POI,发生冠心病和/或脑血管疾病的风险可能是普通人群的 2 倍,死于心血管疾病的概率比健康妇女高 4 倍。相对于同龄个体,POI 患者的心血管疾病风险更高;更早且持续的雌激素缺乏会明显增加心血管疾病的风险。

研究显示,雌激素对心血管具有广泛、多层次、多位点的保护作用(图 10-3),可以通过直接效应(改善血管内皮细胞功能、抑制血管平滑肌细胞增殖、迁移)和间接效应(调节脂代谢降低血脂、减少血小板黏附聚集及抗氧化作用)改善血管功能。绝经相关的多项研究表明,越早绝经的健康女性使用 HRT 的风险可能更小,获益更大。POI 患者的 HRT 对血脂、血压、胰岛素抵抗、血管内皮功能均可发挥有利的作用。已有研究显示,当原发性 POI 伴有心血管疾病的患者进行全身雌激素治疗 6 个月后,可以改善血管内皮异常、动脉内膜厚度、血压、血管紧张素和肌酐水平。目前尚无流行病学证据支持 HRT 对于 POI 患者心血管的保护作用,但是也无证据支持 HRT 会增加 POI 患者心血管风险。尽管缺乏纵向研究数据,仍建议 POI 患者早期行 HRT 以控制未来发生心血管疾病的风险。同时应告知 POI 患者增加心血管疾病危险性的相关因素,建议其改变生活方式,如戒烟、运动、保持适宜的体重。

目前尚缺乏有效筛查 POI 或特纳综合征女性心血管疾病风险的工具。要求对诊断为 POI 的女性进行心血管疾病风险的评估,每年至少监测血压、体质量、血脂、空腹血糖和糖化血红蛋白,对其他风险因素进行有针对性地评估。除此之外,所有初诊的特纳综合征患者均应通过心脏科医师进行先天性心脏疾病的专业评估。

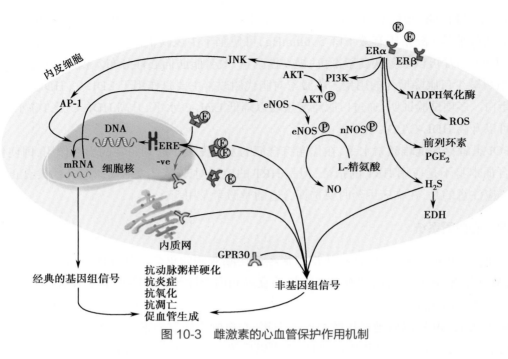

图 10-3 雌激素的心血管保护作用机制

五、认知及神经系统

随着女性平均预期寿命的延长及阿尔茨海默病（Alzheimer disease，AD）的发病率明显上升，流行病学调查发现女性 AD 的患病率约为男性的 1.6~2.7 倍，女性患 AD 的风险高于男性，雌激素与女性认知功能的关系研究成为当今学术界研究的热点。细胞培养和动物实验数据已经证实，雌激素能通过多种途径保护认知功能相关区域的神经细胞，进而提高认知功能。但是学者们对雌激素水平和女性认知功能的相关性问题，及 HRT 对围绝经期及绝经后女性认知功能是否有保护作用仍有争议，且直接针对 POI 及其认知及神经系统影响的研究十分有限。特纳综合征患者与同年龄、同身高、同智商和同等社会经济地位的正常女性相比，在情绪识别、视觉空间、注意力、工作记忆力及执行力上均表现较差。与对照组相比，*FMR1* 基因突变的女性携带者，并不增加智力发育障碍问题。X 染色体三倍体(47，XXX)和多倍体通常与学习障碍相关，如语言和运动（肌张力低下）发育迟缓、注意力、执行力及社会情绪行为问题。

2005 年，Lebrun 等对 402 名 50~74 岁自然绝经妇女进行了横断面的研究，发现绝经后高血清雌二醇、雌酮水平的妇女总体认知功能相对好，且结果与绝经年龄、绝经年限和 BMI 无关，由此他们认为女性循环雌激素如果保持较高水平则其认知功能损害的概率降低，雌激素水平与总体认知功能正相关，内源性雌激素能保护认知功能年老性减退。2007 年，Yaffe 等人发现低雌激素水平的老年女性在 2 年后总体认知功能及词语记忆能力比高水平者下降更显著，认为内源性雌激素可能在老年人的认知功能维持方面起到重要作用。与此同时，有学者认为血清雌激素水平与总体认知功能相关性不明显，但与认知功能某些分项相关。研究发现血清雌激素水平与词语记忆正相关,与抗干扰能力正相关,且能预测词语记忆,辅助调节额叶功能,但与视觉情节记忆、视觉空间能力及执行力无关,甚至是与空间记忆能力负相关。2012 年 Berent-Spillson 对 67 名 42~61 岁女性的研究发现,血清雌二醇水平高的女性语言流畅能力好,且功能性脑磁共振结果也有相应改变,认为女性语言流畅能力与血清雌二醇水平正相关,改变与年龄无关,但与所处的绝经阶段有关。对于结果的差异,有研究认为是测量指标的原因,游离雌二醇及生物活性雌二醇能快速穿过血脑屏障,可能相比血清总雌二醇水平与认知功能有更好的相关性。但是多数学者认为很多研究因为样本量小及存在种族、文化程度、BMI、自身健康程度等混杂因素使结果有一定的局限性。

学者们对 HRT 是否对女性认知功能有保护作用尚存争议,争议的焦点在于 HRT 的应用时机、剂型、剂量对治疗结果的影响等。2001 年 Maki 等人对 184 名年龄 50~89 岁非痴呆的绝经后妇女进行前瞻性观察性研究,在调整受教育程度、健康状况、抑郁症状、年收入及语言能力等因素后,发现口服或经皮 HRT 的 103 名妇女(其中 44 人同时孕激素治疗)词语记忆能力显著优于对照组,认为 HRT 可选择性提高非痴呆绝经后妇女的词语记忆能力。2005 年 Viscoli 发现正常认知功能的绝经后妇女在使用 17β- 雌二醇 1mg/d 治疗 3 年后总体认知功能下降较对照组减少,认为对于正常认知功能的女性,HRT 可能会降低其认知功能减退的风险。2006 年 Joffe 对 52 名 40~60 岁女性进行了队列研究,给予研究对象 17β- 雌二醇 0.05mg/d 贴皮治疗,对照组予以安慰剂,12 周后发现雌激素治疗能选择性提高执行力,减少词语回忆的出错率,增强额叶功能,且认知功能的提高与睡眠好转无关。2006 年 Maclennan 等人对 428 名年龄大于 60 岁妇女进行横断面研究,结果显示早期使用 HRT(56 岁之前或手术绝经 5 年内)的妇女注意力、语言流畅能力显著优于未接受 HRT 者。2008 年 Dumas 等人进行了随机盲法实验性研究后发现,17β- 雌二醇能改善年轻的绝经后妇女(50~62 岁,平均年龄 55.8 岁)的词语记忆能力,但在老年绝经后妇女组(70~81 岁,平均年龄 74.3 岁)没有发现这种变化。美国妇女健康启动项目(Women's Health Initiative,WHI)是一项较大规模的随机对照双盲临床试验,评估老年绝经妇女(年龄大于 65 岁)应用单纯雌激素和雌孕激素联合治疗的效果。2003 年发布的数据表明,雌孕激素联合治疗组和对照组妇女痴呆发生的风险比为 2.05,因此他们认为 HRT 增加 65 岁以上绝经女性患痴呆综合征的风险,且不能降低这些女性患轻度认知障碍的风险,得出雌孕激素补充治疗风险大于益处的结论。2004 年发表的相关文章认为 65 岁以上子宫切除术后的女性,特别是基础认知功能相对低的患者,结合雌激素补充治疗会对其认知功能产生损害。2006 年 Maclennan 等人研究认为晚期使用 HRT(56 岁之后或手术绝经 5 年后)的妇女总体认知功能低于未接受 HRT 者。激素补充治疗出现不同结果的可能原因:

(1)研究对象的差异:尽管 WHI 认为单一雌激素治疗会增加痴呆综合征的发生,我们需要指出的是单一雌激素治疗研究对象主要是手术切除子宫后的妇女,手术对患者来说是一个重大的应激事件,而且子宫切除术可能会改变卵巢血供,结果有其局限性。

(2)HRT 的应用时机:WHI 的研究对象年龄大于 65 岁,且绝经年限大于 12 年,此时激素治疗可能是有害的,研究者在通过大量动物实验和人群研究后提出了"窗口期"的理论,认为在围绝经期或卵巢切除术后早期是一个机会窗口,在这个时期运用激素补充治疗能保护认知功能,雌激素只能作用于未病变或疾病的早期阶段,而在此后较长时间才开始治疗对认知功能就基本没有益处了。

(3)研究用药的差别:WHI 临床试验使用的是结合雌激素和安宫黄体酮,结合雌激素是有从孕马尿液中提取的雌激素混合物,是雌酮硫酸钠与马烯雌酮硫酸钠的混合物,对马来说是最合适的雌激素,而对人来说却不是最天然的。安宫黄体酮是一种人工合成的孕激素,会对抗雌激素相关的谷氨酸作用,影响认知相关神经细胞保护机制的中间环节,而天然黄体酮能增强雌激素的相关效应,使用 17β- 雌二醇等天然激素制剂的 HRT 被认为能保护认知功能。

在 HRT 治疗方面,"窗口期"假说是当前共识性最强的观点,多数学者认为早绝经女性应尽早启用激素补充治疗,否则在认知相关区域神经元损伤不能逆转后,外源性 HRT 反而会加速认知功能的衰退。

第二节 激素补充治疗规范

对于 POI 患者,建议改善不良生活习惯,戒烟,适量运动,保持积极乐观心情。

对于没有生育要求的 POI 患者,需告知 HRT 属医疗措施,HRT 不仅可以有效缓解由于雌激素缺乏导致的一系列症状,改善生活质量,还可以降低骨质疏松风险和心血管疾病风险。目前的证据提示,POI 患者行 HRT 可能对心血管疾病和骨质疏松起到一级预防的作用。

POI 患者行 HRT 获益更多,风险更小。只要没有禁忌证,建议 POI 患者应当采用 HRT 改善生命质量,尤其是对于青少年 POI 患者,HRT 可以诱导和促进外生殖器和第二性征发育,应当予以重视。由于诊断 POI 之后仍有 5% 的妊娠率,在 POI 早期有避孕需求者可以考虑短期应用复方口服避孕药(COC),但不宜长期应用。HRT 与 COC 相比,对骨骼保护及血脂、血糖代谢更有利。

一、HRT 总体原则

在应用前首先要排除禁忌证,对于慎用情况,也需要患者充分知情选择后应用,诊断、治疗原则、禁忌证、慎用情况可参照《中国绝经管理与绝经激素治疗指南(2018)》及《早发性卵巢功能不全的激素补充治疗专家共识》。针对 POI,还应遵循以下原则:

1. POI 对健康的危害远高于自然绝经,但 POI 的雌激素缺乏的类更年期症状相对较轻,很多患者认识不足,认为没有症状不需要治疗,但需强调的是,明确 POI 的患者都伴随雌激素缺乏的问题,POI 本身即可视为适应证,在无禁忌证并兼顾慎用情况的基础上,即可开始 HRT,并应持续治疗至自然绝经的平均年龄,之后可参考绝经激素治疗(menopause hormone therapy,MHT)方案继续进行。

2. 与正常年龄绝经的女性相比,POI 患者行 HRT 需要更大剂量的雌激素。推荐采用生理剂量的雌激素剂量:17β- 雌二醇 2mg/d、戊酸雌二醇 2mg/d,或者经皮雌二醇 75~100μg/d。

有子宫的女性雌激素补充治疗时应添加孕激素以保护子宫内膜。在 50 岁前,有子宫的女性推荐雌孕激素序贯疗法,以产生周期性的月经样出血。

3. 治疗期间需每年常规随诊,以了解患者用药的依从性、满意度、副反应,以及可能需要改变方案、剂量的需求。POI 患者需要 HRT 的时间更长,建议选用天然或接近天然的雌激素及孕激素,以减少对乳腺、代谢及心血管等方面的不利影响。在自然绝经年龄(50 岁左右)前行 HRT 不增加乳腺癌的风险。

二、HRT 方案

(一) 常用的 HRT 药物

1. 雌激素

(1)口服途径:17β- 雌二醇、戊酸雌二醇等天然雌激素。

(2)经皮途径:半水合雌二醇贴、雌二醇凝胶。

(3)经阴道途径:雌三醇乳膏、结合雌激素软膏、普罗雌烯阴道胶囊或乳膏、氯喹那多 - 普罗雌烯阴道片。

2. 孕激素　分为天然孕激素和合成孕激素。天然孕激素包括微粒化黄体酮胶丸和胶囊。合成孕激素包括孕酮衍生物、17α- 羟孕酮衍生物和 19- 去甲睾酮衍生物,其中最接近天然孕激素的是地屈孕酮。初步研究提示,HRT 时应用天然孕激素或地屈孕酮与其他合成孕激素相比,可能具有较低的乳腺癌发生风险。

3. 复方制剂　雌二醇 - 雌二醇地屈孕酮片(每盒 28 片,前 14 片每片含 2mg 17β- 雌二醇,后 14 片每片含 2mg 17β- 雌二醇 +10mg 地屈孕酮)、戊酸雌二醇 - 戊酸雌二醇环丙孕酮片复合包装(每盒 21 片,前 11 片每片含 2mg 戊酸雌二醇,后 10 片每片含 2mg 戊酸雌二醇 +1mg 醋酸环丙孕酮)等。

4. 雄激素　睾酮、脱氢表雄酮(DHEA)。

(二) HRT 的具体方案

1. 单纯雌激素治疗　适用于已切除子宫的 POI 患者。推荐剂量是:17β- 雌二醇 2mg/d、戊酸雌二醇 2mg/d 或经皮雌二醇 75~100μg/d,连续应用。具体剂量还需要根据患者的具体情况进行个体化调整。

2. 雌孕激素序贯治疗　适用于有完整子宫仍希望有月经样出血的 POI 患者。这种用药方式是模拟生理周期,在使用雌激素的基础上,每周期加用孕激素 10~14 天。按雌激素的应用时间又分为周期序贯和连续序贯,前者每周期停用雌激素 2~7 天,后者连续应用雌激素。

雌激素推荐:17β- 雌二醇 2mg/d、戊酸雌二醇 2mg/d 或经皮雌二醇 75~100μg/d(应根据患者的具体情况个体化调整)。孕激素多采用:地屈孕酮 10mg/d、微粒化黄体酮胶丸 100~300mg/d 或醋酸甲羟孕酮 4~6mg/d。推荐采用天然孕激素或地屈孕酮,以降低可能的乳腺癌发生风险。

也可采用复方制剂,连续序贯方案可采用雌二醇 - 雌二醇地屈孕酮(2/10)片,按序每天

1 片,用完 1 盒后直接开始下一盒,中间不停药。周期序贯方案可采用戊酸雌二醇 - 戊酸雌二醇环丙孕酮片复合包装,按序每天 1 片,用完 1 盒后停药 7 天再开始服用下一盒。由于序贯治疗方案相对复杂,复方制剂的依从性明显好于单药的配伍,但 POI 患者偶有自发排卵,复方制剂不能完全抑制排卵,有可能会出现撤退性出血,周期紊乱。

应注意的是,POI 患者有 5%~10% 自然妊娠的可能,HRT 并不能完全避免排卵及妊娠的可能性。因此对于无生育要求的 POI 患者,建议同时采取工具避孕。

3. **雌孕激素连续联合用药** POI 患者通常较年轻,且需要的雌激素量高于绝经后女性,易发生突破性出血,一般不采用雌孕激素连续联合方案进行 HRT。

4. **阴道局部雌激素的应用** 仅为改善泌尿生殖道萎缩症状时,以及对肿瘤手术、盆腔放疗、化疗及其他一些局部治疗后引起的症状性阴道萎缩和阴道狭窄者,推荐阴道局部用药。若全身用药后阴道局部仍有症状,也可以在全身用药时辅助阴道局部用药。用药方法:阴道用药,每天 1 次,连续使用 2 周症状缓解后,改为每周用药 2~3 次。阴道局部应用雌激素通常不需要加用孕激素。但尚无资料提示阴道局部长期(>1 年)用药应用的全身安全性。长期单独应用者应监测子宫内膜的情况。

5. **雄激素的应用** POI 患者雄激素水平也会降低,伴随出现性欲下降等症状,尽管雄激素缺乏没有明确的临床或者生化标准,但雄激素补充治疗有助于恢复性欲,提高性生活质量。手术后出现的低雄激素水平的女性使用睾酮补充治疗,可以明显改善性欲下降的症状。此外,有研究提示,睾酮与雌激素的联合使用有助于增加骨密度。但其安全性和有效性还有待更多循证医学证据。

脱氢表雄酮(DHEA)是一种由肾上腺皮质和卵巢分泌的雄激素,30 岁之后分泌开始下降。DHEA 在体内转化为雌激素,可改善 POI 患者低雌激素状态。此外,有研究显示,DHEA 可以增加卵巢储备,改善卵巢环境,通过减少非整倍体的形成降低流产率,增加妊娠机会,对卵巢低反应患者给予 DHEA 补充治疗后,AMH 水平较之前显著提高,但大量服用 DHEA 会出现面部毛发过度生长、痤疮、声音变粗等副作用。目前推荐的剂量为 25~75mg/d,应用 2~4 个月,根据用药期间患者的激素水平和耐受情况适当调整药物剂量。目前 DHEA 的应用尚缺乏大规模临床试验的证据支持,应在专业医师指导下应用。

三、POI 患者的青春期诱导

当 POI 发生在青春期之前时(如特纳综合征),患者将自始至终没有内源性雌激素的产生,从童年、青春期直至成年期,持续治疗是必需的。如能早期发现,原发性闭经进行雌激素补充治疗以诱导青春期是重要的。因大剂量雌激素可加速骨骼成熟,当骨龄片显示身高尚有增长空间时,应结合患者的意愿,从小剂量开始进行雌激素补充。同时,应与儿科医师合作,必要时给予生长激素治疗,以改善患者的终身高。当患者无第二性征发育时,建议从12~13 岁开始补充雌激素。

一般认为,起始剂量可为成人剂量的 1/4~1/8,模拟正常青春期发育过程,可单用雌激素,同时可联合使用生长激素,促进身高增长,如 17β- 雌二醇,经皮给药 6.25μg/d,或者口服微粉化雌二醇 0.25mg/d;根据骨龄和身高的变化,在 2~4 年内逐渐增加雌激素用量,直至 15 岁或 16 岁开始雌孕激素序贯治疗以诱导月经。结合雌激素制剂和口服避孕药因其部分成分不在人体内天然存在,不适合儿童使用。治疗期间应监测骨龄和身高的变化,对于骨骺一直未愈合的患者,在达到理想身高后应增加雌激素剂量,防止身高过高。

第三节 各种疾病状态下激素补充治疗

一、激素依赖性良性疾病

(一)子宫内膜异位症

子宫内膜异位症是公认的雌激素依赖性疾病,具有恶性转化潜能。许多无生育要求的患者因难以忍受痛经而选择根治术(子宫及双侧附件切除);但根治术后性激素水平急骤降低,出现的绝经症状和骨质疏松又使许多患者苦恼。目前认为,HRT 能有效地控制子宫内膜异位症根治术引起的更年期症状,临床医生及患者的共同关注点在于激素补充治疗是否会增加子宫内膜异位症的复发率,诱发新的病灶,甚至引起恶变。

使用 HRT 的妇女,子宫内膜异位症复发或进展的情况主要是从观察性研究和病例报告中总结,鲜少有随机对照研究。Matorras 等对双侧附件切除患者(伴或不伴子宫切除)进行随访,平均随访 45 个月,发现 115 例使用 HRT 组中,4 例子宫内膜异位症复发,而 57 例对照组中无一例复发。如果手术保留子宫,则子宫内膜异位症复发率在 HRT 组中是非 HRT 组的 12 倍;如果手术保留一侧卵巢,即使没有外源性 HRT 干预,盆腔痛的复发率也升高到双侧卵巢切除组的 6 倍。Rattanachaiyanont 等将 123 例因子宫内膜异位症选择子宫及双侧附件切除手术后的患者分为 4 组:对照组(17 例)、雌激素组(50 例)、周期性雌孕激素组(16 例)及连续雌孕激素组(24 例),发现仅在雌激素组中有 4 例复发,但都不需二次手术治疗。

目前,尚无子宫内膜异位症女性平均绝经年龄的相关报道,但有文献指出,子宫内膜异位症 III~IV 期患者 AMH 值明显降低,部分原因可能是既往卵巢子宫内膜异位囊肿手术史所致。2010 年,欧洲男女更年期协会关于围绝经期和绝经后激素补充治疗的声明指出:HRT 可能会引起子宫内膜异位症复发,对于有残留子宫内膜异位病灶者,甚至有引发癌变的危险,但 HRT 所带来的益处大于疾病复发的风险,特别是在提前绝经或更年期症状明显的女性中。因此,在有子宫内膜异位症病史的女性中推荐使用,至少维持到自然绝经的平均年龄。

2017 年 Gemmell LC 等发表的一篇系统性综述认为,目前高质量研究缺乏,没有足够证据表明 HRT 增加子宫内膜异位症复发或恶变率。

替勃龙经常被用来作为促性腺激素释放激素类似物的反加药物,是一种安全有效缓解症状的选择。一项大型随机对照试验表明,替勃龙并未诱发绝经后妇女子宫内膜增生或癌变。Fedele 等比较 11 例使用替勃龙和 10 例使用经皮雌激素配伍醋酸甲羟孕酮的双附件切除患者,随访 1 年,发现使用替勃龙组中仅 1 例出现盆腔疼痛(9%),而另一组盆腔痛有 4 例,复发率高达 40%。数据表明,替勃龙可与连续联合雌孕激素治疗相媲美。然而,替勃龙和连续联合雌孕激素的潜在利益需要与可能增加的乳腺癌风险相平衡。

子宫内膜异位症病史或子宫内膜异位症术后残留妇女使用 HRT 的最优类型和最佳时机尚未完全证实。Soliman 等推荐根治性手术后立即应用 HRT。早期的 HRT 干预能够改善低雌激素症状，而且早期干预与延迟治疗相比，并不增加根治性手术后盆腔疼痛的发生率。Barbieri 的"雌激素阈值理论"认为，人体组织对于雌激素敏感性不同，小剂量的雌激素能够缓解更年期症状，减少骨质流失，但可能并不激活子宫内膜。理论上，子宫内膜异位症病史女性首选小剂量的雌孕激素，优先推荐连续雌孕激素联合方案。替勃龙和连续联合雌孕激素是相对安全的。

子宫内膜异位症患者使用 HRT 需经过全面详细的评估，在使用过程中需严密监测疼痛复发。绝经后子宫内膜异位症患者使用 HRT 是否会导致病灶恶变仍待解答。对于有残留子宫内膜异位病灶者，衡量是否使用 HRT 需格外谨慎，仅用雌激素可能有引发子宫内膜癌的危险。因此子宫内膜异位症患者强调应用雌、孕激素联合治疗。在 HRT 使用过程中，需常规随访患者。一旦出现疼痛复发的情况，应立即停药，观察评估疼痛情况，必要时再次手术或药物治疗。

目前认为，在提早绝经女性中，推荐使用 HRT 至女性平均绝经年龄，在更年期症状严重的人群中也可考虑应用。需要进一步的研究，来优化、规范化管理子宫内膜异位症患者绝经期。

(二) 子宫肌瘤

子宫肌瘤是女性生殖系统中最常见的良性肿瘤，在生育年龄妇女中约占 40%~50%。据报道，雌激素、孕激素与子宫肌瘤的发生和生长有密切的联系，与子宫肌瘤组织的激素受体增加相关；绝经后子宫肌瘤体积缩小，与血液中雌激素和孕激素水平降低有关。

长期以来，雌激素一直被认为是子宫肌瘤的病因，同时也被认为是子宫肌瘤发生与发展的促进剂。因此，子宫肌瘤仍被看作 HRT 的相对禁忌证。然而，有关更年期女性 HRT 对子宫肌瘤影响的相关研究有限，结论不统一，妇科医生和患者的关注点为肌瘤体积增大、变性，症状恶化。

许多文献陆续报道了 HRT 对绝经后子宫肌瘤的影响。有学者观察 38 例雌孕激素补充治疗患者及对照组，半年及 1 年时间节点时，两组的肌瘤体积相比，无统计学差异，研究表明，HRT 并不增加绝经后女性子宫肌瘤的增长速度。在多数研究中证明，子宫肌瘤体积并不受口服雌激素的影响；然而，对于经皮雌激素尚未达成统一，Colacurci 等和 Palomba 等认为经皮雌激素释放不会引起绝经后子宫肌瘤增大，但有学者持反对观点，目前专家共识均推荐使用天然或近天然雌激素，认为可以减少潜在风险。

在 HRT 用药期间，女性需定期复查肌瘤，若其体积明显增大，则 HRT 需立即中止。2018 年中国绝经管理与绝经激素治疗指南指出，保留子宫行 HRT 者，肌瘤 <3cm 安全性较高，>5cm 风险可能会增大，3~5cm 者应根据患者情况综合判断。Colacurci 等建议每隔3 个月复查超声评估肌瘤大小。HRT 期间，子宫肌瘤持续性增大容易引起患者焦虑情绪，仅在超声辅助下无法准确鉴别子宫平滑肌瘤与子宫肉瘤。子宫肉瘤是一种妇科罕见的恶性肿瘤,发病率低于1%,预后不良。目前,尚无有效证据证明激素补充增加肉瘤发病率。

总之,目前研究表明,HRT并不明显增加绝经后子宫肌瘤的增长速度。HRT并不是绝经后子宫肌瘤患者的绝对禁忌证,但应慎用。鼓励绝经后女性使用HRT,特别是对于依从性高能够定期随访的女性。

二、代谢性疾病

(一) 高血压

高血压是重要的心脑血管疾病危险因素,可损伤重要脏器的结构和功能,最终导致这些脏器的功能衰竭。高血压已经成为威胁我国公共健康的主要问题,其发病率随年龄增长而增加。随着人口老龄化,高血压在女性人群中将成为一个普遍现象。另外,绝经后的女性高血压发病率明显上升,是绝经前女性的2倍。美国国家卫生研究院资助的妇女健康提倡协会根据16万例绝经后妇女样本数据提出:高血压是绝经后妇女心源性猝死的独立危险因素。与同年龄段自然绝经的女性相比,POI患者更容易早逝,心血管意外为主要致死原因,包括高血压。因此,对POI患者提前进入围绝经期的人群,进行血压监测尤为重要。

HRT影响血压的机制至少有3种:①激活NO及前列环素介导的血管舒张反应,降低内皮素-1的水平;②减少肾素的浓度、血管紧张素转化酶的活性和血管紧张素Ⅱ1型受体的基因表达;③HRT可能诱导动脉壁功能的改变,这种变化使血管僵硬度下降,易于发展为收缩期高血压。雌激素是一种有效的血管舒张剂,绝经期雌激素的撤退可能是绝经后高血压发生发展的重要因素之一。从机制角度考虑,HRT适用于POI患者及绝经女性。

尽管内源性雌激素可通过调控一氧化氮产生和肾素-血管紧张素-醛固酮系统有效降低血压,但在许多临床试验中,HRT颇具争议。雌激素口服补充对收缩压有升高效应(平均<2mmHg),对舒张压无影响。相反的是,经皮雌激素补充降低了夜间收缩压(平均4.2mmHg)。两种不同途径的给药方式所造成血压波动的差异,其相关机制亟待研究。对于患有高血压的卵巢早衰女性,雌二醇控释贴片是激素补充的首选用药途径。

高血压不是应用HRT的禁忌证。而患有高血压的妇女是否可以通过应用HRT获益,仍需等待更前沿的随机临床实验考证。

Kalantaridou等对18例卵巢早衰患者进行年龄、体重指数配对,在卵巢功能正常人群中选取20例,比较两组的血管内皮功能。研究发现,卵巢早衰的女性与卵巢正常女性相比,内皮功能受损,而HRT(每日0.625mg结合雌激素加安宫黄体酮2.5mg)干预6个月可以明显改善内皮功能。然而,Kling等研究发现,42~59岁绝经6个月至3年的女性使用雌激素并不能改善血管内皮功能。给予HRT的时机会影响其作用,同时年龄可能与绝经后高血压独立相关。

妇女健康启动(WHI)为第一个探索在大致健康的绝经后妇女中长期激素补充治疗预防退化性疾病(一级预防)的受益/风险比的临床试验,但是,WHI研究对象平均年龄为63岁。2002年美国国立卫生研究院下属的心肺血液研究所,公布了WHI临床研究计划有关雌激素+孕激素(倍美力+安宫黄体酮)连续联合治疗的中期报告,指出冠心病相对风险增加了

29%,脑卒中相对风险增加了41%,否定了激素对动脉硬化性心血管疾病的一级预防作用,其结果震惊了全世界。雌激素补充,无心血管保护作用。

2004年,WHI的一个研究分支——单用雌激素治疗的临床研究终止。专家们对WHI的研究(中期报告)进行深入分析,以年龄和绝经年限重新分组后发现,绝经10年之内开始接受HRT妇女的冠心病发生率低于安慰组,而绝经20年以上再开始接受HRT妇女的冠心病发生率则高于安慰组。

关于雌激素对血管壁的作用,当前的假说认为年龄是决定HRT治疗对心血管系统有利还是有弊的关键指标。基于大量临床和动物实验数据得出,HRT对心血管系统的影响在绝经早期和绝经晚期不同。HRT对健康血管内皮有有利影响,这是基于健康内皮有促进血管舒张和抑制某些炎症介质的能力,这种能力可以延缓粥样斑块的形成,因此对于年轻POI患者,HRT有益于保护心血管。但是绝经晚期粥样斑块已经形成之后,HRT对血管的影响不再是有利的,在粥样硬化的血管中,激素补充治疗能促进血管的收缩和促炎症因子的表达,这就促进了斑块的不稳定和破裂引起冠脉事件。Framingham队列研究发现,绝经后女性心血管疾病的发病率与同年龄组的绝经前女性相比高出2~6倍。

关于WHI研究结果的解释随后受到质疑,"开始HRT治疗的时机存在差异"被用来解释观察性研究和随机临床研究结果之间存在的差异,研究者认为绝经后女性在绝经后不久即开始进行HRT治疗有预防心血管疾病的作用。如果将HRT用于年龄较大的女性,开始治疗的时间离绝经时间较远且不恰当地使用较高的剂量,则会失去心血管保护效应。由此提出"雌激素应用的窗口"理论,也就是说,雌激素只有在绝经早期开始补充,才能对心血管系统起到保护作用,HRT的"时间窗"被定为绝经后10年内或在60岁之前。

同时,大量研究也提示HRT的应用可以降低心血管系统疾病的发病风险。护士健康研究在20年间对70 533名绝经后女性进行随访,结果表明应用HRT后女性冠心病的发病率降低。在对心血管疾病发病高危因素进行调整后,与未用HRT相比,HRT可以使冠心病的发病率降低39%。一项针对HRT随机临床研究的荟萃分析证实了这一点,该分析共纳入了39 000名绝经后女性,结果显示在60岁前开始HRT治疗的女性,其心肌梗死或冠心病死亡的发生率显著降低。丹麦一项骨质疏松研究从1 006名45~58岁的新近绝经女性中收集数据,该人群代表了使用HRT的典型人群。该随机临床试验的结果显示在十年之后,这些女性的复合死亡率、心衰和心肌梗死发病率显著降低。2011年,WHI刊登了扩展随访期内的数据。调查者将原始随机研究阶段的数据与扩展随访期内的数据相结合,再一次证明年龄较小的60岁以前开始使用雌激素治疗的女性心血管受益显著,且这种受益可持续十余年。

虽然多项随机临床试验证实了HRT可以降低心血管系统疾病的发生率,但是这些随机临床试验大多数是针对健康女性的。针对合并有冠状动脉疾病的女性展开的第一个随机临床试验为心脏和雌激素/孕激素补充研究(HERS),这个二级预防实验研究共持续了4年,纳入2 763名女性(平均年龄为67岁),实验结果表明应用HRT的最初1年内,冠心病的发病风险升高(被称为"早期危害"),EPT组发病率为42.5/1 000,对照组为28.0/1 000,差异有统计学意义。然而,HRT对心脏病的影响在随后的4~5年逐渐消失,EPT组发病情况为

23.0/1 000,对照组为 34.4,差异无统计学意义。随着观察时间的延长,到实验 6.8 年时,实验组与对照组之间的发病情况无明显差异。总体来看,EPT 组心血管疾病的发病情况与对照组无明显差异,不论患者是否同时采用他汀类药物治疗。因此 HRT 不应用于心血管疾病的二级预防。单用雌激素可能对冠状动脉有更多的益处,需要加用孕激素的女性应尽可能选用对心血管系统无不良作用的孕激素。

2011 年 6 月,国际绝经协会关于 HRT 与冠心病的章节总结如下:数据显示绝经后激素补充治疗对冠心病和总体死亡率的影响与激素治疗的时间和 / 或绝经后开始使用激素的时间有关。激素补充治疗在 60 岁以下及绝经时间小于 10 年的女性中发挥其最大的有利效益。观察性研究表明,HRT 在绝经早期开始并且持续较久时间可以使冠心病和总死亡率显著下降。在衰老引起组织损伤之前开始 HRT 已广泛应用并成为减轻进一步损害的关键。

高剂量 HRT 治疗似乎可增高缺血性卒中的风险,一项加拿大研究发现,使用 HRT 的女性,高剂量 HRT 使用者其卒中风险高于非使用者,护士健康研究的结果显示使用低剂量雌激素不会增高其风险。只含一种成分的 HRT 治疗对卒中风险在长期用药的随机临床试验中未观察到风险增高。研究显示,雌二醇与地屈孕酮联合治疗可降低 24 小时动态血压。高血压是最重要的出血性卒中危险因素。数据显示和其他 HRT 一样,雌二醇与地屈孕酮联合治疗不会增高出血性卒中的风险。

屈螺酮是一种具有醛固醇受体拮抗作用的新型孕激素,与螺内酯具有相似的化学结构。屈螺酮与盐皮质激素受体的亲和力是醛固酮的 5 倍,具有抗醛固酮作用。醛固酮阻滞可降低肾脏和心血管相关疾病的发病率,屈螺酮可能通过某些途径参与心血管疾病的发生发展。在临床实验中,屈螺酮 - 雌二醇复合片剂不仅能缓解更年期症状,还能控制受试者中高血压患者的血压,但并不降低血压正常受试者的血压。在一项随机试验中,748 名受试者分为屈螺酮 - 雌二醇 1mg/1mg、2mg/1mg、2mg/1mg,雌二醇 1mg 组,安慰剂组,用于探索不同的屈螺酮剂量和单用雌二醇对血压的影响。在用药 8 周后,监测 24 小时收缩压,可以看到与安慰剂组相比,单用雌二醇和 1mg 屈螺酮配伍雌二醇无明显降压效果,而 2mg 或 3mg 剂量的屈螺酮加雌二醇对血压有明显的降低作用。屈螺酮与雌二醇联用,可以有效降低绝经后高血压女性的血压水平,目前应用于缓解绝经后症状。屈螺酮的降压、保钾作用或许可使绝经后女性在心血管方面受益。

HRT 可以显著降低心血管事件危险率及因心血管事件诱发的心肌梗死、卒中的死亡率。一项针对近 40 年数据库中文献的荟萃分析显示,在无糖尿病女性中,HRT 可减少腹型肥胖、胰岛素抵抗、新发糖尿病,降低血压、黏附分子和促凝血因子的水平,在糖尿病女性中可以减少胰岛素抵抗和降低空腹血糖水平。

虽然绝经后内源性雌激素缺失是高血压发生的一个重要原因,多数研究结果也显示,用雌激素补充治疗可有效降低绝经后女性的血压。但因 WHI 研究中心血管疾病以及癌症发病率的增加,HRT 既没有被推荐用于治疗绝经后女性高血压,也没有被推荐用于心血管疾病的一级预防。但是,用雌激素治疗绝经后女性高血压不是禁忌证,尤其是治疗有绝经症状的年轻女性时获益程度大于危害,但雌激素类型、剂量、雌孕激素配伍比例应慎重选择。

(二) 糖尿病

随着人们生活方式的改变、生活质量的提高以及平均寿命的延长,糖尿病发病率逐年攀升,目前已成为严重危害人类健康的公共卫生问题。如此数量的糖尿病患者中对于停经后妇女用激素补充治疗的人数也在增加。在糖尿病妇女中存在 HRT 对代谢控制的影响。

1. **HRT 对血糖和胰岛素抵抗的影响**　在一项有 4 958 人参与的交叉分析中,发现单用雌激素或雌激素与孕激素制剂联合应用治疗停经后的 DM 人群,其空腹血糖下降 2~4mmol/L 且空腹血清胰岛素下降 1~1.5mIU/L。Andersson 等已证实,绝经后的 2 型糖尿病女性患者用 3 个月的非对抗雌激素(雌二醇 2mg/d)可降低空腹血糖和糖化血红蛋白;经比较,胰岛素敏感性虽然有好转的趋势,但没有显著意义。有趣的是,这些糖尿病女性有相对高雄激素伴低浓度性激素结合球蛋白(sex hormone binding globulin,sHBG)的特点,而且对那些高雄激素状态最显著的女性糖耐量改善最明显。Ferrara 等对 15 435 名 2 型糖尿病女性进行回顾性分析,了解 HRT 对糖化血红蛋白的影响,正在进行 HRT 的患者糖化血红蛋白显著低于未进行 HRT 者。Luotila 等研究发现,对糖耐量异常的女性,周期性服用雌二醇 2mg/d 结合醋酸炔诺酮 1mg/d,糖耐量有一定改善,但对伴有糖尿病的女性或糖耐量正常的女性 OGTT 和胰岛素水平都没有影响。

2. **用药途径**　用药途径也是重要的影响因素。因为绝经后糖尿病女性用贴皮雌二醇 50μg/d 随访没有发现任何糖耐量、血脂谱、sHBG 改善的结果。可能是贴皮用药不经过肝脏,因此,对肝脏以及肝脏所生成的脂蛋白和 sHBG 影响明显减小。

3. **HRT 对血脂的影响**　HRT 对糖尿病女性脂质谱影响的资料有限。Robinson 等的研究中糖尿病女性单独用雌激素或雌激素加孕酮的横断面资料显示,与非糖尿病患者相比 HDL 升高的效果不显著,TG 升高与单用雌激素和雌激素加孕酮的结果相似。这些结果可能提示 HRT 对糖尿病女性的心血管保护作用减弱了。但由于这项研究是横断面分析,对任何结论均应慎重。未知的选择因素可能影响了某些女性 HRT 的应用。相比之下,Andersson 等和 Brussaard 等的研究中,糖尿病女性用非对抗雌二醇后 LDL 显著降低,HDL 升高,TG 没有显著上升。这两项随机的前瞻性研究提示 HRT 在糖尿病女性有改善血脂的效果。但是,口服 HRT 中常见的 TG 升高对冠心病危险性的负面影响仍存在争论。因为在糖尿病患者,TG 升高和低 HDL 对冠心病事件来说都是比 TC 及 LDL 还重要的危险因素。

4. **HRT 与冠心病**　研究结果显示,糖尿病女性服用非对抗性雌激素或雌激素结合孕酮可以使冠心病的发病率和死亡率降低 30%~50%。Kaplan 等证实糖尿病女性进行 HRT 与非糖尿病女性一样可以使冠心病的危险性下降。在这一糖尿病女性人群中正在服用雌激素者与从未用药者相比冠心病的相对危险性为 0.51,但是这项研究结论存在选择性偏倚。相反,在 Hulley 等的第一个大型随机试验中,雌激素结合孕酮治疗 4 年并没有减少绝经后非糖尿病患者冠心病事件的总发生率,尽管在 HRT 组 LDL 有所降低、HDL 有所升高,提示 HRT 可能不适用于女性冠心病的二级预防。用雌激素后冠心病发生率降低被认为可能是通过脂质和脂蛋白的改变来介导的。但这一作用估计仅占益处的 30%。因此,雌激素和加用孕激素对冠状动脉粥样硬化的益处依赖于 HDL 变化以外的作用,如增加血管一氧化氮的生成和内皮依赖的血管舒张功能。Perera 等给予 2 型糖尿病女性贴皮雌二醇联合 1∶3 口服炔诺酮进行治疗,6 个月后血管性血友病因子有显著下降,提示血管内皮功能有改善,这一治疗方案有可能会减少 2 型糖尿病女性冠心病的危险性。

HRT 已证实能够改善更年期综合征和预防骨质疏松,但是,在糖尿病女性中有关 HRT 对代谢和冠心病影响的确切资料仍很缺乏。小型短期研究资料提示非对抗雌二醇可改善糖耐量和血脂谱。HRT 似乎可以降低冠心病的危险性,尽管报道的结果有冲突。糖尿病女性发展冠心病的危险性较高,因此,可能从 HRT 中得到的益处比非糖尿病女性多。但是,在糖尿病人群中,静脉血栓和内膜癌的危险性可能是增高的,HRT 是否会进一步增高这一危险性还不清楚。

总之,糖尿病女性进行 HRT 似乎利大于弊,但还需要长期随机的临床试验结果的确认。

(三) 高血脂

绝经后女性血清 TC 水平及 LDL-C 水平升高,并与绝经年限呈正相关,而 HDL-C 水平下降。

美国绝经后妇女雌激素研究协会研究发现,外源性雌激素补充治疗围绝经期妇女,无论是否加用孕激素,都会降低妇女 LDL-C 水平,提高 HDL-C 及 TC 水平。Modena 等研究纳入 250 例受试者,分为高血压组和非高血压组,使用不同剂量雌激素治疗 12 个月,结果显示雌激素可以降低 TC、LDL-C 及血糖水平,升高 HDL-C 水平。

LDL-C 与 TC 均为造成女性发生动脉粥样硬化的关键性脂质,起保护作用的是 HDL-C,其主要作用是清除与运转脂质,上述脂类含量变化对妇女血管粥样斑块的减轻极为有利,能有效降低妇女发生心血管疾病的风险。

雌激素改善血脂可能有以下机制:

1. 增加乳糜微粒残粒在肝脏内的清除速度。
2. 上调 LDL 受体,增加 LDL 在肝细胞内的分解代谢而降低 LDL。
3. 抑制肝脂酶活性并增加 HDL 合成来升高 HDL,促使载脂蛋白 A 的合成。
4. 使胆酸分泌增加,从而加速胆固醇从机体的清除。
5. 具有抗氧化剂作用,对抗氧化脂蛋白。

绝经后女性应用雌激素可降低 TC 和 LDL,升高 HDL,TG 通常也升高。雌激素可以使 LDL 受体生成增加,进而使胆固醇从循环中清除。目前对加用孕酮可能减弱雌激素对血脂谱有益的作用仍有顾虑。孕酮可使肝脏脂酶活性增加,使 HDL 降解增多。这一功能与孕酮的剂量和雄激素效应有关。孕酮的使用也有其他重要的影响。超低密度脂蛋白的分解代谢下降,TG 水平常降低。在 HRT 中所见到的 TG 水平升高,通常是由于合并使用的孕激素作用被抵消。

近年来,高 FSH 水平对于 POI 及绝经后妇女多系统功能紊乱的研究成为热点。2006 年,Sun 等人在《细胞》上发表了一篇重要论文,对低雌激素水平导致绝经后妇女骨质疏松的观点提出了挑战。Sun 等人发现,是高水平的 FSH 而不是低雌激素导致了骨质流失。FSH 能刺激破骨细胞表面的 FSHR,促使破骨细胞活动增强,使骨质流失和骨质吸收增加,进而引起骨质疏松。2010 年，NEJM 报道 FSHR 受体选择性表达于肿瘤血管上皮细胞表面，而在正常血管中没有表达。此后，越来越多的报道提示 FSH 在生殖系统外作用，FSH 可以促进胆管细胞增殖，可以通过上调脂肪细胞 FSH 受体引起脂质合成增加等。绝经后高 FSH 通过肝脏细胞 FSHR 介导绝经后脂质代谢紊乱，削弱肝脏细胞对低密度脂蛋白 LDL 的吸收，增加绝经后女性心血管风险，绝经后高 FSH 通过脂肪细胞上的 FSHR 参与了脂肪细胞的脂质堆积，引起肥胖。

三、常见恶性肿瘤术后

恶性肿瘤的发病率正不断攀升，并呈现年轻化趋势。与此同时，伴随着各种治疗措施的有效应用，肿瘤患者生存期延长，如何提高患者的生存质量也越来越受到重视。妇科恶性肿瘤（子宫内膜癌、卵巢癌和乳腺癌等）患者在治疗完成后，应用 HRT 以提高其生活质量，但是否会导致肿瘤复发，长期以来存在着广泛争议。历史上也曾经有很多大型的临床研究，但是结果还需要长期的观察以及更多的临床研究加以支持。

（一）乳腺癌术后

性激素暴露是与乳腺癌有强相关性的危险因素，约 60% 的乳腺癌细胞表达雌激素受体。在传统观念中，乳腺癌一直被视为 HRT 的绝对禁忌证。乳腺癌术后的化疗、内分泌治疗、去势治疗又常引起严重的更年期综合征，严重影响妇女的生活质量。

乳腺癌术后患者能否用 HRT 存在争议。Holmberg 等进行一项随机临床研究中，对 434 例乳腺癌 Ⅱ 期患者使用 HRT 进行随访发现，在 2.1 年后，HRT 组新发乳腺癌灶的概率是非激素治疗组的 3.3 倍。2005 年 Col 等的 Meta 分析中共纳入 3 710 例乳腺癌患者，使用 HRT 28 个月，平均随访 57.1 个月，乳腺癌复发及死亡风险均降低，但其中有 2 个随机试验研究表明 HRT 会增加乳腺癌的复发风险。然而，Disaia 等对 41 例应用 HRT 和 82 例不应用 HRT 的乳腺癌术后患者进行随访，发现两组的复发率和 4 年生存率无差异。在长达 10 年的随访后，Fahlen 等认为 HRT 并不提高乳腺癌术后患者的死亡率和新发肿瘤患病率。

HRT 与乳腺癌关系的观察性研究和随机试验结果往往不同。2007 年一篇发表在《人类生殖》上的文章纳入了 10 篇前瞻性研究，2 篇 RCT，认为患者的异质性、肿瘤特性、预后因素和治疗方案都会影响结论，无法断定 HRT 对乳腺癌术后复发带来不利影响。目前，由于其结果的不确定性，对 HRT 利弊的全面评价还有待进一步行大样本、前瞻性随机对照临床研究。

目前大多数证据表明 ER 阳性乳腺癌妇女使用 HRT 不利，但 ER 阴性者可以谨慎应用。2016 年国际绝经学会发布的《绝经激素治疗的全球共识声明》中提到，目前的研究不支持乳腺癌患者进行系统的激素治疗。对具有乳腺癌高危因素及乳腺癌病史者采取 HRT 多限于其他对症治疗无效，且患者依从性高，能够长期随访时使用。在应用之前，医生应和患者进行危险性与益处的分析讨论，征得患者同意。

（二）子宫内膜癌术后

子宫内膜癌（endometrial cancer，EC）是最常见的妇科恶性肿瘤。因其临床表现常在早期出现异常阴道出血，确诊时有大约 85% 在早期，5 年生存率大于 85%。在子宫内膜癌发病人群中,20% 女性在绝经前发病,甚至有 5% 女性发病年龄在 40 岁以下。许多女性由于治疗而提早进入绝经状态。

早在 20 世纪 70 年代,就有学者认识到了雌激素与子宫内膜癌的相关性。一些大样本队列研究报道与从未使用 HRT 女性相比,HRT 使用者患子宫内膜癌风险更高。因此,长期以来子宫内膜癌患者一直是 HRT 应用的禁忌证。然而,雌激素是否会在子宫全切术后刺激肿瘤细胞隐匿性病灶的生长,诱发内膜癌复发,尚无定论。

Suriano 等对 75 例子宫内膜癌 I~III 期手术患者应用 HRT 的安全性进行评估,1∶1 配对对照组,结果表明应用 HRT 组复发率更低,无瘤生存期更长。另一项大样本随机、对照的前瞻性研究显示,将子宫内膜癌术后 4~8 周的患者分组为接受 HRT 及对照组,平均随访49.1 个月,结果显示 HRT 组无 1 例复发,对照组有 1 例死于子宫内膜癌复发。一项随机临床试验中,雌激素 HRT 组与安慰剂组子宫内膜癌复发率相近。吴飞等纳入 7 篇文献,共计2 038 例 I、II 期患者术后应用 HRT 的安全性研究文献,分析显示术后半年内开始 HRT 且连续用药超过 10 个月、单用雌激素方案,患者复发率、死亡率与对照组相比,差异均无统计学意义;雌激素加孕激素方案患者复发率差异无统计学意义。

多项观察性研究显示,内膜癌术后患者使用 HRT 生存率并未降低,目前尚无 HRT 增加子宫内膜癌治疗后复发、新发恶性肿瘤及病死率的证据。

目前推荐的观点是经过选择的低危型子宫内膜癌患者使用 HRT 是安全的。临床分型早期子宫内膜癌 I 期、IIa 期患者在彻底手术治疗基础上,无高危复发因素者(中高分化,侵及肌层 <1/2,无淋巴转移,雌激素受体和腹腔细胞学阴性)可以在严密监测下给予短期的小剂量雌激素为基础的 HRT,以提高患者生存质量。现有的研究并未涉及子宫内膜癌晚期患者,在肿瘤细胞减灭术后,HRT 可能会刺激残存的肿瘤细胞而导致肿瘤复发。

2016 年,美国国立综合癌症网络关于子宫肿瘤临床实践的指南指出,HRT 导致肿瘤复发的风险并不高,是否应用需个体化,并且应和患者进行充分沟通。

(三) 宫颈癌术后

宫颈癌是发展中国家女性恶性肿瘤发病的首位,平均发病年龄在 48 岁,除了早期宫颈癌可行宫颈锥切或全子宫切除而保留内分泌功能外,大多数患者因行宫颈癌根治术或盆腔放疗丧失了卵巢功能而进入绝经期。

宫颈癌中约 80% 为鳞状细胞癌,15% 为腺癌,5% 为腺鳞癌。虽然宫颈组织表达雌激素、孕激素受体,但宫颈癌的发生主要与人乳头状瘤病毒感染有关,没有证据提示雌激素、孕激素对宫颈癌预后有意义。对于宫颈癌患者是否应用 HRT,一般认为鳞癌为非激素依赖性肿瘤,应用 HRT 不但能提高生存率,减少肿瘤复发,还可使长期放疗后的患者直肠、阴道、膀胱等部位的合并症显著减少。单用雌激素 HRT 治疗,腺癌术后患者比鳞癌术后患者复发率更高,雌激素与孕激素联用 HRT 时,两组患者复发率并无差异。Ploch 等曾报道,120 例宫颈癌患者治疗后分为 HRT 组(80 例)和非 HRT 组(40 例),比较 HRT 对宫颈癌复发率和 5 年生存率的影响。随访 5 年,HRT 组与非 HRT 组的复发率分别为 20% 和 32%,5 年生存率分别为80% 和 65%,差异均无统计学意义。且 HRT 组在后续的治疗中,放疗相关并发症显著低于对照组。迄今为止没有研究表明宫颈鳞状细胞癌或宫颈腺癌治疗后因应用 HRT 而产生不良预后结果。

子宫颈腺癌可能受激素影响,但是无明确证据提示应用雌激素可诱导宫颈腺癌的生长。在前瞻性研究证实之前,可将子宫颈腺癌与内膜腺癌进行同样处理。

(四) 卵巢癌术后

卵巢癌恶性程度高,是致死率最高的妇科恶性肿瘤。20% 患者为绝经前女性。75% 以上的患者初步诊断时已是临床 II 期以上,5 年生存率低于 45%。由于晚期卵巢癌本身复发率很高,因此,HRT 导致的复发风险的临床实际意义要小于其他妇科肿瘤。

上皮性卵巢肿瘤占卵巢肿瘤的 90% 以上。卵巢癌患者应用 HRT 的研究报道很少,大部分集中于上皮性卵巢癌。Eeles 等对卵巢癌术后患者进行回顾性研究,评估 78 例应用 HRT 与 295 例未用者的复发率与生存率,结果发现肿瘤复发率、无瘤生存期均无明显差异。Guidozzi 等采用前瞻性、随机对照研究,将 130 例晚期卵巢癌患者经过细胞减灭术和化疗后,分为雌激素治疗组和安慰剂组,中位随访 4 年,HRT 组中共 32 例复发(54%),安慰剂组 41 例复发(62%),两组患者的无进展生存率和总生存率差异均无统计学意义。Mascarenhas 等对 649 例上皮性卵巢癌患者进行的一项前瞻性队列研究发现,卵巢癌患者诊断前应用 HRT 并不影响 5 年的总生存率,应用 HRT 的方式、持续时间等也不会对患者的生存率产生影响;另外卵巢癌患者应用 HRT 可以获得更好的生活质量。从而认为,HRT 并不影响上皮性卵巢癌的 5 年生存率,并可改善患者的生活质量。现多数学者认为,HRT 一般不会对上皮性卵巢癌患者的复发、进展及死亡率造成显著影响。

交界性卵巢囊肿占卵巢肿瘤的 10%,手术方案根据患者的年龄、术前肿瘤标志物水平、影像学检查、生育要求和手术意愿不同,小到剔除卵巢囊肿,大到子宫全切及双侧附件切除,甚至全面的卵巢癌分期手术。交界性卵巢肿瘤包括浆液性和黏液性卵巢肿瘤。低级别的浆液性卵巢癌与雌激素受体相关,目前不建议浆液性卵巢癌术后患者使用 HRT。

生殖细胞肿瘤大多为良性卵巢肿瘤,手术方式可选择切除患侧输卵管 - 卵巢,保留对侧输卵管 - 卵巢,对于这部分患者,卵巢功能可基本维持正常水平,不需要术后加用 HRT。但对行根治性手术或保留生育功能但术后加用辅助性化疗的患者,卵巢功能受抑制可导致围绝经期症状。目前认为,HRT 对生殖细胞肿瘤术后应用是相对安全的,但对于分泌激素的生殖细胞肿瘤不宜使用 HRT。

目前仍需要前瞻性随机性临床研究以确定 HRT 对卵巢癌患者的安全性。但对一些激素依赖的肿瘤如卵巢颗粒细胞瘤不宜使用 HRT。研究认为卵巢颗粒细胞瘤和其他性索 - 间质肿瘤是激素依赖性的,因此,对于这类肿瘤术后患者应禁用 HRT。

(五) 其他妇科肿瘤术后

子宫平滑肌肉瘤包括癌肉瘤、平滑肌肉瘤、腺肉瘤、子宫内膜间质肉瘤,一般认为只有子宫内膜间质肉瘤为激素依赖性的,表达雌激素和孕激素受体,禁用 HRT。但目前尚无研究证明癌肉瘤、平滑肌肉瘤、腺肉瘤患者使用 HRT 的安全性。

输卵管癌、阴道癌、外阴癌、子宫平滑肌肉瘤发病率较低,与 HRT 的相关性研究较少。

现有的文献研究学者普遍认为这些妇科肿瘤为非激素性依赖肿瘤,均可应用HRT,而不会增加其发生风险及复发率。

黑色素瘤传统上认为受雌激素影响,常在术后2年内复发。临床医生评估外阴或阴道黑色素瘤患者术后确需应用HRT,往往推迟用药开始时机,通常在术后2年后。因临床上缺少关于黑色素瘤和HRT的相关研究,用药需个体化。

尽管HRT的应用中存在诸多争议,但临床医师应采取积极态度,反复权衡利弊,根据每位患者的具体情况向其介绍HRT的益处与潜在危险,结合患者个体特征特点,做到合理应用。

▸ 第四节　科普教育 ◂

POI患者较一般女性更容易被焦虑、压抑、紧张等负面情绪所困扰,尤其对于有生育要求的POI患者,丧失生育能力所导致的羞耻感和自我尊重的极度缺乏严重影响患者的生活质量。POI患者因缺乏自信等原因也容易出现社交障碍,选择性的自闭或减少与他人的沟通,变得自我封闭。

性生理障碍是POI患者另一个常见的心理问题,主要原因是性欲降低及其所带来的性交痛等,可适当使用局部雌激素改善夫妻生活,有益于家庭和睦。

西方发达国家的研究数据显示,约50%的POI患者表示需要心理支持。由于亚洲国家不同于欧美发达国家的社会环境及思想观念,因此我们迫切地需要基于对本国POI患者的心理分析研究。医务工作者除了要关注POI患者的生理上的需要和变化外,还应为患者进行情感治疗及情绪安抚,对于POI患者的科普宣教尤为重要,应以相对通俗的方式为她们提供POI相关的信息资源,使她们正确认识POI这种疾病,鼓励她们积极接受治疗,关注自身的健康状态,防止骨质疏松等并发症的发生,建立科学的生活方式。

【小结】

医务工作者应当关注POI这一特殊人群,使其正确认识疾病本身,并树立信心,没有生育要求的POI患者,医生需告知HRT属医疗措施,HRT不仅可以有效缓解由于雌激素缺乏所导致的一系列症状,改善生活质量,还可降低远期骨质疏松风险和心血管疾病风险。

（宋阳　朱琳玲）

参考文献

1. Committee Opinion No. 698 Summary: Hormone Therapy in Primary Ovarian Insufficiency. Obstetrics & Gynecology, 2017, 129 (5): 963-964.

2. Hamoda H. The British Menopause Society and Women's Health Concern recommendations on the management of women with premature ovarian insufficiency. Post Reprod Health, 2017, 23 (1): 22-35.

3. Webber L, Davies M, Anderson R, et al. ESHRE Guideline: management of women with premature ovarian insufficiency. Human Reproduction, 2016, 31 (5): 926-937.

4. Baber RJ, Panay N, Fenton A, et al. 2016 IMS Recommendations on women's midlife health and menopause hormone therapy. Climacteric, 2016, 19 (2): 109-150.

5. 中华医学会妇产科学分会绝经学组. 早发性卵巢功能不全的激素补充治疗专家共识. 中华妇产科杂志, 2016, 51 (12): 881-886.

6. 中华医学会妇产科学分会绝经学组. 中国绝经管理与绝经激素治疗指南 (2018). 协和医学杂志, 2018, 9 (6): 38-51.

7. 中华医学会妇产科学分会绝经学组. 绝经期管理与激素补充治疗临床应用指南 (2012 版). 中华妇产科杂志, 2013, 48 (10): 795-799.

8. Daan N, Muka T, Koster M, et al. Cardiovascular risk in women with premature ovarian insufficiency compared to premenopausal women at middle age. J Clin Endocrinol Metab, 2016, 100 (9): 3306-3315.

9. Sullivan SD, Sarrel PM, Nelson LM. Hormone replacement therapy in young women with primary ovarian insufficiency and early menopause. Fertility&Sterility, 2016, 106 (7): 1588-1599.

10. Gemmell LC, Webster KE, Kirtley S, et al. The management of menopause in women with a history of endometriosis: a systematic review. Human Reproduction Update, 2017, 23 (4): 1-20.

11. Chang IJ, Hong GY, Oh YL, et al. Effects of menopausal hormone therapy on uterine myoma in menopausal women. J Menopausal Med, 2013, 19 (3): 123-129.

12. Kurtogluaksoy N, Akhan SE, Bastu E, et al. Implications of premature ovarian failure on bone turnover markers and bone mineral density. Clinical & Experimental Obstetrics & Gynecology, 2014, 41 (2): 149-153.

13. Tao XY, Zuo AZ, Wang JQ, et al. Effect of primary ovarian insufficiency and early natural menopause on mortality: a meta-analysis. Climacteric, 2016, 19 (1): 27-36.

14. Hinds L, Price J. Menopause, hormone replacement and gynaecological cancers. Menopause International, 2010, 16 (2): 89-93.

15. Matorras R, Elorriaga MA, Pijoan JI, et al. Recurrence of endometriosis in women with bilateral adnexectomy (with or without total hysterectomy) who received hormone replacement therapy. Fertil Steril, 2002, 77 (2): 303-308.

16. Rattanachaiyanont M, Tanmahasamut P, Angsuwatthana S, et al. Hormonal replacement therapy in surgical menopause with underlying endometriosis. J Med Assoc Thai, 2003, 86 (8): 702-707.

17. Fedele L, Bianchi S, Raffaelli R, et al. Comparison of transdermal estradiol and tibolone for the treatment of oophorectomized women with deep residual endometriosis. Maturitas, 1999, 32 (3): 189-193.

18. Soliman NF, Hillard TC. Hormone replacement therapy in women with past history of endometriosis. Climacteric, 2006, 9 (5): 325-335.

19. Colacurci N, De Franciscis P, Cobellis L, et al. Effects of hormone replacement therapy on postmenopausal uterine myoma. Maturitas, 2000, 35 (2): 167-173.

20. Palomba S, Sena T, Noia R, et al. Transdermal hormone replacement therapy in postmenopausal women with uterine leiomyomas. Obstet Gynecol, 2001, 98 (6): 1053-1058.

21. Sener AB, Seckin NC, Ozmen S, et al. The effects of hormone replacement therapy on uterine fibroids in postmenopausal women. Fertil Steril, 1996, 65 (2): 354-357.

22. Kalantaridou SN, Naka KK, Papanikolaou E, et al. Impaired endothelial function in young women with premature ovarian failure: normalization with hormone therapy. J Clin Endocrinol Metab, 2004, 89 (8):

3907-3913.

23. White WB, Hanes V, Chauhan V, et al. Effects of a new hormone therapy, drospirenone and 17-beta-estradiol, in postmenopausal women with hypertension. Hypertension, 2006, 48 (2): 246-253.

24. Nabulsi AA, Folsom AR, White A, et al. Association of hormone-replacement therapy with various cardiovascular risk factors in postmenopausal women. The Atherosclerosis Risk in Communities Study Investigators. N Engl J Med, 1993, 328 (15): 1069-1075.

25. Andersson B, Mattsson LA, Hahn L, et al. Estrogen replacement therapy decreases hyperandrogenicity and improves glucose homeostasis and plasma lipids in postmenopausal women with noninsulin-dependent diabetes mellitus. J Clin Endocrinol Metab, 1997, 82 (2): 638-643.

26. Ferrara A, Karter AJ, Ackerson LM, et al. Hormone replacement therapy is associated with better glycemic control in women with type 2 diabetes: The Northern California Kaiser Permanente Diabetes Registry. Diabetes Care, 2001, 24 (7): 1144-1150.

27. Brussaard HE, Gevers Leuven JA, Frolich M, et al. Short-term oestrogen replacement therapy improves insulin resistance, lipids and fibrinolysis in postmenopausal women with NIDDM. Diabetologia, 1997,40 (7): 843-849.

28. Robinson JC, Folsom AR, Nabulsi AA, et al. Can postmenopausal hormone replacement improve plasma lipids in women with diabetes？ The Atherosclerosis Risk in Communities Study Investigators. Diabetes Care, 1996, 19 (5): 480-485.

29. Kaplan RC, Heckbert SR, Weiss NS, et al. Postmenopausal estrogens and risk of myocardial infarction in diabetic women. Diabetes Care, 1998, 21 (7): 1117-1121.

30. Hulley S, Grady D, Bush T, et al. Randomized trial of estrogen plus progestin for secondary prevention of coronary heart disease in postmenopausal women. Heart and Estrogen/progestin Replacement Study (HERS) Research Group. JAMA, 1998, 280 (7): 605-613.

31. Perera M, Sattar N, Petrie JR, et al. The effects of transdermal estradiol in combination with oral norethisterone on lipoproteins, coagulation, and endothelial markers in postmenopausal women with type 2 diabetes: a randomized, placebo-controlled study. J Clin Endocrinol Metab, 2001, 86 (3): 1140-1143.

32. Modena MG, Rossi R, Muia N, et al. Short-term results of transdermal estrogen replacement therapy in cardiovascular disease-free postmenopausal females with and without hypertension. G Ital Cardiol, 1998, 28 (6): 636-644.

33. Holmberg L, Anderson H. HABITS (hormonal replacement therapy after breast cancer--is it safe？), a randomised comparison: trial stopped. Lancet, 2004, 363 (9407): 453-455.

34. Col NF, Kim JA, Chlebowski RT. Menopausal hormone therapy after breast cancer: a meta-analysis and critical appraisal of the evidence. Breast Cancer Res, 2005, 7 (4): 535-540.

35. DiSaia PJ, Grosen EA, Kurosaki T, et al. Hormone replacement therapy in breast cancer survivors: a cohort study. Am J Obstet Gynecol, 1996, 174 (5): 1494-1498.

36. Fahlen M, Fornander T, Johansson H, et al. Hormone replacement therapy after breast cancer: 10 year follow up of the Stockholm randomised trial. Eur J Cancer, 2013, 49 (1): 52-59.

37. Antoine C, Liebens F, Carly B, et al. Safety of hormone therapy after breast cancer: a qualitative systematic review. Hum Reprod, 2007, 22 (2): 616-622.

38. Hill DA, Weiss NS, Beresford SA, et al. Continuous combined hormone replacement therapy and risk of endometrial cancer. Am J Obstet Gynecol, 2000, 183 (6): 1456-1461.

39. Suriano KA, McHale M, McLaren CE, et al. Estrogen replacement therapy in endometrial cancer patients: a matched control study. Obstet Gynecol, 2001, 97 (4): 555-560.

40. Ayhan A, Taskiran C, Simsek S, et al. Does immediate hormone replacement therapy affect the oncologic outcome in endometrial cancer survivors？ Int J Gynecol Cancer, 2006, 16 (2): 805-808.

41. Barakat RR, Bundy BN, Spirtos NM, et al. Randomized double-blind trial of estrogen replacement therapy versus placebo in stage I or II endometrial cancer: a Gynecologic Oncology Group Study. J Clin Oncol, 2006, 24 (4): 587-592.

42. 吴飞, 范丽梅, 许智光, 等. 子宫内膜癌患者术后应用性激素补充治疗的安全性荟萃分析. 中华医学杂志, 2016, 96 (1): 53-57.

43. Ploch E. Hormonal replacement therapy in patients after cervical cancer treatment. Gynecol Oncol, 1987, 26 (2): 169-177.

44. Eeles RA, Tan S, Wiltshaw E, et al. Hormone replacement therapy and survival after surgery for ovarian cancer. BMJ, 1991, 302 (6771): 259-262.

45. Guidozzi F, Daponte A. Estrogen replacement therapy for ovarian carcinoma survivors: A randomized controlled trial. Cancer, 1999, 86 (6): 1013-1018.

46. Mascarenhas C, Lambe M, Bellocco R, et al. Use of hormone replacement therapy before and after ovarian cancer diagnosis and ovarian cancer survival. Int J Cancer, 2006, 119 (12): 2907-2915.

47. McCluggage WG. Morphological subtypes of ovarian carcinoma: a review with emphasis on new developments and pathogenesis. Pathology, 2011, 43 (5): 420-432.

48. Kling JM, Lahr BA, Bailey KR, et al. Endothelial function in women of the Kronos Early Estrogen Prevention Study. Climacteric, 2015, 18 (2): 187-197.

49. Henderson VW, St JJ, Hodis HN, et al. Cognition, mood, and physiological concentrations of sex hormones in the early and late postmenopause. Proc Natl Acad Sci U S A, 2013, 110 (50): 20290-20295.

50. Ryan J, Stanczyk FZ, Dennerstein L, et al. Hormone levels and cognitive function in postmenopausal midlife women. Neurobiol Aging, 2012, 33 (7): 1138-1147.

51. Berent-Spillson A, Persad CC, Love T, et al. Hormonal environment affects cognition independent of age during the menopause transition. J Clin Endocrinol Metab, 2012, 97 (9): 1686-1694.

52. Sun L, Peng Y, Sharrow AC, et al. FSH directly regulates bone mass. Cell, 2006, 125: 247-260.

53. Radu A, Pichon C, Camparo P, et al. Expression of follicle-stimulating hormone receptor in tumor blood vessels. N Engl J Med, 2010, 363 (17): 1621-1630.

54. Song Y, Wang ES, Xing LL, et al. Follicle-Stimulating Hormone Induces Postmenopausal Dyslipidemia Through Inhibiting Hepatic Cholesterol Metabolism. J Clin Endocrinol Metab, 2016, 101 (1): 254-263.

55. Liu XM, Chan HC, Ding GL, et al. FSH regulates fat accumulation and redistribution in aging through the $G\alpha i/Ca$ (2+)/CREB pathway. Aging Cell, 2015, 14 (3): 409-420.

第十一章

卵巢功能不全心理健康干预

【开篇导读】

　　和适龄绝经的妇女相比,卵巢早衰妇女的更年期症状似乎不随时间而减少。其病因复杂,目前尚不清楚,诊断治疗颇为棘手。一旦诊断为这个疾病,意味着人未老卵巢先衰,给患者带来了巨大的心理压力。在生理和心理的双重打击下,许多妇女遭受不可低估的心理、精神方面的问题,如失眠、抑郁、焦虑、恐惧、情绪不稳、躯体化、疲乏、敏感多疑、人际交往困难等心理卫生问题;心理卫生问题反过来又是卵巢早衰的危险因素并加重卵巢早衰的病情,形成恶性循环,严重影响了患者的心身健康和家庭的稳定。因此,对早发性卵巢功能不全的妇女进行心理健康风险的评估和积极的干预具有重要的临床意义。

第一节　对心理状态的影响

　　卵巢功能不全可出现不同程度的围绝经期症状,如心悸、眩晕、头痛、失眠、耳鸣等自主神经功能失调症状,大多数患者往往感觉注意力不集中,记忆力减退,并且情绪波动大,表现为激动、易怒、焦虑不安或情绪低落、抑郁、不能自我控制等。早发性卵巢不全的患者由于提前出现月经紊乱,甚至闭经,会在心理上出现困惑或恐惧,加之长期就医带来的经济和精神压力,因对生育的迫切要求受到的来自家庭及社会的压力,以及激素波动导致对负性事件应知、应负能力缺乏等,情感处于脆弱阶段,容易诱发严重的抑郁症、焦虑症、睡眠障碍等心理精神问题。下面主要介绍最为常见的睡眠障碍、抑郁症、焦虑症等。

一、睡眠障碍

　　卵巢功能不全妇女由于卵巢功能衰退衰竭,导致下丘脑-垂体-卵巢轴的功能失调,卵巢分泌的雌二醇减少或突然停止而影响大脑、皮肤等组织器官的生理功能,约使 2/3 的妇女出现躯体、心理和泌尿生殖道症状,严重影响围绝经期妇女的工作、生活质量和身心健康。

在诸多绝经相关症状中,睡眠障碍(sleep disorder)是卵巢功能不全妇女最常见的临床症状之一,多表现为入睡困难、夜间觉醒次数增多、早醒或嗜睡等。早发性卵巢功能不全患者因为受到激素波动所致的一系列生理、心理症状,以及家庭、社会因素的共同影响,更易出现睡眠问题。

(一)流行病学

因睡眠障碍的定义、诊断标准及调查方法存在差异,妇女睡眠问题的发生率存在差异。但围绝经期妇女出现睡眠障碍已经达成共识。国外大规模研究显示 33%~51% 的围绝经期女性存在睡眠障碍。Kravitz 等调查了多个国家在内的 12 603 例 40~55 岁的妇女在 2 周内的睡眠情况,结果显示 38% 的女性主诉睡眠困难,其中围绝经期女性和手术后绝经女性睡眠障碍发生率最高,分别为 45.4% 和 47.6%。武秋林等对广州市 1 000 例 40~60 岁的女性进行调查发现,睡眠障碍率高达 61.5%。Gibson-Helm M 调查显示原发性卵巢早衰的睡眠障碍发生率达 44%,继发性卵巢早衰的睡眠障碍发生率高达 69%。

(二)病因学

卵巢功能不全女性的睡眠障碍是多种因素导致的,其中低雌激素所引起的血管舒缩症状是重要原因之一。雌激素受体存在于大脑皮层、下丘脑、海马、小脑扁桃体和前脑边缘系统,对神经递质的受体数量和敏感性有直接影响。雌激素有使睡眠潜伏期缩短,入睡后觉醒次数减少,增加总睡眠时间的倾向,因此,雌激素的下降可导致入睡困难、夜间觉醒次数增多及睡眠时间缩短。低雌激素水平引起的血管舒缩症状与睡眠障碍有重要的关系,潮热和盗汗可引起入睡困难、白天睡眠过多。另外,雌激素的下降导致骨量丢失加快,可出现骨质疏松症状,夜晚常由于骨关节及肌肉疼痛等而影响睡眠。卵巢功能不全妇女常见的情绪障碍,如焦虑、抑郁也可引起失眠或早醒等,而睡眠障碍本身也是焦虑和抑郁患者的常见症状。早发性卵巢功能不全的患者因为激素水平的突然波动较正常的围绝经期女性更易出现睡眠障碍,与此同时卵巢功能不全的患者常面临个人、家庭及社会等多种压力,从而形成心理应激,而这些可能进一步加重睡眠障碍,产生恶性循环。以下几个方面是卵巢功能不全患者出现睡眠障碍的常见原因:

1. 内源性雌激素、孕激素分泌减少对睡眠的影响

(1)体温调节中枢受雌激素水平的调节:该中枢对调节体温节律有着重要作用;另外雌激素水平变化对松果体产生褪黑素水平有明显影响,可增加体温节律变化的幅度。围绝经期雌激素水平降低可能改变了体温调节过程,使昼夜节律发生变化,即可能出现失眠和睡眠中断,从而使许多卵巢功能不全妇女出现睡眠质量下降。

(2)雌激素水平:雌激素水平降低,可使应激反应增强,从而影响睡眠质量,使睡眠质量下降。

(3)雌激素受体:由于雌激素受体存在于大脑皮层、下丘脑、视前区、海马,这些区域均参与睡眠的调节,雌激素可能直接影响涉及睡眠调节的某些神经递质,当雌激素水平下降时,睡眠质量就会受到影响。

(4)5- 羟色胺(5-hydroxytryptamine,5-HT):雌激素增加 5-HT 的合成,降低单胺氧化酶的

活性,减少其对 5-HT 的分解,而 5-HT 具有催眠作用。卵巢功能不全妇女体内的低雌激素状态使得 5-HT 水平下降,可能引起睡眠质量下降。

2. 血管舒缩症状对睡眠的影响 国内外大量基于社区和实验室的研究均表明血管舒缩症状与睡眠障碍有重要的关系。Polo 等通过逐步回归评价血管舒缩症状对绝经后女性睡眠质量的影响,结果显示 32% 的主观睡眠质量差是由血管舒缩症状引起的。Moe 等的研究结果也表明,有潮热症状的围绝经期女性睡眠质量明显差于无潮热、年龄相仿的女性,其睡眠障碍的发生率是无潮热者的 2 倍。

3. 骨量丢失对睡眠的影响 卵巢功能不全妇女由于骨量丢失,可出现骨质疏松症状,夜晚常由于骨关节及肌肉疼痛等而影响睡眠。

4. 焦虑、抑郁情绪对睡眠的影响 卵巢功能不全妇女常见的情绪障碍,如焦虑、抑郁可引起失眠或者早醒等,而睡眠障碍本身也是焦虑症和抑郁症患者的典型症状。

5. 社会心理因素对睡眠的影响 卵巢功能不全妇女常要面临来自家庭、社会的多种压力,形成心理应激,从而加重睡眠障碍。

6. 遗传因素对睡眠的影响 睡眠障碍不仅受环境因素影响,也受遗传因素影响。1992年,科学家发现了第 1 个与人类睡眠障碍—致性家族性失眠症相关的基因,即朊蛋白基因,表明睡眠障碍是由遗传和环境共同决定的复杂疾病。调控睡眠障碍的基因分为 4 大类,分别是离子通道相关型基因、昼夜节律基因、编码神经递质和神经肽的基因,以及其他编码信号通路蛋白和激素的基因。但有关卵巢功能不全妇女睡眠障碍的发生与遗传因素相关性的研究,目前还是空白。

(三) 临床表现

常见的睡眠疾病包括失眠、过度睡眠、异态睡眠和睡眠呼吸紊乱。卵巢功能不全患者的睡眠问题以失眠为主,临床主要表现为入睡困难、夜间觉醒次数增多、晨间早醒、醒后无法再入睡等。长期的睡眠障碍就会导致精神恍惚、注意力不集中、记忆力下降、疲乏无力等一系列后续症状。

(四) 诊断

1. 失眠的临床诊断 失眠是最常见的睡眠障碍,是指入睡困难或维持睡眠障碍(易醒、早醒及再入睡障碍),导致睡眠时间减少或质量下降,不能满足个人生理需要,明显影响日间社会功能或生活质量。

(1)按临床表现分类

1)入睡困难:入睡时间超过 30 分钟。

2)睡眠维持障碍:夜间觉醒次数超过 2 次或凌晨早醒。

3)睡眠质量下降:多噩梦。

4)睡眠时间下降:总的睡眠时间少于 6 小时。

5)日间残留效应:次晨感到头昏、精神不振、嗜睡、乏力等。

(2)按病程分类:一过性或急性失眠,病程小于 4 周;短期或亚急性失眠,病程超过 4 周但不足 3~6 个月;长期或慢性失眠,病程超过 6 个月。

（3）按严重程度分类

1）轻度，偶发，对生活质量影响小。

2）中度，每晚发生，中度影响生活质量，伴一定症状（易怒、焦虑、疲乏等）。

3）重度，每晚发生，严重影响生活质量。

2. 辅助检查　多导睡眠监测（polysomnography，PSG）是评估睡眠障碍疾病的金标准。该检查通过监测一整夜睡眠脑电、眼电、肌电，可以客观评价患者睡眠质量，进行睡眠时间、睡眠效率及分期的监测，排除睡眠认知错误观念，使患者正确认识自己的睡眠问题，对自己的睡眠质量有一个客观的评价和认识。同时，可以监测口鼻气流、血氧饱和度及鼾声，对睡眠呼吸紊乱患者进行分期、分级的检查。此外，针对患者不同的睡眠障碍事件，如周期性腿动、不宁腿综合征等，设置不同的导联，对其进行相关监测，以充分认识引起失眠的病因。但多导睡眠记录仪的客观数据不支持人们设想的睡眠恶化发生的增加与绝经之间的联系。

3. 睡眠评估量表　睡眠评估量表较多，如斯坦福嗜睡量表（Stanford Sleepiness Scale，SSS）、睡眠状况自评量表（Self-Rating Scale of Sleep，SRSS）、ESS 嗜睡量表（Epworth Sleepiness Scale，ESS）等。其中匹兹堡睡眠质量指数量表（Pittsburgh Sleep Quality Index，PSQI）由于具有良好信度和效度为国内外大多数学者采用。匹兹堡睡眠质量指数量表测量是由美国匹兹堡大学医学中心精神科睡眠专家 Buysse DJ 等人于 1989 年编制的睡眠质量自评量表，用以评价最近 1 个月的睡眠质量情况。因其简单易用，信度和效度高，与多导睡眠脑电图测试结果有较高的相关性，已成为国外精神科临床评定的常用量表。国内刘贤臣等人于 1996 年将该工具译成中文，并验证了该量表的心理测量品质，国内已将该量表用于多项关于睡眠质量的研究。该测量工具是由 19 个自评条目和 5 个他评条目共 24 个项目构成，其中第 19 个自评条目和 5 个他评条目不参与计分。参与计分的 18 个自评条目组成 7 个部分。包括睡眠质量、入睡时间、睡眠时间、睡眠效率、睡眠障碍、催眠药物及日间功能，每个按 0、1、2、3 分 4 级进行评定，累计得分为 PSQI 总分，总分范围为 0~21 分，总分越高睡眠质量越差。参照刘贤臣等对 PSQI 的信度和效度研究结果，将总分 >7 分作为划分睡眠质量好与差的标准。

（五）治疗

1. 非药物治疗

（1）加强社会支持：研究发现，社会支持可以成为心理刺激因素的缓冲因素，从而对身心健康起到间接的保护作用。由于卵巢功能不全的妇女处于一个生理变化大、社会应激事件多的阶段，良好的社会家庭支持可以缓解不良事件对她们的冲击，减少其负性情绪的产生，从而减少影响睡眠的不良因素。

（2）认知行为干预：干预患者错误或歪曲的认知问题，改善卵巢功能不全妇女对人以及事物的看法，从而改善其所呈现的心理问题。目前常用的认知行为干预包括睡眠卫生教育（表 11-1）、刺激控制法以及睡眠限制等。

表 11-1 睡眠卫生习惯量表

对以下每个行为,根据你自己的情况,在每项后面的括号内填上你每周参与活动或经历的平均天数(0~7)	
午睡或打盹	( )
上床睡觉时感到口渴	( )
上床睡觉时感到饥饿	( )
每天抽烟超过 1 包	( )
定期服用催眠药物	( )
睡前 4 小时内喝含有咖啡因的饮料(咖啡或茶)	( )
睡前 2 小时内喝 3 杯啤酒或以其他酒	( )
睡前 4 小时内服用含有咖啡因的药物	( )
准备上床睡觉前担心睡觉的能力	( )
白天担心晚上睡觉的能力	( )
喝酒帮助睡觉	( )
睡前 2 小时内剧烈运动或活动	( )
睡觉受光线干扰	( )
睡觉受噪声干扰	( )
睡觉受同床人干扰(如一人睡则填无)	( )
每晚要睡同样长的时间	( )
睡觉前设法让自己放松	( )
下午或傍晚锻炼身体	( )
晚上睡觉时卧室或床温暖舒适	( )

(3)科普宣教:重点是普及卵巢功能不全的基本知识,让女性了解绝经与体内生殖功能的变化,了解雌激素的改变对机体和睡眠的影响;正确普及卵巢功能不全雌激素治疗的获益与风险。

(4)调整生活方式:卵巢功能不全的患者应当控制总热量的摄入,减少动物脂肪和甜食的摄入。抽烟、酗酒、喝咖啡及浓茶都会影响睡眠质量,因此卵巢功能不全妇女晚饭不宜过饱,入睡前 4~6 小时不服用含有咖啡因或尼古丁类的食物或药物,不饮用浓茶。

(5)科学锻炼身体:科学的锻炼不仅有助于强健体格,还有利于良好的睡眠。虽然对是否改善卵巢功能不全患者的睡眠尚无明确的定论,但既往的研究发现,有氧运动可以改善人的生理和心理健康,增加睡眠时间和非快速动眼睡眠的时间,减少入睡困难、快速动眼睡眠时间和觉醒次数。每天坚持至少 30 分钟的适度锻炼有利于改善睡眠质量。

(6)解除诱因:特别是患抑郁、焦虑等情绪障碍性疾病的患者要重视原发疾病的治疗,在心理医生指导下服用相关的治疗药物是安全的,也是必要的。

2. 药物治疗

(1)激素补充治疗:卵巢功能不全妇女激素水平的显著波动是睡眠障碍发生的主要原因。临床研究发现,雌激素或孕激素的补充均可显著改善围绝经期和绝经后妇女的睡眠障碍,减少入睡困难,改善睡眠质量。同时激素补充治疗也可改善卵巢功能不全患者的骨质疏松和认知功能障碍,从而进一步改善睡眠质量。但在开始激素补充治疗前应该按照绝经有关指南做好治疗前的各项检查,排除雌孕激素治疗的禁忌证,并详细告知治疗的必要性和注意事项,以免引起患者的误解及不必要的心理恐惧。服药期间做好定期检查。在治疗1个周期后如仍无改善,要分析排除其他导致睡眠障碍的因素。对症状严重的患者可同时加用助睡眠的药物。

(2)镇静催眠药:如果非药物治疗或激素补充不成功,可以考虑间歇性地使用镇静催眠药,尽量选择半衰期短、不良反应轻和依赖性小的药物,包括曲唑酮、三环类抗抑郁药(tricyclic antidepressants,TCAs)、非典型抗精神病药物、苯二氮䓬类药物、苯二氮䓬受体激动剂、褪黑素受体激动剂、抗组胺药、巴比妥类药物。曲唑酮是最常见的药物,对药物或安眠药滥用的患者也有效果。长期使用苯二氮䓬类药物虽有争议,但是一种很常见的治疗方法,适用于焦虑障碍继发失眠患者。对有酒精或药物滥用、人格障碍或与睡眠相关的呼吸障碍患者,应该慎用,最好避免使用。新的苯二氮䓬受体激动剂(如唑吡坦、佐匹克隆、扎莱普利)应当优先考虑,因为其成瘾的可能性较低,半衰期较短,可长期使用(最多6个月)。雷美替胺(褪黑素受体激动剂)仅对需要改善睡眠潜伏期和入睡困难的患者有效。

(3)中药治疗:中医认为失眠的原因很多,如思虑劳倦、内伤心脾、阴阳不交、心肾不交、阴虚火旺、心气虚,以及胃中不和等通过影响心神导致失眠。临床治疗有调和气血平衡阴阳、养血育阴安神镇静、精神调治舒畅情志、针灸疗法宁心安神。

二、抑郁症

抑郁症(major depressive disorder,MDD)是指各种原因引起的以显著而持久的心境低落为主要临床特征的一类心境障碍。临床上主要表现为心境低落,与其处境不相称,可以从闷闷不乐到悲痛欲绝,甚至发生木僵,部分患者会出现明显的焦虑和运动性激越,严重者可出现幻觉、妄想等精神病性症状。部分患者存在自伤、自杀企图或行为,甚至因此死亡。抑郁单次发作至少持续2周,常病程迁延,反复发作,每次发作大多数可以缓解,部分可残留症状或转为慢性,可造成严重的社会功能损害。

女性在其一生中会经历几个抑郁症易感期(windows of vulnerability),如产后及围绝经期。抑郁的直接原因多年来一直存有争议。既往研究发现卵巢功能不全可能增加抑郁的风险。研究认为围绝经期能够增加女性患抑郁的风险,如全美妇女健康研究(SWAN)通过对3 302名42~52岁的多种族女性随访5年,发现绝经状态是抑郁症状的独立危险因素,即使调整了绝经相关症状、对绝经的态度、社会支持,以及压力生活事件的影响后,围绝经期和绝经后女性出现抑郁症状的风险是生育期年龄女性的1.3~1.7倍。哈佛的情绪与周期研究对231名36~45岁既往无抑郁史的女性随访6年发现,进入围绝经期女性首次出现抑郁症状的风险是生育年龄女性的近 2 倍。相对于正常绝经期妇女而言,早发性卵巢功能不全的患者因为提前突发的激素水平波动,家庭和社会的压力更易出现抑郁症状。近年来卵巢功能不全患者有上升趋势,Allshouse 调查了 160 名卵巢功能不全妇女中有 43% 的患者患有抑郁症。另一方面,长期焦虑、忧郁、悲伤、愤怒、恐惧等负性情绪,以及精神高度紧张和心理压力过重均可引起下丘脑分泌功能失调,导致功能失调性下丘脑性闭经(functional hypothalamic amenorrhea,FHA),GnRH 释放的脉冲频率和幅度下降,引起垂体 FSH、LH 合成和分泌不协调,卵泡发育障碍,雌激素降低,从而导致卵巢功能不全性闭经。Allshouse 研究显示 26% 的卵巢早衰妇女在确诊 5 年前就已经患有抑郁症,其在卵巢早衰之前遭受更高的心理社会压力。

（一）流行病学

抑郁障碍在卵巢功能不全(包括继发性和原发性卵巢早衰)女性中的患病率远远高于普通妇女。Allshouse 调查了 160 名卵巢早衰妇女,43% 诊断抑郁症,如果包括情绪不稳或精神恍惚等心理问题,其发生率超过 75%。Benetti-Pinto 等采用生存质量测定量表简表（WHOQOL-BREF）评估卵巢功能不全患者健康状况的研究显示,50% 的卵巢功能不全患者表现抑郁、愤怒、罪恶感、压抑等不良情绪,1/3 的患者感觉生活失去意义。

（二）病因学

1. 性激素对情绪调节的作用

（1）雌激素对情绪调节的作用:雌激素受体（estrogen receptor,ER）介导的情绪调节机制:雌激素受体主要有 ERα 及 ERβ 两种,广泛分布于大脑内,包括与情绪调节紧密相关的下丘脑、前额叶、海马等区域。使用基因敲除小鼠及特异性受体阻断剂的研究中发现 ERβ 可能是介导雌激素抗抑郁作用的主要受体。

1）雌激素对单胺类神经递质及其受体的调节:中枢单胺类神经递质改变是抑郁症发病的最重要机制之一,该假说认为是中枢受体部位缺乏单胺类神经递质所致,包括去甲肾上腺素（norepinephrine,NE）、5- 羟色胺（5-HT）、多巴胺（DA）。雌激素受体广泛分布在与情绪活动密切相关的区域,如下丘脑、前额叶、海马等。研究发现 E_2 可降低单胺氧化酶的活性,并增加合成限速酶色氨酸羟化酶和酪氨酸羟化酶的活性,从而使脑内 5-HT 和 NE 浓度增加;E_2 可增加下丘脑、视前区及杏仁核等区域中的 5-HT 受体密度;增加突触中 5-HT 含量,调节神经元突触间隙中 5-HT 转运体的数量,加快其在突触间隙的运输。激素的摄入可增加多巴胺 β 羟化酶（DBH）的转录,进而使 DA 转化为 NE。因此认为雌激素下降造成了单胺类神经递质的调节障碍,进而诱发抑郁症。

2）雌激素对下丘脑 - 垂体 - 肾上腺皮质轴的反馈调节作用:HPA 是与应激相关的重要的内分泌轴,其异常在抑郁症的发病中起着非常重要的作用。研究发现抑郁症患者 HPA 轴功能亢进,皮质激素分泌增多。雌激素对 HPA 轴的调节有着剂量及方案依赖性的特点,HPA 轴与雌激素之间的相互作用在情感障碍的发生中起着重要作用,该学说认为卵巢功能不全女性体内雌激素水平低下,HPA 轴功能异常,进而诱发情感障碍。哈佛大学的一项情绪与周期研究也发现那些绝经前有抑郁病史的女性其血清的 FSH 水平偏高,患早发性卵巢功能不全的风险是无抑郁症患者的 2 倍。

3）雌激素对脑源性神经营养因子（brain-derived neurotrophic factor，BDNF）的调节：多项研究发现抑郁症会导致前额叶、海马、杏仁核等边缘系统中神经元萎缩及丢失，BDNF 表达下降。使用抗抑郁药物可促进神经生长及 BDNF 的表达，因此提出了抑郁症的神经营养因子假说。动物实验显示外周血 BDNF 水平与月经周期变化中雌激素水平的波动同步。切除双侧卵巢后，大鼠海马内 BDNF 表达水平显著下降，雌激素补充后则 BDNF 水平上升。提示 BDNF 的表达与雌激素密切相关，BDNF 可能与雌激素波动相关的情绪障碍有关。

（2）孕激素对情绪调节的作用：孕激素受体（progesterone receptor，PR）主要包括 PR-A 及 PR-B，广泛表达于大脑皮质、海马、杏仁核、小脑、中脑等大脑区域，这些区域与情感、认知等多种神经功能密切相关。PR-A 及 PR-B 在脑内的表达受性激素影响，雌激素上调其表达，而孕激素则下调其表达。孕激素的神经保护作用主要有以下几种机制：

1）通过基因组途径调节神经营养因子、神经生长因子，以及一些凋亡相关因子的表达，减少神经细胞凋亡，促进神经细胞再生。

2）作为神经肽作用于孕激素受体膜元件、GABA-A 受体、NMDA 受体等。如孕烯雌酮对 GABA-A 受体的激动用可抑制神经细胞兴奋性，从而对抗谷氨酸等神经毒性物质引起的神经兴奋性损伤。

3）减轻脑水肿，研究显示孕激素可明显减轻脑外伤造成的脑组织水肿。

4）促进神经损伤后髓鞘形成，减少胶质瘢痕增生。

5）抑制神经损伤后炎症因子，如肿瘤坏死因子 -α、白介素 1-β 等的释放，减轻炎症反应。

6）减轻脑损伤后神经组织的氧化应激，黄体酮对细胞膜有稳定作用，脂溶性的特点使其可以插入膜磷脂的多不饱和脂肪酸基团中，免受氧自由基的攻击，减轻脂质过氧化水平。

神经元及胶质细胞均可以自身合成甾体类物质，称为神经甾体（neurosteroids）。神经甾体是近年来发现的一种重要的神经活性物质，参与神经发育、神经保护及损伤后修复的多种神经活动，孕烯醇酮（pregnenoione，PROG）和硫酸脱氢表雄酮（dehydroepiandrosteronesulfate sulfate，DHEAS）是重要的神经甾体，可作用于神经系统多种受体如 GABA 受体、NMDA 受体及甘氨酸受体调节情绪，神经甾体合成水平受应激、妊娠及药物影响，其波动与焦虑、抑郁等情绪变化密切相关。

2. **社会心理因素** 卵巢功能不全是一类病因复杂、远近症状严重、治疗难度大的疾病，给患者带来巨大压力及痛苦。加之生理上的巨大变化如月经紊乱、围绝经期综合征的困扰，生活质量严重下降，患者较易出现情绪障碍。对卵巢功能不全妇女来讲，良好的家庭及社会支持能对处于应激状态的她们提供保护并缓冲负性生活事件对心理健康的不良影响，有利于身心健康。

（三）临床表现

1. **情绪症状** 心境低落，高兴不起来，没有什么高兴的事情，无法体会幸福感，甚至莫名其妙出现悲伤委屈，动辄伤心哭泣，感觉自己受到上天不公平的待遇。兴趣减退甚至丧失，原来喜欢做的事情没有兴趣做，比如，爱好看电视的变得不喜欢看了。做事没有劲，时常感到疲劳乏力,精力不济。情绪易激惹,易激惹症状明显突出,情绪不稳,易生气发怒。有些患者伴有焦虑、痛苦、精神运动性激越等体验,如心乱如麻、坐立不安、来回走动。卵巢功能不全患者因为难以受孕或无法满足丈夫的性要求,导致配偶提出离婚,在生理、心理、社会三大因素的作用下,产生心理不平衡或失落感、负罪感,甚至有自杀念头,或产生反应性精神病。

2. 躯体症状 卵巢功能不全导致激素的波动性下降,反馈影响腺垂体、肾上腺皮质髓质、甲状腺等内分泌功能,导致大脑皮层、边缘系统、下丘脑、自主神经系统的紊乱。出现潮热、出汗、心悸、头痛、头晕、食欲不振、疲乏、尿频、便秘等自主神经紊乱症状。同时由于卵巢性腺分泌减少,导致性欲减退消失,性乐缺乏,对性行为感到厌恶。

3. 认知症状 一定程度的认知功能减退或损害,许多患者会描述存在思维迟缓、注意力不集中、分心、信息加工能力减退,以及对自我和周围环境漠不关心等。

(四)诊断

1. 抑郁障碍的临床诊断 目前尚无卵巢早衰后抑郁症的诊断及分类标准,对卵巢早衰后首次起病的抑郁症诊断参照国际和国内现行的标准。目前国际通用的诊断标准有 ICD-10、DSM-Ⅴ和 RDC(研究用标准)。我国于 1984 年 10 月制定了抑郁症临床工作标准,1994 年修订的中国精神病分类与诊断标准(CCMD-3)现已不再使用,目前国内普遍使用 ICD-10 诊断标准如下:

(1)抑郁发作的一般标准:持续发作需持续至少两周;在患者既往生活中,不存在足以符合轻躁狂或躁狂标准的轻躁狂或躁狂发作;不是由于精神活性物质或器质性精神障碍所致。

(2)抑郁发作的核心症状:心境低落,几乎每天一样,且一般不随环境而改变,兴趣与愉快感丧失,易疲劳。

(3)抑郁发作的附加症状:集中注意和注意的能力下降;自我评价和自信降低;自罪观念和无价值感;认为前途暗淡悲观;自伤或自杀观念或行为;睡眠障碍,食欲下降。

(4)抑郁发作的分类:根据抑郁发作的严重程度,分为轻度、中度和重度三种类型。

1)轻度抑郁发作具有至少两条核心症状及两条附加症状。

2)中度抑郁发作具有至少两条核心症状及三条附加症状。根据是否伴有躯体综合征,将中度抑郁发作分为伴有和不办躯体综合征两个亚型。症状包括:①对平日感兴趣的活动丧失兴趣或失去乐趣;②对正常时能产生情感反应的事件或活动缺乏反应;③比通常早醒 2 小时以上;④早晨抑郁加重;⑤具有明显的精神运动性迟滞或激越的客观证据(他人的观察或报告);⑥食欲明显丧失;⑦体重减轻(比上月体重减少 5% 以上);⑧性欲明显丧失。

要符合躯体综合征的条件,要存在以上四条或更多躯体症状(若仅有两条或三条躯体症状,但极为严重,归于本类也是合理的)。

3)重度抑郁发作具有全部三条核心症状,以及至少四条附加症状。可将其分为不伴精神病性症状和伴有精神病性症状两型。伴有精神病性症状者又可以根据幻觉、妄想内容与情绪的关系,分为与心境相和谐的和与心境不和谐的两种。

2. **抑郁评估量表** 抑郁症的诊断工具为各种检查量表,如 Hamilton 抑郁量表、Montegomery-Asberg 抑郁量表、Zung 抑郁量表等均是常用工具。

卵巢早衰女性符合以上诊断标准,伴或不伴有围绝经期综合征症状可诊断为抑郁症,但由于围绝经期综合征症状和抑郁症症状有部分交叉,且围绝经期综合征症状如潮热、夜间盗汗等不适可诱发抑郁情绪,给卵巢早衰抑郁症诊断造成困难。目前 Greene 围绝经期量表、围绝经期相关生活质量问卷及福田围绝经期生活质量评分等均可用于辅助诊断。

(五)治疗

1. **药物治疗**

(1)抗抑郁药:传统的抗抑郁药物,如选择性 5- 羟色胺再摄取抑制剂(selective serotonin reuptake inhibitors,SSRIs)和 5- 羟色胺和去甲肾上腺素再摄取抑制剂(serotonin-norepinephrine reuptake inhibitors,SNRIs),可用于治疗绝经后女性抑郁症。抗抑郁药物在改善抑郁症状的同时,均可明显改善围绝经期综合征症状,如潮热、夜间盗汗及躯体化症状等。研究提示 SNRI 类药物较 SSRI 类药物单独治疗更有效,但当联合雌激素治疗围绝经期女性抑郁症时上述两类药物疗效差异消失。另外,近期研究提示缓释喹硫平(非典型精神病药物),既往常用于治疗精神分裂症、女性双向情感障碍,对围绝经期抑郁症有显著改善,并可明显改善潮热症状及睡眠。

(2)激素补充治疗:雌激素治疗在改善抑郁症状的同时对围绝经期综合征症状也有明显改善,因此抗抑郁药物联合雌激素治疗是一种理想的治疗方案。由于雌激素情绪调节时间窗的存在以及激素治疗有一定的禁忌证,卵巢早衰女性抑郁症的治疗应遵循个体化治疗方案。

1)目前认为对于围绝经期初发的轻中度抑郁症,伴有明显的血管舒缩症状(vasomotor,VSM)且无激素治疗禁忌证的患者,在给予抗抑郁药物治疗的同时可使用雌激素治疗,使用小剂量孕酮保护内膜。

2)对于既往有严重抑郁症病史,服用抗抑郁药物处于缓解期,进入围绝经期后抑郁症状加重并伴有 VSM 的患者,需先调整抗抑郁药物剂量,使用雌激素协同治疗抑郁症(无激素治疗禁忌证),改善 VSM 症状;若调整抗抑郁药物剂量及联合雌激素治疗后仍无效,需考虑调整抗抑郁药物种类。

3)对于外科手术后绝经妇女,由于卵巢功能突然下降,症状往往较自然绝经女性严重,如无禁忌推荐使用激素补充治疗。

激素补充治疗使用不当也可能出现精神问题。已经使用HRT治疗的患者出现精神症状,应先评估精神症状与激素补充之间的关系,可调节激素使用剂量、剂型或用法。有研究发现孕激素治疗可能加重抑郁情绪,因此,对一些妇女不能耐受孕激素的副性心境效应可在严密观察下选用单一雌激素治疗。

目前有关孕激素对情绪调节的临床研究存在争议,尚未发现睾酮的调节情绪作用。

(3)其他药物: 既往研究发现脱氢表雄酮(DHEA)对女性抑郁情绪有一定改善作用。Schmidt 等的一项随机、双盲、病例对照研究发现 DHEA 可明显改善中年女性抑郁症状。近期两项研究发现,雷洛昔芬(雌激素受体调节剂)对绝经后女性抑郁症有明显改善作用。但这些药物应用于临床还需要更多的高质量临床研究以及安全性评估。

2. 心理治疗　在药物治疗的同时合并心理治疗。

(1)认知 - 行为治疗

1)帮助患者学会用积极的想法和归因取代消极的抑郁想法或归因。

2)帮助患者发展更有效的应对行为和技巧。

(2)人际关系心理治疗

1)帮助患者关注自己抑郁的社会和人际原因。

2)帮助患者发展出解决人际冲突的技能,建立新的关系。

3. 电抽搐治疗　电抽搐治疗(electroconvulsive therapy,ECT)或改良电抽搐治疗可用于其他治疗无效的严重抑郁。有严重消极自杀言行的患者应首选 ECT,见效快,疗效好,6~12 次为一个疗程,后续需要药物维持治疗。ECT 可能会引起短暂的副作用,如记忆丧失和兴趣缺乏。

三、焦虑症

焦虑症(anxiety disorder)是指没有明确客观对象和逻辑根据的过分担忧和恐惧不安的情绪状态。焦虑症表现以焦虑情绪为主,常伴有显著的运动神经紧张和自主神经活动过度的症状,如坐立不安、疲倦、心悸、气短、口干、吞咽困难,以及心理活动的过度警醒状态。应注意的是,焦虑障碍不是由实际危险引起的,其提心吊胆的恐慌状态与实际环境不相称。焦虑可以表现在躯体、情感、认知及行为等各个方面。焦虑一方面可以导致自主神经兴奋,产生表现各异的躯体不适,如厌食、肌紧张、恶心、呕吐、胸痛、胸闷面色苍白等;另一方面可以表现为烦躁不适或惶恐不安的情绪体验。在认知层面,往往表现为过度担忧、感情困惑和身体不适;在行为上,焦虑会促发一系列的反应来减少并躲避这些痛苦的感觉。

目前,有关卵巢功能不全或绝经与焦虑的研究较少,诊断标准不一,多数研究认为手术后卵巢功能不全比卵巢早衰焦虑症状更为突出。SWAN 研究对近 15 000 名中年女性进行调查问卷,主要集中调查紧张、烦躁及心搏加快三种症状,结果发现 51.9% 的中年女性有紧张不安的感觉,51.6% 的女性感觉烦躁,同时有三种症状的女性占 24.1%。宾夕法尼亚卵巢衰退研究使用焦虑自评量表对 404 名女性进行随访研究,结果提示患严重焦虑的绝经前、围绝经期及绝经后女性比例分别为 19%、24% 和 16%。而 Moilanen 等的调查问卷研究发现,仅有 5.3% 的绝经前女性、6.6% 的围绝经期女性,以及 8.9% 的绝经后女性感到紧张不安。我国 2008 年一项研究以 Zung 焦虑指数为标准,调查了北京 1 280 名中年女性,发现焦虑症发病率为 10.2%。Tangen 等的研究使用医院焦虑抑郁评分量表进行研究,发现围绝经期女性分值较绝经前及绝经后女性高,但均在正常范围内。焦虑症状,尤其是惊恐发作时的躯体症状,与围绝经期综合征中 VSM 症状及其引起的躯体症状极为相似,如多汗、心悸、代谢加速等。一些研究发现 VSM 症状与焦虑存在一定联系,宾夕法尼亚卵巢衰退研究发现焦虑症状较严重的患者较无焦虑者潮热的发生率高 5 倍,但该研究缺乏严格的焦虑诊断标准,且潮热症状报道均为调查对象的主观感觉。Thurston 等的研究规范了焦虑（状态 - 特质焦虑问卷，STAI）及 VSM 的诊断标准（皮肤电导法），结果发现 STAI 得分与 VSM 症状无明显关联（表 11-2）。

表 11-2　焦虑自测量表

答案说明：A. 没有或很少时间；B. 小部分时间；C. 相当多时间；D. 绝大部分或全部时间

1. 我觉得比平时容易紧张或着急	A	B	C	D
2. 我无缘无故在感到害怕	A	B	C	D
3. 我容易心里烦乱或感到惊恐	A	B	C	D
4. 我觉得我可能将要发疯	A	B	C	D
*5. 我觉得一切都很好	A	B	C	D
6. 我手脚发抖打颤	A	B	C	D
7. 我因为头疼、颈痛和背痛而苦恼	A	B	C	D
8. 我觉得容易衰弱和疲乏	A	B	C	D
*9. 我觉得心平气和，并容易安静坐着	A	B	C	D
10. 我觉得心跳很快	A	B	C	D
11. 我因为一阵阵头晕而苦恼	A	B	C	D
12. 我有晕倒发作，或觉得要晕倒似的	A	B	C	D
*13. 我吸气呼气都感到很容易	A	B	C	D
14. 我的手脚麻木和刺痛	A	B	C	D
15. 我因为胃痛和消化不良而苦恼	A	B	C	D
16. 我常常要小便	A	B	C	D
*17. 我的手脚常常是干燥温暖的	A	B	C	D
18. 我脸红发热	A	B	C	D
19. 我容易入睡并且一夜睡得很好	A	B	C	D
20. 我做噩梦	A	B	C	D

评分标准：正向计分题 ABCD 按照 1、2、3、4 计分，反向计分题（标注 * 题目）按照 4、3、2、1 计分。总分乘以 1.25 后取整数，正常 <50 分，轻度焦虑：50~60 分，中度焦虑：61~70 分，重度焦虑：>70 分。

（一）焦虑症与正常情绪反应的区别

在多数情况下，焦虑被看作是一种正常而短暂的应对和适应压力的反应。但是，过度焦虑和病理性焦虑是一种不正常的状态。焦虑症可以通过以下四个方面与正常的情绪反应加以区别：自主性、强度、持续时间和行为表现。自主性是指在某种程度上，感受轻微的环境刺激后焦虑便可应运而生；强度是指痛苦的程度，不适感超过了患者的承受能力，焦虑症状已经严重到需要医生的帮助；痛苦体验的持续时间也有助于诊断焦虑症。当焦虑症状不是短暂且可适应,而是持续地存在,往往需要进行评估和治疗。最后,焦虑症的行为表现必不可少。特别是当焦虑影响到正常功能及适应能力,或者出现逃避行为时,往往提示这种焦虑是病理性的。

(二) 卵巢功能不全患者焦虑症的病因与发病机制

关于卵巢功能不全与抑郁的关系已开展了相对全面和系统的研究,但是卵巢功能不全与焦虑关系的研究仍然较少,尤其缺乏纵向及前瞻性的研究。以下因素可能与卵巢功能不全焦虑的发生有一定的关系:

1. 血清激素水平改变　研究发现,血清 FSH 水平与抑郁症的发生有关,但其对焦虑症的影响还存在争议。国内的一些研究发现血清 FSH 水平与焦虑得分显著相关。对卵巢功能衰退的患者进行分层分析时,发现两者相关性并不明显,并且围绝经期躯体症状对焦虑症的评分也存在一定的影响。血清 FSH 水平所反映的 HPO 改变是否与焦虑症有关,还是其所谓的相关性仅仅是因为其他混杂因素所致,还需要进一步的研究。

卵巢功能减退是一个渐进的过程,雌激素水平呈波动性下降。神经生物学假说认为绝经过渡期的抑郁、焦虑与雌激素的撤退有关,并有部分研究支持这个观点。但越来越多的证据表明,雌激素的水平并非与卵巢功能不全的焦虑直接相关。雌激素水平的变化可能是卵巢功能不全患者焦虑发生的内分泌触发器,而并非激素水平本身的高低。

2. 血管舒缩症状　研究发现围绝经期妇女的焦虑症状与血管舒缩症状显著相关,Jung 等对中国 40~54 岁女性的研究发现,有血管舒缩症状女性的焦虑得分显著高于无症状者。Freeman 等人的一个长达 6 年的随访研究进一步证实了两者之间的关系:围绝经过渡期及绝经后出现血管舒缩症状的女性,重度焦虑症状的风险是无症状女性的 2.89~4.89 倍,即使进一步排除吸烟及激素水平的因素后,焦虑症状与血管舒缩症状仍密切相关。

3. 生物学因素　临床资料显示焦虑障碍患者的一级亲属发生同样问题的占 19.5%,单卵双生子焦虑障碍的同病率为 41%,双卵双生子的同病率为 4%。动物和神经受体的研究表明,中枢神经系统广泛参与了恐惧和焦虑症的发生。惊恐机制涉及去甲肾上腺素能系统。而脑桥基底节的蓝斑核是大脑产生去甲肾上腺素的主要部位。例如,当刺激猴子蓝斑引起交感系统兴奋时,会导致猴子突发恐惧,上蹿下跳并发出痛苦的声音、举动。此外,破坏蓝斑核后会使其遇到危险时还"洋洋得意"。通过生化刺激导致蓝斑核激活后,人群和动物同样可以引起焦虑反应。但这种激活可以被抗惊恐药物所阻断。边缘系统包括杏仁核和隔 - 海马回。边缘系统的一个重要作用是评估环境对生存的有利和有害因素,并监测内部或躯体的感觉,然后把这些信息通过记忆和认知整合,以此来评估威胁的程度和采取行动加以维持安全的必要性,大量的神经递质同时参与了边缘警报和中心警报系统,如去甲肾上腺素受体、5-HT 受体、GABA- 苯二氮䓬受体、阿片受体和其他受体。

4. 心理社会因素　临床研究显示,焦虑障碍大多与应激性生活事件的发生有关,两者之间有显著的相关性。行为主义认为,焦虑障碍是一种学习后的习得性反应。一个人在接触某些环境刺激后,就会形成相应的条件反射,但是焦虑障碍条件反射的建立与一般状况不同,它是建立在错误认识的基础之上,选择性地夸大、关注负性事件并不断自我反馈强化,以达到毫无批判地接受与事实不相称的刺激并产生焦虑反应。精神分析理论认为,焦虑是一种无意识中未能解决的冲突的一种外化表现形式。李颖等人的研究发现,对于卵巢功能不全的女性,家庭生活的满意度、社会支持程度、生活事件等与焦虑症状密切相关。

(三) 分类

按焦虑障碍的临床表现可将其分为两类:

1. 广泛性焦虑(generalized anxiety disorders) 是指以经常或持续的对未来可能发生的无法预料的某些危险的紧张不安,或对现实生活中某些问题过分担心或烦恼为特征。

基本特征为泛化且持续的焦虑。患者常诉自己或家人很快会有疾病或灾难临头,有恐惧性预感,终日紧张担心,心烦意乱,坐卧不宁。常见主诉:神经紧张、发抖、肌肉紧张;出汗、头重脚轻、心悸、头晕;胃肠不适、嗳气、便秘或腹泻;膀胱痛、尿频尿急;性欲缺乏等。病程不定,但趋于波动并成为慢性。

临床诊断要点:一次发作中,患者必须在至少数周内大多数时间存在焦虑原发症状。这些症状包含以下要素:

(1)恐慌:为将来的不幸烦恼,感到忐忑不安,注意困难。

(2)运动性紧张:坐卧不宁、紧张性头痛、颤抖、无法放松。

(3)自主神经活动亢进:头重脚轻、出汗、心动过速或呼吸困难。

2. 急性焦虑 即惊恐障碍(间歇发作性焦虑),基本特征是严重焦虑反复发作,焦虑不局限于任何特定的情景或某一类环境,具有不可预测性。常见的症状如突然发生的心悸、胸痛、哽咽感、头昏、非真实感(人格解体或现实解体)。同时,几乎不可避免地继发出现对死亡的强烈恐惧感,失去控制或发疯。往往突发突止,一般持续数分钟,偶尔会持续更长的时间。

临床诊断要点:在大约一个月内存在几次严重的植物性焦虑。

(1)发作出现没有客观危险。

(2)不局限于已知的或可预测的情景。

(3)发作间期基本没有焦虑症状(尽管预期性焦虑常见)。

(四) 治疗

1. 抗抑郁药物 由于效能广谱、副作用较少及无心脏毒性等特点,SSRIs 类药物如氟西汀、舍曲林、帕罗西汀、艾司西酞普兰和氟伏沙明等,已经成为治疗惊恐障碍及其他焦虑症的一线用药。尽管疗效明确,但对某些患者,这些药物在治疗初期可能会导致焦虑症状的加重,因此治疗起始剂量应该是常规起始剂量的一半或更少。SSRIs 和其他抗抑郁剂的疗效通常需要 2~3 周后才能显现出来,会有一过性的或持久的不良反应,包括恶心等胃肠道反应、头痛、性功能障碍、睡眠障碍等。

2. 苯二氮䓬类 目前有三类苯二氮䓬类药物用于治疗焦虑,分别为:

(1)2- 酮类:如氯氮䓬、地西泮、氯硝西泮等,此类药物具有长半衰期(20~60 小时)。

(2)3- 羟类:如氯羟安定和奥沙西泮。

(3)三唑类:如阿普唑仑和三唑仑。

苯二氮䓬类药物代谢存在性别差异,3- 羟类血药浓度在女性较低,女性对氯氮䓬的廓清速度较缓慢,地西泮的持久血浆浓度低。激素类药物可影响苯二氮䓬类药物的代谢,联用时宜使用低剂量,老年患者应用苯二氮䓬需警惕跌倒。

3. 激素替代治疗　目前仅有少量研究评价了 HRT 对焦虑症状的影响,Boyle 等的研究发现围绝经期使用 HRT 者较未使用者焦虑症状、躯体症状轻。然而多项随机对照研究均未发现 HRT 可以减轻焦虑症状。一项对 419 名绝经后女性的随机对照研究在随访 9 年后发现 HRT 有轻度的改善焦虑作用。这些阴性结论可能与研究对象基线的焦虑症状较轻微有关。在选择 HRT 方案及给药途径方面,Baksu 等研究了替勃龙及经皮给予雌二醇对焦虑的影响,结果显示两种方案均可改善焦虑症状。

4. 认知行为疗法(cognitive-behavior therapy,CBT)　治疗焦虑症的 CBT 通过认知重构、暴露和症状控制等技术,来应对每种焦虑障碍的特异性核心恐惧和行为模式。错误的不合适的认知增加和维系了焦虑症患者的焦虑。认知干预有一系列的操作来改变后重构这些认知,包括信息讨论、自我监控、苏格拉底式提问等,症状控制技术一般包括放松和呼吸训练等程序,以帮助消除焦虑的身体反应。

▰ 第二节　对认知的影响 ◢

卵巢功能不全,更进一步的卵巢功能衰竭,意味着女性已经处于卵巢功能及雌激素低下的状态。对于早发性卵巢功能不全,甚至卵巢早衰的女性(包括双侧卵巢切除术后卵巢早衰和原发性卵巢早衰),意味着整个生命周期中将超过 1/2 甚至更长时间里处于这种状态中。实验证据表明,雌激素有神经保护、神经营养效应,卵巢早衰患者长时间地处于缺乏雌激素的神经保护作用状态。而卵巢功能衰竭后,女性大脑萎缩的速度大于男性。因此推测雌激素水平的变化可能与围绝经期记忆下降、抱怨的增多,以及女性阿尔茨海默病(AD)发病率高于男性有一定关系。研究认为性激素水平与大脑特定区域的结构和功能是密切相关的,认知功能异常的患者往往存在性激素水平失常。多数学者认为女性大脑认知功能可能与性激素中的雌二醇、睾酮相关,少数学者认为其与孕酮、FSH、PRL 及性激素结合蛋白(SHBG)相关,但是也有人认为性激素与认知功能改变无显著关系。许多研究认为内源性的雌激素水平和认知功能正相关。既往的一些研究中发现通过补充雌激素可能有助于减少绝经后妇女认知功能的下降和痴呆的风险。总之,对于较长时间处于低雌激素水平的卵巢功能不全女性的认知功能的改变仍需要更进一步的研究。

一、卵巢功能不全与认知功能

(一) 认知功能的定义

认知功能(cognitive function)是大脑对信息加工处理的能力,涉及注意力、词语、视觉记忆、视觉运动、语言、抽象思维、信息整合和运动及执行功能等多项内容。

(二) 认知功能的评估

认知功能评估常采用神经心理测验;注意测验,如连线测验、持续注意力测验、符数字模式测验、划消测验等;记忆测验,如数字广度记忆、本顿视觉保持测验;言语表达功能测验,如词语流畅性测验、标记测验;概括能力测验,如威斯康星卡片分类测验、简明精神状态检查,以及韦氏智力记忆量表中的各个分量表等。常用的神经心理测验如下:

1. **连线测验**(trail making tests,TMT)　连线测试最早源于军人成组测试(Army Individual Test Battery)的一部分(图 11-1)。包括 A 和 B 两部分:A 部分要求受试者将一张纸上散在的 25 个阿拉伯数字(1~25)按顺序连接;B 部分除数字(1~13)外还有 A~L 共 12 个字母,要求受试者按数字及字母的顺序交替连接数字和字母(1-A-2-B 等)。记录完成时间和连接错误数。一般认为:A 型主要反映右脑半球的功能,是反映较为原始的知觉运动速率;B 型主要反映左脑半球的功能,除了包括知觉运动速率外,还包括有概念和注意转换的效应。

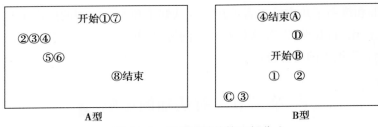

图 11-1　连线测验的练习部分

2. **本顿视觉保持测验**(Benton's visual retention test,BVRT)　由 Benton 编制。该测验是为评定视知觉、视觉记忆和视觉结构能力而设计的心理测验,共有 3 种形式,各 10 张卡片(图 11-2)。每种形式又有 4 种测试方法。测试 A:每张图片呈现 10 秒后,受试者立即回忆画图。测试 B:每张图片呈现 15 秒后,受试者立即回忆画图。测试 C:受试者临摹图形。测试 D:每张图片呈现 10 秒后,延迟 15 秒,受试者回忆画图。测试 A、B 主要测查视觉记忆的保持能力;测试 C 主要测查视觉结构能力;测试 D 为延迟回忆,主要用于即使回忆中未见明显缺陷的患者。该测验的评分方式为记录正确数和错误数。每画出一张正确卡片得 1 分。共有六种错误类型:遗漏、变形、持续、旋转、移位及大小错误。该测验有助于发现视觉忽视和视觉记忆广度损害,画图中多个图形的空间组合关系及大小可以反映空间组织能力。

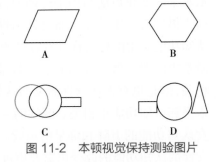

图 11-2　本顿视觉保持测验图片

3. **词语流畅性测验**(verbal fluency test)　词语流畅性测验要求被试者在一定时间内尽可能多地说出或写出以某一个字母开头的词,如以 s 开头的词:shoe、shoelace、see、saw、show,或某一类属性的词,如动物:猪、牛、马、羊。记录正确的词语数和重复数。该测验反映额叶功能。

4. **威斯康星星卡片分类测验**　该测验首先由 Berg 于 1948 年应用,经过 Heaton 等的发展,目前已经成为广泛使用的执行功能评价工具,主要检测抽象能力、任务转换和自我调节行为的灵活性。共 4 张模板(1 个红三角、2 个绿五角星、3 个黄十字和 4 个蓝圆形)和 128 张卡片,按照不同颜色(红、黄、蓝、绿)、形状(三角、五角星、十字形、圆形)和数量(1、2、3、4)的原则组合绘制。受试者根据模板对 128 张卡片进行分类,操作时不把分类的原则告诉被试者,只告诉其每一个选择是正确的或错误的。如果受试者连续十次正确分类,主试者就要改变分裂原则。完成三种分类原则后,再将三种分类原则重复一遍;当完成 6 次分类或将所有卡片分类完毕,测查结束。评定指标包括总正确数、总错误数、持续错误数、非持续错误数、完成分类数等。持续错误是指在分类原则已经改变后,受试者不放弃旧的分类原则,仍然继续按原来的原则分类。该指标对额叶背外侧病变较敏感。

5. **简明精神状态检查表**(mini-mental state examination,MMSE)　由 Folstein 在 1975 年发表,用于评价定向力、注意力、记忆力、计算力及语言功能,满分 30 分,得分越高表示认知功能越好。我国目前用的是 Folstein 的中文修订版,并根据教育程度设立不同的痴呆界定值:文盲 ≤ 17 分、小学 ≤ 20 分、中学 ≤ 22 分、大学 ≤ 23 分,即提示有认知功能缺损。MMSE 现已经成为使用广泛的认知检验量表,具有敏感性好、易操作等优点。

(三) 卵巢功能不全患者的认知功能

多数研究认为卵巢功能不全患者晚年存在认知功能减退,并且其痴呆的发病风险增加。2014 年法国的 Ryan 对 4 868 名 65 岁以上的妇女进行 7 年随访,研究显示和那些自然绝经的妇女相比,40 岁及以前绝经妇女的认知功能及精神运动速度(psychomotor speed)下降了30%,过早绝经与晚年增高的言语流畅(verbal fluency)和视觉记忆(visual memory)减退的风险独立相关,但是和痴呆的风险没有显著的相关性。尤其是在自然绝经发生之前行双侧卵巢切除的妇女(外科导致的卵巢功能不全),雌激素水平的突然下降,手术后认知功能出现显著下降,而在 50 岁以后的手术后绝经则不会增加全面认知损害的风险。在视觉记忆方面,和那些 50 岁以后的自然绝经相比,原发性卵巢功能不全视觉记忆下降的风险显著增加,手术后卵巢功能不全有相似的趋势,但没有显著性。空间记忆(spatial memory)方面:动物实验用乙烯基环己烯二氧化物耗竭卵巢卵泡储存模仿啮齿动物的绝经过渡期,结果显示,卵胞耗竭早期出现受损的空间记忆,在卵泡耗竭的中后期,则放大了年龄对记忆负面的效应。

二、卵巢功能不全对认知影响的机制

卵巢功能不全对认知影响的机制目前尚不明确,在既往的研究中发现卵巢功能不全患者的激素改变可能与认知异常有关。

(一) 雌激素与女性认知功能相关性

目前现有的证据支持雌激素的缺乏和认知下降相关。但也有学者认为血清雌激素和认知功能没有明显的相关性。对于结果的差异,可能是测量指标的原因,样本量小及存在种族、文化程度、BMI、自身健康程度等混杂因素使结果有一定的局限性。

2007 年,Yaffe 等人发现雌激素水平低的女性在 2 年后总体认知功能比水平低者下降更显著,认为内源性雌激素可能在认知功能维持方面起到重要作用。也有学者认为血清雌激素水平与总体认知功能相关性不明显,而是与认知功能某些分项相关。研究发现血清雌激素水平与词语记忆正相关,与抗干扰能力正相关,且能预测词语记忆,辅助调节额叶功能,但与视觉情节记忆、视觉空间能力及执行力无关,甚至是与空间记忆能力负相关。对语言流畅能力方面,意见不一,2010 年 Laughlin 等在对 343 名绝经老年女性(中位年龄 70 岁)进行了 4 年的研究后发现,血清生物活性雌二醇、雌酮水平高的妇女 4 年后语言流畅能力较低水平组下降显著增多,且不受雄激素、肥胖或肥胖相关因素影响。2012 年 Berent-Spillson 对 67 名 42~61 岁女性的研究却发现,血清雌二醇水平高的女性语言流畅能力好,认为女性语言流畅能力与血清雌二醇水平正相关,改变与年龄无关,但与所处的绝经阶段有关。还有学者认为 Era 基因多态性影响雌激素浓度与认知功能的相互作用,雌激素浓度对认知功能的影响取决于 Era 酶切位点的基因型。在携带基因型 TT PvuII 的妇女雌激素水平和认知功能成正相关,而携带基因型 TC PvuII 的妇女雌激素浓度则与认知功能呈负相关。

虽然通过补充雌激素可能有助于绝经后妇女减少认知功能的下降和痴呆的风险,但是这种激素替代治疗还存在一定的争议,而且认知功能的下降并不能够完全被激素替代治疗所抵消。激素替代治疗似乎对晚年的视觉记忆有帮助,但是言语流畅性下降的风险反而增加。有一些证据表明建议在外科手术所致绝经的短期 HRT 也许是有益的。

大量的实验证据表明,雌激素有神经保护、神经营养效应。雌激素能通过以下多种途径保护这些区域的神经元,从而保护了认知功能:

1. 促进神经突触的生长和重塑。
2. 增加基底前脑胆碱乙酰转移酶水平。
3. 减少 β- 淀粉样蛋白的沉积。
4. 调节载脂蛋白 E 的表达。
5. 防止细胞内钙超载。
6. 增加脑血流量和葡萄糖代谢。
7. 对抗自由基引起的损害。
8. 降低具有神经毒性作用的兴奋性氨基酸的释放。

(二) 孕激素与认知功能

传统认为孕激素只是促进女性性器官成熟并维持正常功能的一种生殖激素,但近年的研究表明孕酮能对神经系统起到保护作用,从而减缓认知功能的下降。目前,大量实验室研究认为孕酮保护神经系统及改善认知功能的作用机制可能有以下 4 点:

1. 抑制兴奋性氨基酸的神经毒性作用。
2. 加快局部脑组织糖代谢,防止细胞内酸中毒。
3. 减少神经系统炎症反应的损害。
4. 降低氧化应激损伤,减轻脑水肿。

在孕酮与认知功能的相关性研究中,动物实验研究发现认知能力与孕酮的水平相关,孕酮能提高小鼠认知能力表现。在人类的研究中,孕激素与认知功能的关系至今没有一个确定的结果,学术界争议颇多。2013 年,Henderson 对 643 名健康绝经后妇女进行横断面的现状研究,发现血清孕酮水平与词语记忆及总体认知能力正相关。而 2000 年 Drake 对 39 名 65~90 岁高学历自然绝经且非痴呆的妇女进行了横断面研究,发现孕酮与认知功能无明显关系。

三、早发性卵巢功能不全影响认知功能的因素

早发性卵巢功能不全患者因为具体的绝经年龄、类型不同，以及绝经后是否采用激素替代治疗对其认知功能的影响不尽相同。

（一）绝经年龄与认知功能

绝经年龄和认知功能密切相关，绝经年龄越早认知功能下降就越明显。Nappi 的研究认为手术绝经的年龄与言语记忆有直接相关，手术年龄越早语言记忆越差。Rocca 报道 50 岁以后的手术绝经不会增加认知功能全面损害的风险。在言语流畅和视觉记忆方面，和 50 岁以后自然绝经的妇女相比，过早绝经的妇女增加 40% 下降风险，但和那些在 41~50 岁绝经的妇女相比没有显著差异。一项纳入 13 个研究 19 449 名患者的 meta 分析显示，绝经的年龄提前和生育期缩短不增加痴呆和 AD 的风险，但是绝经年龄的延后或生育期的延长有利于认知功能下降的延缓。

（二）绝经类型与认知功能

卵巢功能不全的绝经类型可分为自然过早绝经和手术后过早绝经。研究发现，在自然绝经发生之前行双侧卵巢切除的妇女（外科绝经）雌激素水平的突然下降，手术后会出现认知功能显著下降，和自然过早绝经的认知功能相比，结果不尽一致，也许认为这些影响仅仅是短暂的或者绝经年龄是更重要的因素。Ryan 的研究未发现绝经类型和认知功能有显著相关，尽管手术后绝经可能具有更差的视觉记忆，但无统计学差异。因此，绝经类型和认知下降及痴呆的风险没有显著性的关联。

（三）激素替代治疗与认知功能

有研究支持雌激素的缺乏和认知老化的关联，卵巢早衰可能提高了 AD 的患病风险，当然也有认为卵巢早衰不增加 AD 的患病风险。目前现有的证据还不能支持延长雌激素暴露时间和降低痴呆风险有关系。Ryan 这种激素替代治疗不能够完全抵消认知功能的下降，似乎仅有益于晚年的视觉记忆，而言语流畅性下降的风险却是增加。有学者建议在外科绝经的短期 HRT 也许是有益的，但是对于自然过早绝经的妇女证据很少。

第三节　心　理　干　预

心理学理论认为，人的心理状态同人的疾病和健康有着密切的关系。消极的心理因素会导致疾病的发生，而积极的心理因素则有助于治愈疾病。同样，心理因素和卵巢功能不全也有着密切的联系，两者既相互促进又相互制约。不良情绪可导致卵巢功能下降，卵巢功能不全患者容易出现焦虑、抑郁、失眠及性生活满意度明显下降等健康危机。这些心理危机又影响卵巢功能不全患者的生育能力及治疗效果。Ventura 等调研发现，卵巢功能不全患者的精神状态与其卵巢功能状态呈正相关。因此，心理干预是卵巢功能不全的有效辅助治疗方案。心理干预的目的就是努力改变卵巢功能不全患者不适当的认知思考习惯和行为习惯，消除其消极悲观情绪，产生积极乐观向上的心理状态，全面客观地认识和评价自我，使其思

想与行为适应客观实际的要求。在面对疾病、困境、挫折时,能有效控制情绪变化,保持心理平衡,增强心理承受力,从根本上摆脱情绪的困扰。

(一) 心理评估

在心理干预前进行充分心理评估有利于心理干预更为有效地进行,常用的心理评估有以下两种方式:

1. **晤谈** 晤谈或访谈是一种有目的的谈话,是心理评估中常用的方法。在卵巢功能不全心理问题及其原因的评估中也常用到晤谈的方法,医务人员主要通过晤谈的方法来了解患者是否有明显的抑郁、焦虑情绪、生活事件,以及其他心理问题。

2. **心理测量** 卵巢功能不全患者的心理问题及其原因除了通过晤谈来了解和评估外,临床工作中常用的还有采用心理测量的方法来定量或定性评定。

临床常用量表和问卷来评定患者的抑郁及其程度,如采用宗氏焦虑自评量表、汉密尔顿焦虑量表来评估患者的焦虑及其程度,用生活事件量表来评估患者心理问题的原因。

(二) 心理干预

在充分心理评估的基础上,进行合适的心理干预对卵巢功能不全患者可有不错的治疗结局。具体可以从以下几方面进行心理干预:

1. **对疾病的客观全面地认识** 焦虑源自于对未知的担忧,大多数妇女并不知道激素治疗的风险/效益,容易产生过度担忧,对疾病作出灾难化推测。医护人员可以帮助她们重新认识疾病,告知卵巢功能不全可以通过激素替代疗法得到很好的控制,通过系统的激素补充治疗,性交困难及其他低雌激素症状会得到改善;帮助他们在疾病和激素替代治疗之间权衡利弊做出选择;告知定期复查乳房、阴道 B 超检查可及时发现问题;告知她们卵巢功能不全可以通过治疗或供卵怀孕等方法获得做母亲的机会,坚定患者的信心。

2. **提高患者的自尊** 就是让患者找到自己人生的目的,寻找和追求生命的意义和自我价值,帮助患者正视其生命存在的意义,摆脱痛苦,找到生命的价值,让患者知道自己的生命对家人的重要意义,其地位无人能取代,鼓励患者从家庭回归社会,重新找到自我的价值,减轻自卑心理,增强自尊,在社会实践中进行自我培育、自我肯定、重塑自尊。

3. **无条件积极关注** 积极关注是对患者的言语和行为的积极、光明、正性方面予以关注,从而使患者拥有积极的价值观,拥有改变自己的内在动力。积极关注不仅有助于建立良好的医患关系,促进沟通,而且本身就具有咨询效果。尤其是对那些自卑感强或因为面临挫折而"一叶障目不见泰山"者,医生的积极关注往往能帮助他们深化自我认识,全面、客观、准确地认识自己的内部和外部世界,并看到自己的长处、光明面和对未来的希望,从而树立起生活的信心。在积极关注方面需要注意的是:①立足实事求是;②帮助患者辩证客观看待自己;③避免盲目乐观;④反对过分消极。

4. **认知行为治疗** 认知行为疗法是以美国心理学家贝克于 1976 年建立的认知治疗技术为基础建立的,他认为认知决定人的情绪和行为,情绪和行为的改变也可以影响认知过程。认知曲解是患者痛苦的直接原因,由于负性不合理认识、认知曲解,导致不良的情绪及行为反应,持续存在可诱发心理疾病。认知行为疗法是一组通过改变思维或信念和行为的方法来改变不良认知,达到消除不良情绪和行为的短程心理治疗方法。认知行为疗法现已广泛用于临床,大量的研究证实认知行为疗法对于治疗焦虑症、抑郁症、创伤后应激障碍都有显著的效果。具体的治疗技术有:

(1)心理教育技术:与患者建立良好的医患关系,通过倾听、鼓励、共情等技术了解患者的心理问题及相关原因,同时也向患者讲解有关的认知理论,如焦虑及抑郁的性质、产生过程、机制等,使患者明白心理治疗的机制、思维活动和情感行为之间的关系,提高患者治愈的希望和信心。

(2)五种具体的认知治疗技术

1)识别自动性思维:由于引发心理痛苦的思维方式是自动出现的,已构成了患者思维习惯的一部分,多数患者不能意识到。因此在治疗过程中,首先要帮助患者学会发现和识别这些自动化的思维过程,找出导致不良情绪反应的思维。例如,有位 35 岁手术后卵巢功能不全患者,由于性生活阴道干涩,夫妻生活受到影响,心情郁闷,有一天听到丈夫跟女邻居有说有笑,坚持认为丈夫背叛了她。

2)识别认知性错误:是指患者在概念和抽象性上常犯的错误。典型的认知性错误如任意的推断、过分概括、"全或无"的思维等。例如,有位 24 岁大学生查出卵巢早衰,认为"我还没有谈过恋爱,都绝经了,肯定没人要我,不能结婚,生不了孩子,这辈子都完了"。

3)真实性检验:是将患者的自动思维和错误观念作为一种假设,鼓励他在严格设计的行为模式或情境中对假设进行检验,使之认识到原有观念中不符合实际的地方,并自觉纠正,是认知疗法的核心。

4)去中心化:就是让患者意识到自己并非被人注意的中心。很多心理痛苦产生的根源在于患者总感到自己是别人注意的中心,自己的一言一行都会受到他人的评价。为此,他常感到自己是无力的、脆弱的。如果患者认为自己的行为举止稍有改变就会引起周围人的注意和非难,那么可以让他不像以前那样去和人交往,即在行为举止上稍有改变,然后要求他记录别人不良反应的次数,结果他发现很少有人注意他言行的变化,他自然会认识到自己以往观念中不合理的成分。

5)忧郁或焦虑水平的监控:多数患者都认为他们的抑郁或焦虑情绪会一直不变的持续下去,而实际上,这些情绪常常有一个开始、高峰和消退的过程,而不会永远持续。让患者体验这种情绪涨落变化,并相信可以通过自我监控掌握不良情绪的波动,从而增强改变的决心。

(3)认知重建技术:帮助患者积极探明自身消极、无意识的自动化思维,修正不合理信念意,改变歪曲的思维方式从而改变认知,打破恶性循环,建立良性循环。

(4)认知复习:即以布置家庭作业或让患者阅读有关认知疗法材料的方法给患者提出某些任务。例如,可以让患者在实际情景中继续检验并纠正错误观念,继续注意自己的活动和反应,并及时记录下来,不断加以评估和反省。这使得患者在实际生活中有更多的机会来巩固那些刚刚建立起来的认知过程和正确的认知观念,进一步学习使用新的思维方式和正常的情绪行为反应。

(5)放松疗法:也称松弛疗法,是由行为医学领域发展而来的一种心理治疗方法,是通过训练有意识的控制自身的心理生理活动、降低唤醒水平从而改善机体功能紊乱。放松疗法一般选择在比较安静的环境中,光线较柔和或昏暗,患者穿着比较宽松舒适的衣服,全身肌肉呈放松状态,可由专业的医护人员和心理咨询师指导,在掌握了基本的方法后也可自行进行训练。常用的放松疗法包括全身肌肉松弛疗法、音乐疗法、生物反馈疗法、冥想、瑜伽、正念疗法等。放松疗法作为一种替代医疗方法已被医护人员和心理学家广泛地应用于临床治疗中。大量研究证明,放松疗法可缓解患者的紧张、焦虑、抑郁症状,改善睡眠质量,提高治疗效果。音乐疗法是指在比较安静舒适的环境中嘱患者闭目,为其播放大自然中的声音,如虫鸟类的叫声,或者旋律平稳、节奏柔和的抒情类音乐。音乐的旋律、节奏、频率、声压会影响患者的心理与生理,可降低交感神经的兴奋性,松弛血管壁的紧张度,并且有助于调节机体的内分泌趋于正常等。

(6)心理宣泄疗法:是利用或创造某种情境,让患者把压抑的情绪抒发宣泄出来,以减轻或消除其心理压力,避免引起心理崩溃,从而较好地适应环境的心理治疗方法。在临床实践中,医务人员可以鼓励患者采用倾诉的方式释放情感,耐心倾听患者的诉说,和患者讨论不良因素对心理健康的影响,根据患者的具体情况进行有针对性的辅导,或者采用用其他发泄方式,比如大哭、独自深思等任何对自身或他人无伤害的方式。

(7)集体疗法:是以集体或群体为对象而施予的一种心理治疗形式,已被广泛地应用于临床心理干预。集体干预一般由1名掌握语言交流技巧的医护人员主持,以集体讨论、交谈、听讲的方式组织患者进行讨论,1周进行1次或2次。讨论内容根据患者不同类型可能出现的问题而定,与护士和病友之间进行讨论,比如让已经经历过激素替代治疗患者可以为其他病友提供一些建议和经验,减少患者对未来状况的焦虑情绪。相似病情的患者还可以相互交流心得,通过这样既可以建立良好的医患关系,又为患者交流信息创建平台,减少患者不必要的猜疑和担心,进而减少负面情绪。集体疗法是一种干预形式,其他的干预措施比如认知行为疗法、放松疗法、宣泄疗法都可以以集体的形式实施,而且研究证明集体治疗比个体治疗效果更有效。

(8)社会支持:社会支持通常是指来自社会各方面,包括父母、亲戚、朋友等给予患者精神上或物质上的帮助和支持系统。具体包括:客观、现实可见的支持(实际社会支持),包括物质上的援助和直接服务;主观、体验到的或情绪上的支持(领悟社会支持),指个体所体验到的情感上的支持,也就是个体在社会中受尊重、被支持、被理解而产生的情感体验和满意程度。医务人员应帮助患者获取社会支持,尤其是爱人的支持与理解,减少患者的精神压力,减轻心理痛苦,有利于疾病往好的方向发展。

(9)其他:加强运动和锻炼,尤其是有氧运动,有助于消除轻微抑郁,使人对生活充满乐观情绪。另外,户外运动的同时还可以享受到"阳光疗法",阳光被认为是极好的天然抗抑郁药,早晨的阳光效果最佳。通过阳光照耀,冷淡消沉、无精打采、工作效率低等症状会渐渐消失。所以,不妨经常做一些健身运动,如散步、慢跑、打球、游泳、跳绳、健身舞等。每周至少活动三次,每次不少于30分钟。同时还需合理饮食,平衡营养,起居规律,早睡早起。避免长期处于高度紧张、生活无规律和长期晚睡的生活状态。

【小结】

卵巢功能不全在引起女性生理方面的问题同时,也对患者的心理方面产生了极大的影响。卵巢功能不全患者的心理健康风险不仅源自疾病本身,同时也来自社会的压力以及患者自身对疾病的认知。心理问题也可能反过来促进或加重卵巢功能不全的发生。卵巢功能不全患者除了可以出现不同程度的自主神经失调的症状,还容易诱发严重的抑郁症、焦虑症、睡眠障碍,甚至是精神病等心理精神问题。在常规的精神药物治疗及行为治疗的基础上,合适的激素补充治疗除可治疗卵巢功能不全患者相关心理精神问题,如睡眠障碍、抑郁症等,对患者的认知行为能力也有一定程度的改善。及时的心理干预及药物治疗,可以治疗患者的心理疾病,改善生活质量,同时也会影响到卵巢功能不全患者的生育等相关问题的治疗结局。

(赵 炜 叶翠微)

参考文献

1. 曹泽毅. 中华妇产科学. 3 版. 北京:人民卫生出版社, 2014.
2. Gibson-Helm M, Teede H, Vincent A. Symptoms, health behavior and understanding of menopause therapy in women with premature menopause. Climacteric, 2014, 17 (6): 666-673.
3. Henderson VW, Sherwin BB. Surgical versus natural menopause: cognitive issues. Menopause, 2007, 14 (3 Pt 2): 572-579.
4. Walsh JK, Erman M, Erwin CW, et al. Subjective hypnotic efficacy of trazodone and zolpidem in DSMIII-R primary insomnia. Human Psychopharmacology, 1998, 13 (3): 191-198.
5. Krystal AD, Walsh JK, Laska E, et al. Sustained efficacy of eszopiclone over 6 months of nightly treatment: Results of a randomized, double-blind, placebo-controlled study in adults with chronic insomnia. Sleep, 2003, 26 (7): 793-799.
6. Perlis ML, McCall WV, Krystal AD, et al. Long-term, non-nightly administration of zolpidem in the treatment of patients with primary insomnia. Journal of Clinical Psychiatry, 2004, 65 (8): 1128-1137.
7. Sack RL, Hughes RJ, Edgar DM, et al. Sleep-promoting effects of melatonin: At what dose, in whom, under what conditions, and by what mechanisms？ Sleep, 1997, 20 (10): 908-915.
8. William L, Ledger JS. Amenorrhea: investigation and treatment. Curt Obstet Gynecol, 2004, 13 (14): 254-260.
9. Allshouse AA, Semple AL, Santoro NF. Evidence for prolonged and unique amenorrhea-related symptoms in women with premature ovarian failure/primary ovarian insufficiency. Menopause, 2015, 22 (2): 166-174.
10. Benetti-Pinto CL, de Almeida, Deborah M. B, et al. Quality of life in women with premature ovarian failure. Gynecological Endocrinology, 2011, 27 (9): 645-649.
11. Charney DS, Redmond DE. Neurobiological mechanisms in human anxiety: evidence supporting noradrenergic hyperactivity. Neuropharmacology, 1993, 22: 151-1536.

12. Insel TR, Ninan PT, Aloi J, et al. A benzodiazepine receptor mediated model of anxiety: studies in non-human primates and clinical implications, Arcb8. William L, Ledger J S. Amenorrhea: investigation and treatment. Curt Obstet Gynecol, 2004, 13 (14): 254-260.

13. Huang YH, Redmond DE, Snyder DR, et al. Loss of fear following bilateral lesions of the locus coeruleus in the monkey. Neurosci Abstr, 1976, 2: 573.

14. Charney DS, Heeninger GR. Noradrenergic function and the mechanism of antianxiety treatment. Arcb Gen Psychiatry, 1985, 42: 458-481.

15. Gorman JM, Kent JM, Sullivan GM, et al. Neuroanatomical hypothesis of panic disorder, revised, Am J Psychiatry, 2000, 157: 4933-4505.

16. Spencer JL, Waters EM, Romeo RD, et al. Uncovering the mechanisms of estrogen effects on hippocampal function. Front Neuroendocrinol, 2008, 29: 219-237.

17. Lebrun CE, van der Schouw YT, de Jong FH, et al. Endogenous oestrogens are related to cognition in healthy elderly women. Clin Endocrinol (Oxf), 2005, 63: 50-55.

18. Ryan J, Stanczyk FZ, Dennerstein L, et al. Hormone levels and cognitive function in postmenopausal midlife women. Neurobiol Aging, 2002, 617: 11-22.

19. Leblanc ES, Janowsky J, Chan BK, et al. Hormone replacement therapy and cognition: systematic review and meta-analysis. JAMA, 2001, 285: 1489-1499.

20. Ryan J, Carriere I, Scali J, et al. Characteristics of hormone therapy, cognitive function, and dementia: the prospective 3C Study. Neurology, 2009, 73: 1729-1737.

21. Ryan J, Scali J, Carrière I, et al. Impact of a premature menopause on cognitive function in later life. BJOG: An International Journal of Obstetrics & Gynaecology, 2014, 121 (13): 1729-1739.

22. Koebele S, Mennenga S, Hiroi R, et al. Cognitive changes across the menopause transition: A longitudinal evaluation of the impact of age and ovarian status on spatial memory. Hormones & Behavior, 2017, 87: 96-114.

23. Rocca WA, Bower JH, Maraganore DM, et al. Increased risk of cognitive impairment or dementia in women who underwent oophorectomy before menopause. Neurology, 2007, 69: 1074-1083.

24. Georgakis M, Kalogirou E, Diamantaras A, et al. Age at menopause and duration of reproductive period in association with dementia and cognitive function: A systematic review and meta-analysis. Psychoneuroendocrinology, 2016, 73: 224-243.

25. Kritz-Silverstein D, Barrett-Connor E. Hysterectomy, oophorectomy and cognitive function in older women. J Am Geriatr Soc, 2002, 50: 55-61.

26. McLay RN, Maki PM, Lyketsos CG. Nulliparity and late menopause are associated with decreased cognitive decline. J Neuropsychiatry ClinNeurosci, 2003, 15: 161-167.

27. Nappi RE, Sinforiani E, Mauri M, et al. Memory functioning at menopause: impact of age in ovariectomized women. Gynecol Obstet Invest, 1999, 47: 29-36.

28. Phillips SM, Sherwin BB. Effects of estrogen on memory function in surgically menopausal women. Psychoneuroendocrinology, 1992, 17: 485-495.

29. Sherwin BB. Estrogen and/or androgen replacement therapy and cognitive functioning in surgically menopausal women. Psychoneuroendocrinology, 1988, 13: 345-357.

第十二章

卵巢功能不全中医辨证论治

 【开篇导读】

　　卵巢功能不全为现代医学名称,中医并无此类病名的记载。从发病特点来看,卵巢功能不全应归属"血枯""不孕""经水早断"等病证范畴,从临床特点来看可散见于"月经过少""月水不行""经水不通""不孕""无子""身潮热""骨痛""闭经""血枯""经断前后诸症""年未老经水断""早发绝经"等病症在相关文献的论述中。

第一节　中医治疗

一、中医对女性生殖生理的认识

　　中医古籍很早就对女性的生殖生理过程进行了相关的探讨和描述,最早是在战国时期《黄帝内经》中的《素问·上古天真论》篇指出:"女子七岁,肾气盛,齿更发长;二七而天癸至,任脉通,太冲脉盛,月事以时下,故有子;三七肾气平均,故真牙生而长极;四七,筋骨坚,发长极,身体盛壮;五七阳明脉衰,面始焦,发始坠;六七三阳脉衰于上,面皆焦,发始白;七七任脉虚,太冲脉衰少,天癸竭,地道不通,故形坏而无子也"。此为古人最早对女子月经以及女子生长、发育、衰老过程的论述,说明肾气、天癸、气血、脏腑、冲任是月经产生的主要关键,也是我们认识卵巢功能不全的理论基础。传统中医认识中的某些观点,如"二七而天癸至""七七,任脉虚,太冲脉衰少,天癸竭"与现代西医学对女性生理的认识不谋而合,故而现代中医提出了与"下丘脑 - 垂体 - 卵巢 - 子宫轴"相似的"肾 - 天癸 - 冲任 - 胞宫轴"理论,认为肾气、天癸、冲任、胞宫构成了中医生殖轴,胞宫轴通过经络联系广泛,彼此相互影响,共同调节着女性生殖周期,该理论也越来越受到中医妇科学界的认可,可见中医对女性生殖生理的认识也具有较高的合理性和科学性。

二、中医诊断

　　中医历代医籍并无卵巢功能不全之名,故主要针对"闭经""血枯""不孕""经水早断"

等病症的诊断进行概述。"望、闻、问、切"四诊合参是中医的主要诊断手段,除了医者观察或由患者述及的月经停闭,或月经稀发、经量减少,或出现不规则子宫出血等典型症状依据外,其他所获取的诊断依据主要来源于脉诊。

《灵枢·邪气脏腑病形》曰:"肾脉微涩为不月",说明尺脉微涩是闭经的典型脉象,为后世认识闭经的脉学特征奠定了基础。《诸病源候论》同样提出:"肾脉微涩,为不利者,是月水不来也",同时又说:"左手关后尺内浮,为阳;阳绝者,无膀胱脉也,月事则闭"。而《脉经》认为:"少阳脉革,少阴脉细……妇人则经水不通"。另《诸病源候论》还丰富了不孕脉象的论述,指出"右手关后尺脉…阳脉绝,无子也。""脉微淫……为绝产也。""少阴脉如浮紧,则绝产;恶寒,脉尺寸俱微弱,则绝嗣不产也。"《医学正传》则认为:"脉微弱而涩,年少得此为无子,中年得此为绝产。"这些都是古代医家认为与月经不利、不孕相关的脉象诊断依据,或可成为现代医学中卵巢功能不全的中医诊断依据之一。

三、病因病机

(一)病因

中医认为情志、生活习惯对女性健康有很大的影响,如《素问·上古天真论》曰:"上古之人,其知道者,法于阴阳,和以术数,食饮有节,起居有常,不妄作劳,故能形与神俱,而尽终其天年,度百岁乃去。今时之人不然也,以酒为浆,以妄为常,醉以入房,以欲竭其精,以耗散其真…故半百而衰也。"当代社会女性因家庭、工作、情感等因素造成精神压力过大、忧愁多思,而致日久劳伤心脾,气血失调,或因生活节奏不规律,寤寐颠倒,饥饱失常,劳逸失度,日久则耗伤五脏六腑精气,五脏不盛,肾精无以藏泻,多种因素均可以影响女性的生殖功能,造成卵巢功能不全,归纳起来有以下5点:

1. 外邪内侵胞脉,胞脉受损,冲任失调。
2. 先天不足,或后天刺激如早婚多产、房劳惊恐、他病迁延日久等,导致肾气亏耗。
3. 素体脾胃虚弱,或饮食不节、劳累过度,损伤脾气,后天乏源,冲任血虚。
4. 情志不畅,肝气郁结,气机失调,暗耗气血,冲任失司。
5. 金刃损伤胞脉,气血阻滞,冲任空虚。

(二)病机

现代医家认为卵巢功能不全多以肾虚为核心病机,肾精血虚损则冲任无依,血海失源而干涸以致闭经。肾气充足,肾精丰盈充实,气血饱满调和,则冲任充盈不绝,两精相搏始成胎元,反之若肾气虚少,冲任失调会致使胞宫受孕未成。此外女子以血为用,精与血互生,先天之精是人体生长与生殖之本,阴精也有赖于气血的充养,才能维持充盈,而气血与脏腑也密不可分,故本病病机主要责之肾虚,兼有肝郁、脾虚、血瘀的病理变化。

1. **肾虚**　肾藏精,主生长、发育与生殖,人体生、长、壮、老、死的生命过程中肾气的盛衰起到主要作用。如《内经》所言"肾气充盛,天癸至,月经来潮而有子"提示女性卵巢生理周期活动的开始;"肾气衰弱,天癸竭,月经闭绝,形坏而无子"叙述的是女性卵巢生理功能的结束。《内经》又曰:"胞络者,系于肾",可见肾与卵巢功能关系最为密切,此外《景岳全书》曰:

"胞宫一系在下,上有两歧,中分为二,形如合钟,一达于左,一达于右",指出胞宫不仅意指子宫还包括卵巢、输卵管,明确描述了卵巢、输卵管与子宫的解剖概念,也由此得知卵巢与中医概念中的"肾"息息相关。肾主藏精,先后天之精合称肾精,精能生血,血能化精,如《傅青主女科》曰"经原非血也,乃天一之水出自肾中","肾气本虚,何能盈满,而化经水外泄",《医学正传·妇人科》曰"月经全借肾水施化,肾水既乏,则经血日以干涸,渐而至于闭塞不通",说明肾精是月经的物质基础,肾精肾气不足,天癸缺乏物质基础而不能成熟,导致卵巢功能衰退。

2. **心肝脾功能失调**　心肝脾气郁结,心气不能下降,则心火不得温肾;肝气不能升发,则气机不得调畅;脾气不能升清,则水谷不得运化,致肾气不宣,肾气不化,经水不通。

《傅青主女科》曰:"胞胎上系于心包,下系于命门。系心包者通于心,心者,阳也;系命门者通于肾,肾者,阴也。"阐明了胞宫与心肾功能之间的关系,即胞宫位于心包与命门之间,心包与心相连,命门与肾相通,心、肾、胞宫可通过经脉相连,故心肾相交影响胞宫经水藏泻。《医原》中就对心肾相交有具体的阐述:"心属火,而心中有血,是火中有真阴,故心火随真阴下降,以交于肾水;肾属水,而肾中有气,是水中有真阳,故肾水随真阳上升,以交心火。"简单来说心肾相交实为水火相济,阴阳平调,五脏分阴阳,心为上焦之火脏,阳中之阳,肾为下焦之水脏,阴中之阴,本脏又阴阳互藏,心中有真阴即心阴,心阴引心火入于肾水,肾中有真阳即肾阳,肾阳引肾水入于心阴,心肾相交则心火随真阴下降以交肾水、温真阳,肾水随真阳上升以交心火、滋真阴,水火既济则阴平阳秘。卵巢功能不全者,多因耗伤肾阴,阴不敛阳,相火妄行,灼伤心阴,或因气机升降失常,肾阴不能随炎升之气上达于心,而致心阴失养,阴不制阳,君火亢动,此为肾不交心;心火不能随心阴流降于肾,肾阳不生肾阴不化,此为心不交肾,如此循环,心肾难交,阴阳失调。

肝藏血,主疏泄,体阴而用阳,有易郁、易热、易虚、易亢的特点。《傅青主女科》曰:"夫经水出诸肾,而肝为肾之子,肝郁则肾亦郁矣。"《景岳全书》亦曰:"产育由于气血,气血由于情怀,情怀不畅则冲任不充,冲任不充则胎孕不受",说明了平素抑郁,情志不畅,肝郁气滞,血为气滞,冲任不畅致月经后期,甚至不能摄精成孕。此外《妇人良方》曰:"感愤而不得言,多有闭经之虞",《医宗金鉴·妇科心法要诀》曰:"妇人从人凡事不得专主,忧思、忿怒、郁气所伤,故经病因于情者居多,盖血之行止顺逆,皆由一气率之而行化",《万氏妇人科》曰:"经闭不行有三,忧愁思虑,恼怒怨恨,气郁血滞而不行",皆提示妇女易为七情内伤,且尤以怒、思、恐对妇科病症的影响最大。现今社会变化迅速与竞争激烈,妇女的家庭与工作压力增加,容易导致心理压抑、绝望、悲观、焦虑、急躁易怒等情绪,持久累积之下从也心理影响生理,是故肝气郁结,疏泄失司,血为气滞,冲任不畅,血海不能按时满溢,致月经后期,月经先后无定期、月经量少甚至闭经等,所以肝郁气滞是卵巢功能不全的重要特点和病理机制。

脾主统血、运化,居中焦,是为后天之本,气血生化之源。嗜食肥甘厚味,饮食失度、劳倦过度,或妇人忧思过度均可损伤脾胃,脾虚而运化失司,水湿流注下焦,湿聚成痰,阻滞冲任而导致血海无法充盈;脾虚而气血化源不足,则冲任血虚,血海不能按时满溢,以致月经量少,月经后期或闭经。最早在《素问·上古天真论》云:"五七,阳明脉衰,面始焦,发始堕;

六七,三阳脉衰于上",就明确提及女性生殖、生理由盛转衰起于阳明脉衰,后李东垣在《脾胃论·脾胃虚实传变论》中也指出:"脾胃之气既伤……而诸病之所由生也"。又如《万氏妇人科·卷之一》曰:"瘦人经水来少者,则其血虚少也"。《兰室秘藏·妇人门》曰:"妇人脾胃久虚,或形羸气血俱衰,而致经水断绝不行"。《灵枢·五音五味》曰:"妇人之生,有余之气,不足于血,以其数脱血也"。以上皆说明了脾胃虚弱,气虚血少,冲任亏虚,血海空虚,是卵巢功能不全的关键病机。

3. 因虚至瘀 古代医家认为卵巢功能不全多与血瘀有关,如《陈素庵妇科补解·调经门》中记载:"妇人月水不通,属瘀血凝滞者,十之七、八。"中医认为妇人属阴,以血为本,妇人因月经、妊娠、分娩、哺乳均易耗损阴血是以常为血分不足,而气分有余,而气为血帅,气行则血行,气机郁结,血行不畅而致血脉瘀阻,冲任失调,闭阻胞宫,而致经迟、经闭,如《灵枢·五音五味》所言:"妇人之生,有余于气,不足于血,以其数脱血也"。此外不良的人工流产史、卵巢手术、盆腔感染等同样会损伤冲任,瘀阻胞中,故瘀血阻滞也是导致卵巢功能不全病理中不可忽视的重要原因。

四、辨证要点与常见证型

(一)肝肾阴虚证

1. 主要证候 月经量少,色红质稠,经期提前,颧赤唇红,手足心热,心慌,虚烦不寐,腰酸腿软,头晕耳鸣,咽干口燥,舌红,苔少,脉细数。

2. 证候分析 阴虚血少,冲任不足,血海满溢不多,故经血量少;血为热灼,故经色红质稠;阴虚内热,热扰冲任,故月经提前;虚热上浮,故颧赤唇红;阴虚内热,故手足心热;肾虚导致肾水不能上滋心阴,心肾不交,故虚烦不寐、心慌;腰为肾之外腑,肾气不足,不能濡养肾经循行所过之处,则表现为腰膝酸软;肾开旁于耳与二阴,肾精亏少,髓海失养,故耳鸣,阴虚津少,不得濡润,故咽干口燥。舌红,苔少,脉细数也为阴虚之征。

(二)脾肾阳虚证

1. 主要证候 月经不调,量多或少,色淡质稀,面色晦暗,形寒肢冷,腰酸腿软,食少腹胀,大便溏泻,舌淡,苔白,脉沉细而迟。

2. 证候分析 肾阳虚不能温运脾土,多致脾肾阳虚。肾虚则冲任失司,故月经不调,量多或少;血失阳气温化,故色淡质稀;肾阳虚命火衰,失其温煦,故形寒肢冷;腰为肾府,肾虚则髓海、外府失养,故腰酸腿软;中阳不振,运化失常,故食少腹胀,大便溏泻。舌淡,苔白,脉沉细而迟也为脾肾阳虚之征。

(三)肾虚肝郁证

1. 主要证候 月经先后期不定,经行不畅,经量多或少,乳房胀痛,胸胁满闷,少腹胀痛,精神抑郁或心烦易怒,舌红,苔薄,脉弦。

2. 证候分析 肝失疏泄,血海失司,故月经先后期不定,经行不畅,经量多或少;情志不舒,肝失条达,则肝郁气滞,气机不畅,故乳房胀痛,胸胁满闷,少腹胀痛。舌红,苔薄,脉弦为肝郁之征。

（四）血瘀证

1. **主要证候** 月经后期,量少,甚或停经数月或数年,色紫夹块,经行腹痛,舌质暗,或舌边有瘀点瘀斑,脉涩或脉涩有力。

2. **证候分析** 瘀血内停,瘀阻冲任,血海不能如期满盈,故经行后期,量少;瘀阻胞宫,经血液循环行不畅,故色紫夹块,"不通则痛",故经行腹痛。舌质暗,或舌边有瘀点瘀斑,脉涩或脉涩有力,均为瘀血内阻之征。

（五）气血虚弱证

1. **主要证候** 经期或经后少腹绵绵作痛,月经量少,色淡质稀,神疲乏力,头晕心悸,失眠多梦,面色苍白,舌淡,苔薄,脉细弱。

2. **证候分析** 气血本虚,经血外泄,气血更虚,胞脉失于濡养,故经期或经后少腹绵绵作痛;气血虚冲任不足,血海满溢不多,故月经量少,色淡质稀;气虚中阳不振,故神疲乏力;气血虚不能上荣头面,故头晕,面色苍白;血虚不养心神,故心悸,失眠多梦。舌淡,苔薄,脉细弱,为气血虚弱之征。

第二节 中药治疗

一、中药治疗原则

妇女卵巢功能不全者,肾气虚弱,冲任虚衰,加之体质的阴阳偏盛偏虚,出现肾虚为本,肾阴阳失调,导致肝脾功能失常的情况。中医对卵巢功能不全的治疗,立足于"肾虚为本"的根本病机,以"补肾养血,阴阳并调"为主要治疗原则,再通过辨证,根据个体肝郁、脾虚、血瘀等病理情况辅以疏肝、健脾、活血等。同时强调在治疗期间顺应月经周期变化过程中肾中阴阳的转化、胞宫气血盈亏变化,以及肾 - 天癸 - 冲任 - 胞宫轴的周期变化,因时而变,因势利导,使得不同时期用药各有侧重。

（一）辨证论治

1. **补肾疏肝法** 肝藏血,肾藏精,精血同源于水谷精微,且能互相化生。肝肾同居于下焦,肝之疏泄有序,则血海满盈,肾精化生有源;肾之封藏有常,则肾精充盛,经血来源充沛。肝气疏泄可促使肾气开合有度,肾气闭藏可防肝气疏泄太过。可见肝与肾相互协调,共同调节气血的藏泻,使血海按时满盈,则胞宫藏泻有期。女子以肝为先天,女子肝气易郁结,郁结日久,则生痞满、痰饮、瘀血,甚则积聚;郁而化火,易伤及阴津;郁而化风,游走三焦,则全身出现不适症状。卵巢功能不全者以肾虚为本,当肾水不足以涵养肝木,易见烦躁易怒、喜悲伤欲哭、情志不宁等肝郁之证,形成肾虚肝郁的病因病机,故治宜补肾疏肝。具体来说在临证中应特别注意肝肾之间的密切关系,重在滋补肾精肾气,滋养肝肾之阴,使肾气充盛,肝血化生有源。通过补益之法,使肾精气恢复有常,肝血充盛,血海满盈;同时以理气柔肝之法疏泄肝气之郁结,攻补兼施,常于补肾方剂中加入柴胡、郁金、香附、枸杞子、白芍、川楝子、菊花、桑叶等,常用方如定经汤、杞菊地黄丸、养精种玉汤、一阴煎等。

2. 补肾健脾法 脾主运化,化生气血,为后天之本;肾主藏精,是生命之本原,为先天之本。后天与先天,相互资生,相互促进,先天温养激发后天,后天补充培育先天。脾胃化生的气血可以充养肾精,肾阳可以温煦脾阳,以维持脾胃的运化功能。肾中精气充盛是月经来潮的先决条件,而月经的主要成分是血,脾为气血化生之源,又具有统血之功,使血液循脉道而行,以维持子宫、胞脉的正常功能,故肾实脾健关系月经的周期与经量的正常与否。正如《经脉别论》曰:"饮食入胃,其清纯津液之气,归于心,入于肺,变赤而为血。血有余,则注于冲任而为经"。《女科折衷纂要·调经门》曰:"脾健则统血,肾足则固血"。女子卵巢功能不全者多因经、产、房等耗损肾气,元阳不能温煦脾土,脾虚湿浊内盛,反伤脾肾之阳,或因形寒饮冷,损伤体内阳气,或因久吐久泄,脾气虚衰,中阳不振而致阴阳互不协调而致。故脾肾阳虚者,以补肾健脾为主要治则,即于补肾方剂中加入健脾益气或健脾利湿之品,常用方如四神丸、补肾固冲丸、胎元饮、健固汤、泰山磐石散、毓麟珠等。

3. 补肾活血法 女性经、带、胎、产、乳各项生理活动与肾、血均有着密切的关系。肾藏精,主生长、发育、生殖,对女子天癸的成熟和冲任二脉的通盛起着至关重要的作用。《女科撮要》曰:"夫经水,阴血也,属冲任二脉主,上为乳汁,下为月水",李时珍《本草纲目》曰:"女子,阴类也,以血为主",均说明了女子以血为本,以血为用,血在女性生理中占有重要的地位。五脏之伤,穷必及肾,久病必瘀,导致肾虚与血瘀相兼的复合病机。肾精不足,血少气虚,血运迟缓;肾阳虚弱,命门火衰,寒凝血滞;肾阴亏损,内热煎灼,血稠难流,均可导致血瘀,故肾虚多有血瘀。而血瘀则化精乏源,亦可加重肾虚,因此,肾虚为因血瘀为果,两者又相兼并存,成为肾虚血瘀的基本病理改变。卵巢功能不全者因虚致瘀,故基于"肾虚血瘀论"确立了补肾活血法,将补肾法与活血法有机结合,通过补肾促进活血,应用活血益于补肾,两者相互协同,使机体阴阳平衡,邪祛正存。常见方药有四乌贼骨一藘茹丸、肾气丸、柏子仁丸、养真丸、归肾丸、河车种玉丸等。

4. 益气养血法 气血是由脏腑所化生,又为滋养脏腑之所用,两者互相滋生、互相为用,维持人体生理功能活动,如《素问·调经论》曰:"人之所有者,血与气耳",可见气血是人体维持生命活动最基本的要素。中医认为在妇科经、带、胎、产方面更容易产生气血虚弱之病,气血失调也为妇科疾病的重要病机,气血相互依存,气为血之帅,血为气之母。《妇人大全良方》曰:"大率治病,先论其所主。男子调其气,女子调其血……然妇人以血为基本,气血宣行,其神自清",指出了调补气血是治疗妇科疾病的关键。此外《冯氏锦囊秘录》载:"气之根,肾中之真阳也;血之根,肾中之真阴也",又说明肾与气血之间有着密切联系,故临床上补肾、益气、养血常同用。在具体方药上,可选取寿胎丸、圣愈汤辨证论治。寿胎丸由桑寄生、菟丝子、续断、阿胶组成,主治肾气虚弱,冲任失固。圣愈汤即四物汤加人参、黄芪,治一切失血过多,阴亏气弱者。

(二)调周论治

根据月经周期变化过程中的阴阳转化、气血盈亏变化特点,结合中医肾-天癸-冲任-胞宫轴的理论基础,针对卵巢功能不全提出了"补肾调周"治疗方法,即根据所处月经周期时间不同而因势利导分期治疗,促进肾-天癸-冲任-胞宫轴功能的恢复,重建规律性的月经周期,临床将本病的治疗过程分为四个周期:月经后期,月经间期,月经前期,月经期。

1. 月经后期(卵泡期)　此期经血已尽,血海空虚,冲任亏虚,血室已闭,胞宫藏而不泻,故本期治疗的关键是滋阴补肾,益气养血,促卵泡发育成熟,使精血化生有源以充盈血海,临床补肾养血常用药:黄芪、党参、熟地黄、白芍、女贞子、墨旱莲、枸杞子等。

2. 月经间期(排卵期)　也称氤氲期,此期肾中阴精蓄积日久,重阴必阳,本期为肾中阴阳转化的关键时期,西医上来说是卵泡由发育成熟到排出的重要时期,故本期的治疗关键是双补肾阴肾阳,行气活血,以促进卵泡排出,本期用药多在补肾的基础上配伍行气活血之品以促进气血运行,临床常用药:紫河车、仙茅、仙灵脾、泽兰、肉苁蓉、鹿角胶等。

3. 月经前期(黄体期)　此期阴血逐渐充盈,肾阳渐逐增长,为肾气充,血海盈,冲任胞宫气血充盛之期,需治以温补肾阳,活血调经,以促进黄体发育,促经血按时而下,临床可在补肾温阳的基础上配伍少许活血调经之品,使其顺利进入行经期,临床活血调经常用药:丹参、泽兰、王不留行、鸡血藤等。

4. 月经期　此期肾气充盛,冲任脉盛,血海满盈,此时血室正开,胞宫泻而不藏,为重阳转阴之期。本期治疗应因势利导,引血归经,活血调气,用以促进经血的排出,使子宫内膜迅速脱落,为下一个月经周期奠定基础。临床常用药:香附、牛膝、泽兰、当归、益母草等。

二、经典方药

中药治疗卵巢功能不全的情况,主要是从针对与其症状重叠的月经不调、不孕相关的中医病症治疗中进行简单概括。

(一) 月经不调

1. 温经汤

【来源】《金匮要略》。

【组成】吴茱萸 9g、麦冬 9g,当归 6g、芍药 6g、川芎 6g、人参 6g、桂枝 6g、阿胶 6g、牡丹皮(去心)6g、生姜 6g、甘草 6g、半夏各 6g。

【功用】温经散寒,养血祛瘀。

【主治】冲任虚寒、瘀血阻滞证。漏下不止,血色暗而有块,淋漓不畅,或月经超前或延后,或逾期不止,或一月再行,或经停不至,而见少腹里急,腹满,傍晚发热,手心烦热,唇口干燥,舌质暗红,脉细而涩。

2. 四物汤

【来源】《太平惠民和剂局方》。

【组成】熟地 12g、当归 10g、白芍 12g、川芎 8g。

【功用】补血活血。

【主治】血虚血滞所致的月经不调、痛经,以及一切血虚证而见舌淡、脉细者。

3. 定经汤

【来源】《傅青主女科》卷上。

【组成】菟丝子(酒炒)30g、白芍(酒炒)30g、当归(酒洗)30g、大熟地(九蒸)15g、山药 15g、白茯苓 9g、芥穗(炒黑)6g、柴胡 1.5g。

【功用】补肾舒肝,养血调经。

【主治】肝肾气郁,经来断续,或前或后,行而不畅,有块,色正常,少腹胀痛,或乳房胀痛连及两胁。

4. 逍遥散

【来源】《太平惠民和剂局方》。

【组成】柴胡 15g、当归 15g、白芍 15g、白术 15g、茯苓 15g、生姜 15g、薄荷 6g、炙甘草 6g。

【功用】疏肝解郁,养血健脾。

【主治】肝郁血虚脾弱证。两胁作痛,头痛目眩,口燥咽干,神疲食少,或月经不调,乳房胀痛,脉弦而虚者。

5. 益经汤

【来源】《傅青主女科》卷上。

【组成】熟地 30g、白术 30g、山药 15g、当归 15g、白芍 9g、生枣仁 9g、丹皮 6g、沙参 9g、柴胡 3g、杜仲 3g、人参 6g。

【功用】滋防养血,疏肝解郁。

【主治】妇女心、肝、脾经气郁,年未七七,经水先断者。

【文献摘录】

(1)《金匮要略·妇人杂病脉证并治》:"妇人年五十所,病下利数十日不止。暮即发热,少腹里急,腹满,手掌烦热,唇口干燥,何也? 师曰:此病属带下,何以故? 曾经半产,瘀血在少腹不去。何以知之? 其证唇口干燥,故知之,当以温经汤主之","亦主妇人少腹寒,久不受胎,兼取崩中去血,或月水来过多,及至期不来"。

(2)《太平惠民和剂局方·卷九》:"调益荣卫,滋养气血。治冲任虚损,月水不调,脐腹疠痛,崩中漏下,血瘕块硬,发歇疼痛,妊娠宿冷,将理失宜,胎动不安,血下不止,及产后乘虚,风寒内搏,恶露生瘕聚,少腹坚痛,时作寒热","当归(去芦,酒浸,炒)、川芎、白芍药、熟干地黄(酒洒蒸),各等分"。

(3)《傅青主女科》:"妇人有经来断续,或前或后无定期,人以为气血之虚也,谁知是肝气之郁结乎! 夫经水出诸肾,而肝为肾之子,肝郁则肾亦郁矣;肾郁而气必不宣,前后之或断或续,正肾之或通或闭耳;或曰肝气郁而肾气不应,未必至于如此。殊不知子母关切,子病而母必有顾复之情,肝郁而肾不无缱绻之谊,肝气之或开或闭,即肾气之或去或留,相因而致,又何疑焉。治法宜舒肝之郁,即开肾之郁也,肝肾之致,又何疑焉。而经水自有一定之期矣。方用定经汤"。

(4)《太平惠民和剂局方》:"治血虚劳倦,五心烦热,肢体疼痛,头目昏重,心悸颊赤,口燥咽干,发热盗汗,减食嗜卧,及血热相搏,月水不调,脐腹胀痛,寒热如疟,又疗室女血弱阴虚,荣卫不和,痰嗽潮热,肌体羸瘦,渐成骨蒸","甘草(微炙赤,半两)、当归(去苗,锉,微炒)、茯苓(去皮,白者)、芍药(白)、白术、柴胡(去苗)"

(5)《傅青主女科》:"女子七七而天癸绝。有年未至七七而经水先断者,人以为血枯经闭也,谁知是心肝脾之气郁乎!使其血枯,安能久延于人世。医见其经水不行,妄谓之血枯耳,其实非血之枯,乃经之闭也。且经原非血也,乃天一之水,出自肾中,是至阴之精而有至阳之气,故其色赤红似血,而实非血,所以谓之天癸。世人以经为血,此千古之误,牢不可破,倘果是血,何不名之曰血水,而曰经水乎!经水之名者,原以水出于肾,乃癸干之化,故以名之。无如世人沿袭而不深思其旨,皆以血视之。然则经水早断,似乎肾水衰涸。吾以为心肝脾气之郁者,盖以肾水之生,原不由于心肝脾,而肾水之化,实有关於心肝脾。使水位之下无土气以承之,则水滥灭火,肾气不能化;火位之下无水气以承之,则火炎铄金,肾气无所生;木位之下无金气以承之,则木妄破土,肾气无以成。倘心肝脾有一经之郁,则其气不能入於肾中,肾之气即郁而不宣矣。况心肝脾俱郁,即肾气真足而无亏,尚有茹而难吐之势。矧肾气本虚,又何能盈满而化经水外泄耶!经曰"亢则害",此之谓也。此经之所以闭塞有似乎血枯,而实非血枯耳。治法必须散心肝脾之郁,而大补其肾水,仍大补其心肝脾之气,则精溢而经水自通矣。方用益经汤"。

(二) 不孕

1. 毓麟珠

【来源】《景岳全书》卷五十一。

【组成】人参 60g、白术(土炒)60g、茯苓 60g、芍药(酒炒)60g、川芎 30g、炙甘草 30g、当归 120g、熟地 120g、菟丝子(制)120g、杜仲(酒炒)60g、鹿角霜 60g、川椒 60g。

【功用】益气补血,温肾养肝,调补冲任。

【主治】妇人气血俱虚,经脉不调,或断续,或带浊,或腹痛,或腰酸,或饮食不甘,瘦弱不孕。

2. 养精种玉汤

【来源】《傅青主女科》卷上。

【组成】大熟地(九蒸)30g、当归(酒洗)15g、白芍(酒炒)15g、山萸肉(蒸熟)15g。

【功用】补肾养血。

【主治】肾亏血虚,身体瘦弱,久不受孕。

3. 开郁种玉汤

【来源】《傅青主女科》卷上。

【组成】白芍(酒炒)30g、香附(酒炒)9g、当归(酒洗)15g、白术(土炒)15g、丹皮(酒洗)9g、茯苓(去皮)9g、花粉 6g。

【功用】疏肝解郁,调经种子。

【主治】妇人肝气郁结所致的不孕症。

4. 少腹逐瘀汤

【来源】《医林改错》卷下。

【组成】小茴香(炒)7 粒、干姜(炒)0.6g、延胡索 3g、没药(研)6g、当归 9g、川芎 6g、官桂 3g、赤芍 6g、蒲黄 9g、五灵脂(炒)6g。

【功用】活血祛瘀,温经止痛。

【主治】少腹瘀血积块，疼痛或不痛，或痛而无积块，或少腹胀满，或经期腰酸、小腹胀，或经血一月见三、五次，接连不断，断而又来，其色或紫或黑，或有血块，或崩或漏，兼少腹疼痛，或粉红兼白带者、或瘀血阻滞，久不受孕等证。

【文献摘录】

(1)《景岳全书》："治妇人气血俱虚，经脉不调，或断续，或带浊，或腹痛，或腰酸，或饮食不甘，瘦弱不孕，服一、二斤即可受胎。凡种子诸方，无以加此"。

(2)《傅青主女科》："妇人有瘦怯身躯，久不孕育，一交男子，即卧病终朝。人以为气虚之故，谁知是血虚之故乎。或谓血藏于肝，精涵于肾，交感乃泄肾之精，与血虚何与？殊不知肝气不开，则精不能泄，肾精既泄，则肝气亦不能舒。以肾为肝之母，母既泄精，不能分润以养其子，则木燥乏水，而火且暗动以铄精，则肾愈虚矣。况瘦人多火，而又泄其精，则水益少而火益炽，水虽制火，而肾精空乏，无力以济，成火在水上之卦，所以倦怠而卧也。此等之妇，偏易动火。然此火因贪欲而出于肝木之中，又是偏燥之火，绝非真火也。且不交合则已，交合又偏易走泄，此阴虚火旺不能受孕。即偶尔受孕，必致逼干男子之精，随种而随消者有之。治法必须大补肾水而平肝木，水旺则血旺，血旺则火消，便成水在火上之卦。方用养精种玉汤"。

(3)《傅青主女科》："妇人有怀抱素恶不能生子者，人以为天心厌之也，谁知是肝气郁结乎。夫妇人之有子也，必然心脉流利而滑，脾脉舒徐而和，肾脉旺大而鼓指，始称喜脉。未有三部脉郁而能生子者也。若三部脉郁，肝气必因之而更郁，肝气郁则心肾之脉必致郁之极而莫解。盖子母相依，郁必不喜，喜必不郁也。其郁而不能成胎者，以肝木不舒，必下克脾土而致塞。脾土之气塞，则腰脐之气必不利。腰脐之气不利，必不能通任脉而达带脉，则带脉之气亦塞矣。带脉之气既塞，则胞胎之门必闭，精即到门。亦不得其门而人矣。其奈之何哉？治法必解四经之郁，以开胞胎之门，则几矣。方用开郁种玉汤"。

(4)《医林改错》："此方治少腹积块疼痛，或有积块不疼痛，或疼痛而无积块，或少腹胀满，或经血见时，先腰酸少腹胀，或经血一月见三、五次，接连不断，断而又来，其色或紫、或黑、或块、或崩漏，兼少腹疼痛，或粉红兼白带，皆能治之，效不可尽述。更出奇者，此方种子如神，每经初见之日吃起，一连吃五付，不过四月必成胎。必须男女年岁与月合成阳数方生子，如男女两人，一单岁，一双岁，必择双月方生子；如两单岁或两双岁，必择单月方生子。择月不可以初一为定准，以交节为定准。要知偶有经过二十日结胎者，切记准日期，倘月份不对生女，莫谓余方不验。余用此方，效不可以指屈"。

▍第三节　针　灸　治　疗▲

一、现代医学研究

针灸治疗卵巢功能不全的现代医学研究主要涉及临床疗效、安全性评价及部分机制探讨。随着针灸治疗妇产科疾病越来越受到重视，国内有关研究虽逐渐增多，但文献质量参差不齐,研究结论不一而足,有待进一步研究分析与论证。

（一）疗效观察

现代研究发现针灸在促进月经来潮、调节血清激素水平、改善临床症状及体征或阻止女性生殖器官萎缩等方面,具有一定的良性干预作用。需要注意的是,由于不同研究中采用的针灸疗法(干预措施)不同,导致最后的治疗效果(研究结果)会存在较大差异。此外现有文献中采用的疗效指标主要体现针灸治疗卵巢功能不全的即时疗效,缺乏对远期疗效的评价,需进一步研究补充。而在大部分文献中,针灸多作为综合疗法的一部分参与卵巢功能不全的治疗,其本身对卵巢功能不全的疗效难以评估,可见针灸在治疗卵巢功能不全方面的研究还有很大的进步空间。

（二）安全性评价

在提及安全性评价的文献中,有个别报道显示患者出现晕针现象,其余针灸不良反应的报道未见,表明针灸治疗卵巢功能不全的安全性较好。

（三）机制探讨

1. 调节下丘脑 - 垂体 - 卵巢 - 子宫轴　研究表明,针刺可使去卵巢大鼠经典神经递质、氨基酸类递质和神经肽等神经活性物质的含量发生改变,下丘脑抑制性神经递质如多巴胺、γ- 氨基丁酸、β- 内啡肽释放增加,兴奋性递质如谷氨酸、天冬氨酸释放减少,使下丘脑促性腺激素释放激素的超常释放受到抑制,从而对整个下丘脑 - 垂体 - 卵巢 - 子宫轴产生影响。

2. 改善卵巢局部微环境　研究表明,针灸可通过调节卵巢的交感神经和脊髓上反射中枢影响卵巢的血流,并且通过针刺的穴位和频率影响血流的变化,相对来看低频率对改善卵巢血流较为理想。

3. 调节免疫系统　研究表明,针灸可以通过介导白介素 -1、白介素 -6、肿瘤坏死因子 -α 等细胞因子,激活神经免疫调节网络,以发挥对免疫系统的影响,对卵巢功能具有良性的调节作用。

二、针灸治疗方案

针灸是中医学中一种重要的治疗方法,属于"内病外治"的医术,主要是借助于经络、俞穴等的传导作用,实现对全身疾病的治疗。针灸治疗卵巢功能不全疗法繁多,与西医常用激素治疗相比副作用较小,近年来在中西医结合治疗中疗效独特,发挥了很好的协同增效作用,标本兼治,将中医的"证"与西医的"病"相结合,增强了临床疗效。目前临床常见的治疗方法有毫针、电针、穴位注射、穴位埋线、灸法等。

（一）毫针

针刺治疗卵巢功能不全作用时间较长,患者在停止治疗后可长时间保持治疗效果,因此在西医治疗的基础上联合针刺进行治疗,取得良好的效果。具体临床取穴常见的体穴有三阴交、肾俞、关元等,三阴交是肝脾肾三经的交会穴,针刺之能调理肝脾肾三脏,理气活血;肾俞穴是肾的背俞穴,是肾气输注的地方,具有益肾助阳,纳气利水,强腰聪耳之效;关元为任脉与足三阴经的交会穴,又与冲脉相通,是人体阴阳元气交会之处,具有培补元气、调理冲任的作用。

临床应用举例

主穴:中极、子宫、关元、肾俞(表 12-1,图 12-1～图 12-5)。

配穴:脾肾阳虚者加脾俞、命门;肝肾阴虚追加阳陵泉、风池和三阴交。

针刺得气后根据患者不同情况,留针 20~30 分钟,14 次为 1 个疗程,休息 1 周后进行下 1 个疗程,4 个疗程后观察治疗效果。

表 12-1 穴位定位

穴名	具体定位
神阙	位于脐中央
气海	位于下腹部,前正中线上,脐中下 1.5 寸
关元	位于下腹部,前正中线上,脐中下 3 寸
中极	位于下腹部,前正中线上,脐中下 4 寸
子宫	位于下腹部,脐中下 4 寸,前正中线旁开 3 寸
天枢	位于腹部,横平脐中,前正中线旁开 2 寸
归来	位于下腹部,脐中下 4 寸,前正中线旁开 2 寸
肾俞	位于第 2 腰椎棘突下,旁开 1.5 寸
中髎	位于骶区,正对第 3 骶后孔中
足三里	位于小腿外侧,犊鼻下 3 寸
阴陵泉	位于小腿内侧,胫骨内侧髁后下方凹陷处
三阴交	位于小腿内侧,当足内踝尖上 3 寸,胫骨内侧缘后方
太冲	位于足背侧,第一、二跖骨结合部之前凹陷处

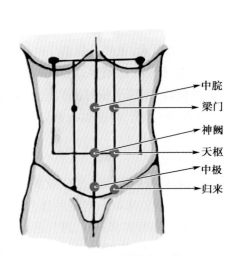

图 12-1 主要穴位定位

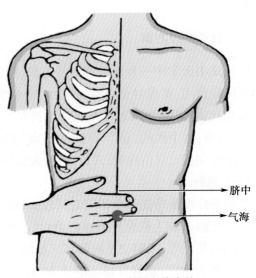

图 12-2 主要穴位定位

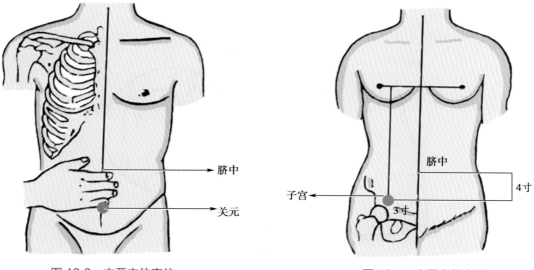

图 12-3　主要穴位定位

图 12-4　主要穴位定位

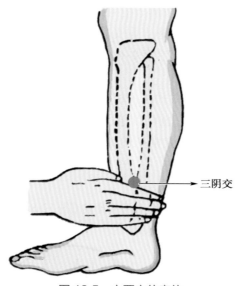

图 12-5　主要穴位定位

（二）电针

电针是将穴位和电刺激相结合的疗法,通过合理的配穴及适当的电刺激,借助机体内部纵横的经络联系,以调节机体的神经、内分泌、免疫系统,最后达到防治疾病的目的。不少研究认为电针疗法能通过激活脑内多巴胺系统,调整下丘脑 - 垂体 - 卵巢的功能,使生殖内分泌系统恢复正常的生理动态平衡。临床上电针改善女性卵巢功能大多以腹部及腰骶部取穴为主,有研究发现电针天枢、中髎可通过抑制卵巢组织 *IGF-1R* mRNA 的表达从而改善卵巢功能。

临床应用举例

主穴：中髎（图 12-6）、天枢、归来。

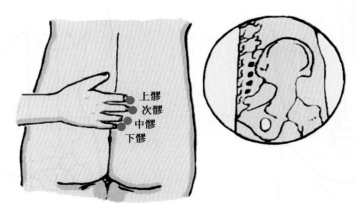

图 12-6　主要穴位定位

操作方法：三穴分两组穴方隔日进行交替电针治疗，双侧中髎为穴方一，双侧天枢、归来为穴方二。双侧中髎穴接一组电极，双侧天枢穴接一组电极，双侧归来穴接一组电极。频率为 20Hz，采用连续波，强度 1~4mA，以患者耐受为度，每次留针 20 分钟。前 4 周每周电针治疗 5 次，以后每周电针治疗 3 次，连续治疗 2~6 个月。

（三）穴位注射

穴位注射是将药物通过注射的方式注入相关穴位，一方面可以刺激穴位发挥疗效，另一方面药物不仅在穴位局部发挥作用，也可以通过人体全身经络发挥更大范围的作用。针对卵巢功能不全的治疗，穴位注射的取穴常见气海、关元、足三里、肾俞等，具有补肾健脾、理气调经的功效。

临床应用举例

取穴：气海、关元、足三里、阴陵泉（图 12-7）、肾俞（图 12-8）。

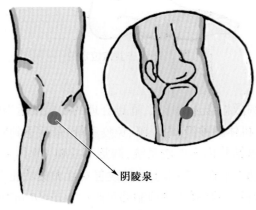

阴陵泉

图 12-7　主要穴位定位

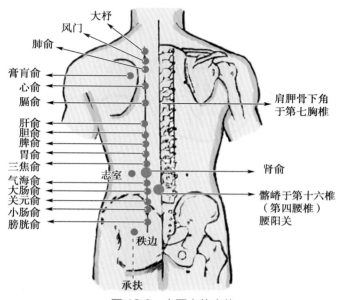

图 12-8 主要穴位定位

操作方法：先将穴位常规消毒，再在每个穴位注射 0.5~1ml 的人胎盘组织液。一般是在月经周期的第 7 天开始穴位注射，隔日注射 1 次，以 1 周为 1 个疗程，共注射 3 个月经周期。

（四）穴位埋线

穴位埋线疗法具有封闭、针刺、刺血及组织疗法效应，也是针灸治疗的重要组成部分。《灵枢·终始》曰："久病者……深内（纳）而久留之"。可见埋线疗法具有"深纳而久留之，以治顽疾"的作用，机体正是通过这种较长的时间的良性刺激不断得到调整，故穴位埋线对多种慢性疾病尤有疗效。卵巢功能不全也是妇科常见慢性病症，同样是该疗法的适应证，临床实践中多取穴足三里、三阴交、太冲等。中医认为足三里属足阳明经穴，为胃腑下合穴，具有补气健脾和胃的功能，主要用于气血亏虚之排卵障碍患者；三阴交属脾经穴，为肝脾肾三经交会穴，具有补肾健脾调肝的功效，故早有"三阴交治妇人久不成孕"之说；太冲为肝经原穴，具有疏肝理气解郁，调畅气机之效，可促进成熟卵子排出，适用于肝气郁滞之排卵障碍患者。三穴相配，可以发挥补气养血、补肾柔肝、调理冲任，改善脏腑功能紊乱的功效。

临床应用举例

取穴：足三里（图 12-9）、三阴交、太冲（图 12-10）。

配穴：肾虚加肾俞、关元，痰湿加中脘、丰隆、脾俞，血瘀加膈俞。

操作方法：将选取穴位常规消毒，在进针点皮肤用 2% 利多卡因做直径约 0.5cm 的小皮丘麻醉后，用 12 号穿刺针从尖端放入 0 号羊肠线 1cm。接着将针快速刺入穴位一定深度（可根据不同穴位的情况稍微调整深度），得气后推针芯，将羊肠线注入穴位，再缓慢退针。疗程上一般是在月经干净第 2 天进行埋线治疗（无月经者随时治疗），每月 1 次，3 次为一疗程，埋线期间妊娠者则停止治疗。

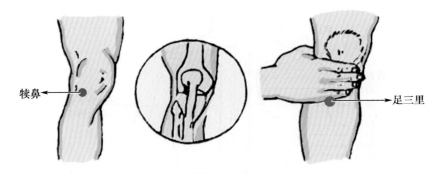

图 12-9　主要穴位定位

（五）灸法

临床应用上灸法的分类也较多,隔药灸脐法,古称熏脐法、蒸脐法,也是其中较多用的一种。简单来说是将药物研成极细的药末填满脐部,上置艾炷灸之的一种方法,具有简、便、验、廉、捷的优点,集中了穴位、灸法、药物的多重作用。隔药灸脐法治疗卵巢功能不全,既有艾灸、药物对穴位的刺激作用,又有药物吸收后的作用,共同激发、调动和增强了机体的自身调节能力。在本疗法中穴位已定为脐,即为神阙穴,从经络上来说,任脉、督脉、带脉及冲脉皆连接到脐,故发挥了与以上经脉密切相关

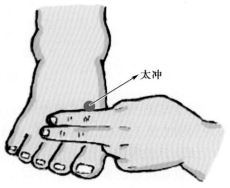

图 12-10　主要穴位定位

的疗效。如任脉为"阴脉之海",能"总任诸阴",脐通过任脉与全身的阴经相联系,同时"任主胞胎",任脉又与人的生殖、生育有关;督脉为"阳脉之海",能"总督诸阳",故脐可通过督脉与诸阳经联系;带脉"横绕腰腹周围",能"约束诸经",足部的阴阳经脉也都受带脉的约束,带脉又出自督脉,行于腰腹,腰腹部是冲、任、督三脉脉气所发之处,故脐可通过带脉与足三阴经、足三阳经以及冲、督相联系。冲脉为"血海"和"十二经之海",能通行血脉,调节十二经气血,并与肾相并上行,故脐可通过冲脉与十二经相通。

从生理解剖上来看,脐部靠近腹腔和盆腔,女性的子宫和卵巢正位于此,且此处的表皮角质层最薄,屏障功能最弱,皮下无脂肪,故渗透力强。此外,脐下腹膜还有丰富的静脉网与静脉相吻合,并分布着大量的神经丛和神经节可以支配腹腔和盆腔内所有的脏器和血管。因此,通过对神阙穴局部刺激及药物的渗透吸收,有利于子宫、卵巢的血液循环。可见隔药灸脐法可以通过激发人体经气,补益肾气,调节冲任气血,同时发挥神阙穴的治疗作用,改善卵巢功能。

临床应用举例

取穴:神阙穴。

药物组成:五灵脂、白芷、川椒、熟附子、食盐、冰片等(经超微粉碎机粉碎后混合,密封备用)。

操作方法：患者取仰卧位，暴露脐部，用 75% 乙醇常规消毒脐部，以清水调和面粉，制成直径约 7cm、高约 2cm 的面圈，面圈中央孔直径约 2cm，与患者肚脐大小相近，将上述制作好的面圈置于脐上，其中央孔正对脐中央，再将备好的药物粉末（约 10g）均匀地填满脐部，将艾炷（底面直径约 2cm、高约 2cm）置于药粉上，连续施灸 1.5 小时。施灸结束后，药粉留置脐中，用医用胶布固封，24 小时后揭去胶布，并清洗局部。在每次月经结束后开始治疗，每周 1 次，月经期不治疗，1 个月经周期为一疗程，连续治疗 3 个疗程。

【文献摘录】

1.《针灸甲乙经》 "女子不下月水，照海主之""女子绝子，阴挺出不禁白历，上髎主之""妇人无子，及少腹痛，刺气冲主之""血闭无子，不嗜食，曲泉主之""妇人绝产，若未曾生产，阴廉主之""妇人无子，涌泉主之"。

2.《针灸资生经》 "腰俞主月闭溺赤""中枢主经闭不通""阴烧，远视，阴挺出，小便淋璃""会阴，治女子经不通""关元，治月脉断绝""无子，四满三十壮""阴廉，治妇人绝产，月事不调""中髎，治绝子带下""次髎、涌泉、商丘，治绝子""中极，治妇人断续"。

3.《扁鹊神应针灸玉龙经》 "月闭乳痛取临泣"。

4.《普济方》 "治女子经不通，穴会阴""女子月脉断绝，穴关元""治经闭不通，穴中极""治月脉断绝，穴关元""治妇人经脉不通，穴曲池、支沟、三里、三阴交""制月水不通，穴太冲"。

5.《针灸聚英》 "女子不月，灸会阴三壮""妇人不孕，带下，月不调匀，赤白带下，气转连背隐痛不可忍，灸带脉二穴"。

6.《百症赋》 "月潮违限，天枢、水泉细详""无子搜阴交石关之乡"。

7.《针灸大成》 "月事不调，关元、气海、天枢、三阴交""水泉，主女子月事不来""交信，主月水不来""(足)临泣，主妇人月事不利""妇人子宫久冷，不受胎孕：中极、三阴交、子宫""中髎，妇人绝子带下，月事不调""然谷，男子精泄，妇人无子"。

8.《针灸集成》 "腰俞，主治经闭溺赤""胞门、关元俱主妇人无子""血闭无子曲泉""无子，胞门、子户、曲骨、商丘、中极，灸百壮至三百壮或四度针有子"。

9.《针灸大全》 "女子子宫久冷，不受胎孕，中极一穴、三阴交穴、子宫二穴"。

【小结】

中医认为妇女卵巢功能不全者，以肾虚为根本病机，兼有肝郁、脾虚、血瘀等病理变化，故以"补肾养血，阴阳并调"为主要治疗原则，通过辨证论治、调周论治，或选用毫针针刺、电针、灸法等其他针灸疗法治疗本病疗效肯定，可见中医治疗卵巢功能不全有着积极的临床意义。

（曲 凡　涂米雪）

参考文献

1. 王津华，张文培．针刺治疗卵巢功能低下 30 例的临床效果分析．内蒙古中医药，2016, 35 (8): 115.

2. 王伟明，王扬，吴佳霓，等．电针"中髎""天枢"改善早发性卵巢功能不全模型大鼠卵巢功能的实验研究．中国针灸，2018, 38 (05): 519-526.

3. 吴佳霓，刘志顺，陈瑞雪．电针治疗卵巢早衰的病例序列研究．上海针灸杂志，2012, 31 (06): 383-384.

4. 凌翠，莫小余．助孕汤联合穴位注射治疗排卵障碍性不孕症临床观察．广西中医药，2016, 39 (1): 17-19.

5. 邓云志．穴位埋线治疗无排卵不孕症 41 例．中国针灸，2012,(04): 349-350.

6. 李昭凤，王辉，郝明耀，等．隔药灸脐法治疗排卵障碍性不孕症：随机对照试验．中国针灸，2017, 37 (08): 819-823.

第十三章

临床助孕治疗案例

案例 1 / 绝经过渡期卵巢功能衰竭合并一侧卵巢畸胎瘤

【病史】患者,女,33岁,近1年月经周期30~60天,性生活正常,未避孕未孕1年。既往无生育史。2015年7月29日查基础内分泌示:血FSH 27.95IU/L,LH 10.88IU/L,E_2<18pmol/L,此后月经一直未来潮。2015年10月28日因"停经3个月",查血FSH 44.2IU/L,LH 18.7IU/L,E_2 192pmol/L;B超提示左侧卵巢畸胎瘤,直径4cm,双卵巢未见窦卵泡。男方精液检查正常。夫妻双方染色体检查正常,甲状腺功能正常,抗心磷脂抗体阴性,抗核抗体阴性,卵巢早衰基因(FMR1)检测正常。

【诊断】1. 原发不孕;2. 卵巢功能不全;3. 左卵巢畸胎瘤。

【治疗】给予人工周期治疗。2016年1月18日(D5)起戊酸雌二醇片雌二醇环丙孕酮片复合制剂口服,每天1片,加戊酸雌二醇1mg/d,建立人工周期(共21天),经净后行腹腔镜下左侧卵巢畸胎瘤剔除术,术中见子宫、双侧输卵管外观正常,右卵巢萎缩,左卵巢增大、囊性术中小心分离左侧卵巢肿瘤与周围组织间隙,完整剥离囊肿,术中全程未用能量器械,囊肿未破裂。术后病理提示"左侧卵巢成熟畸胎瘤"。术后予人工周期。2016年2月15日(D4)查血FSH 46IU/L,LH 12IU/L,E_2<18pmol/L;B超检查提示双卵巢未见窦卵泡。

给予卵泡复苏方案促排卵。结合患者基础内分泌和B超结果,采用卵泡复苏方案促排卵治疗,因使用雌孕激素合剂,子宫内膜不适合自然受孕,因此建议行胚胎冷冻。月经第4天起口服戊酸雌二醇3mg/d+安宫黄体酮6mg/d,用药9天后查B超示右侧卵巢内一窦卵泡直径0.7cm;血FSH 15IU/L,LH 15IU/L,E_2 73.5pmol/L。用药12天后查卵泡直径0.9cm;血FSH 8.75IU/L,LH 8.94IU/L,E_2 666pmol/L,P 0.9nmol/L。用药17天后查卵泡直径2.0cm;血FSH 3.26IU/L,LH 7.45IU/L,E_2 1 830pmol/L。于上午9点加用注射用醋酸西曲瑞克1支皮下注射,当晚10点醋酸曲普瑞林注射液皮下0.1mg+HCG肌注5 000IU扳机,扳机35小时后取卵,获卵1枚,IVF受精1枚,冻存胚胎1枚(8CII)。2017年9月25日行激素替代治疗方案冻融胚胎移植。2017年6月11日足月顺产1男婴,体健,出生体重3 100g。

【分析】患者就诊时已闭经,血清FSH>25IU/L,双侧卵巢未见窦卵泡,已处于绝经过渡晚期,濒临绝经。患者过高的FSH和LH,下调自身卵巢颗粒细胞中FSH及LH受体,卵泡对Gn失去反应而停止生长。此时应用外源性Gn(如尿促性腺激素)或口服氯米芬(CC)、来曲唑等药物均会使血液 FSH 水平进一步升高而使卵泡闭锁,只能用卵泡复苏方案。卵泡复苏方案是指使用各种方法下调内源性 FSH,使得 FSHR 重新表达,卵泡开始生长发育。下调 FSH 的方法有口服避孕药、GnRH-a、雌激素等。卵泡复苏疗法较常用于年轻 POF 患者,卵泡复苏妊娠结局与年龄和绝经时间有关。年轻、有自发月经、绝经年限半年以内患者卵泡复苏治疗妊娠机会增加。较常用的下调 FSH 的方法是使用雌激素。雌激素一方面通过负反馈抑制垂体 FSH 的分泌,另一方面诱导颗粒细胞 FSHR 的表达;FSH 下降的过程中定期监测性激素,一般绝经过渡晚期患者 FSH 和 LH 双相性升高,服用雌激素同时口服 MPA 降低 LH。雌激素以降低 FSH 为主,孕激素降低 FSH 同时降低 LH。监测过程中发现雌激素水平升高,提示卵泡生长,等待卵泡成熟扳机取卵,行体外受精、胚胎冻存。如果检测过程中发现血清 FSH 水平较低,则可减少雌激素剂量或停服雌激素,添加 CC/HMG 或 CC+HMG。

【总结】患者在卵巢功能不全的同时合并卵巢畸胎瘤,腹腔镜手术时需认清畸胎瘤与卵巢组织的界限,小心剔除囊肿。为保护卵巢组织,建议不使用能量器械止血,也不建议缝合卵巢组织,尽可能保护患者卵巢功能。

案例 2 / 盆腔子宫内膜异位症术后卵巢功能减退微刺激方案新鲜胚胎移植

【病史】患者,32 岁,0-0-0-0,盆腔子宫内膜异位症(Ⅳ 期)术后未避孕未孕 3 年。现月经周期 26 天,量中等,无痛经。基础内分泌示血 FSH 16.5IU/L,LH 6.6IU/L,E_2 169pmol/L,P 2.28nmol/L。B 超提示 AFC 0/1,直径 7mm。血清 CA125 14ng/ml。

【诊治】患者卵巢功能减退,月经周期缩短,双侧卵巢窦卵泡仅 1 个。患者卵巢功能处于绝经过渡早期水平,基础 FSH 超过 15IU/L,E_2 水平尚可,可直接用口服促排卵药物促排。采用来曲唑 + 小剂量氯米芬方案。先口服来曲唑,诱导卵泡发育,促进卵巢间质雄激素和胰岛素样生长因子的分泌,增加颗粒细胞对 Gn 的反应性,再持续应用低剂量氯米芬继续促排卵,连续使用小剂量 CC 促进卵泡发育同时,延迟 LH 峰出现时间,延长卵泡发育时间,纠正 POR 患者卵泡发育过快、LH 峰过早出现等缺点。小剂量 CC 对子宫内膜增生影响小。患者月经第 3 天开始来曲唑 2.5mg/d 口服 3 天,后 CC 0.25 片 /d 口服 4 天;查 B 超提示右侧卵泡 1 个 18mm,子宫内膜厚 7.6mm,血 FSH 9.1IU/L,LH 7.4IU/L,E_2 614pg/ml,P 0.68ng/mL;给予醋酸曲普瑞林注射液皮下 0.1mg 扳机,35.5 小时后取卵,获卵 1 枚,IVF 受精 1 枚。患者内膜异位症术后,扳机日内膜偏薄,暂不考虑新鲜周期移植,但患者坚决要求尝试,结合患者术后内膜异位症未复发,无痛经症状,三合诊检查未触及盆腔病灶,子宫内膜厚度 7.8mm,形态正常,遂于取卵后 1 天开始黄体支持:戊酸雌二醇 3mg 口服,每天 2 次,黄体酮缓释凝胶塞阴道 90mg/d,地屈孕酮 10mg 口服,每天 2 次,D3 新鲜周期移植 8CII 胚胎 1 枚。移植后 14 天血 β-HCG 428IU/L,P>60ng/ml。2014 年 12 月足月剖宫产分娩 1 孩,出生体重 3 200g。

案例 3 ／ 常规促排卵治疗失败微刺激周期黄体期促排卵

【病史】患者,女,39 岁,0-0-4-0,未避孕未孕 5 年。2003 年早孕人流 2 次。2005 年 4 月因左侧输卵管妊娠行左侧输卵管切除术,2010 年 2 月因右侧输卵管妊娠行右侧输卵管切除术,同年行宫腔镜下宫腔粘连分离术。2011 年行 GnRH-a 短方案促排卵治疗,注射用尿促卵泡素 375IU/d 启动周期,卵泡发育失败。2012 年 3 月行拮抗剂方案促排卵治疗,注射用尿促卵泡素 375IU/d 启动周期,获卵 8 枚,IVF 受精 5 枚,新鲜胚胎移植 4CII×3,后生化妊娠。同年冻融胚胎移植 8CII×1+3CIII×1,未孕。目前月经周期 23 天,末次月经 2015 年 5 月 8 日。

【辅助检查】BMI 20.43kg/m^2。基础内分泌示血 FSH 14.7IU/L,LH 5.1IU/L,E$_2$ 221pmol/L,P 1.8nmol/L;B 超提示双侧 AFC 共 3 个。2015 年 5 月 8 日起口服 DHEA 75mg/d。自然周期卵泡监测(D18):优势卵泡直径 14mm,双层内膜厚度 59mm,宫腔下段几乎无内膜。

【诊断】1. 高龄;2. 卵巢储备功能下降;3. 薄型子宫内膜;4. 双侧输卵管切除术后;5. 既往 IVF-ET 失败(两次取卵,两次移植)。

【治疗】属于 IVF 困难病例,患者要求再次尝试 IVF。2015 年 6 月 30 日复诊基础内分泌示血 FSH 7.17IU/L;LH 1.82IU/L;E$_2$ 109pmol/L;P 6.0nmol/L。B 超提示 AFC 2/0,考虑到卵巢储备下降,既往常规超促排卵方案失败两次,本周期采用微刺激方案。月经第 3 天起予来曲唑 2.5mg/d,连用 4 天,后予 CC 25mg/d,月经第 8 天给予 HMG 150IU 肌注,隔天一次。促排 8 天超声显示子宫内膜厚度 4.5mm,卵泡监测提示右侧卵泡 11mm×1,13mm×1;左侧卵泡 6mm×2;查血 FSH 21IU/L,LH 15.80IU/L,E$_2$ 1 663pmol/L,P 2.01nmol/L。患者最大卵泡 13mm 即出现 LH 升高,过早升高的 LH 影响卵泡质量。LH 峰提前出现,说明患者卵巢储备低下,卵巢内缺乏抑制 LH 的物质。观察到对侧卵巢出现了两个直径为 6mm 小卵泡,可以考虑让优势卵泡排卵。利用排卵后黄体分泌的孕酮抑制垂体 LH,再继续促排卵使左侧小卵泡继续发育。然而卵泡直径 13mm 排卵形成的黄体功能较弱,抑制垂体作用有限,故继续促排卵治疗 1 天。次日(促排第 9 天)超声提示卵泡直径达 16mm,血 FSH 22.89IU/L,LH 16.39IU/L,E$_2$ 2 800pmol/L;P 2.6nmol/L,予醋酸曲普瑞林注射液皮下 0.1mg 扳机。扳机后 3 天查超声提示右卵巢大卵泡消失,另可见卵泡 11mm×1;左侧卵泡 11mm×1,12mm×1,内膜 4.5mm,予以 HMG 肌注 150IU/d,促排卵治疗 4 天,后复查 B 超示左侧卵泡 17mm×1,15mm×1;右侧卵泡 12mm×1,内膜 4.1mm;血 FSH 12.89IU/L,LH 5.68IU/L,E$_2$ 4 460pmol/L,P 93nmol/L。黄体期高水平的孕酮将 LH 抑制在合理范围,卵泡发育良好,FSH 控制在 15IU/L 以内,提示促排卵药物剂量使用合理。遂在原剂量 HMG 再促排卵治疗 2 天,查 B 超示右侧卵泡直径 19mm×1,16mm×1,内膜 4.3mm;血 FSH 12.63IU/L,LH 2.78IU/L,E$_2$ 5 207pmol/L,P 111nmol/L。当晚 9 时予醋酸曲普瑞林注射液皮下 0.1mg+HCG 肌注 3 000IU 扳机,35.5 小时后取卵,获卵 3 个,IVF 受精 3 个,分裂胚胎 8CII×1、6CII×2,予冻存。

2015 年 8 月宫腔镜检查提示宫腔形态基本正常,内膜菲薄。术后人工周期治疗。月经第二天开始口服维生素 E 0.1g,每天 2 次,阿司匹林 75mg/d,戊酸雌二醇片 3mg 口服,每天 2 次;6 天后改为 4mg 口服,每天 2 次。HRT 14 天查 B 超示内膜厚度 6.7mm,给予加量雌激素至 10mg/d,枸橼酸西地那非隔日 1 片塞阴道。HRT 21 天查 B 超示内膜厚度 7.2mm,血 E_2 1 269pmol/L,P 1.14nmol/L,给予加量雌激素至 12mg/d。HRT 25 天查 B 超示内膜厚度 7.5~8.3mm,血常规、凝血功能检查、D- 二聚体检查正常;遂予以黄体转化治疗,黄体酮缓释凝胶 90mg 塞阴道 2 次 / 天,地屈孕酮片 10mg 口服,每天 2 次;并改戊酸雌二醇 5mg 口服,每天 2 次,后移植冻融胚胎 2 枚(6CIII×1、4CIII×1),获单胎妊娠,于妊娠 38 周剖宫产分娩一女婴,出生体重 4 000g。

案例 4　绝经过渡晚期合并血清自然杀伤细胞升高

【病史】患者,女,29 岁,0-0-0-0。3 年前结婚,婚后性生活正常,未避孕未孕 2 年。平素月经规则,周期 25 天,经期 6 天,量中,无痛经。近半年月经稀发,周期 45~60 天。2016 年 5 月外院测 AMH 0.12ng/ml;2016 年 5 月基础血 FSH 22IU/L,LH 7.3IU/L,E_2 39pmol/L。

【诊治】2016 年 8 月 10 日行微刺激促排(来曲唑 +HMG+ 氯米芬),扳机日优势卵泡 > 20mm×1,查血 LH 18.54IU/L,FSH 34.22IU/L,E_2 1 307pmol/L,患者要求取消取卵,遂给予醋酸曲普瑞林注射液 0.1mg 扳机,排卵后 7 天开始戊酸雌二醇 3mg/d 口服治疗。2016 年 8 月 25 日月经来潮,月经第 3 天(未停戊酸雌二醇)查血 FSH 9.48IU/L,LH 4.84IU/L,E_2 206pmol/L,B 超提示 AFC 3/1,继续给予戊酸雌二醇口服 3mg/d,加氯米芬 25mg+HMG 112.5IU/d 促排卵治疗 4 天。查 B 超示卵泡 11mm×3,12mm×1;查血 FSH 14.71IU/L,LH 10.37IU/L,E_2 2 197pmol/L,P 1.64nmol/L;改氯米芬 50mg+HMG75IU/d,停戊酸雌二醇。促排卵 7 天查 B 超示卵泡 18mm×2,19mm×1,15mm×2,内膜厚度 7.5mm;查血 FSH 9IU/L,LH 11IU/L,E_2 6 478pmol/L,P 2.55nmol/L。当天 22 点给予醋酸曲普瑞林注射液皮下 0.1mg+HCG 肌注 2 500IU 扳机。扳机次日查血 FSH 38IU/L,LH 200IU/L,E_2 6 132pmol/L,P 5.35nmol/L,扳机后 35 小时取卵,获卵 4 个,IVF 受精 3 枚,冻存 8CII 胚胎 2 枚。HRT 方案准备内膜,D3 解冻胚胎,D4 移植桑椹胚、12C 胚胎各 1 枚,后生化妊娠。

进一步病因筛查示:血清自然杀伤细胞 NK 23%;CD4/CD8 3.66,磷脂抗体(−)、抗核抗体(−)、免疫球蛋白、补体正常;超声子宫动脉血流正常,OGTT 正常;血清同型半胱氨酸 8.1μmol/L;血小板聚集率在正常范围。2016 年 10 月 31 日开始进行激素替代治疗,戊酸雌二醇口服 3mg/d,第 12 天加服 MPA 10mg/d,连用 10 天(戊酸雌二醇不停)。月经来潮第 3 天在口服戊酸雌二醇 3mg/d 状态下,查血 LH 3.98IU/L,FSH 6.19IU/L,E_2 343pmol/L,查 B 超示 AFC 2/2。戊酸雌二醇减量至 2mg/d+ 加氯米芬 25mg/d,促排 5 天查 B 超示卵泡 12mm×2,11mm×2,查血 LH 9IU/L;FSH 11IU/L;E_2 907pmol/L,P 1.27nmol/L。继续戊酸雌二醇 2mg/d + 氯米芬 25mg/d,促排 7 天查血 LH 8IU/L,FSH 6IU/L,E_2 2 409pmol/L,P 1.63nmol/L,卵泡 18mm× 2,停戊酸雌二醇。促排卵 8 天后查 B 超示卵泡 18mm×1,20mm×1,内膜 8.3mm;查血 LH 10IU/L,FSH 5.6IU/L,E_2 3 832pmol/L,P 1.64nmol/L。当天 22 点给予醋酸曲普瑞林注射液皮下 0.1mg+HCG 肌注 2 500IU 扳机。扳机次日查血 LH 125IU/L,FSH 39IU/L,E_2 4 217pmol/L,

P 3.6nmol/L,扳机后 35 小时取卵,获卵 4 枚,IVF 受精 3 枚,冻存 8CII、6CII 级各 1 枚。

患者因个人原因要求休息一段时间后再行促排卵治疗,保存生育力。患者月经稀发,2016 年 12 月及 2017 年 1 月给予人工周期(雌二醇片雌二醇地屈孕酮片复合制剂)治疗 2 个月。后复测基础内分泌示血 LH 4.29IU/L,FSH 7.17IU/L,E_2 170pmol/L,P 1.57nmol/L;B 超提示 AFC 9mm×2、8mm×2;遂给予氯米芬 25mg+HMG 75IU/d。促排卵第 3 天查血 LH 8.25IU/L,FSH 9.12IU/L,E_2 1 193pmol/L,P 2.79nmol/L;查 B 超示卵泡直径 11mm×3;改氯米芬 50mg+HMG 112.5IU/d。促排卵第 5 天查血 LH 11IU/L,FSH 10IU/L,E_2 3 019pmol/L;P 3.81nmol/L;查 B 超示卵泡 15mm×1、16mm×1、18mm×1;加注射用醋酸西曲瑞克每天 1 针,继续氯米芬 50mg/d+HMG 112.5IU/d。促排卵第 6 天查血 LH 3.56IU/L,FSH 9.04IU/L,E_2 3 489pmol/L,P 2.50nmol/L;查 B 超示卵泡直径 16mm×1、19mm×1、22mm×1。当晚给予醋酸曲普瑞林注射液皮下 0.1mg+HCG 肌注 5 000IU 扳机,扳机次日查血 LH 133IU/L,FSH 36IU/L,E_2 3 726pmol/L,P 4.96nmol/L,扳机后 35 小时取卵,取卵 2 枚,冻存 4CII×2。

2017 年 4 月 5 日(D3)起阿司匹林 50mg/d+ 维生素 D 400IU/d+ 复合维生素片 1 片 /d。2017 年 4 月 14 日起口服泼尼松 10mg/d,2017 年 4 月 21 日开始中药治疗。2017 年 5 月 3 日(D5)查血 LH 13IU/L,FSH 41IU/L,E_2 33pmol/L,P 2.2nmol/L,予戊酸雌二醇口服 6mg/d×6 天后改为 8mg/d×6 天。HRT12 天后查血 E_2 818pmol/L,P 0.822nmol/L,内膜厚度 11.6mm;HRT14 天给予 HCG 肌注 1 000IU/d×4 天,依诺肝素钠 20mg/d,钙尔奇 D 口服 1 片 /d。HRT15 天予黄体转化,方案为黄体酮缓释凝胶每天 1 支塞阴道,地屈孕酮片口服 20mg 每天 2 次,移植冻融胚胎 10CIII×2。2017 年 7 月 5 日妊娠 9 周超声检查提示双活胎妊娠,停阿司匹林,孕酮和雌激素逐渐减量,依诺肝素钠 20mg/d 隔日使用至妊娠 12 周。2017 年 7 月 28 日妊娠 12 周,NT 检查正常,复查血清 NK 细胞正常,停泼尼松、低分子肝素,转产科监护,足月剖宫产分娩一男婴、一女婴,均体健,出生体重分别为 2 550g、2 400g。

【分析】患者月经稀发,基础内分泌 FSH>20IU/L,治疗过程中曾达 41IU/L,AMH 0.12ng/ml。卵巢储备功能达到隐匿性衰竭状态,STRAW 分期为 -1 期,绝经过渡晚期。该时期月经失调,卵巢颗粒细胞对 FSH 反应性下降,卵泡生长受抑制,卵泡期长而不规则,偶有卵泡发育,其激素分泌模式也为病态模式,常出现病理性 LH 分泌。该患者在 3 个不同微刺激周期中,每个周期都冻存 2 个优质胚胎。促排卵的间歇期或促排卵期间均使用雌激素治疗。雌激素可以抑制垂体 FSH 分泌,促进颗粒细胞 FSH 受体的表达,促进芳香化酶的活性,恢复卵泡对 FSH 的敏感性,从而启动卵泡正常发育。绝经过渡晚期患者,由于小卵泡数目进一步减少,颗粒细胞分泌的 GnSAF 下降,抑制素 B 下降,不能很好控制血清 LH 和 FSH 水平。在卵泡发育过程中出现过早升高的 LH,从而影响卵泡质量,无法获取优质胚胎。监测并抑制 LH 过早升高是卵巢功能减退患者促排卵治疗是关键。患者三个周期均使用不等剂量的氯米芬。在卵巢轻微刺激周期中,月经第 3 天开始持续口服 CC 直到 HCG 日,CC 长期占据垂体 - 下丘脑细胞雌激素受体,抑制雌激素对中枢的正反馈作用,不出现或者延迟出现 LH 峰。但是 CC 抑制内源性雌激素的负反馈作用不受影响,FSH 始终处于稳定的水平,卵泡继续生长发育。卵泡发育过程中,可根据血清 FSH 水平、卵泡发育速度酌情添加 HMG。对于 POI 患者,不能按常规的抑制剂方案使用抑制剂。临床观察中发现,高龄或者 POI 患者卵泡期 LH 抑制过低对卵泡发育不利,即 POI 患者卵泡发育需要比卵巢储备正常患者更高的 LH。在卵泡发育后半期,使用 CC 后 LH 略有上升,这对 POI 患者是有利的。POI 患者由于卵巢缺乏抑制 LH 的物质(GnSAF),其促排卵治疗中即使应用拮抗剂,LH 峰提前出现仍是高概率事件。同样在持续应用 CC 的促排卵周期,持续应用 CC 的垂体降调(降 LH)作用比抑制剂方案弱,CC 也不一定能抑制 LH 峰出现,因此需要加大血清激素监测频度,当 LH 接近或者超过 10IU/L 时添加拮抗剂。为预防卵泡后半期 LH 升高,也可在卵泡早期模拟黄体期方案使用 MPA,即 MPA+CC/HMG 方案。因 CC 抑制子宫内膜的生长,影响子宫内膜容受性,在全周期使用 CC 的患者,需要全胚胎冷冻。CC 半衰期很长,一个周期的 CC 应用之后 1 个月,仍能在粪便中检测到 CC 代谢产物。因此对于 CC 对子宫内膜的作用,有可能影响到接下来的一个周期。拟行冰冻胚胎移植之前,要充分评估 CC 对内膜影响的后置效应。患者第一个移植周期生化妊娠,进行了流产相关病因筛查,发现血清中自然杀伤细胞水平较高,达到 23%。血清 NK 细胞升高是预测正常核型胎儿流产或者生化妊娠的预测指标,其阳性预告值 78%,阴性预告值 87%。在不孕和 RSA 患者中,特异性都很高。但是在 RSA 患者中敏感性 86%,而在不孕症中敏感性只有 54%,说明 NK 细胞升高不能解释所有不孕症患者的妊娠失败。血清 NK 细胞升高使母胎界面发生免疫炎症,不利于妊娠免疫耐受环境的建立。第二次胚胎移植前应用中药和泼尼松进行免疫调节治疗免疫炎症,最终获得活胎分娩。

案例 5　高龄绝经过渡晚期

【病史】患者,44 岁,1-0-2-1,与前夫早孕人流 2 次,育一女,体健。2015 年 10 月因双侧输卵管重度积水行腹腔镜下双侧输卵管切除术。1 年前再婚,月经周期 21~23 天,量少,无痛经。

【诊治】2016 年 10 月首诊(D2)查基础内分泌示血 FSH 38IU/L,LH 9IU/L,E_2<18pmol/L,因高龄且卵巢储备差,建议顺其自然。2016 年 11 月 22 日停经 28 天查血 E_2 242pmol/L;P 22nmol/L,提示处于月经黄体期。2016 年 11 月 28 日(D3)查基础内分泌示血 FSH 10.3IU/L,LH 4.1IU/L,E_2 199pmol/L,P 1.21nmol/L。2016 年 11 月 30 日(D5)B 超提示卵泡直径 9mm × 1,8mm × 1,予来曲唑口服 2.5mg/d × 3 天后改 CC 口服 12.5mg/d。促排 5 天后查 B 超示卵泡 13mm × 1,14mm × 1,内膜 10.2mm;血 FSH 5.78IU/L,LH 8.8IU/L,E_2 677pmol/L,P 1.56nmol/L;改 CC 为 25mg/d。促排 6 天查 B 超示卵泡直径 17mm × 2;查血 FSH 6.0IU/L,LH 10IU/L,E_2 1 064pmol/L;给予醋酸曲普瑞林注射液皮下 0.1mg+HCG 肌注 1 000IU 扳机。本周期获卵 2 个,冻存 6CII × 2。2017 年 2 月 8 日(D2)患者要求 FET,当时月经周期 21 天。2017 年 2 月 17 日(D11)查 B 超示 AFC 0/0,子宫内膜厚 8.2mm;查血 FSH 8.9IU/L,LH 9.1IU/L,E_2 354pmol/L,P 10.31nmol/L,激素检查提示已经排卵。2017 年 2 月 22 日(D16)起给予戊酸雌二醇口服 4mg/d,抑制黄体期过早升高的 FSH,延长下个周期的卵泡期。2017 年 3 月 1 日月经来潮,次日起予戊酸雌二醇口服 3mg,每天 2 次,阿司匹林口服 50mg/d。HRT14 天查 B 超

提示内膜 9mm,查血 E_2 419pmol/L,P 1.0nmol/L,加雌二醇片塞阴道 1mg/d。HRT19 天查血 E_2 1 135pmol/L,P 1.26nmol/L,查 B 超提示内膜 10mm,予以黄体转化,低分子肝素皮下 1 针 / 天,移植胚胎(8CII×1、6CII×1),移植前行辅助孵化。妊娠过程顺利,2017 年 12 月 5 日足月顺产一男婴,出生体重 3 050g,体健。

【分析】患者高龄,基础内分泌提示绝经过渡晚期。取卵周期基础 FSH 10.3IU/L,E_2 199pmol/L;B 超提示 2 个窦卵泡,直径分别为 9mm、8mm;给予来曲唑 + 氯米芬微刺激 6 天,卵泡发育成熟获得两枚优质胚胎。关于冻存周期的内膜准备方案,因 POI 患者存在自身卵泡发育障碍,卵泡期过短或卵泡发育迟缓,黄体功能不全,一般不推荐自然周期方案准备内膜。POI 患者尚有月经周期,但月经周期缩短(<26 天),月经第 3 天患者就可能已出现主导卵泡或优势卵泡,常规 HRT 方案难以抑制自然周期的卵泡发育,可以在上一周期黄体期(排卵后 7 天左右)使用雌激素(戊酸雌二醇口服 2mg,每天 2 次),持续至月经第 3 天加量为戊酸雌二醇 3mg,每天 2 次,进行 HRT 方案准备内膜,一般能推迟或者抑制自身卵泡发育,但还要严密监测血清激素水平和超声下卵泡发育状态,以免遗漏自身卵泡发育和排卵。

案例6 / 绝经过渡晚期激素替代

【病史】患者,女,36 岁,0-0-2-0。2002 年与前夫早孕人流一次,后一直未避孕未育。2013 年因宫外孕行右侧输卵管切开取胚术。2013 年起月经稀发,周期 2~3 个月,月经量少。2014 年在外院就诊,查血 AMH 0.06ng/ml,FSH 24IU/L,LH 7.9IU/L,E 235pmol/L;HSG:右侧输卵管壶腹部阻塞,左侧输卵管壶腹部阻塞。因卵巢功能差,放弃 IVF,与前夫离婚。2014 年起以戊酸雌二醇 2mg/d,口服 21 天,后 10 天加地屈孕酮片 10mg 口服,每天 2 次,激素替代方案治疗。2015 年再婚,婚后未避孕未孕。2016 年 6 月激素替代治疗下查血 FSH 34IU/L。

【诊治】2017 年 3 月 10 日(D2)查血 FSH 38IU/L,LH 14IU/L,E_2 97pmol/L。给予 DHEA 75mg/d+ 辅酶 Q10 300mg/d+ 维生素 E 200mg/d 辅助治疗。2017 年 3 月 22 日(D14)查血 FSH 45IU/L,LH 31IU/L,E_2 132pmol/L,P 10.88nmol/L,给予 MPA10mg/d+ 戊酸雌二醇 3mg/d 口服治疗,同时行 IVF 前准备。2017 年 4 月 3 日查血 FSH 14IU/L,LH10IU/L,E_2 191pmol/L,P 3.04nmol/L。2017 年 4 月 10 日查 FSH 9IU/L,LH 8IU/L,E_2 683pmol/L,P 2.3nmol/L;查 B 超提示卵泡 12mm×1;改戊酸雌二醇口服 2mg/d。2017 年 4 月 12 日查血 FSH 7IU/L,LH 6IU/L,E_2 872pmol/L,P 2.36nmol/L,卵泡直径长到 16mm,患者出现阴道流血,给予氨甲环酸片口服,每天 0.5 片,连用 3 天。2017 年 4 月 13 日查血 FSH 5IU/L,LH 3IU/L,E_2 747pmol/L,P 3.09nmol/L;查 B 超示卵泡直径 17mm,立即予 HMG 150IU 肌注。当天晚上给予醋酸曲普瑞林注射液皮下 0.1mg+HCG 肌注 2 500IU 扳机,次日查血 FSH 59IU/L,LH 73IU/L,E_2 1 326pmol/L,P 3.18nmol/L。扳机后 35.5 小时取卵,未获卵,即停用戊酸雌二醇、MPA。2017 年 4 月 22 日重新开始口服戊酸雌二醇 3mg/d,2017 年 4 月 28 日(D3)查血 FSH 11IU/L,LH 2.85IU/L,E_2 403pmol/L,P 4.28nmol/L,查 B 超示 AFC 0/0,于 2017 年 5 月 1 日起加 MPA 口服 4mg/d,戊酸雌二醇剂量不变。2017 年 5 月 8 日查血 FSH 7.3IU/L,LH 6.1IU/L,E_2 277pmol/L,P 2.6nmol/L;

查 B 超示卵泡直径 11mm×1；改 MPA 口服 8mg/d,停戊酸雌二醇。2017 年 5 月 10 日查血 FSH 6IU/L,LH 4IU/L,E_2 738pmol/L,P 2.23nmol/L；查 B 超示卵泡 12mm×1；予以 MPA 8mg/d+ 尿促性腺激素 187.5IU/d。促排卵 3 天查 B 超示卵泡直径 16mm×1,血 FSH 17IU/L,LH 4.9IU/L,E_2 1 549pmol/L,继续用药 1 天。促排卵 4 天查 B 超示卵泡直径 17mm×1,当晚给予醋酸曲普瑞林注射液皮下 0.1mg+HCG 肌注 5 000 注射板机。次日 FSH 38IU/L,LH 38IU/L,E_2 1 765pmol/L,P 3.79nmol/L。扳机后 36 小时取卵,获卵 1 枚,IVF 受精 1 枚,冻存 7CII 1 枚。后陆续 3 个卵泡复苏周期取卵,均未获卵。

　　2017 年 9 月行移植前复发性流产病因筛查:同型半胱氨酸 10.8mmol/L,NK 细胞 14%,子宫动脉血流正常；C3、C4、Ig、细胞因子正常,抗心磷脂抗体(–)；ANA(–),血小板聚集率为 83%,子宫动脉血流阻力正常；TSH 4.76IU/L,甲状腺球蛋白抗体(–),甲状腺过氧化物酶抗体(–)。2017 年 9 月起 HRT 建立月经周期,口服左甲状腺素钠片(25μg/d)、复合维生素(每天 1 片)、维生素 B_6(每次 10mg,每天 2 次)、维生素 B_{12}(4μg/d)、阿司匹林(75mg/d)。2017 年 9 月行宫腔镜检查,宫腔形态正常。2017 年 9 月复查 AMH 0.02ng/ml,FSH 51IU/L,LH 29IU/L,E_2<18pmol/L。给予 HRT 方案准备内膜,2017 年 11 月 27 日解冻胚胎,次日移植胚胎 14C×1 枚,2018 年 8 月 20 日妊娠 40 周剖宫产分娩男婴,出生体重 4 200g。

　　【分析】患者 2013 年起月经稀发,FSH>20IU/L,AMH 0.06ng/ml,处于绝经过渡晚期。一直雌激素替代治疗,至 2017 年首诊。2017 年在胚胎移植前 AMH 已低至 0.02ng/ml；FSH 51IU/L；LH 29IU/L；E_2<18pmol/L,处于绝经过渡晚期,预测 1~3 年内绝经,一旦绝经卵巢内卵泡耗竭,生育将会非常困难。所以绝经过渡晚期患者应该尽早进行辅助生育。年轻卵巢功能不全患者,不管 FSH 多高、AMH 多低,只要还有月经,说明体内还有活动的卵泡生长。年轻患者卵巢功能不全影响的是卵子数量,而质量并不受影响,不要轻易放弃。如果不能进行辅助生育,建议尽早进行雌激素替代治疗,因为持续升高的 FSH 将进一步加快卵泡的闭锁和耗竭。患者 2013 年开始的雌激素替代治疗为她 2016 年卵泡发育成功打下了良好的基础。

案例 7　双侧输卵管切除术后卵巢储备功能下降

　　【病史】患者,女,32 岁,0-0-2-0,婚后未避孕未孕 6 年。既往早期妊娠人工流产 2 次。HSG 提示双侧输卵管积水,B 超提示双侧输卵管积水直径分别为 4cm、6cm。2015 年 10 月查基础内分泌示血 FSH 6.0IU/L,LH 3.0IU/L,E_2 148pmol/L。2015 年 10 月行腹腔镜下双侧输卵管切除术。术后 2 个月复查基础内分泌示血 FSH 14.1IU/L,LH 7.1IU/L,E_2 35.4pmol/L。术后 3 个月再次复查基础内分泌(2016 年 1 月)示血 FSH 14.0IU/L,LH 6.3IU/L,E_2 50.3pmol/L；B 超提示 AFC 1/1,月经周期 27 天；予以口服 DHEA 75mg/d,共 3 个月。2016 年 3 月 3 日复查基础内分泌(D3)示血 FSH 7.3IU/L,LH 4.0IU/L,E_2 104pmol/L,P 2.61nmol/L；查 B 超示卵泡 10mm×1,10mm×1,6mm×1；予以 CC 25mg/d+HMG 75IU/d。促排 6 天后查血 FSH 10.0IU/L,LH 5.4IU/L,E_2 2 563pmol/L,P 3.78nmol/L,查 B 超示卵泡直径 20mm×1、16mm×2,当天晚上

给予醋酸曲普瑞林注射液皮下 0.1mg+HCG 肌注 2 500IU 扳机,次日查血 FSH 45.0IU/L,LH 151IU/L,E$_2$ 3 518pmol/L,P 5.48nmol/L。扳机后 36 小时取卵,获卵 4 个,IVF 受精 3 个,冻存 8CII×1、6CII×1。2016 年 3 月给予激素替代方案准备内膜,移植 10CIII×2,获单胎妊娠,后足月分娩一健康活婴。

【分析】患者双侧输卵管重度积水,输卵管切除后卵巢储备功能减退,基础 FSH>12IU/L,双侧 AFC 3 个,属于卵巢低反应患者。月经第 3 天卵泡直径 10mm,FSH 7.3IU/L,LH 4.0IU/L,均处于低水平,给予氯米芬 0.5 片 / 天 +HMG 75IU/d,连用 6 天。添加氯米芬可利用其轻度的降调作用,防止病理性过早 LH 升高影响卵子质量;小剂量 HMG 促卵泡发育。促排 6 天卵泡发育成熟,FSH 10.0IU/L,LH 5.4IU/L,两者均在合适范围。持续应用氯米芬的垂体降调(降 LH)作用比抑制剂方案弱,在卵泡发育后半期,使用 CC 后 LH 略有上升,这对 POI 患者是有利的。临床观察中发现,高龄或者 POI 患者卵泡期 LH 抑制过低对卵泡发育不利,即 POI 患者卵泡发育需要比卵巢储备正常患者更高的 LH。因氯米芬对内膜的抑制作用,建议胚胎冷冻方案。患者为单纯管性因素不孕,不存在其他不利胚胎着床的因素,取卵后紧接着第二个周期用激素替代方案移植胚胎就获得活胎分娩。从取卵胚胎冷冻到移植胚胎获得妊娠仅用了 1 个月。

案例 8　卵巢功能不全的中医治疗

【病史】患者,女,32 岁,因"停经 2 月余"于 2018 年 9 月 14 日初诊。

患者 2 年前无明显诱因下出现月经周期紊乱,月经 20~35 天,量中,色偏暗,偶有血块,痛经(-),腰酸(-)。末次月经(LMP):2018 年 7 月 10 日,至今仍未来潮。平素阴道分泌物少,色质常无异味。现自觉腰膝酸软,失眠多梦,偶伴潮热汗出,胃纳可,二便无殊。舌红少苔,脉弦细。

既往史:平素体健,否认药物过敏史,否认重大疾病及传染病史。

婚育史:未婚未育,否认人流史,工具避孕。

月经史:平素月经较规律,14 岁初潮,月经周期 28~32 天,经期 5~6 天,量中等,白带正常。

个人史:否认饮酒史、吸烟史等不良习惯。

妇科检查:外阴毛发分布及发育正常,阴道畅,阴道分泌量少,色白,质黏稠,无异味,宫颈光滑,子宫前位常大,活动度可,无触痛,双侧附件区未触及异常。

辅助检查:实验室检查:尿 HCG 阴性;性激素测定:FSH 30.68IU/L,LH 38.68IU/L,P 2.06nmol/L,E$_2$<18pmol/L。B 超检查:子宫前位,子宫内膜 0.56cm,双侧附件区未见异常。

中医诊断:月经后期(肾阴虚型)

西医诊断:原发性卵巢功能不全。

治法:滋肾补阴,益精填髓

方药:覆盆子 10g,白术 20g,菟丝子 15g,女贞子 20g,补骨脂 15g,杜仲 10g,山药 10g 共

7 剂,每日一剂,分早晚两次温服。

二诊时间:2018 年 9 月 21 日

患者诉服药后月经仍未来潮,潮热汗出及腰膝酸软症状较前缓解,但仍觉失眠多梦。舌红苔薄白,脉弦。

方药:上方加酸枣仁 15g,鸡血藤 15g。7 剂,每日 1 剂分早晚两次温服。并加用耳穴贴压治疗,取穴:双耳神门、内分泌、内生殖器。嘱患者回家后自行按揉耳穴每天 3~4 次,每穴轻揉约 1 分钟,以穴位酸胀为度,每个穴位依次进行,睡前尤多按揉,3 天后揭掉。

三诊时间:2018 年 9 月 28 日

患者自诉服药后,昨日小腹有下坠感,今晨排尿后见少量血丝,色红,潮热汗出、腰膝酸软、失眠多梦症状明显缓解。舌淡苔薄白,脉滑数。继续按上述疗法治疗 1 个月,方药辨证加减,耳穴贴压每周一次,嘱 1 个月后复查性激素。

四诊时间:2018 年 10 月 30 日

本月月经按期来潮,量、色、质同前,伴随症状明显好转,复查性激素示:FSH 19.40IU/L,LH 7.21IU/L,P 1.95nmol/L,E_2 189.4pmol/L,继服中药 7 剂,患者后未来就诊,3 个月后电话随访患者诉月经规律来潮,量、色、质同前,无其他特殊不适。嘱患者保持心情舒畅,保证睡眠,劳逸结合,并适当身体锻炼以预防复发。

(胡燕军 曲 凡 吴伊青 黄 赟)

中英文名词索引

附录一

早发性卵巢功能不全的临床诊疗中国专家共识

陈子江　田秦杰　乔　杰　刘嘉茵　杨冬梓　黄荷凤　梁晓燕

秦莹莹　伍琼芳　杨晓葵　肖红梅　陈士岭　姚元庆　徐丛剑

曹云霞　张以文　庄广伦　陈贵安　林金芳　李尚为　朱桂金

章晓梅　华克勤　阮祥燕　吴　洁　郁　琦　孙　赟

一、早发性卵巢功能不全的相关概念

本共识中早发性卵巢功能不全（premature ovarian insufficiency，POI）是指女性在 40 岁以前出现卵巢功能减退，主要表现为月经异常（闭经、月经稀发或频发）、促性腺激素水平升高（FSH>25U/L）、雌激素水平波动性下降。本共识中，根据是否曾经出现自发月经，将 POI 分为原发性 POI 和继发性 POI。

其他相关概念：(1)卵巢早衰（premature ovarian failure，POF）：女性 40 岁以前出现闭经、促性腺激素水平升高（FSH>40U/L）和雌激素水平降低，并伴有不同程度的围绝经期症状，是 POI 的终末阶段。(2)卵巢储备功能减退（diminished ovarian reserve，DOR）：指卵巢内卵母细胞的数量减少和/或质量下降，同时伴有抗米勒管激素（anti-Müllerian hormone，AMH）水平降低、窦卵泡数（antral follicle count，AFC）减少、FSH 水平升高。患者生育力降低，但不强调年龄、病因和月经状态。

二、病因

POI 的常见病因包括遗传因素、医源性因素、免疫因素、环境因素等。目前，半数以上的 POI 患者病因不明确，称为特发性 POI。

1. **遗传因素**　遗传因素占 POI 病因的 20%~25%，包括染色体异常和基因变异。10%~13% 的 POI 患者存在染色体数量或结构异常，散发性 POI 患者的染色体异常率高于家族性患者，原发性 POI 患者染色体异常率显著高于继发性 POI 患者。

(1)X 染色体异常：染色体异常中 X 染色体异常率可高达 94%，45，X 及其嵌合、X 染色体长臂或短臂缺失、X 染色体 - 常染色体易位是常见的异常染色体核型。

(2)常染色体异常及相关致病基因：约 2% 的 POI 患者与常染色体重排相关。已发现的致病基因包括:生殖内分泌相关基因(*FSHR*、*CYP17*、*ESR1* 等)、卵泡发生相关基因(*NOBOX*、*FIGLA*、*GDF9* 等)、减数分裂和 DNA 损伤修复相关基因(*MCM8*、*MCM9*、*CSB-PGBD3* 等)。但中国 POI 患者致病基因的突变频率一般 <2%,临床诊断的价值有限。

(3)综合征型 POI 的相关致病基因:以 POI 为临床表型之一的遗传性综合征,如睑裂狭小 - 上睑下垂 - 倒转型内眦赘皮综合征、脑白质发育不良、共济失调 - 毛细血管扩张症等的候选致病基因,包括 *FOXL2*、*EIF2B* 和 *ATM* 等,但具体机制多数不清。

2. 医源性因素 常见的医源性因素包括手术、放疗和化疗。手术引起卵巢组织缺损或局部炎症、影响卵巢血液供应而导致 POI。化疗药物可诱导卵母细胞凋亡或破坏颗粒细胞功能,其对卵巢功能的损害与药物种类、剂量及年龄有关。放疗对卵巢功能的损害程度取决于剂量、照射部位及年龄。年龄越大放疗的耐受性越差,越易发生 POI。

3. 免疫及其他因素 自身免疫功能失调可能造成卵巢功能损伤,但是免疫因素究竟为原因或是结果目前尚无定论。部分 POI 患者伴有自身免疫性疾病,其中自身免疫性甲状腺疾病、Addison 病与 POI 的关系最为密切。不良的环境因素、不良生活方式(包括不良嗜好)也可能影响卵巢功能。

三、临床表现与诊断

(一)临床表现

患者可有一种或多种以下表现。

1. 症状

(1)月经改变:原发性 POI 表现为原发性闭经。继发性 POI 随着卵巢功能逐渐衰退,会先后出现月经周期缩短、经量减少、周期不规律、月经稀发、闭经等。从卵巢储备功能下降至功能衰竭,可有数年的过渡时期,临床异质性很高。少数妇女可出现无明显诱因的月经突然终止。

(2)生育力低减或不孕:生育力显著下降;在 DOR 的初期,由于偶发排卵,仍然有 5%~10% 的妊娠机会,但自然流产和胎儿染色体畸变的风险增加。

(3)雌激素水平降低的表现:原发性 POI 表现为女性第二性征不发育或发育差。继发性 POI 可有潮热出汗、生殖道干涩灼热感、性欲减退、骨质疏松、骨痛、骨折、情绪和认知功能改变、心血管症状和心律失常等(证据等级 Ⅱa)。

(4)其他伴随症状:其他伴随症状因病因而异,如心血管系统发育缺陷、智力障碍、性征发育异常、肾上腺和甲状腺功能低减、复发性流产等。

2. 体征 原发性 POI 患者可存在性器官和第二性征发育不良、体态和身高发育异常。不同病因可导致不同受累器官的病变,出现相应的伴随体征。继发性 POI 患者可有乳房萎缩、阴毛腋毛脱落、外阴阴道萎缩表现。

3. 辅助检查

(1)基础内分泌:至少 2 次血清基础 FSH>25U/L(在月经周期的第 2~4 天,或闭经时检测,2 次检测间隔 4 周);同时,血清雌二醇水平因 POI 早期卵泡的无序生长而升高[>183pmol/L

（50pg/ml）〕，继而降低。

（2）经阴道超声检查：双侧卵巢体积较正常小；双侧卵巢直径 2~10mm 的 AFC 之和 <5 个。

（3）血清 AMH：血清 AMH ≤ 7.85pmol/L（1.1ng/ml）。青春期前或青春期女性 AMH 水平低于同龄女性 2 倍标准差，提示 POI 的风险增加。

（4）遗传、免疫相关的检查：包括染色体核型分析、甲状腺功能、肾上腺抗体等。

（二）诊断

1. 诊断标准

（1）年龄 <40 岁。

（2）月经稀发或停经至少 4 个月以上。

（3）至少 2 次血清基础 FSH>25U/L（间隔 >4 周）。亚临床期 POI：FSH 水平在 15~25U/L，此属高危人群。

2. 病因诊断　结合病史、家族史、既往史、染色体及其他相关检查的结果进行遗传性、免疫性、医源性、特发性等病因学诊断。

四、鉴别诊断

需与以下情况相鉴别：妊娠、生殖道发育异常、完全性雄激素不敏感综合征、Asherman 综合征、多囊卵巢综合征（polycystic ovary syndrome，PCOS）、甲状腺疾病、空蝶鞍综合征、中枢神经系统肿瘤、功能性下丘脑性闭经、卵巢抵抗综合征（resistant ovary syndrome，ROS）等。

ROS，又称卵巢不敏感综合征（insensitive ovary syndrome），是指原发性或继发性闭经女性（年龄 <40 岁），内源性促性腺激素水平升高（主要是 FSH），卵巢内有卵泡存在，AMH 接近同龄女性的平均水平，但对外源性促性腺激素呈低反应或无反应。

五、管理

（一）心理及生活方式干预

缓解患者的心理压力，告知患者尤其是年轻患者，仍有偶然自发排卵的情况。健康饮食、规律运动、戒烟，避免生殖毒性物质的接触，增加社交活动和脑力活动。适当补充钙剂及维生素 D，尤其是已出现骨密度（BMD）降低者（证据等级Ⅰb）。

（二）遗传咨询

根据家族史和遗传学检测结果评估遗传风险，为制订生育计划、保存生育力、预测绝经提供指导。对有 POI 或者早绝经家族史的女性，可借助高通量基因检测技术筛查致病基因。对家系中携带遗传变异的年轻女性建议尽早生育，或在政策和相关措施允许的情况下进行生育力保存。

（三）治疗

POI 的发病机制尚不明确，目前尚无有效的方法恢复卵巢功能（证据等级Ⅱa）。

1. 激素补充治疗　激素补充治疗（hormone replacement therapy，HRT）不仅可以缓解低雌激素症状，而且对心血管疾病和骨质疏松起到一级预防作用。若无禁忌证，POI 患者均应给予 HRT。由于诊断 POI 后仍有妊娠的机会，对有避孕需求者可以考虑 HRT 辅助其他避孕措施，或应用短效复方口服避孕药（combined oral contraceptives，COC）；有生育要求者则应用天然雌激素和孕激素补充治疗。与 COC 相比，HRT 对骨骼及代谢有利的证据更充分。

（1）原发性 POI：当 POI 发生在青春期前时，患者无内源性雌激素，从青春期开始至成年期间必须进行持续治疗，以利于青春期发育。因大剂量雌激素可加速骨骼成熟，影响身高，应在结合患者意愿的情况下，建议从 12~13 岁开始，从小剂量开始进行雌激素补充。起始剂量可为成人剂量的 1/8~1/4，模拟正常的青春期发育过程。必要时可联合使用生长激素（证据等级Ⅰb），促进身高的生长。根据骨龄和身高的变化，在 2~4 年内逐渐增加雌激素剂量；有子宫并出现阴道流血者应开始加用孕激素以保护子宫内膜，无子宫者单用雌激素即可。当身高不再增长时，有子宫的 POI 患者转为标准剂量雌孕激素序贯治疗（参照后文的"继发性 POI"）。治疗期间应监测骨龄和身高的变化，对于骨骺一直未闭合的患者，在达到理想身高后，应增加雌激素剂量，促进骨骺愈合而使身高增长停止。

（2）继发性 POI：治疗原则、适应证、禁忌证和慎用情况参考《绝经期管理与激素补充治疗临床应用指南（2012 版）》。POI 患者绝经早，长期缺乏性激素的保护，需长期用药；年轻、并发症少、风险低，是与自然绝经女性的最大区别。应遵循以下原则：①时机：在无禁忌证、评估慎用情况的基础上，尽早开始 HRT。②持续性：鼓励持续治疗至平均的自然绝经年龄，之后可参考绝经后的 HRT 方案继续进行。③剂量：使用标准剂量，不强调小剂量，根据需求适当调整。国外推荐的标准雌激素剂量是口服 17β- 雌二醇 2mg/d、或经皮雌二醇 75~100μg/d、或口服炔雌醇 10μg/d。国内常用的雌激素剂量是口服雌二醇 2mg/d、结合雌激素 0.625mg/d 或经皮雌二醇 50μg/d。④方案：有子宫的 POI 患者雌激素治疗时应添加孕激素，推荐雌孕激素序贯疗法，配伍孕激素的剂量建议为每周期口服地屈孕酮 10mg/d，服用 12~14 天；或微粒化天然黄体酮 200mg/d（口服或阴道置药），12~14 天。通常患者对复方制剂的依从性优于单方制剂配伍，雌二醇 - 雌二醇地屈孕酮（2/10）片有一定的优势。无子宫或已切除子宫者可单用雌激素。如仅为改善泌尿生殖道萎缩症状时，可经阴道局部补充雌激素。⑤药物：POI 患者需要 HRT 的时间较长，建议选用天然或接近天然的雌激素（17-β 雌二醇、戊酸雌二醇、结合雌激素等）及孕激素（微粒化黄体酮胶丸或胶囊、地屈孕酮），以减少对乳腺、代谢及心血管等方面的不利影响。现有的数据显示，地屈孕酮相对于其他合成孕激素，不增加乳腺癌的发生风险（证据等级Ⅱb）。⑥随访：治疗期间需每年定期随访，以了解患者用药的依从性、满意度、不良反应，必要时调整用药方案、药物种类、剂量、剂型。

2. 非激素治疗 对于存在 HRT 禁忌证、暂时不愿意或者暂时不宜接受 HRT 的 POI 患者，可选择其他非激素制剂来缓解低雌激素症状。

（1）植物类药物：包括黑升麻异丙醇萃取物、升麻乙醇萃取物，作用机制尚未完全明确。

（2）植物雌激素：指植物中存在的非甾体雌激素类物质，主要为杂环多酚类，其雌激素作用较弱，长期持续服用可能降低心血管疾病风险、改善血脂水平、改进认知能力。

（3）中医药：包括中成药、针灸、耳穴贴压、按摩、理疗等，其辅助治疗作用仍有待临床证据证实。

目前,POI 非激素治疗的临床证据非常有限,尚不能作为 HRT 的替代方案,仅作为辅助治疗或暂时性的替代治疗。

3. **新治疗方法** 卵泡体外激活,有临床妊娠的报道,但激活效率低,临床难以普及。免疫、干细胞、基因编辑等前沿治疗方法尚处于研究阶段。

(四)远期健康及并发症管理

1. **对骨骼健康的影响** 为维持骨骼健康及预防骨质疏松,推荐行雌激素补充治疗(证据等级 I a),并应保持健康的生活方式,包括负重运动、避免吸烟以及维持正常体质量。一旦被诊断为 POI,建议测定 BMD。如被诊断为骨质疏松,应积极 HRT 治疗,以防骨质进一步丢失,必要时加用其他骨质疏松治疗药物。如果 BMD 持续下降,提示可能存在其他的潜在病因。

2. **对心血管系统的影响** POI 患者发生心血管疾病的风险增加,应通过健康的生活方式减少危险因素带来的不良影响。推荐尽早 HRT 治疗,并且持续使用至平均的自然绝经年龄(证据等级 II b)。

3. **其他** HRT 治疗和健康的生活方式可预防和减少可能的认知功能障碍。对于存在阴道干涩不适等泌尿生殖系统症状及性交困难者,可局部使用雌激素或阴道润滑剂。

六、生育相关的管理

(一)辅助生殖技术治疗目前尚无最佳的用药方案。增加促性腺激素

剂量、促性腺激素释放激素拮抗剂方案、促性腺激素释放激素激动剂短方案、微刺激及自然周期方案虽一定程度上可改善辅助生殖技术(ART)治疗的结局,但均不能证实确切有效。多种预处理方案及辅助抗氧化制剂的疗效仍有待进一步证实。亚临床期 POI 患者接受 ART 治疗时,卵巢低反应的发生率、周期取消率增高,妊娠率降低。

赠卵体外受精 - 胚胎移植(IVF-ET)是 POI 患者解决生育问题的可选途径。赠卵 IVF-ET 的妊娠率可达 40%~50%。治疗前应根据病因进行系统评估,有化疗、纵隔放疗史或 Turner 综合征患者,需行心血管系统和超声心动图检查;自身免疫性 POI 应检测甲状腺功能、肾上腺抗体;有肿瘤史的患者应接受肿瘤专科评估,排除复发的可能。

(二)生育力保存

主要针对 POI 高风险人群或因某些疾病或治疗损伤卵巢功能的女性。根据患者意愿、年龄和婚姻情况,建议合适的生育力保存方法。

1. **适应证**

(1)肿瘤患者:需肿瘤学、生殖医学、胚胎学、遗传学等多学科专家合作,充分评估肿瘤治疗和生育力保存的价值,制定和实施个体化方案,患者需充分知情相关风险及结局。

(2)Turner 综合征:部分 Turner 综合征患者卵巢虽然可见少量卵泡,但妊娠后胎儿合并心血管畸形比例高,不一定适宜生育;同时卵母细胞质量差、染色体异常等情况需充分告知、评估。

(3)其他:卵巢子宫内膜异位囊肿手术、药物治疗等引起的 POI。

2. 生育力保存的方法

（1）胚胎冷冻：是已婚女性生育力保存的主要方法，在有效性和安全性上具有显著的优势。但对于患有雌激素敏感肿瘤的患者需警惕控制性超促排卵（COH）造成的高雌激素暴露风险，可选择芳香酶抑制剂（如来曲唑）、自然周期等获卵方案。

（2）成熟卵母细胞冷冻：为未婚女性提供了生育力保存的机会，但尚存在法律、管理、技术、伦理、安全性等问题。

（3）未成熟卵母细胞体外成熟技术：适用于不能进行 COH 的肿瘤患者或需要即刻行肿瘤治疗的患者。但此技术在安全性、有效性上仍有待证实，建议培养成熟后冷冻。

（4）卵巢组织冷冻：主要用于接受放化疗的患者，但卵巢组织冷冻仍存在管理、技术、伦理、安全性等问题。

（5）促性腺激素释放激素激动剂：可用于肿瘤患者化疗时的卵巢功能保护，机制可能与降低卵巢对化疗药物的通透性或降调凋亡分子相关，其有效性仍待进一步证实。

附：

证据等级按照牛津大学证据分级与推荐意见强度标准。本共识中未标明证据等级者即为Ⅲ级及以下级别证据。

Ⅰ级证据：Ⅰa：同质性随机对照研究（RCT）的系统评价；Ⅰb：可信区间小的 RCT；Ⅰc：全或无效应。

Ⅱ级证据：Ⅱa：同质性队列研究的系统评价；Ⅱb：单项的队列研究；Ⅱc：结局性研究。

Ⅲ级证据：Ⅲa：同质性病例 - 对照研究的系统评价；Ⅲb：单个病例 - 对照研究。

Ⅳ级证据：病例系列报告、低质量队列研究及病例 - 对照研究。

Ⅴ级证据：专家意见（缺乏严格评价或仅依据生理学、基础研究、初始概念）。

作者贡献声明：本共识由起草专家撰写、函审专家审阅，经修改后完成。除通信作者（陈子江）外，其他起草专家（田秦杰、乔杰、刘嘉茵、杨冬梓、黄荷凤、梁晓燕、秦莹莹、伍琼芳、杨晓葵、肖红梅、陈士岭、姚元庆、徐丛剑、曹云霞）对本共识的贡献相同

（参考文献略）

附录二

早发性卵巢功能不全的激素补充治疗专家共识

中华医学会妇产科学分会绝经学组

卵巢早衰（premature ovarian failure，POF）是一直被临床广泛使用的专业术语，指女性40岁之前出现闭经，伴有FSH水平升高（FSH>40IU/L）、雌激素水平降低等内分泌异常及绝经症状；意指卵巢功能的过早、完全衰竭。随着病因研究的深入和临床病例的积累，人们逐渐意识到卵巢功能衰竭是一组临床表现多样、病因复杂且进行性发展（包括隐匿期、生化异常期和临床异常期"三阶段"）的疾病。POF概念存在局限性，无法体现疾病的进展性和多样性，仅代表卵巢功能衰竭的终末阶段。因此，2008年，美国生殖医学学会（ASRM）提出了"原发性卵巢功能不全（primary ovarian insufficiency）"的概念。2016年，欧洲人类生殖与胚胎学会（ESHRE）发表了最新的"POI处理指南"，将POI全称更改为"早发性卵巢功能不全（premature ovarian insufficiency，POI）"。2016年，国际绝经协会（IMS）最新发表的"中年女性健康管理及绝经激素治疗的推荐"中提及POI的诊治。后两个指南中将"原发性（primary）"换称为"早发性（premature）"，且ESHRE指南将FSH的诊断阈值（40IU/L）降为25IU/L，旨在早期发现卵巢功能不全的女性，以达到早期诊断、早期治疗的目的。

为了使国内各级医师更好地管理和诊治POI患者，更新知识，并与国际接轨，中华医学会妇产科学分会绝经学组组织国内相关领域的专家在参考国外相关指南及最新文献后，结合我国的具体情况，形成了"早发性卵巢功能不全的激素补充治疗专家共识"，以改变医师及患者对POI、POF的认识，让早期阶段的卵巢功能衰竭（即POI）患者得到充分的重视和必要的干预。

一、相关名词和解释

1. **早发性卵巢功能不全**（premature ovarian insufficiency，POI）　指女性在40岁之前卵巢活动衰退的临床综合征，以月经紊乱（如停经或稀发月经）伴有高促性腺激素和低雌激素为特征。停经或月经稀发4个月，间隔>4周连续两次FSH>25IU/L（ESHRE的诊断阈值）或FSH>40IU/L（IMS的诊断阈值）。本共识采取的是ESHRE的诊断阈值，将疾病的诊断标准"关口前移"。

2. **卵巢早衰**（premature ovarian failure，POF）　同"提前绝经（premature menopause）"，

指 40 岁之前达到卵巢功能衰竭。闭经时间 ≥ 4~6 个月,两次间隔 4 周以上 FSH>40IU/L,伴有雌激素降低及绝经症状。近年来,学界普遍认为 POF 不能体现疾病的发展过程,故目前更倾向于采用 POI。

3. 卵巢储备功能下降(diminished ovarian reserve,DOR)　辅助生殖领域中的常用名词,尚无确切定义,常指双侧卵巢的窦卵泡数 <6 个,抗米勒管激素(AMH)水平低于 0.5~1.1ng/ml(1ng/ml=7.14pmol/L)。

4. 绝经(menopause)　指妇女一生中的最后 1 次月经,是个回顾性概念,一般需要在最后 1 次月经的 12 个月之后方能确认。绝经的真正含义并非指月经的有无,而是指卵巢功能的衰竭。

5. 激素补充治疗(hormone replacement therapy,HRT)　对卵巢功能衰竭或不全女性在有适应证且无禁忌证的前提下,个体化给予低剂量的雌激素和 / 或孕激素药物治疗。对于正常年龄绝经的女性,近年来更多采用绝经激素治疗(menopause hormone therapy,MHT)这一名词。对于 POI 患者的治疗,本共识建议仍采用 HRT 一词。

二、POI 的诊断

(一) 临床表现

POI 患者常以月经周期改变为先兆,主要表现为停经或月经稀发,也可出现潮热、盗汗、性交不适、阴道干涩、睡眠不佳、情绪改变、注意力不能集中、尿频、性欲低下、乏力等雌激素缺乏症状,其临床症状的严重程度各不相同,年轻患者症状较轻。

手术导致的医源性 POI 患者通常症状较重、持续时间更长;但有些 POI 患者没有任何症状。临床医师对月经稀发或闭经的患者应当问诊雌激素缺乏的相关症状。除此以外,已有证据表明,与绝经者相同,POI 患者也会发生骨质疏松、血脂异常、血压波动及心血管疾病。

(二) 诊断标准

POI 以月经紊乱、高促性腺激素和低雌激素为特点。本共识建议:女性年龄 <40 岁,出现停经或月经稀发 4 个月,并有连续两次间隔 4 周以上的 FSH>25IU/L,诊断为 POI。

AMH 水平可间接反映卵巢内的卵泡数量,是卵巢储备更直接的指标;但若月经规律,即使低 AMH 水平也不能诊断为 POI。超声、腹腔镜检查和卵巢活检等在 POI 诊断中的价值尚未肯定。

(三) POI 的病因分析

POI 的病因分析对临床治疗及随访有重要意义。某些性染色体缺陷及常染色体基因缺陷、自身免疫功能紊乱、感染或医源性因素等均可导致 POI 发生。然而,接近 50% 的 POI 病因不明确。

1. 染色体和基因缺陷

(1)性染色体异常:研究表明,10%~12% 的 POI 患者存在染色体的异常,其中 94% 为 X 染色体异常(X 染色体结构异常或 X 染色体非整倍体)。1 条性染色体全部缺失(45,X)或部分缺失,为特纳综合征;少数患者为多 X 染色体,往往表现为 POI 伴有智力低下;少数 POI 患者存在 Y 染色体,性腺肿瘤的发生风险会增加,应切除性腺,详见性发育异常相关疾病的指南。

（2）脆性 X 智力低下基因（fragile-X mental-retardation1,FMR1）前突变（premutation）:FMR1 基因的三核苷酸重复序列 CGG 在正常人群中为 8~50 拷贝数的前突变,当 CGG 达到 200~1 000 拷贝数的全突变时可导致智力障碍,称为脆性 X 综合征。携带前突变为 55~200 拷贝数的女性一般不会有智力异常,但 POI 的发病风险增加 13%~26%。

（3）常染色体基因突变:青春期前诊断的一系列疾病,如半乳糖血症,与 POI 发生的高风险性相关。一系列常染色体基因突变可能与 POI 的发病有关,包括卵泡生成的相关基因（如 NR5A1、NOBOX、FIGLA、FOXL2 基因）、卵泡发育的相关基因（如 BMP15、GDF9、inhibinA 基因）、激素合成的相关基因（如 FSH、FSHR、LH、LHR 基因）等。然而,目前并不推荐 POI 患者行常染色体基因突变的筛查,除非有证据支持的特异性突变,如睑裂狭小 - 内眦赘皮 - 上睑下垂综合征（BPES）。

2. 自身免疫性卵巢损伤　自身免疫性卵巢损伤导致的 POI 最具临床相关性的是自身免疫性 Addison 病。

（1）自身免疫性肾上腺疾病:自身免疫性肾上腺疾病起源的 POI 占自身免疫性 POI 的 60%~80%。21- 羟化酶自身抗体（21OH-Ab）和肾上腺皮质抗体（ACA）对于自身免疫性 POI 的诊断具有高度敏感性。21OH-Ab 或 ACA 筛查阳性的患者应建议行肾上腺功能检查以排除 Addison 病。

（2）自身免疫性甲状腺疾病:与 POI 相关的自身免疫性甲状腺疾病占所有 POI 的 14%~27%。目前,甲状腺过氧化物酶抗体（TPO-Ab）是自身免疫性甲状腺疾病最敏感的检测指标。对于 TPO-Ab 筛查阳性的患者应该建议其每年筛查促甲状腺素（thyroid-stimulating hormone,TSH）。

（3）1 型糖尿病:目前还缺乏足够的证据常规对 POI 患者进行糖尿病筛查。对于结局不良的 1 型糖尿病患者,往往在儿童或青少年时期已确诊,远在 POI 发生之前,因此不建议常规筛查糖尿病。

3. 感染因素　有文献报道各种感染因素与 POI 的相关性,如流行性腮腺炎、HIV、带状疱疹病毒、巨细胞病毒、结核、疟疾、水痘及志贺菌属,但是仅见病例报告。因此,不建议感染因素的常规筛查。

4. 医源性因素　主要是放疗、化疗和手术对卵巢的损伤,因此当某项医疗措施可能导致 POI 发生的时候,需要与患者讨论并取得知情同意。放疗与 POI 发生的风险取决于放疗的区域、剂量及患者年龄。具有生殖毒性的化疗多数是有药物及剂量依赖性的,并且与患者年龄相关。然而,烷化剂对儿童或成人都具有生殖毒性。目前子宫切除术对卵巢功能影响的证据有限,没有研究表明输卵管绝育术与 POI 的相关性。卵巢子宫内膜异位囊肿手术可能影响绝经年龄,并与 POI 的发生风险相关。

5. 特发性 POI 及其他　尽管 POI 的多个病因已被阐明,仍有接近 50% 的 POI 因找不到确切病因而被诊断为特发性 POI。此外,吸烟、饮酒及营养因素可能影响绝经年龄,但尚未确定为 POI 的确切病因。尽管没有证据表明吸烟与 POI 存在因果关系,但是吸烟对卵巢有毒性,且与早绝经相关,因此,建议有 POI 倾向的女性戒烟。

三、POI 的长期管理及转归

(一) 骨健康

雌激素对骨健康有保护作用已是共识，所以雌激素缺乏可因骨丢失而引起骨量减少、骨质疏松。雌激素缺乏引起的快速骨丢失在雌激素缺乏后早期(绝经 10 年内)每年为 2%~3%。

POI 患者由于雌激素缺乏的程度不同，对骨的影响存在差异。大多数 POI 患者可以多年无症状，直到骨折发生时才被关注。POI 患者有骨量减少及骨质疏松的风险，大量临床研究证明了这种风险的存在。大量证据表明，适当进行 HRT，同时进行生活方式调整，有助于改善 POI 患者的骨丢失状况，而对于那些已有骨质疏松的 POI 患者，则应同时采用抗骨质疏松治疗。

(二) 心血管问题

20 世纪 50 年代末，人们已经认识到绝经前切除卵巢会增加女性心血管疾病的发生率，故此推测，POI 患者因卵巢功能的提前衰竭和内源性雌激素产生不足，也将增加心血管疾病和死亡的风险。有队列研究显示，40 岁之前自然发生 POI 的女性有早期发生冠心病的风险。特纳综合征是特殊类型的 POI，发生冠心病和 / 或脑血管疾病的风险可能是普通人群的 2 倍，死于心血管疾病的概率比健康妇女高 4 倍。相对于同年龄的个体，POI 患者的心血管疾病风险较高；更早且持续的雌激素缺乏会增加心血管疾病的风险。但目前尚缺乏有效筛查 POI 或特纳综合征女性心血管疾病风险的工具。要求对诊断为 POI 的女性进行心血管疾病风险的评估，每年至少检测血压、体质量、血脂、空腹血糖和糖化血红蛋白，对其他风险因素进行有针对性的评估。除此之外，所有初诊的特纳综合征患者均应通过心脏科医师进行先天性心脏疾病的专业评估。

绝经相关的多项研究表明，绝经早期的健康女性使用 HRT 的风险可能更小，获益更大。POI 患者的 HRT 对血脂、血压、胰岛素抵抗、血管内皮功能均可发挥有利的作用。尽管缺乏纵向研究数据，仍强烈建议 POI 患者早期行 HRT 以控制未来心血管疾病的风险。同时应告知 POI 患者增加心血管疾病危险性的相关因素，建议其改变生活方式，如戒烟、行定期负重运动、保持适宜的体质量。

(三) 神经功能相关问题

目前，直接针对 POI 及其对神经功能影响的研究有限。有研究报道，特纳综合征患者与同年龄、同身高、同等智商和同等社会经济地位的正常女性相比，在情绪识别、视觉空间、注意力、工作记忆力及执行力上均表现较差。与对照组相比，FMR1 基因前突变的女性携带者，并不增加智力发育障碍问题。X 染色体三倍体(47,XXX)和多倍体通常与学习障碍相关，如语言和运动(肌张力低下)发育迟缓、注意力、执行力及社会情绪行为问题。

关于通过干预手段改善 POI 患者神经功能的研究结果不一致，有限的数据表明，雌激素治疗是适当且必要的，雌激素可以预防自发性 POI 患者的认知功能减退或认知功能低下，但是对特纳综合征患者，尽管给予足量雌激素治疗，其空间感知能力、视觉运动整合能力的改善相对困难，影响识别、视觉记忆、注意力及执行力。一些回顾性观察研究表明，手术绝经的女性如不行 HRT，其认知功能会急剧下降，患痴呆和帕金森病的风险增加。2 项随机对照研究及 1 项短期小型随机对照试验结果显示,化疗和手术导致的绝经使非文字记忆功能下降,可通过高剂量经皮雌激素或雄激素治疗逆转。

IMS2016 年的"推荐"中建议,MHT 不被用来提高绝经女性的认知功能,但对于手术导致的绝经女性,在卵巢切除后开始雌激素治疗对短期认知功能有改善作用。此外,在绝经后有抑郁症的年龄较轻女性应用 MHT 对抑郁症是否有改善作用,研究结果不一致;在绝经过渡期,短期雌激素治疗显著改善或缓解抑郁症和抑郁障碍的可能性增加。在自然绝经年龄(即 50 岁左右)之前,没有证据表明 HRT 会对大脑功能产生副作用,HRT 应该成为生活方式改变的一部分。

(四) 泌尿生殖系统问题

持续的低雌激素可引起外阴阴道萎缩,但是关于自发性 POI 患者的泌尿生殖综合征的发生率没有报道。研究基本证实,全身和局部 HRT 对缓解泌尿生殖综合征有效。美国国立卫生研究院(NIH)、欧洲绝经与雄激素协会(EMAS)和 IMS 的相关指南均推荐雌激素可用于治疗阴道干涩。对于有 HRT 禁忌证者,阴道保湿霜或润滑剂可以用来治疗阴道不适和性交痛等症状。

(五) POI 患者的寿命和生命质量

多数研究结果显示,未经治疗的 POI 患者寿命缩短,其死因主要源于心血管疾病和肥胖等因素;HRT 可能降低其风险,但目前仍缺乏关于 HRT 对 POI 患者死亡率影响的长期前瞻性研究。因此,对 POI 患者除了 HRT 外,应该对 POI 患者如何减少心血管疾病的发生给予建议,如不吸烟、规律运动、保持适宜的体质量。

研究表明,与 POI 相关的问题,如是否患有恶性肿瘤、是否有恶性肿瘤的高危因素、血管舒缩症状、不孕等都可能影响患者的生命质量。雌激素治疗可改善 POI 患者的生命质量已基本得到认可,但联合雄激素治疗是否可进一步改善总体幸福感尚存在争议。

关于 POI 与性健康的研究较少,目前的资料主要来源于正常年龄绝经的女性。与自然绝经不同的是,POI 对性的影响既有生理的变化,又有继发于诊断之后的心理负担、不孕等因素,手术导致的医源性 POI 对性的影响还与其他因素相关,如阴道缩短、原发疾病的影响等。

四、POI 的治疗

(一) 生活方式的调整

有许多可改变的高危因素可能增加年轻 POI 患者的骨折和心血管疾病发生风险,包括吸烟、缺乏锻炼、缺乏维生素 D 和钙、饮酒、低体质量。对于没有骨折风险的 POI 患者,这些因素也会导致其骨密度降低。因此,平衡膳食、维生素 D 和钙的充分摄入、负重锻炼、维持适宜的体质量、戒烟是重要的干预措施。

(二) HRT

POI 患者行 HRT 的目的不仅是为了缓解低雌激素相关的症状,还需考虑对心血管疾病和骨骼的有益作用。目前的证据提示,POI 患者行 HRT 可能对心血管疾病和骨质疏松起到一级预防的作用。POI 患者行 HRT 获益更多,风险更小。只要没有禁忌证,POI 患者应给予

HRT。由于诊断 POI 之后仍有 5% 的妊娠率,在 POI 早期有避孕需求者可以考虑短期应用复方口服避孕药(COC),但不宜长期应用。HRT 与 COC 相比,对骨骼及代谢更有利。

1. HRT 的总体原则　诊断和治疗原则以及禁忌证和慎用情况参考《绝经期管理与激素补充治疗临床应用指南(2012 版)》,其提供了评估和治疗的框架。针对 POI,还应遵循以下原则:

(1)由于 POI 对健康的危害远高于自然绝经,且 POI 的类绝经症状相对较轻,因此,一旦明确有雌激素缺乏的问题,在无禁忌证并兼顾慎用情况的基础上,即可开始 HRT,POI 本身即可视为适应证。在自然绝经年龄(50 岁左右)前行 HRT 不增加乳腺癌的风险。

(2)POI 患者的 HRT 应按照相应原则持续进行,并应持续治疗至自然绝经的平均年龄,之后可参考绝经后 HRT 方案继续进行。

(3)与正常年龄绝经的女性相比,POI 患者行 HRT 需要更大剂量的雌激素。推荐的雌激素剂量是:17β- 雌二醇 2mg/d、结合雌激素 1.25mg/d 或经皮雌二醇 75~100μg/d。有子宫的女性雌激素治疗时应添加孕激素以保护子宫内膜。在 50 岁前,有子宫的女性推荐雌孕激素序贯疗法,以产生周期性的月经样出血。

(4)治疗期间需每年常规随诊,以了解患者用药的依从性、满意度、副反应以及可能需要改变方案、剂量的需求。POI 患者需要 HRT 的时间更长,建议选用天然或接近天然的雌激素及孕激素,以减少对乳腺、代谢及心血管等方面的不利影响。

2. 常用的 HRT 药物

(1)雌激素:①口服途径:17β- 雌二醇、戊酸雌二醇、结合雌激素等天然雌激素;②经皮途径:半水合雌二醇贴、雌二醇凝胶;③经阴道途径:雌三醇乳膏、结合雌激素软膏、普罗雌烯阴道胶囊或乳膏、氯喹那多 - 普罗雌烯阴道片。

(2)孕激素:天然孕激素包括微粒化黄体酮胶丸和胶囊。合成孕激素包括孕酮衍生物、17α- 羟孕酮衍生物和 19- 去甲睾酮衍生物,其中最接近天然孕激素的是地屈孕酮。初步研究提示,HRT 时应用天然孕激素或地屈孕酮与其他合成孕激素相比,可能具有较低的乳腺癌发生风险。

3. HRT 的具体方案

(1)单纯雌激素治疗:适用于已切除子宫的 POI 患者。推荐剂量是:17β- 雌二醇 2mg/d、结合雌激素 1.25mg/d 或经皮雌二醇 75~100μg/d,连续应用。具体剂量还需要根据患者的具体情况进行个体化调整。

(2)雌孕激素序贯治疗:适用于有完整子宫、仍希望有月经样出血的 POI 患者。这种用药方式是模拟生理周期,在使用雌激素的基础上,每周期加用孕激素 10~14 天。按雌激素的应用时间又分为周期序贯和连续序贯,前者每周期停用雌激素 2~7 天,后者连续应用雌激素。雌激素推荐:17β- 雌二醇 2mg/d、结合雌激素 1.25mg/d 或经皮雌二醇 75~100μg/d(应根据患者的具体情况个体化调整)。孕激素多采用:地屈孕酮 10mg/d、微粒化黄体酮胶丸 100~300mg/d 或醋酸甲羟孕酮 4~6mg/d。也可采用复方制剂,连续序贯方案可采用雌二醇 - 雌二醇地屈孕酮(2/10)片(每盒 28 片,前 14 片每片含 2mg17β- 雌二醇,后 14 片每片含

2mg17β-雌二醇+10mg 地屈孕酮),按序每日 1 片,用完 1 盒后直接开始下一盒,中间不停药。周期序贯方案可采用戊酸雌二醇-戊酸雌二醇环丙孕酮片复合包装(每盒 21 片,前 11 片每片含 2mg 戊酸雌二醇,后 10 片每片含 2mg 戊酸雌二醇+1mg 醋酸环丙孕酮),按序每日 1 片,用完 1 盒后停药 7 天再开始服用下一盒。由于序贯治疗方案相对复杂,复方制剂的依从性明显好于单药的配伍,更鼓励采用复方制剂。

(3)雌孕激素连续联合用药:由于 POI 患者通常较年轻,且需要的雌激素量高于绝经后女性,易发生突破性出血,一般不采用雌孕激素连续联合方案进行 HRT。

(4)阴道局部雌激素的应用:仅为改善泌尿生殖道萎缩症状时,以及对肿瘤手术、盆腔放疗、化疗及其他一些局部治疗后引起的症状性阴道萎缩和阴道狭窄者,推荐阴道局部用药。若全身用药后阴道局部仍有症状,也可以在全身用药时辅助阴道局部用药。用药方法:阴道用药,每日 1 次,连续使用 2 周症状缓解后,改为每周用药 2~3 次。阴道局部应用雌激素通常不需要加用孕激素。但尚无资料提示上述各种药物长期(>1 年)局部应用的全身安全性。长期单独应用者应监测子宫内膜的情况。

(三) POI 患者的青春期诱导

当 POI 发生在青春期之前时(如特纳综合征),患者将自始至终没有内源性雌激素的产生,从童年、青春期直至成年期,持续治疗是必须的。如能早期发现,原发性闭经进行雌激素补充治疗以诱导青春期是重要的。因大剂量雌激素可加速骨骼成熟,当骨龄片显示身高尚有增长空间时,应结合患者的意愿,从小剂量开始进行雌激素补充。同时,应与儿科医师合作,必要时给予生长激素治疗,以改善患者的终身高。当患者无第二性征发育时,建议从 12~13 岁开始补充雌激素。

一般认为,起始剂量可为成人剂量的 1/4~1/8,模拟正常青春期发育过程,可单用雌激素,同时可联合使用生长激素,促进身高增长,如 17β-雌二醇,经皮给药 6.25μg/d,或者口服微粉化雌二醇 0.25mg/d;根据骨龄和身高的变化,在 2 至 4 年内逐渐增加雌激素用量,直至 15 或 16 岁开始雌孕激素序贯治疗以诱导月经。结合雌激素制剂和口服避孕药因其部分成分不在人体内天然存在,不适合儿童使用。治疗期间应监测骨龄和身高的变化,对于骨骺一直未愈合的患者,在达到理想身高后,应增加雌激素剂量,防止身高过高。

(四) POI 患者的生育问题

POI 患者并非一定不能生育,尤其是在 POI 诊断后的早期,约 5% 的 POI 患者可能自然妊娠,但大多数希望妊娠的患者需寻求辅助生殖治疗。随着生殖内分泌学科的发展,促排卵技术广泛应用,许多临床医师尝试采用各种促排卵方案诱发 POI 患者排卵,但尚无确切的证据表明其效果[15]。在 HRT 的基础上进行赠卵体外受精-胚胎移植(IVF-ET)是 POI 的适应证,妊娠成功率与常规 IVF-ET 者近似。

对于年轻恶性肿瘤患者,可考虑在进行放疗、化疗前冷冻卵母细胞、卵巢组织或胚胎以保存其生育能力。有 POI 家族史的女性在目前还没有可靠的检查能预测卵巢功能的状况下,也可考虑冷冻卵母细胞或胚胎以解决今后的生育问题。应告知 POI 患者自然受孕的概率较小,但 POI 患者无生育要求时仍需避孕。

（五）其他治疗

部分 POI 患者由于各种肿瘤而进行的治疗,可导致卵巢功能衰竭,对于不愿意接受 HRT 或存在 HRT 禁忌证的女性,可选择其他非激素制剂来治疗绝经相关症状。

1. **植物类药物**　主要包括黑升麻异丙醇萃取物、升麻乙醇萃取物。国内外研究表明,此类药物对于绝经相关症状的缓解安全有效。常用方法为每日 2 次,每次 1 片。

2. **中医药**　目前,临床应用较多的中成药,在缓解绝经相关症状方面有一定的效果。其他的中医治疗还包括按摩理疗、药膳、针灸及耳穴贴压等,也可能起到辅助治疗的作用。

3. **选择性 5- 羟色胺再摄取抑制剂、选择性 5- 羟色胺和去甲肾上腺素双重再摄取抑制剂、可乐定、加巴喷丁等辅助和替代药物**　现有的资料表明,这些治疗对缓解绝经相关症状有一定的效果,但其效果和副作用与 HRT 不同,现阶段尚不能作为 HRT 的替代方案。因此,对于长期使用上述治疗的安全性和疗效有待进一步研究。

4. **治疗骨质疏松的药物**　包括双膦酸盐类阿仑膦酸钠、依替膦酸二钠(其他名称:羟乙二膦酸钠)和利塞膦酸钠,以及选择性 ER 调节剂。雷洛昔芬和甲状旁腺激素肽均能减少患有骨质疏松妇女椎体骨折的风险。

POI 的简要诊治流程见附图 1-1。

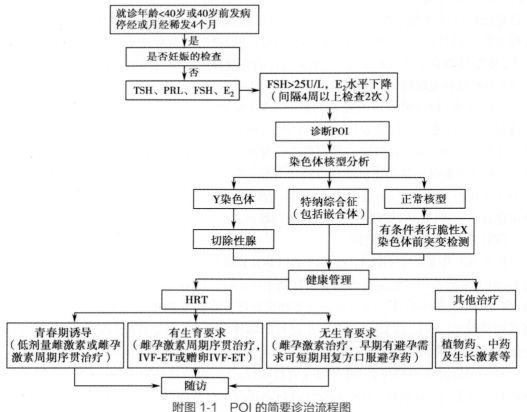

附图 1-1　POI 的简要诊治流程图

POI:早发性卵巢功能不全;TSH:促甲状腺素;PRL:泌乳素;
E$_2$:雌二醇;HRT:激素补充治疗;IVF-ET:体外受精 - 胚胎移植

执笔专家:吴洁(南京医科大学第一附属医院)、陈蓉(中国医学科学院北京协和医院)

参与制定本共识的专家(以姓氏笔画为序):丁岩(新疆医科大学第一附属医院)、马颖(中国医科大学附属盛京医院)、王世宣(华中科技大学同济医学院附属同济医院)、史惠蓉(郑州大学第一附属医院)、吕淑兰(西安交通大学医学院第一附属医院)、朱瑾(复旦大学附属妇产科医院)、任慕兰(东南大学附属中大医院)、阮祥燕(首都医科大学附属北京妇产医院)、阴春霞(长春市妇产医院)、杨欣(北京大学人民医院)、李佩玲(哈尔滨医科大学附属第二医院)、吴洁(南京医科大学第一附属医院)、张学红(兰州大学第一医院)、张治芬(杭州市第一人民医院)、张雪玉(宁夏医科大学总医院)、张淑兰(中国医科大学附属盛京医院)、陈蓉(中国医学科学院北京协和医院)、林元(福建省妇幼保健院)、郁琦(中国医学科学院北京协和医院)、金敏娟(湖州市妇幼保健院)、周红林(昆明医科大学第二附属医院)、徐克惠(四川大学华西第二医院)、郭雪桃(山西医科大学第一医院)、唐良萏(重庆医科大学附属第一医院)、符书馨(中南大学湘雅二医院)、惠英(北京医院)、舒宽勇(江西省妇幼保健院)、谢梅青(中山大学孙逸仙纪念医院)、雷小敏(三峡大学附属仁和医院)、穆玉兰(山东省立医院)

(参考文献略)